CHRISTIA

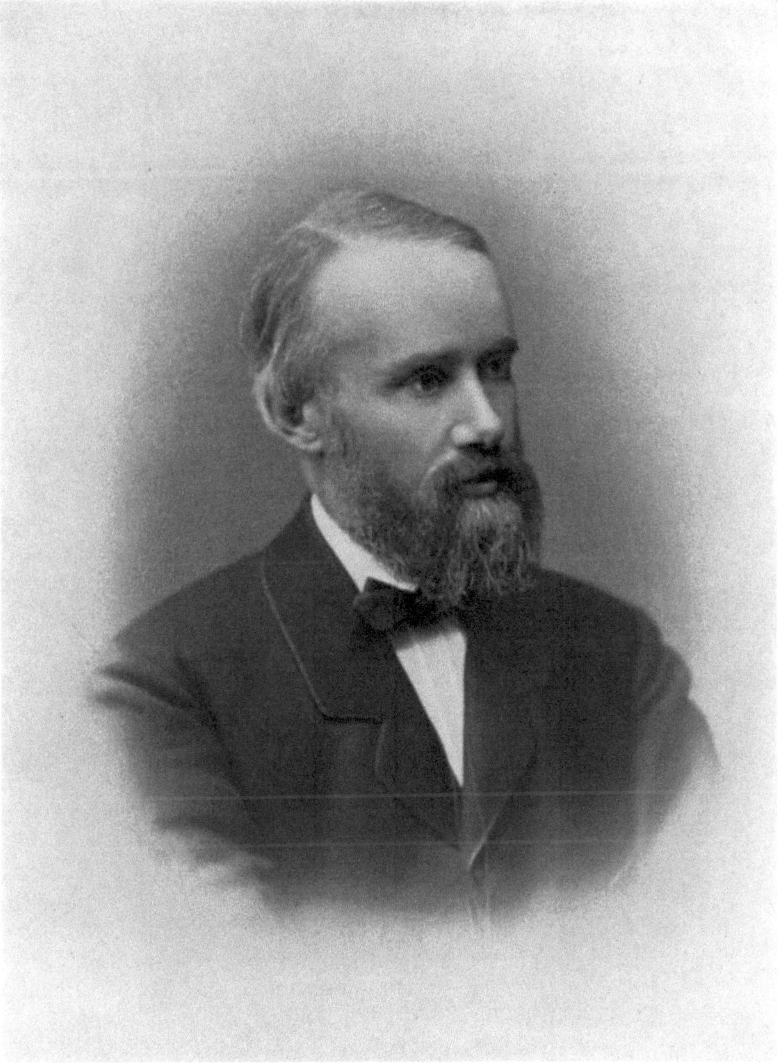

Christian Lovén

(1882)

ANATOMISCHE UND PHYSIOLOGISCHE ARBEITEN

VON

DR CHRISTIAN LOVÉN

WEILAND PROFESSOR DER PHYSIOLOGIE AM
CAROLINISCHEN MEDICO-CHIRURGISCHEN
INSTITUT ZU STOCKHOLM

IM AUFTRAGE DER FAMILIE

HERAUSGEGEBEN VON

ROBERT TIGERSTEDT

MIT ZWEI PORTRÄTS
ACHT TAFELN UND ACHTZEHN ABBILDUNGEN

LEIPZIG
VERLAG VON VEIT & COMP.
1906

Druck von Metzger & Wittig in Leipzig.

Inhalt

Christian Lovén

Ein Nachruf

Christian Lovén wurde am 12. März 1835 in Stockholm geboren; am 1. Juni 1852 wurde er als Student an der Universität Upsala immatriculirt, legte am 28. October 1854 daselbst das medico-philosophische Examen ab und setzte dann seine Studien am Carolinischen medico-chirurgischen Institut in Stockholm fort.

Zu dieser Zeit lehrte an der genannten medicinischen Hochschule ein Mann, der auf alle diejenigen, welche als Schüler mit ihm in Verkehr kamen, einen sehr bedeutenden, man konnte fast sagen fascinirenden Einfluss ausübte. Dieser Mann war Anders Retzius. Es dauerte nicht lange, bis der junge, für jede biologische Forschung warm sich interessirende Student dieselbe Einwirkung, wie so viele andere von diesem Lehrer erfuhr. Aber auch seinerseits erregte Lovén vor den meisten, ja vor allen seinen Kommilitonen die Aufmerksamkeit des grossen Lehrers, und zwischen beiden entstand eine gegenseitige, innige Freundschaft, die, wie selbstverständlich, in hohem Grade dazu beitragen musste, Lovén besonders für die Anatomie und Physiologie zu interessiren. Während der akademischen Jahre 1856—1857, wie 1858 bis 1859 war Lovén als stellvertretender Assistent an der Seite von Retzius thätig. Die reiche Begabung seines Schülers gebührend schätzend, hegte Retzius die Hoffnung, in Lovén seinen Nachfolger zu erblicken, und er machte ihm einen ernsthaften Vorschlag in dieser Richtung. Mit der Selbstkritik und der Ehrlichkeit, die in einem so hohen Grade Lovén charakterisiren, lehnte er denselben indessen ab, weil er seine wissenschaftliche Kompetenz und Ausbildung noch bei Weitem nicht genügend erachte, um die Ansprüche zu erfüllen, die seiner Meinung nach an einen ordentlichen Professor gestellt werden müssten. Diese, für Lovén so ehrenvolle Weigerung rief bei Retzius eine grosse Verstimmung hervor und das vertrauliche Verhältniss zwischen ihnen war eine Zeit lang gestört, es wurde aber aufs Neue geschlossen, und am Todtenbette des grossen Gelehrten wachte Lovén an der Seite von dessen Gattin und Sohn.

Wie tief die Gefühle Lovén's für Retzius waren, drückte er durch die kurze, aber vielsagende Zueignung seiner Inaugural-Dissertation: „Dem Andenken an den unermüdlichen Lehrer, den väterlichen Freund" aus. Bis zu seinem letzten Tage stand das Bild von Retzius klar und unvergesslich vor ihm, und in warmen, tiefempfundenen Worten zeichnete er dieses Bild in der Gedächtnissrede, die er auf die Aufforderung der schwedischen Gesellschaft der Aerzte hin am 13. October 1896 bei der Feier des 100jährigen Geburtstags von Retzius hielt.

Ausser Retzius muss unter den Lehrern Lovén's aus seiner Studienzeit auch sein Verwandter, der berühmte Zoolog Sven Lovén genannt werden. Dieser führte ihn in die Morphologie der wirbellosen Thiere ein und unter dessen Leitung unternahm er während eines Aufenthaltes in den Schären von Bohuslän im Sommer 1857 seine erste wissenschaftliche Untersuchung über die Entwicklung der Hydractinia.

Ein dritter Lehrer Lovén's war Carl Ludwig. Nachdem Lovén den Entschluss gefasst hatte, sich der Physiologie zu widmen, begab er sich nach Leipzig, um dort unter der Leitung des unübertroffenen Meisters seine Studien fortzusetzen. Auch ihm brachte Lovén seine unbeschränkte Verehrung entgegen; und seinerseits schätzte Ludwig bis zu seinem Tode seinen schwedischen Schüler sehr hoch.

Die drei Männer, die ich als Lovén's Lehrer besonders erwähnt habe, waren Persönlichkeiten von umfassendem wissenschaftlichen Blick; die gesammten biologischen Wissenschaften bildeten für sie ein einziges grosses zusammenhängendes Ganzes, worin jedes Glied seine bestimmte Bedeutung hatte. Alle schätzten sie die unmittelbare Naturbeobachtung hoch und erkannten nur solchen Hypothesen irgend welchen Werth zu, die sich auf eine genügend breite Basis von Erfahrungen und Beobachtungen gründeten. Unter deren Leitung ausgebildet, machte Lovén ihre allgemeine Anschauung und wissenschaftliche Auffassung zu seiner eigenen. Nicht so, als hätte er sklavisch oder kritiklos *in verba magistri* geschworen, denn etwas Derartiges stritt gar zu sehr gegen seinen selbstständigen Charakter. Seine ganze Anlage war aber der seiner Lehrer congenial, und deren Einfluss trug daher wesentlich dazu bei, seine Entwicklung in ihre natürliche Bahn zu lenken.

Nachdem Lovén im Jahre 1861 seine medicinischen Studien abgeschlossen und sich als praktischer Arzt legitimirt hatte, vertheidigte er am 25. April 1863 vor der medicinischen Facultät in Lund seine Inaugural-Abhandlung: „Studien und Untersuchungen über das Knochengewebe, hauptsächlich in Bezug auf dessen Entwicklung“. In dieser selbstständig erfassten und selbstständig durchgeführten Arbeit erörtert Lovén eine der schwierigsten Fragen der Anatomie. Geradezu meisterhaft ist indessen die Art und Weise, wie er dieselbe behandelt. Man weiss kaum, was man mehr bewundern soll, die sichere Technik bei der Ausführung der Versuche, die Gedankenschärfe bei der Deutung der Erscheinungen, die klassisch einfache, künstlerische Darstellung. Obgleich Lovén zur Verdeutlichung seiner Darstellung keine einzige Zeichnung mittheilt, begegnet der Leser keinerlei Schwierigkeit, sich eine vollkommen klare Vorstellung sowohl von den unmittelbaren mikroskopischen Befunden als auch von den sich daran knüpfenden Betrachtungen zu bilden. Zum Theil ist dies ja von der angeborenen Klarheit Lovén's in Bezug auf Auffassung und Ausdrucksweise bedingt; anderseits hängt es aber damit zusammen, dass er sich niemals hat entschließen können, eher mit einer Arbeit herauszutreten, als bis sie auch in Bezug auf die Form und die Gliederung der Darstellung seinen sehr hohen Anforderungen genügte. Diese Eigenschaften finden sich daher in allen Arbeiten Lovén's wieder, und er suchte auch auf seine Schüler dahin einzuwirken, dass sie dieselben strengen Anforderungen an sich stellten.

Die Resultate dieser Abhandlung, die Lovén selber als seine bedeutendste Arbeit bezeichnet hat, wurden im Auslande nur dadurch bekannt, dass er während seiner Reisen den dafür sich interessirenden Kollegen Mittheilungen darüber machte. Als Kölliker bei einem Besuche von Lovén in Würzburg im Sommer 1872 etwas Näheres darüber von ihm erfahren hatte, übersetzte Lovén auf Kölliker's Bitte die elf letzten Seiten der Abhandlung, welche im Jahre 1873 in den Verhandlungen der physikalisch-medicinischen Gesellschaft zu Würzburg gedruckt wurden.

Auch dieses Verhalten ist für Lovén charakteristisch: Den Ergebnissen seiner Forschungen die grösstmögliche Verbreitung zu verschaffen war für ihn eine Frage von untergeordneter Bedeutung; die Hauptsache war ihm die Untersuchung an und für sich und die dadurch gewonnenen neuen Kenntnisse. Daher erschienen von seinen Arbeiten nur wenige in einer anderen Sprache als in der schwedischen. Hierin lag ohne Zweifel ein Fehler, aber ein Fehler, der herzlich gering ist im Verhältniss zu der Uebertreibung in entgegengesetzter Richtung, welcher man heut zu Tage nicht selten begegnet.

Nach dem Erscheinen der soeben erwähnten Abhandlung wurde Lovén im Jahre 1863 zum Adjuncten der Anatomie und Physiologie am Carolinischen Institute ernannt. Im folgenden Jahre veröffentlichte er eine ausführliche Beschreibung einer Missgeburt mit Situs transversus, Cyklopie und Agnathie.

Im Jahre 1865 machte er seine oben erwähnte Studienreise nach Leipzig zu Ludwig. Zu der Zeit war die Frage nach der physiologischen Bedeutung und Aufgabe der Gefässnerven eine der am meisten erörterten, und Ludwig schlug Lovén die Bearbeitung einer hierhergehörigen Aufgabe, die der Arterienerweiterung in Folge von Nervenerregung, vor. Die Untersuchung, welche durch eine Menge darin berührter anatomischer Thatsachen die früheren Studien ihres Autors verräth, behandelt in erster Linie die Veränderungen, welche die Anzahl der Herzschläge und die Grösse des Blutdruckes durch Reizung sensibler Nerven erleiden. Ferner wird darin die örtliche Gefässerweiterung untersucht, welche bei Reizung des centralen Stumpfes der Nn. auricularis und dorsalis pedis auftritt, sowie die directe gefässverengernde Wirkung des erstgenannten Nerven auf das Ohr. Endlich untersuchte Lovén im Detail den Mechanismus der Gefässerweiterung im Penis, welche durch Reizung des Nervus erigens bewirkt wird.

Die Arbeit ist ja gewissermaassen eine Schülerarbeit, sie bringt aber zugleich einen vollgültigen Beweis für die Fähigkeit ihres Autors, auch physiologische Aufgaben zu behandeln. Ihre Ergebnisse werden nicht ohne Berechtigung zu den grundlegenden Erfahrungen über die Wirkung der Gefässnerven gezählt.

Leider war es Lovén nicht vergönnt, sogleich nach seiner Heimkehr in das Vaterland seine physiologischen Forschungen fortzusetzen. Das Carolinische Institut besass kein physiologisches Laboratorium, ja sogar keine physiologischen Instrumente. Lovén kehrte daher wieder zur Anatomie zurück und erzielte hier neue und bedeutende Erfolge.

Sein College am Carolinischen Institut, Axel Key, hatte einige Jahre früher die Endigungen der Geschmacksnerven in der Zunge des Frosches studirt. In Betreff der höheren Wirbelthiere lag indessen keine entsprechende Untersuchung vor, und Lovén stellte sich daher die Aufgabe, diese Lücke wenn möglich auszufüllen. Dies führte ihn zur Entdeckung der Geschmackszwiebeln, welche er an dem Kalbe, Schweine, Hunde, Pferde, Kaninchen, der Ratte und dem Menschen nachwies. Die Arbeit erschien im September 1867; kurz danach veröffentlichte Schwalbe, der unabhängig von Lovén dieselbe Entdeckung gemacht hatte, eine vorläufige Mittheilung darüber.

Ebenso wichtig waren die Resultate, zu denen Lovén etwas später hinsichtlich der Lymphbahnen in der Schleimhaut des Magens gelangte. Vor ihm waren allerdings die subperitonealen Lymphnetze des Magens, sowie die beiden Netze von Lymphbahnen, welche theils ausserhalb, theils innerhalb der Muskelschicht der Schleimhaut unmittelbar unterhalb der Drüsen liegen, bekannt. In der eigentlichen

Schleimhaut aber oder zwischen deren Drüsen war es selbst den geübtesten Anatomen nicht gelungen, durch Injection oder durch die unmittelbare Beobachtung irgend welche Lymphbahnen zu entdecken. Um so grösser ist daher das Verdienst zu schätzen, das Lovén durch seine einschlägigen Untersuchungen sich erwarb. Unter Anwendung einer musterhaften Technik gelang es ihm, die Lymphbahnen in der Schleimhaut des Magens darzustellen und nachzuweisen, wie reich entwickelt sie in der That sind. Schon im Jahre 1870 machte er eine kurze vorläufige Mittheilung darüber; erst drei Jahre später schien ihm aber die Untersuchung so weit abgeschlossen zu sein, dass er dieselbe vollständig mittheilen konnte.

Obgleich die äusseren Umstände fortwährend sehr ungünstig für eine erfolgreiche physiologische Forschung waren, verlor Lovén doch nicht aus den Augen, dass die Disciplin früher oder später am Carolinischen Institut jedenfalls Eingang finden müsste. Um die schwedischen Aerzte mit der neueren Physiologie bekannt zu machen und bei ihnen dafür Interesse zu erwecken, schrieb er in der Zeitschrift „Hygiea“ am Ende der sechziger Jahre einige, wie immer, sehr sorgfältig ausgearbeitete Sammelreferate über neuere physiologische Entdeckungen. Mit den wenigen physiologischen Instrumenten, die er endlich erworben hatte, sah er sich auch im Stande, selbst rein physiologische Aufgaben zu bearbeiten. So zeigte er im Jahre 1870 durch Beobachtungen am Menschen, dass bei der Systole der linken Kammer eine grössere Blutmenge durch die Arterien herausgetrieben wird, als gleichzeitig durch die Venen dahin strömt. Die Folge davon ist ein verminderter Druck in der Brusthöhle, deren Wände dabei durch den grösseren äusseren Luftdruck zusammengepresst werden. Durch Versuche am Kaninchen bestätigte er diese Folgerungen.

Gleichzeitig nahm er, unter Anwendung einiger von ihm selbst construirten Instrumente, die früher von Panum behandelte Frage nach dem Einfluss der Körperstellung auf die Luftfüllung der Lungen auf. Aus seiner eingehenden Bearbeitung geht hervor, dass diese von anderen Umständen als den äusseren, für die Athembewegungen günstigen oder ungünstigen mechanischen Anordnungen, welche von den verschiedenen Körperstellungen geschaffen werden, abhängig ist, und dass also nervöse regulirende Einflüsse hierbei eine wesentliche Rolle spielen müssen.

Im Wintersemester 1871 fing Lovén mit Vorlesungen über Physiologie, den ersten am Carolinischen Institut, an. Im folgenden Jahre wurde ihm die Möglichkeit geboten, während einer Reise nach Dänemark, Holland, Belgien, Frankreich, Italien, der Schweiz und Deutschland Kenntniss von den physiologischen Laboratorien und dem physiologischen Unterricht zu erwerben. Zu gleicher Zeit wurden Geldmittel zu seiner Verfügung gestellt, welche seine Collegen und Schüler gestiftet hatten, um ihm die Gelegenheit zu bieten, die für die experimentelle Physiologie wichtigsten Instrumente für das Carolinische Institut anzuschaffen.

Endlich wurde der am Carolinischen Institut lang genährte Wunsch der Errichtung eines besonderen Lehrstuhles für die Physiologie erfüllt, und Lovén, der am 8. Mai 1874 zu dessen erstem Inhaber ernannt worden war, sah, wenn auch spät, seine Bestrebungen, der Physiologie eine sichere Stellung am Institut zu verschaffen, mit Erfolg gekrönt. Am 15. October 1874 trat er die Professur mit einem Vortrage über die Gewebeflüssigkeit in ihrem Verhältniss zu den Blut- und Lymphgefässen an und fand dabei eine ungesuchte Gelegenheit, seinem Leipziger Lehrer den Ausdruck seiner dankbaren Verehrung darzubringen.

Das Laboratorium, das nunmehr in einem alten Erdgeschoss für ihn eingerichtet wurde, konnte indess kaum Anspruch erheben, selbst sehr mässige Anforderungen an eine wissenschaftliche Anstalt zu erfüllen. Ausser der Wohnung für den Diener und einem Raum für die Werkstätte, bestand es einschliesslich des Hörsaales aus sechs Zimmern, von denen eins halbdunkel war. Zum Ankauf von Instrumenten wurde, ausser einem jährlichen Etat, ein für alle Mal eine Summe von ein paar tausend Kronen bewilligt. Durch eine sehr praktische und kluge Verwendung der zur Verfügung stehenden Mittel gelang es indess Lovén, allmählich eine Instrumentensammlung zusammenzubringen, welche mit Rücksicht auf die vorhandenen Mittel als merkwürdig reich bezeichnet werden muss. Niemals wurde ein Instrument nur um seines Besitzes willen angeschafft, sondern nur dann, wenn es einem ganz bestimmten Zwecke dienen sollte. Keine Spur von Luxus irgend welcher Art war im Laboratorium zu finden. Dessen Schränke und sonstige Möbel waren zum grössten Theil von anderen, besser situirten Anstalten umsonst überlassen worden; ja die meisten Arbeitstische waren alte Schultische, welche Lovén von einem Freund geschenkt worden waren.

Vom ersten Anfang an erkannte Lovén eine mit dem Laboratorium verbundene Werkstätte als nothwendig an, und eine seiner ersten Erwerbungen war eine Präzisionsdrehbank. Die neuen Apparate, die Lovén bei seinen eigenen Untersuchungen brauchte, wurden zum grossen Theil in dieser Werkstätte ausgeführt, und er selbst verfertigte von dem allereinfachsten Material, Pappe, Holzstückchen und Siegellack, mehrere solcher. Allerdings ging dabei viel Zeit verloren, anderseits hatte Lovén aber die Genugthuung, ohne die Hülfe Anderer seine Apparate fertigzustellen; auch bei seinen Schülern gelang es ihm, dasselbe Interesse zu erwecken, und diese fingen nach bestem Vermögen damit an, Electromagnete zu wickeln, zu tischlern, zu löthen und zu drechseln.

Die manuelle Fertigkeit, die sich Lovén so erwarb, sollte ihm bei den wissenschaftlichen Forschungen, die am Ende der siebziger Jahre ihn besonders beschäftigten, ausserordentlich nützlich werden. Während eines Besuches bei Kühne in Heidelberg im Jahre 1874 hatte er Gelegenheit gehabt, das im Jahre vorher von Lippman beschriebene Capillarelectrometer kennen zu lernen. Von dem wunderbaren Schauspiel des Tanzes der Quecksilbersäule im Rhythmus mit einem in beträchtlicher Entfernung davon pulsirenden Froschherzen gefesselt, verschaffte er sich sogleich ein Exemplar des Instrumentes. Bald wurde er indessen mit den daran haftenden Uebelständen bekannt; die etwas schwerfällige und unbequeme Construction des Instrumentes im Verein mit dessen sehr grosser Zerbrechlichkeit gestaltete schon das erste Aufstellen desselben sehr schwierig. Nachdem das Instrument nicht ohne viel Missgeschick aufgestellt worden war, gerieth es, trotz aller Vorsicht, sehr bald in Unordnung, kurz, er begegnete so viel Unannehmlichkeiten bei dessen Anwendung, dass eine solche immer seltener in Frage kam. Hierin fand Lovén, nicht ohne Grund, die Erklärung, warum das Capillarelectrometer, trotz seiner grossen Vorzüge gerade bei der Untersuchung der bei den lebenden Wesen auftretenden electrischen Ströme, innerhalb der Physiologie nur von Kunkel und Marey angewendet worden war.

Trotz alledem hatte Lovén das Instrument lieb gewonnen, und er wollte daher versuchen, dasselbe handlicher zu machen. Dies gelang ihm vollständig; in seinen Händen wurde das Capillarelectrometer ein ausgezeichnetes Instrument, und ich glaube nicht zu weit zu gehen, wenn ich behaupte, dass die jetzige ausgedehnte Anwendung desselben zu einem sehr wesentlichen Grade ihren Grund in Lovén's Bearbeitung hat.

In der Festschrift, welche das Carolinische Institut der Kopenhagener Universität bei deren 400jährigem Jubiläum überreichte (1879), gibt Lovén eine Beschreibung seines Instrumentes. Im Anschluss an eine Beobachtung von Breguet erwähnt er ausserdem ein von ihm nach dem Princip des Capillarelectrometers gebautes Quecksilbertelephon, das sich unter Anderem fast vollkommen unabhängig vom Widerstande erwies, indem keine Abnahme der Stärke oder Deutlichkeit des Schalles beobachtet werden konnte, wenn in der Leitung ein Widerstand entsprechend 1000 schwedischen Telegraphenmeilen eingesetzt wurde. Endlich besprach Lovén in aller Kürze die von ihm mit dem Capillarelectrometer gewonnenen Ergebnisse in Betreff der Natur der willkürlichen Muskelcontractionen und des Strychninkrampfes.

Einen eingehenden Bericht über diese Untersuchungen erstattete Lovén in einem Vortrag auf der Versammlung der skandinavischen Naturforscher in Stockholm 1880. Er bringt hier entscheidende Beweise für die Ansicht, dass die willkürlichen Muskelcontractionen durch discontinuirliche Impulse von Seiten des centralen Nervensystems hervorgerufen werden. Die Frequenz dieser Impulse war indessen viel geringer als diejenige, bei welcher ein continuirlicher Tetanus bei künstlicher Reizung mittels Inductionsströmen erzielt wird. Die Erklärung dieses Unterschiedes findet Lovén durch die Annahme, dass die von den nervösen Centralorganen nach den Muskeln abgegebenen Impulse eine längere Periode haben, flacher und länger ausgezogen sind, als dies bei der durch Inductionsströme hervorgerufenen Thätigkeit der Fall ist — eine Auffassung, welche durch die späteren Untersuchungen über den Einfluss der „Zeitreizung" eine bedeutungsvolle Bestätigung gewonnen hat. Eine Stütze seiner Ansicht findet Lovén noch in Beobachtungen über den Rhythmus bei dem Muskelzittern, das erscheint, wenn man durch eine maximale Anstrengung einen Widerstand zu überwinden versucht.

Durch diese Arbeit Lovén's dürfte die Frage nach der Natur der willkürlichen Muskelcontraction als ein für alle Mal entschieden zu betrachten sein.

Im nahen Zusammenhang mit dieser Untersuchung stehen die Erfahrungen Lovén's über den Krampf bei Strychninvergiftung. Er zeigt, dass auch dieser einen discontinuirlichen Vorgang darstellt, sowie dass die mit demselben verbundenen Actionsströme secundäre Muskelcontractionen bewirken können. Seine hierher gehörigen Ergebnisse veröffentlichte Lovén nur in einer vorläufigen Mittheilung; er beabsichtigte in einer ausführlichen Abhandlung die Frage eingehend zu bearbeiten und hatte auch ein sehr umfangreiches Beobachtungsmaterial gesammelt, zu dessen Verwerthung er indess leider nie die Gelegenheit fand.

Beim Studium der willkürlichen Muskelcontractionen hatte schon lange der Muskelton eine bedeutende Rolle gespielt. Dadurch wurde Lovén veranlasst, im Anschluss an seine soeben erwähnten Arbeiten auch dieser Frage näher zu treten, und er stellte darüber eine umfassende Versuchsreihe an, in welcher er mit grossem Scharfsinn und ausgezeichneter Experimentalkritik eine Menge hierher gehöriger, verwickelter Erscheinungen aufklärt.

Von Jugend auf war Lovén kränklich gewesen. Aus Rücksicht auf seine Gesundheit unternahm er schon in den Jahren 1857 und 1858 eine Reise nach Aegypten. Einige Jahre später (1861), als Lovén als Schiffsarzt an der königl. schwedischen Fregatte „Najaden" während deren Expedition nach Westindien thätig war, trat eine Lungenblutung auf. Die Arbeit in dem feuchten und zugigen, in jeder Hinsicht so schlecht wie nur denkbar ausgerüsteten Secirsaal des Carolinischen Institutes trug natürlich wesentlich dazu bei, das Uebel zu vermehren. Zu wiederholten Malen sah sich Lovén daher gezwungen, seine Arbeiten zu unterbrechen und durch Reisen nach südlichen Ländern Erleichterung für sein Leiden zu suchen. Dass seine wissenschaftlichen Leistungen dadurch Einbusse litten, ist selbstverständlich, ebenso wie dass das folgerichtige Durchführen eines ausgedehnteren Versuchsplanes nicht gut möglich war. Dass Lovén dessen ungeachtet so viel hat leisten können, wie er es thatsächlich gethan hat, zeugt von seiner lebhaften Intelligenz und grossen Leistungsfähigkeit. Die Krankheit konnte ihn allerdings körperlich niederdrücken, auf seine geistige Lebhaftigkeit vermochte sie aber nur einen geringen Einfluss auszuüben, und diese seltene Elasticität trug ihrerseits zweifellos wesentlich dazu bei, auch in körperlicher Hinsicht ihn aufrecht zu halten.

Allmählich wurden jedoch die akademischen Vorlesungen für ihn immer anstrengender; es verging kein Jahr, ohne dass er nicht wegen Lungenblutung gezwungen gewesen wäre, für eine längere oder kürzere Zeit seinen Unterricht zu unterbrechen, und als im Jahre 1883 die Wahl als beständiger Sekretär der königl. Akademie der Landwirthschaft ihm angeboten wurde, entschloss er sich, obwohl schweren Herzens, die akademische Lehrthätigkeit zu verlassen und sich der wichtigen administrativen Aufgabe zu widmen, für welche seine grossen Fähigkeiten jetzt in Anspruch genommen werden sollten. Er blieb indess noch eine Zeit lang am Carolinischen Institut, zu dessen Rector er im Jahre 1884 gewählt worden war, thätig, und schied erst am 13. October 1886 definitiv aus. Diese Trennung war ihm um so schmerzlicher, als gerade zu dieser Zeit ein zeitgemässen Anforderungen entsprechendes physiologisches Laboratorium eingerichtet worden war.

Mit Lovén verlor das Carolinische Institut einen seiner ausgezeichnetesten Lehrer. Trotz seiner schwachen Gesundheit und seiner davon bedingten, dem Umfange nach verhältnissmässig geringen wissenschaftlichen Production hat sich Lovén durch seine Arbeiten eine hervorragende Stellung unter den Biologen seiner Zeit erworben. In Bezug auf ihre Aufgabe und Planlegung ebenso wie auf ihre Durchführung und ihre Ergebnisse besitzen die meisten Arbeiten Lovén's eine grosse Bedeutung, und von seiner wissenschaftlichen Production gilt vollends das Wort *non multa, sed multum.* Die Mehrzahl dieser Arbeiten — die Studien über das Knochengewebe, die Entdeckung der Geschmackszwiebeln, der Nachweis der Lymphbahnen in der Magenschleimhaut, die Untersuchungen über die Gefässnerven, die Ausbildung des Capillarelectrometers, das Feststellen der Natur der willkürlichen Muskelcontraction — wird immer innerhalb der Wissenschaft einen grossen Werth behaupten. Dabei muss man nur darüber trauern, dass ihr Schöpfer nicht die Gelegenheit hatte, in einem noch grösseren Umfang die Entwicklung seiner Wissenschaft zu beeinflussen.

Bei seiner Forschung wurde Lovén von einem scharfen Auge, einem feinen Ohr und einer sicheren Hand unterstützt. Ausserordentlich gewissenhaft, wie er war, wollte er keine Untersuchung veröffentlichen, bevor er sich in der eingehendsten Weise von der Zuverlässigkeit seiner Ergebnisse überzeugt hatte. Daher wiederholte er seine Versuche immer wieder, aber selbst wenn sie so klar als möglich vorlagen, war er nicht immer von ihnen befriedigt. Hierin liegt die Ursache, dass er seine sehr zahlreichen Versuche über die secundäre Zuckung beim Strychnintetanus nicht veröffentlicht hat; daher konnte er sich nicht entschliessen, seine Versuche über die Physiologie der glatten Muskeln zu veröffentlichen oder eine umfangreiche Versuchsreihe zu bearbeiten, die sein Assistent Nerander unter seiner Leitung über die Muskelelasticität ausgeführt hatte. Ebenso wenig fand er seine Beobachtungen über die Lebenserscheinungen verschiedener Infusorien publicationsreif, und nur der Zwang, ein akademisches Programm herauszugeben, veranlasste ihn, seine wichtigen Beobachtungen über das Verhalten des Herzvorhofes bei Reizung mit einzelnen Inductionsschlägen herauszugeben.

Wie seine grossen Lehrer suchte Lovén bei seinem Unterricht — bei den öffentlichen Vorlesungen wie den praktischen Uebungen oder bei der Leitung der in seinem Laboratorium stattfindenden wissenschaftlichen Arbeiten — stets sein Bestes zu geben. Wie gern verliess er nicht seine eigene Arbeit, um dem noch wenig erfahrenen Schüler zu helfen, der unter seiner Leitung die ersten Schritte als experimenteller Forscher machte; wie willig erörterte er nicht mit diesem die Fragen, die bei der Untersuchung auftauchten; wie konnte er sich über die Anerkennung freuen, die dem Schüler eventuell zu Theil wurde, und mit welchem Stolz sprach er nicht über diese Anerkennung mit Anderen. Das Ideal der akademischen Lehrthätigkeit war ihm, wie Ludwig von einer Schaar von Schülern umgeben zu sein und von dem einen zum andern gehend, das Ganze zu dirigiren, überall mit Rath und That zu helfen. Die Verhältnisse waren zu klein, als dass dieser Traum hätte Wirklichkeit werden können; dass aber Lovén fähig gewesen wäre, in dieser Weise seine Lehrthätigkeit auszuüben, darüber hege ich keinen Zweifel.

In seinem Vortrag erfüllte Lovén selbst sehr grosse Ansprüche. Mit einem ungewöhnlich entwickelten Sprachsinn begabt, hatte er die Kunst des Redners zu einem hohen Grade von Vollendung gebracht; Dank einer ausgezeichneten Articulation der Sprache konnte seine an und für sich nur schwache Stimme über den ganzen Hörsaal deutlich vernommen werden. Klar, fesselnd und lebhaft trug er die Wahrheiten seiner Wissenschaft vor, meisterhaft verstehend, Hauptsache und Nebensachen zu unterscheiden, und so gelang es ihm, seinen Zuhörern einen wirklichen Einblick in den Complex von Erscheinungen zu geben, den er in seinem Colleg behandelte.

Auch für die Verbreitung des Wissens unter dem grossen Publicum stellte Lovén sein eminentes Darstellungsvermögen zur Verfügung.

Die gemeinfasslichen Vorlesungen, die er zu verschiedenen Zeiten in Stockholm hielt, wurden noch lange darnach mit Bewunderung erwähnt. Durch seine musterhafte Uebersetzung von Huxley's Buch über den Bau und die Verrichtungen des menschlichen Körpers, sowie durch die nicht minder hervorragende Uebersetzung der kleinen Physiologie von Foster trug er in keinem geringen Grade dazu bei, das Interesse für die biologischen Wissenschaften zu erwecken und zu unterhalten, und in derselben Richtung wirkte er durch seine in „Ur vår tids forskning“ veröffentlichte, vortreffliche Schrift über das Blut, dessen Kreislauf und Bedeutung für die Nahrung der Körpergewebe (1876). Auch darf nicht unerwähnt bleiben, dass Lovén der Erste war, der in einem gemeinverständlichen Aufsatz im Jahre 1865 Darwin dem schwedischen Publicum vorstellte.

Nachdem Lovén nach der Akademie der Landwirthschaft übergesiedelt war, wurden sein Wissen und seine Arbeitsfähigkeit auch für mehrere andere öffentliche Aufgaben in Anspruch genommen. Von einer aufrichtig freisinnigen Gesinnung tief durchdrungen und beharrlich an den Grundsätzen des Freihandels festhaltend, hatte er schon lange unter den Anhängern der liberalen Ideen in Schweden in erster Reihe gestanden. Er bekam nun die Gelegenheit, mit seiner Stimme für das Realisiren derselben zu arbeiten, als er im Jahre 1890 als Abgeordneter in die zweite Kammer des schwedischen Reichstags gewählt wurde. Bei der Neuwahl im Jahre 1893 fiel er durch, weil er für die Armeereform gestimmt hatte. Bei der folgenden Wahl, im Jahre 1896, wurde er zum zweiten Mal gewählt. Hier ist indess nicht der Ort, über diesen Theil seiner Thätigkeit zu berichten, und in Bezug auf seine Thätigkeit in der Akademie der Landwirthschaft beschränke ich mich darauf, die Aufmerksamkeit auf die von Lovén's ausgedehnten Kenntnissen der verschiedenen Zweige der Biologie zeugenden Vorträge, welche er den Satzungen der Akademie gemäss jährlich in deren Festsitzung hielt, zu lenken.

Bis zum Jahre 1902 blieb Lovén in seinem Amte an der Akademie der Landwirthschaft. Hohes Alter und vor allem körperliche

Krankheit veranlassten ihn dann, sich zurückzuziehen. Nur ein paar Jahre war es ihm vergönnt, die Ruhe des Weisen zu geniessen; er siechte allmählich hin und verschied am 25. Juni 1904.

Eine edle, ungekünstelte Persönlichkeit; ein hochbegabter Forscher und ein ausgezeichneter Lehrer; ein wahrhaft freisinniger Bürger; ein getreuer Freund — dies sei in wenigen Worten die Charakteristik von Christian Lovén.

Die anatomischen und physiologischen Schriften Lovén's.[1]

1. *1857. Till utvecklingen af Hydractinia. *Öfvers. af K. Vet.-Akad. Förh.* 1857, S. 305—313; 1 Tafel. Abh. I.
2. *1863. Studier och undersökningar öfver benväfnaden förnämligast med afseende på dess utveckling. Akad. afh. *Medicinskt Arkiv*, 1, 98 Seiten. Theilweise in deutscher Sprache übersetzt: Ueber die physiologische Knochenresorption. *Verhandl. d. phys.-med. Ges. in Würzburg.* N. F. 4. S. 1—11, 1873. Abh. II.
3. *1864. Anatomisk beskrifning af ett cyklopiskt missfoster med defekt af ansiktets nedre del och omkastning af bröstets och bukens inelfvor. *Hygiea*, 26, S. 97—115; 1 Tafel. Abh. III.
4. 1865. Människosläktets ålder och första uppträdande på jorden. (Das Alter und erste Auftreten des Menschen auf der Erde.) *Ny illustrerad tidning* 1865, S. 41, 49, 58.
5. *1866. Ueber die Erweiterung von Arterien in Folge einer Nervenerregung. *Ber. d. Kön. Sächs. Gesellschaft der Wissenschaften.* Math.-phys. Cl. 1866, S. 85—110; 1 Tafel. Schwedisch: Undersökningar om arterutvidgning såsom följd af nervretning. *Hygiea*, 28, S. 425 bis 448; 1 Tafel. Abh. IV.

---

[1] Die mit * bezeichneten Abhandlungen sind in der vorliegenden Sammlung gedruckt. Unter diesen sind nur die Nr. 5, 6, 22, 23 und 25 früher in deutscher Sprache veröffentlicht worden. In Lovén's hinterlassenen Papieren fanden sich deutsche, leider nicht vollständige Uebersetzungen von Nr. 9 und 12 vor. Die übrigen hier aufgenommenen Abhandlungen sind von Herrn Julius Kamke in Stockholm übersetzt worden. Da man bei dieser Uebersetzung so viel als möglich die Darstellungsweise Lovéns hat wiedergeben wollen, ist diese, angesichts seiner sehr prägnanten Schreibweise, mit vielen Schwierigkeiten verbunden gewesen und kann daher nur eine ziemlich schwache Vorstellung von der eleganten Sprache in seinen Originalabhandlungen geben.

6. *1867. Bidrag till kännedomen om tungans smakpapiller. *Medicinskt Arkiv.* 3, 14 Seiten; 1 Tafel. Deutsch: Beiträge zur Kenntniss vom Bau der Geschmackswärzchen der Zunge. *Arch. f. mikr. Anat.* 4, S. 96 bis 110; 1 Tafel, 1868. Abh. V.

7. 1868. Nyare bidrag till läran om hjärtats och blodkärlens innervation. (Neuere Beiträge zur Lehre von der Innervation des Herzens und der Gefässe.) *Hygiea*, 30, S. 112, 158.

8. 1869. Nyare undersökningar öfver respirationen. (Neuere Untersuchungen über die Respiration.) Ebenda 31, S. 135, 231.

9. *1870. Om lymfvägarna i magsäckens slemhinna. Förutskickadt meddelande. *Nordiskt Medicinskt Arkiv*, 2, Nr. 13, S. 1—6. Abh. VI.

10. *1870. Några iakttagelser öfver hjärtslagets inflytande på det inom bröstkorgen rådande trycket. Ebenda 2, Nr. 19, S. 1—6. Abh. VII.

11. 1871. Om människokroppens byggnad och förrättningar; grunddragen af människans fysiologi, af T. H. Huxley. Öfversättning och bearbetning. Stockholm, IV + 222 Seiten. 8°.

12. *1872. Några undersökningar öfver »lungornas vitala medelställning«. *Nordiskt Medicinskt Arkiv*, 4, Nr. 2, S. 1—22; 1 Tafel. Abh. VIII.

13. *1873. Om lymfvägarna i magsäckens slemhinna. Ebenda 5, Nr. 26, S. 1 bis 273; Tafeln. Abh. IX.

14. *1874. Om väfnadssaften i dess förhållande till blod- och lymfkärl. Föreläsning vid tillträdet af professuren i fysiologi. *Hygiea*, 38, S. 80 bis 93. Abh. XV.

15. 1875. Om Akka-folket. (Das Akka-Volk.) *Antropologisk tidskrift*, 1, Nr. 1, S. 1—18.

16. 1876. Om ett brakycefaliskt kranium från »Krokodilgrottan« vid Maabdeh i Egypten. (Ein brachycephalischer Schädel aus der „Krokodilgrotte" bei Maabdeh in Aegypten.) *Tidskrift för Antropologi och Kulturhistoria*, 1, Nr. 8, S. 1—8; 1 Tafel.

17. 1876. Fysiologi af M. Foster. Öfversättning. Stockholm, IX + 149 Seiten. kl. 8°. — *Naturvetenskapernas första grunder*, VI.

18. 1876. Om blodet, dess kretslopp och dess betydelse för kroppsväfnadernas näring. (Das Blut, dessen Kreislauf und Bedeutung für die Nahrung der Körpergewebe.) *Ur vår tids forskning*, 17, 96 Seiten. 8°.

19. *1878. † Claude Bernard. *Hygiea*, 40, S. 121—129. Abh. XVI.

20. *1879. Om kapillarelektrometern och kvicksilfvertelefonen. *Karolinska Institutets festskrifter till Köbenhavns Universitets jubileum;* auch in *Nordiskt Medicinskt Arkiv*, 11, Nr. 14 S. 1—36. Abh. X.

21. *1881. Om naturen af de voluntära muskelkontraktionerna. *Nordiskt Medicinskt Arkiv*, 13, Nr. 5, S. 1—8. Abh. XI.

22. *1881. Zur Frage von der Natur des Strychnintetanus und der willkürlichen Muskelcontraction. *Centralbl. f. d. med. Wiss.* 19, Nr. 7, 3 Seiten. Abh. XII.

23. *1881. Om muskeltonen vid intermittent elektrisk retning samt om några i sammanhang därmed stående elektrisk-akustiska företeelser. *Öfvers. af K. Vet.-Akad. Förh.* 1881, S. 37—59. Deutsch: Ueber den Muskelton bei electrischer Reizung sowie über einige in Zusammenhang damit stehende electrisch-akustische Erscheinungen. *Arch. f. Anat. u. Physiol.*, physiol. Abth., 1881, S. 363—381. Abh. XIII.

24. 1883. Några betraktelser öfver den animaliska dragningskraften och dess användning. (Einige Betrachtungen über die thierische Zugkraft und deren Anwendung.) *Landtbruksakademiens handlingar och tidskrift*, 1883, 10 Seiten.

25. *1885. Bidrag till kännedomen om hjärtförmakets förhållande vid direkt retning med enstaka induktionsslag. Akad. inbjudningsskrift. *Nordiskt Medicinskt Arkiv*, 17, Nr. 2, S. 1—16. Deutsch: Ueber die Einwirkung von einzelnen Inductionsschlägen auf den Vorhof des Froschherzens. *Mitth. vom physiologischen Laboratorium des Carolinischen Instituts.* Heft 4, S. 1—19. 1886. Abh. XIV.

26. *1896. Anders Retzius. Minnesord vid Svenska Läkaresällskapets fest till firande af 100-års-dagen af hans födelse. *Hygiea*, 58, S. 437 bis 459. Abh. XVII.

Sonstige Arbeiten aus dem Laboratorium Lovén's.

1877. C. H. Hildebrand, Bidrag till kännedomen om hjärtats förhållande vid direkt retning med enstaka induktionsslag. (Zur Kenntniss des Verhaltens des Herzens bei directer Reizung mit einzelnen Inductionsschlägen.) *Nordiskt Medicinskt Arkiv*, 9, Nr. 15, S. 1—13; 3 Tafeln.

1880. J. G. Edgren, Bidrag till läran om temperaturförhållandena i periferiska organ. Experimental-fysiologisk afhandling. (Beiträge zur Lehre von den Temperaturverhältnissen in peripheren Organen. Experimental-physiologische Untersuchung.) Ebenda 12, Nr. 26, S. 1—45; 13, Nr. 1, S. 1—30; 4 Tafeln.

1881. R. Tigerstedt, En ny metod för mekanisk retning af nerver. Ebenda 13, Nr. 12, S. 1—15.

1882. — Die durch einen constanten Strom in den Nerven hervorgerufenen Veränderungen der Erregbarkeit, mittels mechanischer Reizung untersucht. *Bih. till K. Svenska Vet.-Akad. handl.* 6, Nr. 22, S. 1—48; 10 Tafeln

1882. — Ueber innere Polarisation in den Nerven. Ebenda 7, Nr. 6, S. 1 bis 18; 4 Tafeln.

1882. — Zur Theorie der Oeffnungszuckung. Ebenda 7, Nr. 7, S. 1—38; 1 Tafel.

1883. — und A. Willhard, Die Muskelzuckung in ihrer Abhängigkeit von der Stärke electrischer Reizung. Ebenda 8, Nr. 8, S. 1—20; 3 Tafeln.

1883. R. Tigerstedt und J. Bergqvist, Zur Kenntniss der Apperceptionsdauer zusammengesetzter Gesichtsvorstellungen. *Zeitschr. f. Biol.*, 19, S. 5—44; 1 Tafel.

1884. — und J. Bergqvist, Zur Methodik der Apperceptions-Versuche. Ebenda 20, S. 135—139.

1884. — und A. Willhard, Zur Kenntniss der Einwirkung von Inductionsströmen auf den Nerven. *Bih. till K. Svenska Vet.-Akad. handl.* 8, Nr. 16, S. 1—45; 2 Tafeln.

1884. — Ueber den kleinsten subjectiv merkbaren Unterschied zwischen Reactionszeiten, nach Versuchen von K. Bogren und A. Willhard. Ebenda 8, Nr. 17, S. 1—31.

Robert Tigerstedt

I

Zur Entwicklung von Hydractinia

Öfversigt af K. Svenska Vetenskapsakademiens Förhandlingar 1857. S. 305—313

Hierzu Tafel I

[305] Im Sommer 1857 hatte ich in den Schären in Bohuslän Gelegenheit, die Medusenbildung bei einem Hydroidpolypen zu verfolgen, der bei flüchtiger Betrachtung *Hydractinia echinata* van Bened. glich, sich aber bei näherer Prüfung durch Fehlen eines stacheltragenden hornartigen Polypariums davon unterschied.

Die einzelnen Polypen waren zweierlei Art (Taf. I Fig. 1):

1. Sterile, ungefähr $^1/_4$ Zoll lange, schmale, aufwärts etwas angeschwollene, dicht unterhalb des Mundes mit 8 bis 12 fast kranzförmig sitzenden Tentakeln versehene, von denen meist vier bedeutend länger als die übrigen und gerade nach oben gerichtet waren.

2. Etwas kürzere, mit nur 3 bis 4 sehr kurzen und gleichsam verkrüppelten Tentakeln, und dicht unterhalb derselben medusenbildende Knospen in allen Stadien der Entwicklung tragend.

Ausserdem gab es einige sehr kleine, keulenförmige Individuen mit 3 bis 5 kurzen Tentakeln, welche ohne Zweifel jüngere Exemplare von der unter 1 beschriebenen Form waren.

Die Polypen waren an der Schale einer lebenden *Nassa reticulata* befestigt, und zwischen diesen war dieselbe an mehreren Stellen von einer bräunlichen Masse umgeben, woraus die Polypen hervorzuragen schienen. Bei näherer Untersuchung erwies sich diese Masse weich, fast flockig, leicht ablösbar, nicht hornartig inkrustirend, und unter dem Mikroskop zeigte es sich, dass die braune Farbe von einer Menge lebender Diatomaceen herrührte.

Die Schnecke mit ihrer Polypencolonie fand ich Ende Juli und konnte sie bis Mitte August am Leben erhalten. Sie wurde sofort in eine kleine Glasschale gebracht und erhielt in der Regel täglich zweimal frisches Wasser. Bereits am zweiten Tage bemerkte ich im Wasser mehrere Medusen, die durch abwechselnde Systole und Diastole ihrer klaren

Glocken lebhaft umherschwammen. Ich vermuthete sofort, dass sie von den Polypen kamen, und bei näherer Untersuchung fand ich wirklich mehrere, welche durch einen kurzen Stiel an die oben beschriebenen [306] knospentragenden Individuen befestigt waren. Diese Medusen waren ausserordentlich lebhaft und schienen unter steten Zusammenziehungen bestrebt zu sein, das sie noch gefesselt haltende Band zu zerreissen. Nachdem dies gelungen war, senkten sie sich erst, gleichsam ermattet von der heftigen Anstrengung, auf den Boden des Gefässes, wo sie eine Weile nur durch schwache Bewegungen zeigten, dass sie noch am Leben waren. Allmählich wurden sie wieder beweglicher, stiegen mit kräftigen Schlägen nach der Oberfläche hinauf und schwammen dann ebenso lebhaft wie ihre älteren Genossen umher.

Wir kehren nun zu den Knospen zurück und werden in Kürze ihre Ausbildung zu freien Medusen zu schildern suchen. Es war leicht, diesen Prozess Schritt für Schritt zu verfolgen, weil auf demselben Polypenindividuum häufig bis sechs solche Knospen in allen Entwicklungsstadien anzutreffen waren. Sie treten erst als kleine Ausbuchtungen der Wand des Polypen auf, und je nachdem sie weiterwachsen, sieht man, dass deren Cavität mit dem allgemeinen Nahrungskanal im Zusammenhang steht. Nach aussen wird die Knospe (Taf. I Fig. 2) von einer dünnen, klaren Haut, einer Fortsetzung von derjenigen umgeben, welche den ganzen Polypen umkleidet, und in dem Innern sieht man eine sehr lebhafte Strömung von Nahrungskörnern, ähnlich denen, welche in dem gemeinsamen Kanale circuliren. Man sieht diese Körner theils der Ebbe und Fluth des allgemeinen Nahrungsstromes folgen, theils auch selbstständig ohne bestimmte Richtung umhertanzen. Bei dem weiteren Wachsthum der Knospen, worunter deren Basen sich allmählich zu einem Stiel abschmälern, merkt man bald einen immer deutlicher hervortretenden Unterschied zwischen einem peripherischen und einem centralen Theil. Dies schien mir so zuzugehen, dass von der ursprünglichen Cavität der Knospe, welche immer noch eine unmittelbare Fortsetzung der Polypencavität bildet, sich eine periphere Schicht nach aussen abhebt und die klare Haut vor sich hinschiebt, während der centrale Theil verhältnissmässig langsam weiter wächst. Zwischen diesen beiden Theilen wird wahrscheinlich recht früh eine Höhle gebildet. Die peripherische Schicht ist anfangs geschlossen, und das äussere Ende der Knospe ist dann regelmässig abgerundet. Bald sieht man jedoch, dass dieses Ende sich abzuplatten beginnt, und etwa gleichzeitig damit treten auch um die Abplattung vier kleine dunkle Anschwellungen auf. Zwischen diesen ist nun die peripherische Schicht offen, und die Anschwellungen selbst erscheinen bald als Zipfel am Rande derselben, welche nun [307] eine Glocke bildet, deren Oeffnung noch von der äusseren hellen Membran geschlossen ist. Von der Centralcavität scheinen bald vier Bänder von dunkler körniger Substanz längs der peripherischen Schicht auszugehen und verlieren sich in die vier ebengenannten Anschwellungen. Binnen kurzem wird in diesen Bändern dieselbe Strömung von Nahrungskörnern bemerkt, welche in der centralen Cavität beobachtet wurde; sie sind also Kanäle geworden und bilden den Anfang des Gefässsystemes der werdenden Medusa, indem sie dann durch ein Randgefäss verbunden werden. Die Anschwellungen am Rande der Glocke werden durch weitere Ablagerung einer dunkeln körnigen Masse zu Tentakelbulben ausgebildet, und zwischen diesen treten bald vier andere, kleinere auf. Von diesen Bulbi wachsen die Tentakel in die Höhlung der Glocke hinein, in welcher man sie ziemlich früh gewunden liegen sieht. Die centrale Cavität wächst langsam weiter, schmälert sich nach aussen ab, öffnet sich und bekommt um die Mündung herum vier Zipfel.

In diesem Stadium zeigen sich die ersten Bewegungen bei der jungen Medusa. Wendet man nun eine vorsichtige Pressung an, so treten die meisten Organe ganz deutlich fast fertig gebildet zum Vorschein. Taf. I Fig. 3 zeigt eine solche Knospe, in welcher schwache Contractionen begonnen haben. Wir sehen dort die centrale Cavität, *a*, an der Basis von einer hellen gelblichen Schicht, *b*, umgeben, in der man häufig jetzt schon Andeutungen von Eiern sieht. Die Glocke selbst besteht aus zwei Membranen. Die äussere ist die vorher erwähnte klare Haut; die innere hat ein schönes cellulares Aussehen (Taf. I Fig. 4) zufolge kleiner, länglicher, zellenartiger (?), glänzender Körperchen, welche 2 bis 3 äusserst feine, dunkle Körner einschliessen. Von der Centralcavität gehen die vier Nahrungskanäle aus, von denen zwei auf der Figur zu sehen sind, *c c*, und verlieren sich in die vier grösseren Bulbi, *d d*, zwischen denen man vier kleinere sieht. Von den Bulbi gehen die Tentakel aus, welche in der Cavität der Glocke gewunden zu sehen sind. Auch das Velum, *e*, schimmert durch die Wände der Glocke hindurch. Durch Absorption oder durch die kräftigen Anstrengungen der Medusa entsteht nun in der Spitze der Knospe eine Oeffnung an der äusseren Haut, die Glocke breitet sich aus, durch die Oeffnung treten die Tentakel heraus, und die fertige Medusa reisst sich in oben beschriebener Weise von dem Mutterstamme los.

Die ausgebildete Medusa (Taf. I Fig. 5) stimmt am nächsten mit dem Geschlecht *Sarsia* von der Familie der Oceanien überein.

[308] Die Form der Scheibe ist rund oder etwas viereckig glockenähnlich; ihre verticalen und horizontalen Durchmesser sind etwa gleichgross, 2·25 ^{mm}. Diejenigen Medusen, welche sich vor kurzem losgerissen haben, sind gewöhnlich ihrer Form nach etwas unregelmässig und zeigen im obersten Theil der Glocke Marken von dem losgerissenen Stiele. Von der Mitte der unteren Seite der Glocke hängt ein Mundrohr *(proboscis)* (Taf. I Fig. 10) herab, dieses ist um die Mündung mit vier sehr beweglichen Zipfeln (Taf. I Fig. 7) versehen, von denen jede an der Spitze einen Büschel eigenthümlicher Brenn- und Fangorgane trägt. Diese bestehen aus kleinen lanzettförmigen, glänzenden Körpern, welche mit dem einen Ende dicht zusammen auf dem Mundzipfel befestigt sind, mit dem andern in eine feine Spitze auslaufen (Taf. I Fig. 9). Das Mundrohr, welches nach aussen von einem dünnen klaren Häutchen umkleidet wird, ist bald ausgezogen, schmal und reicht bis zur Hälfte der Glockenhöhe oder weiter, bald ist es zusammengezogen, fast dicker als lang, wobei die vier Mundzipfel gewöhnlich nach hinten gegen die obere Wand der Glocke geworfen sind. Das Mundrohr geht nach oben in eine etwas unregelmässig vierseitige Nahrungscavität über, welche gewöhnlich mit einer kleinen Spitze durch die klare Schicht der Glocke sich hinaufschiebt und dergestalt den früheren Zusammenhang mit dem Nahrungskanal der Mutterpolype andeutet. Von den Ecken der Nahrungscavität gehen die vier Nahrungsgefässe wie Radien in einem Kreise aus und vereinigen sich am Rande der Glocke mit einem Ringgefäss. In der Nahrungshöhle sieht man stets eine lebhafte Bewegung von in Form und Grösse wechselnden Nahrungskörnern. Man sieht bald äusserst kleine, feine moleculare Körner, bald kleine klare Bläschen, bald grössere, welche einen oder mehrere Kerne enthalten; ausserdem sieht man häufig eine Menge kleiner Körner zu Klumpen zusammengeballt ohne irgendwelche umkleidende Membran. Alle diese Elemente tanzen eine Weile ohne bestimmte Richtung umeinander, bis sie plötzlich bei den Contractionen der Glocke oder des Mundrohres in die Kanäle hinaus- oder von diesen zurückgetrieben werden.

Die Glocke besteht aus zwei Schichten. Die äussere ist vollkommen hell und auf der Oberfläche ziemlich spärlich und unregelmäßig mit kleinen mandelförmigen, auf der einen Seite bisweilen etwas eingebogenen glänzenden Nesselorganen besetzt, aus welchen bei Pressung ein langer feiner Faden herauskommt (Taf. I Fig. 8). Die innere Schicht ist auch fast vollkommen klar, man sieht aber darin, besonders in der Nähe der Gefässe und wenn die Glocke etwas [309] contrahirt ist, feine transversale Streifen (Taf. I Fig. 11). Merkwürdig ist, dass dieses Häutchen, wie oben erwähnt, in der Knospe ein schönes cellulares

Aussehen hat, welches bei der Freiwerdung plötzlich vollständig verschwindet.

Am Rande ist die Glocke mit acht Tentakeln versehen, von denen vier bei jüngeren Exemplaren etwas kleiner sind als die anderen; sie wachsen dann nach, so dass alle gleichgross werden. Von den Bulbi der Tentakel sind die vier, welche den vier Gefässen entsprechen, bedeutend grösser als die andern. Jeder Bulbus (Taf. I Fig. 11) wird von einer helleren Schicht umgeben, welche glänzende Körner oder Blasen enthält und zu innerst aus einer dunklen, bei auffallendem Licht gelblichen, körnigen Masse besteht. Unter den gewöhnlichen Pigmentkörnern fanden sich meist einige grössere, rothe, ölglänzende Kugeln; dieselben waren doch keineswegs constant und lagen, wenn sie vorhanden waren, ohne bestimmte Ordnung in der Pigmentmasse zerstreut. Zwischen den Bulbi streckte sich längs des Randgefässes ein dunkler Strang (Nerv?) (Taf. I Fig. 11), der bald ziemlich dick, bald äusserst fein und bisweilen undeutlich war. Die Tentakel schienen eine durch Septa abgetheilte Höhle zu enthalten, in welcher jedoch nie ein Strömen von Nahrungskörnern zu bemerken war, das einen Zusammenhang mit dem Nahrungsgefässe angedeutet hatte; auf der Oberfläche waren sie reichlich mit Brennkapseln bedeckt. Bei den Medusen, welche sich eben freigemacht haben, sind sie kurz, zusammengezogen und aufwärts gebogen, später sind sie gewöhnlich lang ausgestreckt. Zwischen den Glockenrändern ist, wie ein Boden, ein dünnes Velum ausgespannt, das in der Mitte mit einer Oeffnung versehen ist, deren Grösse zufolge der Contractilität dieses Häutchens sehr wechselt. Gewöhnlich sieht man feine concentrische Streifen darin, dessen muskulare Natur andeutend. Die Eierstöcke liegen in der Wand des Mundrohres, in dessen oberer Hälfte dicht unter dem feinen Häutchen; gewöhnlich findet man schon dann Eier in ihnen, wenn die Medusa noch festsitzt, und bei dem völlig ausgebildeten in allen Entwicklungsstadien. Die Eidotter (Taf. I Fig. 15) ist bei den jüngeren hell, fast durchsichtig, bei den älteren dunkel, gelblich, homogen feinkörnig. Die Keimblase unterscheidet sich von der Dotter durch ihre Klarheit und enthält einen ziemlich grossen, strohgelben, fettglänzenden Keimfleck, in dessen Mittelpunkt man bisweilen ein dunkles Körnchen sieht. [310] In dem Maasse wie die Eier weiterwachsen, schieben sie das umschliessende feine Häutchen vor sich hin und verleihen dem obern Theile des Mundrohres ein eigenthümlich knotenförmiges Aussehen, indem sie an dessen Wand vier Anschwellungen bilden (Taf. I Fig. 7).

Ich fand ausserdem zwei Medusen, welche in allem übrigen den oben beschriebenen gleich waren, aber kein Mundrohr hatten und zufolge dessen auch keine Eierstöcke. Die Nahrungscavität war deutlich ausgebildet, nach unten geschlossen, zeigte eine lebhafte Strömung und war bei der einen durch eine Scheidewand in zwei Räume getheilt, von denen jeder je zwei Kanäle aufnahm (Taf. I Fig. 6). Diese Medusen wurden unglücklicherweise bei der näheren mikroskopischen Untersuchung getödtet, so dass ich keine Gelegenheit hatte, über deren weiteres Verhalten Beobachtungen anzustellen.

Die Polypencolonie gab täglich eine grosse Menge Medusen ab, welche im Wasser lebhaft umherschwärmten. Diejenigen Medusen, welche an verschiedenen Tagen frei geworden waren, wurden in besonderen Gefässen aufbewahrt, so dass ich stets einen reichen Vorrath von Individuen verschiedenen Alters hatte und leicht deren Veränderungen verfolgen konnte.

Während der ersten zwei Tage ihres freien Lebens war keine weitere Veränderung zu merken, als dass sie ihre Organe vollständiger ausbildeten, so dass z. B. alle Tentakel gleichlang wurden, sowie dass die Eier bedeutend wuchsen und als Knollen an der Mundröhre herauszuschiessen begannen.

Am dritten Tage hielten sie sich gewöhnlich alle auf dem Boden des Gefässes, sie waren weisslich, opalisirend geworden und bewegten sich nur ganz schwach. Ich vermuthete, dass sie im Sterben wären, bei genauerer Untersuchung aber erwiesen sie sich in mehreren Beziehungen vollkommen lebhaft und spielten besonders mit den Mundzipfeln sehr fleissig, indem diese schnell ausgestreckt und hin und her geworfen wurden. Die Glocken waren bedeutend contrahirt, besonders in verticaler Richtung, so dass der Mund oft weit außerhalb der Oeffnung im Velum gestreckt wurde. Die vorher hellen Schichten der Glocke waren gleichsam in einer molecularen Degeneration begriffen, besonders die innere, welche dunkel und körnig war. Freie Körner lagen auch auf mehreren Stellen in der verminderten Glockenhöhle gehäuft, und unter ihnen schwärmte eine zahlreiche Menge von Vibrionen umher. Die Strömung in den Gefässen war unbedeutend, bisweilen gleich Null, in der Nahrungscavität aber war sie fortfahrend lebhaft. Höchst erstaunt [311] über diese Veränderungen, welche constant zu derselben Zeit (am dritten oder vierten Tage) bei allen Medusen eintraten, verfolgte ich sie mit der grössten Aufmerksamkeit und fand, dass die Medusen sich nun bereiteten, ihre Glocken umzuwenden. Ich habe die folgenden Veränderungen an einer grossen Menge Individuen verschiedenen Alters beobachtet und dadurch so gut wie möglich die Richtigkeit der Beobachtungen controllirt.

Die Glocke zog sich nun noch mehr zusammen, wobei das Thier die Mundröhre immer weiter durch die Oeffnung im Velum streckte, so dass bald auch die Eierstöcke dadurch hervortraten (Taf. I Fig. 12). Die Nahrungscavität und der übrige Theil der Glocke kamen auch bald nach, aber in vollkommen veränderter Gestalt. Es konnte keine Spur von der früheren klaren Substanz bemerkt werden, die Glocke war nun dunkel, körnig und auf der Aussenseite von kleinen klaren, kolbenartigen Fortsätzen, die ein oder mehrere glänzende Körner enthielten (Taf. I Fig. 13 u. 14), gleichsam wie fein behaart. Dieser Process fuhr ununterbrochen fort, bis die ganze Glocke verschwunden und die früher frei umherschwimmende Meduse zu einem auf dem Boden des Gefässes langsam kriechenden Wesen verwandelt war.

Das Thier hatte zu dieser Zeit die folgende Form (Taf. I Fig. 13). Der Körper war langgestreckt; an dem einen Ende war der Mund zu sehen, welcher nebst der Mundröhre unverändert war, nur mit der Ausnahme, dass die Eierstöcke immer mehr angeschwollen waren. Gleich hinter den Eierstöcken wurde der Körper plötzlich bedeutend schmäler, dann wieder allmählich dicker und endete nach hinten mit den acht Tentakeln, deren Bulben noch ganz deutlich waren. Gleich vor diesen waren oft Spuren von der klaren Substanz der Glocke oder vom Velum (?) in Form eines Kranzes von regelmässigen durchsichtigen Blasen zu sehen. Die Tentakel waren mässig ausgestreckt und bewegten sich, obwohl ziemlich langsam. Der Mund dagegen war in der lebhaftesten Thätigkeit, und durch diese, unterstützt durch die der Tentakel wie durch die eigenen Beugungen und Contractionen des Körpers, bewegte sich das Thier ganz langsam aber deutlich auf dem Boden des Gefässes.

In diesem Stadium verbleiben die Thiere gewöhnlich einige Tage, und ich meinte zu bemerken, dass sie dabei die am meisten ausgebildeten Eier fällten, obgleich ich im Wasser nur ein solches frei fand. Dies Ei war [312] vollkommen sphärisch, hatte weder Keimblase noch Keimfleck und bestand ausschliesslich aus dem dunkeln, gelblichen, feinkörnigen, von einem dünnen Häutchen umgebenen Dotter. Es erlitt bald eine Art unregelmässiger Furchung und wurde dann aufgelöst.

Schliesslich begannen auch die Tentakel zu degeneriren. Sie wurden unbeweglich, missgeformt; zwischen ihnen trat eine Menge feiner Körner auf, unter denen Scharen von Vibrionen und Monaden umherschwärmten; sie wurden endlich mit den Bulben zugleich aufgelöst.

Nach dem Verlust der Tentakel bestand das Thier fast nur aus der unveränderten Mundröhre mit den Eierstöcken (Taf. I Fig. 16). Hinter diesen setzte sich der Mundröhrenkanal in eine ovale, etwas unregelmässige Höhle (Nahrungscavität) fort. Das hintere Ende des Körpers war gleichsam angenagt und uneben abgeschnitten; ein dasselbe umgebendes Häutchen konnte nicht mit Sicherheit entdeckt werden, obgleich ein solches um die Eierstöcke ganz deutlich zu erkennen war. Diese hatten wahrscheinlich schon mehrere Eier abgegeben, denn sie enthielten nur noch ganz wenige, diese aber bedeutend entwickelt. In diesem Zustande wurde das Thier gewöhnlich mit seinem hinteren Ende an den Boden des Gefässes befestigt angetroffen, es bewegte aber fortwährend die Mundzipfel mit grosser Lebhaftigkeit.

Hier wurden die Beobachtungen durch meine Abreise unglücklicherweise unterbrochen. Ich hatte keine Gelegenheit, die Veränderungen der gefällten Eier mehr als in dem einen oben erwähnten Falle zu verfolgen; vermuthlich wäre aber auch dadurch kein Resultat gewonnen worden, weil sie wahrscheinlich alle unbefruchtet waren. Alle die vielen Medusen, welche ich untersuchte, und die während einer Zeit von ungefähr zwei Wochen allmählich von der Polypencolonie entwickelt wurden, waren Weibchen und hatten alle mehr oder weniger entwickelte Eier — mit Ausnahme der beiden oben erwähnten Individuen, denen sowohl Mundröhre wie Eierstöcke fehlten.

Erst einige Tage vor meiner Abreise erhielt ich noch ein anderes Exemplar desselben Polypen, auch diesmal auf einer lebenden *Nassa reticulata.* Diese producirte gleichfalls reichlich Medusen, und ich bin geneigt, diese für Männchen zu halten, obgleich es mir nicht gelang, Zoospermien zu sehen zu bekommen. Sie glichen in allem übrigen den oben beschriebenen Medusen, zeigten aber keine Spur von Eiern. An der Stelle, wo bei den übrigen [313] die Eierstöcke ihren Platz hatten, war die Mundröhre innerhalb der äusseren feinen Haut von einer ziemlich mächtigen, blassgelblichen, äusserst feinkörnigen Schicht umgeben. Es konnten nicht gut junge Eierstöcke sein, weil die Schicht noch am zweiten Tage nach Freiwerdung der Medusa kein Zeichen von Eiern zeigte, während diese bei den anderen unmittelbar nach dem Freiwerden, sehr häufig auch vorher, deutlich zu sehen waren. Der Analogie nach kann man also vermuthen, dass diese Schicht das männliche Geschlechtsorgan war. Künftige Untersuchungen mögen durch Nachweis von daraus abgesonderten Zoospermien entscheiden, wie es sich hiermit verhält.

Es erübrigt noch zu bemerken, dass ich während dieser Zeit mehrere Exemplare von *Hydractinia echinata* erhielt und also Gelegenheit hatte, den Unterschied zwischen diesem Polypen und demjenigen zu sehen, mit welchem wir uns jetzt beschäftigt haben. Alle diese Exemplare kamen auf todten Schalen von Buccinum, Littorina u. a. vor, in denen sich Paguren einquartirt hatten; sie hatten alle das charakteristische hornartige, inkrustirende, spinöse Polyparium und waren mit rosenrothen Eierkapseln an den Basen der weibchenerzeugenden Polypen versehen.

Erklärung der Abbildungen auf Tafel I.

Fig. 1. Eine Gruppe von Polypen, etwas vergrössert.

Fig. 2. Die Spitze eines weibchenerzeugenden Polypen mit seinen Knospen.

Fig. 3. Eine bedeutend entwickelte medusabildende Knospe, etwas gepresst und stark vergrössert.

Fig. 4. Die Structur der inneren Schicht der Glocke in der Knospe; bei *b* stärker vergrössert.

Fig. 5. Völlig ausgebildete Medusa (die Nesselorgane sind weggelassen).

Fig. 6. Abnorm gebildete Medusa ohne Proboscis.

Fig. 7. Mund und Eierstöcke bei einer völlig ausgebildeten Medusa von unten gesehen.

Fig. 8. Nesselorgane auf der Oberfläche der Glocke.

Fig. 9. Brennorgane um den Mund.

Fig. 10. Der übrige Theil der Glocke mit Mundrohr, Eierstöcken, Nahrungscavität.

Fig. 11. Tentakelbulbus.

Fig. 12, 13 und 16. Verschiedene Stadien der Veränderungen der Medusa.

Fig. 14. Kolbenartige Fortsätze aus dem Körper der verwandelten Medusa, bei *b* stärker vergrössert.

Fig. 15. Ein Theil der Eierstöcke, stärker vergrössert, mit einem älteren und zwei jüngeren Eiern.

II

Studien und Untersuchungen über das Knochengewebe, hauptsächlich in Bezug auf dessen Entwicklung

Inauguraldissertation. Erschien in *Medicinskt Arkiv*. I. S. 1—98. 1863. Die letzten 10 Seiten (S. 94—104) sind auch in den *Verhandlungen d. physik.-medic. Gesellschaft in Würzburg*. N. F. IV. S. 1—11. 1873 veröffentlicht worden.

Dem Andenken

an

ANDERS RETZIUS,

den unermüdlichen Lehrer, den väterlichen Freund,

sind diese Blätter gewidmet

von einem dankbaren Schüler

I. Einleitung und Geschichte.

[1] In dieser kleinen Abhandlung beabsichtige ich die Ergebnisse einiger Untersuchungen über das Knochengewebe, und zwar besonders in Bezug auf dessen Entwicklung, niederzulegen. Die grosse Meinungsverschiedenheit, welche in dieser Frage, trotzdem viele ausgezeichnete Forscher mit diesem Gegenstande sich beschäftigt haben, geherrscht hat und noch herrscht, darf als Beweis dafür angesehen werden, dass die Schwierigkeiten, die mit der Untersuchung dieses Gegenstandes verknüpft sind, nicht unbedeutend sind; die äusserst umfangreiche Literatur legt auch Zeugniss dafür ab. Unter solchen Umständen dürfte es manchem vermessen erscheinen, dass ein Anfänger wagt, seine Kräfte an einer Arbeit zu prüfen, welche die Besten zu keinem sicheren Ergebniss hat kommen lassen. Wenn aber zugegeben wird, dass es beim Herantreten an naturwissenschaftliche Fragen vor allem wichtig ist, von gewissen auf eigene Anschauung, nicht auf die Autorität anderer gegründeten Principien auszugehen, so wird man auch zugeben, dass es zum Erwerb solcher Principien vortheilhaft ist, eine Untersuchung in Angriff zu nehmen, bei der man voraussetzen kann, dass sie gerade zu dem Unterbau des Lehrgebäudes in einer engeren Beziehung steht, und bei der man also hoffen darf, zur Erkenntniss von dessen richtiger Begründung zu gelangen. Ich bin der Meinung, dass das Knochengewebe eine solche Eigenschaft besitzt. Theils hat dieses Gewebe unzweifelhaft eine grosse physiologische Bedeutung und eine grosse Lebensenergie, wie die vielen über seine Ernährung angestellten Experimente und die Menge pathologischer Erscheinungen, von denen unsere chirurgischen Krankensäle [2] zahlreiche Beispiele liefern, hinreichend bezeugen, theils liegt in der eigenthümlichen physikalischen Natur dieses Gewebes gleichsam eine Verheissung, dass die Spuren der Veränderungen, welche der Lebensprocess von der Geburt und der ersten Bildung an bis zum Tode und Zerfall darin hervorruft, tiefer und beständiger als in anderen Theilen des Organismus sein müssen. Diese Verheissung geht auch in Erfüllung, aber gerade diese physikalische Eigenthümlichkeit

macht die Spuren schwerer auffindbar und legt im Allgemeinen der Untersuchung so viele Hindernisse in den Weg, dass man zu glauben versucht sein könnte, dass dieser letztere Umstand schwerer als die erwähnten Vortheile wiegt. Hier, wenn irgendwo, zeigt es sich, dass in der Auffindung neuer Forschungsmethoden die Zukunft unserer Wissenschaft liegt.

Es hat nicht meine Absicht sein können, eine vollständige Monographie über das Knochengewebe zu geben; das hätte schlecht mit dem Maass der Zeit, dem Material und vor allem mit den Kräften übereingestimmt, über die ich verfügte. Im Gegentheil verdient meine Darstellung in vielen Hinsichten den Vorwurf der Unvollständigkeit und des mangelnden Zusammenhanges, und die Erkenntniss, stets dessen bewusst gewesen zu sein, sei meine einzige Entschuldigung. Es ist nicht mein Ziel gewesen, etwas Neues zu bringen, sondern aus dem chaotischen Wust verschiedener Ansichten eine auf eigenen Untersuchungen fussende, mich selber befriedigende Ansicht zu gewinnen; sollte es meiner Arbeit ausserdem gelingen, für einige von Anderen bereits angedeutete, meiner Ueberzeugung nach aber zu wenig beachtete Umstände eine grössere Aufmerksamkeit zu erregen, so sind alle meine Hoffnungen erfüllt.

Da es bei allen wissenschaftlichen Meinungsverschiedenheiten von Wichtigkeit ist, sicher zu wissen, was seither behauptet worden ist, erscheint es mir nothwendig, der historischen Einleitung eine gewisse Sorgfalt zu widmen, um so mehr als äussere Umstände, in welche ich mich schicken musste, mich genöthigt haben, viel von der mir zugemessenen Zeit auf die Durchforschung der umfangreichen und zum grossen Theil in kleinen Brochuren und in Zeitschriften zerstreuten Literatur zu verwenden. In dieser historischen Uebersicht ist die Entwicklung unserer Kenntniss von dem Bau des vollständig ausgebildeten Knochengewebes, wie ich hoffe, ausreichend berücksichtigt. Da aber die Ansichten in dieser Hinsicht [3] mehr übereinstimmen, habe ich es für richtig erachtet, im Laufe meiner Darstellung dieselben als bekannt vorauszusetzen.

Endlich sei noch hinzugefügt, dass meine Untersuchungen hauptsächlich auf Schaf-Föten (die einzigen, welche man hier mit Sicherheit erhalten kann) beschränkt gewesen sind; des Vergleiches wegen sind auch Knochen vom Menschen und von verschiedenen Thieren aller Klassen der Wirbelthiere in verschiedenen Altern benutzt worden; auch habe ich nicht versäumt, soweit als möglich die gebotene Gelegenheit zur Untersuchung der pathologischen Verhältnisse des Knochengewebes (Caries, Callusbildung und vor allem Rhachitis) zu benutzen.

Die Ansicht der ältesten Anatomen von der Natur des Knochengewebes lässt sich am besten und kürzesten mit Diemerbroek's Definition ausdrücken: „*Sunt autem ossa partes similares durissimae, siccissimae, sensu destitutae, ceteris omnibus partibus frigidiores, ad stabilimen totius corporis conditae.*"[1] In Bezug auf den Ursprung dieses Gewebes galten bis Ende des 17. Jahrhunderts abwechselnd die Lehren der drei Heroen der klassischen Medicin und Naturgeschichte, nämlich des Hippocrates: dass die Knochensubstanz ein „*excrementum terreum cum pinguedine et humiditate adjuncta*" sei; des Aristoteles: dass sie ein „*excrementum seminale*" sei, oder Galen's, nach welchem das Knochengewebe aus „*crassior et densior pars seminis exsiccata*"[2] gebildet wird. Diese letzte Ansicht scheint die meisten Anhänger gefunden zu haben, und daraus entwickelte sich, als man mit wenig Ausnahmen[3] den Knorpel als den nothwendigen Vorläufer der Knochen betrachtete, die Lehre von der Entwicklung der Knochensubstanz aus dem Knorpel durch Erhärtung (*induratio*) dieses Gewebes.

[4] Als durch die verbesserte Construction des Mikroskopes dessen Anwendung bei der anatomischen Untersuchung sich ergebnissreicher zu gestalten begann, bildeten sich zwei verschiedene Ansichten von dem Bau des Knochengewebes. Anton Leeuwenhoek, der Vater der mikroskopischen Anatomie, meinte Anfangs, die Knochensubstanz bestehe aus kleinen, durchsichtigen Kugeln (*globuli*).[4] Bei erneuten Untersuchungen fand er jedoch, dass er sich hierin geirrt hatte, und er erklärte sie[5] als aus feinen Röhren (*tubes*) zusammengesetzt, die meisten parallel mit der Längsaxe des Knochens laufend, ein Theil aber auch von dessen Centrum nach der Peripherie ausstrahlend.

Hinsichtlich der Grösse unterschied er vier verschiedene Arten, und es ist wahrscheinlich, dass er mit den feinsten die nun sogenannten *canaliculi ossium* gemeint hat. Wenigstens scheint dies aus einer späteren Mittheilung[6] hervorzugehen, wo er über die „*bony particles*" der spongiösen Substanz sagt, dass sie „*are compound of an infinite*

---

[1] Isbrandus de Diemerbroek, *Anatome corporis humani.* Editio nova. Lugduni 1683. S. 551.

[2] Vgl. Thomae Bartholini, Caspar. fil., *Anatomia reformata.* Lugduni Batavorum et Roterod. 1669. S. 469.

[3] Z. B. Steno, welcher die Knochen eigentlich für indurirte oder ossificirte Sehnen hielt. Vgl. Albinus, *Adnotationes Academicae.* Lib. vii. Cap. vi. Leidae 1761, wo die ältere Literatur über diesen Gegenstand vollständig angeführt ist.

[4] *Philosophical Transactions,* Nr. 9. 1674. S. 125.

[5] a. a. O. Nr. 12. 1675. S. 1002 und Nr. 17. 1693. S. 838.

[6] a. a. O. Nr. 31. 1720. S. 91.

number of small vessels, some running lengthwise and others taking their course towards the sides of the bony particles". Denselben Reichthum an diesen feinen Röhren fand er auch in der compacten Substanz. Die andere Art von Röhren, die etwas grössere, entspricht wahrscheinlich den sogenannten *lacunae ossium*, welche er für Querschnitte von Röhren hielt. Endlich können die beiden grösseren Arten ohne Zweifel als die nun sogenannten *canales Haversiani* betrachtet werden.

Die Ansichten Leeuwenhoek's, obgleich in mehreren Beziehungen mit dem wirklichen Sachverhalt mehr übereinstimmend als die, welche gleich nach ihm ausgesprochen wurden, scheinen wenig Eindruck gemacht zu haben. Um so grösseren Beifall erhielt sein grosser Zeitgenosse Marcellus Malpighi mit seiner Lehre von dem Bau des Knochengewebes. Malpighi sah in der Structur und dem Wachsthum der Knochen deutliche Analogien mit denen des Baumstammes.[1] Er hielt die Knochensubstanz aus Fibern zusammengesetzt, welche, verzweigt und unter einander anastomosirend, netzförmige Plexus bildeten, in deren [5] Maschen sich ein erstarrender Saft *(succus osseus)* ergösse, der dem Ganzen die erforderliche Stärke und Härte gäbe. Dieses Netzwerk sah er besonders deutlich in den platten Knochen des Schädels bei Föten vom Menschen und verschiedenen Thieren. Die Knochenfibern wurden zum grossen Theil als Fortsetzungen der an die Knochen befestigten Sehnen gebildet. Die oben genannten Netzwerke nahmen die Form von über einander liegenden Lamellen (*bracteae*) an, welche sich am deutlichsten nach einer lange dauernden Maceration zeigten.

Es war besonders diese letztere Lehre von dem lamellosen Bau der Knochen, welche sich zahlreiche Anhänger erwarb und während des ganzen folgenden Jahrhunderts mit wenig Ausnahmen die uneingeschränkt herrschende wurde. Gagliardi (1689) untersuchte die Knochenlamellen (*bracteae s. squamulae*) auf verwitterten, calcinirten Knochen und verglich sie sogar mit den Wänden von Rohr und Gyps, welche oft bei Gebäuden angewandt werden.[2] Sie waren nach ihm unter einander gleichsam zusammengeheftet durch besondere kleine Knochenstifte *(claviculi ossium)*, von welchen sie quer oder in schiefer Richtung durchdrungen wurden. Diese Gagliardi'schen *claviculi* konnten indess allgemeine Anerkennung nicht finden. Malpighi trat sofort dagegen auf und zeigte, dass die verschiedenen Lamellen in der Weise zusammenhingen, dass die dieselben constituirenden Fibern zwischen den

[1] *Opera omnia.* Lugd. Batav. 1687: Anatome plantarum I. S. 4 u. 36; *Opera posthuma.* Amstelod. 1698. S. 65.

[2] *Anatome ossium.* Lugd. Batav. 1723. S. 11.

verschiedenen Blättern Verbindungszweige aussandten und so ein verticales Netzwerk bildeten, dessen Maschen gleichfalls mit dem das Ganze härtenden und zusammenhaltenden Knochensaft gefüllt wurden.

Ungefähr gleichzeitig mit Gagliardi veröffentlichte Clopton Havers[1] seine Untersuchungen über die Structur der Knochen und bildete die Lehre von deren lamellosem Bau noch weiter aus. Die Lamellen, welche er aus dicht liegenden, mit der Längenaxe des Knochens parallelen Fibern (welche er besonders deutlich auf der Oberfläche der Rippen sah) gebildet hielt, konnte er sogar mit Hülfe des Mikroskopes zählen, und als Beweis für deren Existenz führte er auch den Exfoliationsprocess bei Caries an. Sie waren von einer Menge Löchern durchbohrt, welche mit anderen, zwischen [6] den Lamellen hinlaufenden Kanälen *(pori)* communicirten und so ein Gefässsystem bildeten, in welchem nach seiner Ansicht der Marksaft circulirte. Diese Kanäle waren die nach Havers benannten *canales Haversiani*, obgleich sie indess schon vor ihm bekannt und von Leeuwenhoek beschrieben gewesen sein dürften.

In nächster Uebereinstimmung mit Malpighi's und Havers' Lehren wurde der Bau des Knochengewebes von den Anatomen im Anfang des achtzehnten Jahrhunderts dargestellt, so von Monro[2], Winslow[3] und Lieutaud.[4] Der Letztere hält indess eigentlich an der fibrösen Textur der Knochensubstanz fest und nimmt einen lamellosen Bau nur auf der Oberfläche der compacten Substanz an.

Kurz vor den Arbeiten der Letzteren hielt Robert Nesbitt 1731 vor dem *College of Surgeons* in London seine beiden Vorlesungen über die Osteogenie.[5] Die Ansichten, welche dort ausgesprochen wurden, stachen allzu schroff von den damals herrschenden Dogmen ab, als dass er einen grösseren Einfluss auf seine Zeitgenossen hätte ausüben können. Die Resultate seiner Untersuchungen beziehen sich eigentlich auf die Herkunft und die erste Anlage des Knochengewebes; hinsichtlich dessen Bau scheint er hauptsächlich die Lehren Malpighi's anzunehmen.

---

[1] *Osteologia nova.* Francof. et Lips. 1692. (Vorlesungen gehalten in *Royal Society* zu London während der Jahre 1689—1690.)

[2] *The anatomy of the human bones and nerves.* 5. Aufl. Edinburgh 1750. S. 50 (1. Aufl. 1726).

[3] *Exposition anatomique de la structure du corps humain.* Paris 1732. S. 24 ff.

[4] *Essais anatomiques.* Paris 1742. Neue Aufl. von Portal, 1776. Bd. 1. S. 15.

[5] *Osteogenie oder Abhandlung von Erzeugung der Knochen im menschlichen Körper.* Uebers. von J. E. Greding. Altenburg 1753.

Nach der zu dieser Zeit allgemein herrschenden Ansicht sollten alle Knochen ohne Ausnahme aus dem Knorpel entwickelt werden. Bereits Kerkring[1] wusste, dass viele von den Theilen, welche man gewöhnlich Knorpel nannte, mit viel grösserem Grunde als Membranen betrachtet werden konnten (mit welchem Namen man dann einen grossen Theil dessen bezeichnete, was wir heute Bindegewebe nennen), obgleich er nicht gegen [7] die allgemein herrschende Ansicht auftreten wollte, sondern annahm, dass sie bei der Knochenbildung erst zu Knorpel verwandelt würden. Besonders bemerkt er von der Membran, welche beim Fötus die getrennten Seitentheile des Unterkieferbeines verbindet, dass dessen Umwandlung zu Knorpel *„ita tacitis a natura conficitur passibus, ut ne lynceus quidem animadvertere possit, ubinam, nedum quando commutetur"*. Auch Ruysch[2] bemerkt ausdrücklich, dass die Knochen des Schädels beim Fötus *„membranacea, non cartilaginea"* sind. Es übten aber, wie oben angedeutet, diese Ansichten wenig oder keinen Einfluss auf die allgemeine Meinung aus. Es erschien deshalb als etwas ganz Unerhörtes, als Nesbitt erklärte, dass es durchaus nicht der Fall sei, dass das Knochengewebe seinen Ursprung vom Knorpel herleite, und dass diese beiden Gewebe nicht im geringsten genetischen Verhältniss zu einander stünden, dass der Knorpel keine grössere Geneigtheit zum Ossificiren habe als mehrere andere Bildungen im Organismus. Er unterschied bestimmt zwei Arten von Verknöcherungen: 1. wenn das Knochengewebe zwischen Membranen ansetzt, und 2. wenn es im Knorpel gebildet wird, d. h. wie eine Neubildung den Platz des verschwindenden Knorpels einnimmt. Auf die erstere Weise werden nach Nesbitt ausser den meisten Knochen des Schädels und Gesichtes die Schlüsselbeine und die compacte Substanz der übrigen Knochen gebildet. Das Knochengewebe, welches im Knorpel entwickelt wird, bildet meistens spongiöse Substanz; vor dessen Bildung treten im Knorpel Blutgefässe auf, und gerade in den von diesen Blutgefässen gleichsam ausgegrabenen Hohlräumen setzen sich die ersten Knochenpartikeln ab. Der Knorpel geht durch diesen Process zu Grunde und verschwindet mit Ausnahme von den unbedeutenden Resten, welche die Gelenkflächen bekleiden. Als Grund für seine Ansicht von der Unabhängigkeit der Knochenbildung vom Knorpel führt Nesbitt theils den losen Zusammenhang an, der beim Fötus zwischen dem Knorpel und dem darin gebildeten Knochen stattfindet,

---

[1] *Spicilegium anatomicum.* Amstelodam. 1670: Osteogenia foetuum. S. 213.
[2] Freder. Ruysch, *Opera omnia.* Amstelod. 1721: Thesaurus Anatomicus. III. S. 6.

theils auch die Unwahrscheinlichkeit, dass die Natur zwei verschiedene Substanzen zur Erzeugung eines und desselben Gewebes anwenden sollte. Dass der Knochen nicht durch eine Verhärtung oder Eintrocknung des Knorpels gebildet wurde, wie die Alten gelehrt haben, sondern dass neue Bestandtheile hinzukommen, beweist Nesbitt durch die Aufweichung der Knochen in Essig, wobei sie mehr als [8] zwei Drittel ihres Gewichtes verlieren; der sog. Knochenknorpel, welcher zurückbleibt, hat keine Aehnlichkeit mit dem gewöhnlichen Knorpel, sondern ist eine membranöse (bindegewebartige) Substanz.

Aus diesen Andeutungen ersehen wir, dass Nesbitt schon ganz deutlich die Knochenbildung in der Hauptsache so beschreibt, wie sie jetzt aufgefasst wird. In seinem Eifer, das Knochengewebe als eine eigene, von dem Knorpel ganz unabhängige Bildung darzustellen, übersah er freilich die wirklich existirende Knorpelverkalkung, was aber ganz erklärlich wird, wenn man einerseits bedenkt, ein wie geringer Theil der vorhandenen Knochenmasse beim Menschen daraus besteht, und andererseits den damals noch unentwickelten Zustand der Histologie in Betracht zieht. Mit einem Wort: Nesbitt ist von allen Anatomen des vergangenen Jahrhunderts derjenige, welcher den Knochenbildungsprocess am klarsten und von den von älteren Zeiten ererbten Vorurtheilen am wenigsten irregeführt beurtheilt hat, wenn man ihm erst in der letzten Zeit volle Gerechtigkeit hat widerfahren lassen.

Die herrschende Lehre von der Entwicklung der Knochen aus Knorpel wurde besonders von Albinus ausgebildet. *„Omnium (ossium) cartilaginea (natura), post ossea“* sagt er in seinem schönen Bilderwerk über das fötale Skelett.[1] Er fügt weiter hinzu: *„Numquam autem membranacea, quamquam talis esse appareat amplorum simul et tenuiorum, quo tempore cartilaginea sunt, ut quo calvariae superiorem partem efficiunt; horum enim species membranacea est, natura cartilaginea; reliquorum ne species quidem membranacea.“* — Wer sieht hierin nicht das Vorbild des mehr als hundert Jahre später aufgestellten sog. membranösen Knorpels als Matrix zur Bildung des Schädels? Der primordiale Knorpel zeigt Anfangs die Natur einer gallertartigen Masse *(gelatum tenerum)*, welche sich allmählich zu Knorpelconsistenz umbildet, wonach die Ossification darin auftritt und allmählich um sich greift. Dass dieser Autor später hinsichtlich der unmittelbaren Verwandlung des Knorpels in Knochengewebe etwas schwankend wurde, geht aus einem Ausspruch in seinen *Adnotationes Academicae* Lib. VIII, Cap. VI, S. 77 hervor, wo er sagt: *„Cartilaginem*

[1] *Icones ossium foetus.* Leidae Batav. 1737. S. 150.

in os abire scripseram, verti, occupari ab eo, absumi, osseam fieri et quae sint ejusmodi. Scripseram ad sensum [9] *vulgi. Cautius fecissem, si obsecundans moribus nonnullorum, cartilaginis in locum os succedere scripissem aut certe ita intelligenda esse monuissem.*

Nicht lange darnach begann Du Hamel seine berühmten Untersuchungen, deren Resultate er der französischen Akademie der Wissenschaften in einer Reihe von Abhandlungen[1] vorlegte. Seine zahlreichen Untersuchungen und Experimente bezweckten hauptsächlich die Erforschung der Entwicklung und des Wachsthumes der Knochen, und er suchte dadurch die vollkommene Analogie zwischen den Knochen der Thiere und den Stämmen der Gewächse festzustellen.

Ein englischer Chirurg, Belchier, hatte im Jahre 1737 zufällig die Beobachtung gemacht, dass bei Thieren, welche mit Krapp (den Farbstoff aus der Wurzel von *Rubia tinctorum*) gefüttert wurden, die Knochen roth gefärbt wurden.[2] Du Hamel glaubte hierbei den merkwürdigen Umstand zu finden, dass nur die Knochensubstanz, welche zur Zeit, wenn die Thiere mit Krapp gefüttert werden, gebildet wird, davon gefärbt wird und er konnte nicht umhin, die Wichtigkeit dieser Beobachtung für das Studium des Wachsthums des Knochengewebes zu betonen.

Die wichtigsten Resultate seiner Arbeiten waren ungefähr folgende. Die Knochen wachsen nicht, wie viele (Havers, Malpighi u. A.) früher geglaubt haben, durch Intusception oder Aufnahme von neuen Bestandtheilen in die Zwischenräume zwischen den alten, sondern nur durch eine Juxtaposition, ein äusserliches Absetzen von neuen Schichten, aus dem Periost weiter.[3] Das letztere verglich er mit der Borke der Bäume; wie diese auf ihrer Innenseite eine weichere, saftigere Schicht, *cambium* hat, von welcher die Neubildung des Holzes ausgeht, so besitzt auch das Periost zunächst dem Knochen eine knorpelartige Schicht, welche in eine Knochenlamelle verwandelt und von einer neuen solchen Schicht ersetzt wird, welche in ihrer Ordnung erst Knorpel und dann Knochen wird. Hinsichtlich der feineren Structur der Knochenlamellen nahm auch [10] Du Hamel ein Fibernetz an, glaubte aber in dessen Maschen nicht eine erstarrte

---

[1] *Mémoires de l'Académie royale de Sciences.* 1739, 1741, 1742 u. 1743.

[2] Bereits Antoine Mizaud, Arzt in Paris, hatte 1572 erwähnt, dass bei Schafen, welche die Wurzel von *Rubia tinctorum* verzehrten, die Knochen roth würden, diese Entdeckung aber wurde ganz vergessen. Vgl. Flourens, *Annal. d. Scienc. Nat.* Ser. II. T. XIII. S. 97.

[3] Diese Ansicht war nicht ganz neu; bereits 1681 hatte Grew eine ähnliche Ansicht ausgesprochen. (Vgl. Albinus, *Adnot. Acad.* Lib. VI. Cap. I.)

Lymphe bezw. einen Knochensaft, sondern ein organisirtes Zellgewebe (*tissu vésiculaire ou cellulaire*) zu sehen, in welchem die Kalkablagerung vorzugsweise stattfindet. Die Beweise für die Existenz dieser Lamellen sucht er theils in den Phänomenen, welche bei der Verwitterung, Maceration und Calcinirung der Knochen, wie bei dem Exfoliationsprocess bei Caries beobachtet werden, theils auch in deren Weise, durch successive Ablagerungen weiter zu wachsen. Besonders aufklärend in dieser Hinsicht hielt er die Ergebnisse der Krappfütterung, vor allem bei Thieren, welche, mit gewissen Zwischenzeiten von gewöhnlicher Diät, mehrmals mit Krapp gefüttert wurden. Querschnitte von den Röhrenknochen dieser Thiere zeigten in solchem Fall abwechselnd Ringe von rother und weisser Knochensubstanz, die letzteren bei Genuss von gewöhnlichem Futter abgesetzt, die ersteren dagegen unter dem Einfluss von Krappfutter. Ferner bewies er hinsichtlich der Längenzunahme der Knochen durch dieselben Experimente, welche Hales[1] bereits vorher angestellt hatte, und welche dann von J. Hunter wiederholt wurden, dass auch diese hauptsächlich durch Auflegen von neuen Theilen an den Enden erfolgt.

Du Hamel dehnte seine Beobachtungen auch auf die Callusbildung bei Fracturen aus und fand, dass dieselbe in vollkommener Uebereinstimmung mit der normalen Zunahme der Knochen erfolgt, d. h. durch Ablagerungen vom Periost aus.[2] Diese Lehre hat in der chirurgischen Pathologie eine wichtige Rolle gespielt und einen heftigen Streit hervorgerufen, welcher in einer sehr umfangreichen Literatur[3] zum Ausdruck gekommen ist.

Was Du Hamel in Bezug auf den Bau des Knochengewebes eigentlich hervorhob, war, dass dieses Gewebe von seinem ersten Auftreten an einen recht hohen Grad von Organisation besitzt, im Gegensatz zu den vor ihm geltenden Ansichten, nach welchen man zwar ein mehr oder minder entwickeltes fibröses Stroma annahm, aber glaubte, dass der Knochen hauptsächlich aus einem erstarrten Safte oder einer Lymphe bestehe, welche auch bei allen Neubildungen von Knochensubstanz die Hauptrolle spielte, so bei der Heilung [11] von Fracturen, wo dieser *succus osseus* aus den Knochenenden exsudirte und bei seiner Erstarrung sie zusammenlöthete (Boerhave, Petit).

[1] *La statique des végétaux.* Uebers. aus d. Engl. Paris 1735. S. 287.
[2] *Mém. de l'Acad.* 1741.
[3] Siehe Miescher, *De inflammatione ossium eorumque anatome generali.* Berolini 1836. S. 110 ff.

Gegen Du Hamel trat sofort Detlef (Haller's Schüler und unter dessen Leitung) 1753 auf und suchte auf Grund einer Menge Experimente mit krappgefütterten Thieren zu zeigen, dass das Periost nichts mit der Callusbildung zu schaffen habe, sondern dass die Bildung in der Weise erfolge, dass von den Knochenenden, besonders aber von der Markhöhle ein gelatinöser Saft ausgeschwitzt werde, welcher zu Knorpel erstarre, wonach Verknöcherungspunkte darin auftreten.[1] Haller nahm den Streit bald selbst auf und machte zum Gegenstand seiner ausserordentlich zahlreichen Untersuchungen die Knochenbildung beim Küchlein im Ei.[2] Er glaubte damit bewiesen zu haben, dass selbst die normale Entwicklung der Knochen in keiner Weise vom Periosteum bedingt wird. Ebenso wie vorher Nesbitt bringt auch Haller die Gefässbildung mit dem Verknöcherungsprocess in Zusammenhang. Während der Erstere aber meint, dass die Gefässe dazu dienen, dem Knorpel die erdartigen Bestandtheile zuzuführen, welche zur Bildung der Knochen gehören, glaubt Haller, dass die Pulsationen der kleinen Arterien ausserdem eine Verdichtung oder Zusammenpressung der zwischen den Gefässen befindlichen Knorpelpartien zu Wege brächten, wodurch die Bildung der Lamellen und Fibern des Knochens erklärt werden könnten.

Zu den Gegnern Du Hamel's gesellten sich auch Bordenave[3], Böhmer[4] und Albinus. Dieser Letztere meinte nun, nicht einmal die Lamellen als ursprünglich zur Bildung des Knochengewebes gehörig anerkennen zu können. Dieses ist von Anfang an überall spongiös oder cellular, und der ganze Unterschied zwischen der spongiösen und der compacten Substanz ist nur der, dass diese letztere durch eine von innen nach aussen erfolgende Zusammenpressung dichter geworden ist, wodurch sie ein lamelloses[5] Aussehen erhalten hat. Haller's Auffassung von der Bildung der Lamellen konnte er indess nicht zustimmen.

[12] Andererseits bestätigten De Lasône und besonders Fougeroux Du Hamel's Beobachtungen. Der Erstere sah in den Knochenlamellen nur *„un assemblage de fibres ou de filets endurcis“* ohne einen dazwischen tretenden erstarrten Knochensaft und meinte, dass auch die Knorpel

---

[1] Alb. de Haller, *Deux mémoires sur la formation des os.* Lausanne 1758. S. 39.

[2] a. a. O. S. 245 ff.

[3] Vgl. *Hist. de l'Acad.* 1760. S. 61.

[4] Vgl. Haller, a. a. O. S. 7.

[5] *Adnot. Academ.* Lib. VII. Cap. 16.

aus Fibern und Lamellen bestehen[1]; der Letztere holte seinen Beweis für die Theilnahme des Periostes an der Knochenbildung besonders aus dem Verhalten der *ossa metacarpi* und *metatarsi* der Wiederkäuer, welche beim Fötus aus zwei verschiedenen, mit je einem vollständigen Periost versehenen Knochen bestehen, welche dann zu einem einzigen zusammenschmelzen.[2]

Sonst sind zu Ende des vergangenen und Anfang des gegenwärtigen Jahrhunderts wenig Fortschritte in der Kenntniss der Structur und Entwicklung des Knochengewebes gemacht worden. Man war noch nicht zu der Fertigkeit in der Benutzung des Mikroskopes und in der Behandlung der mikroskopischen Objecte gelangt, welche das Studium des Knochengewebes vielleicht mehr als jeder andere Zweig der Histologie erfordert. Man bediente sich zur Untersuchung der feinsten Einzelheiten hauptsächlich der Lupe, und als Präparationsmittel wurde theils Maceration oder Calcinirung, theils auch Behandlung mit Säuren angewandt. So kam es, dass, obgleich in anderen Geweben recht feine Theile schon lange wohlbekannt waren, nach Leeuwenhoek Niemand eine Ahnung von den Elementen des Knochengewebes gehabt zu haben scheint. Trotzdem war dieses Gewebe fortwährend Gegenstand von zahlreichen Untersuchungen und auch von lebhaftem Streit, wovon die ganze weitläufige Literatur über diesen Gegenstand genügend zeugt. Dieser Streit bezog sich hauptsächlich darauf, ob die Knochen aus Lamellen und Fibern zusammengesetzt wären oder nicht.

Für die erstere Ansicht erklärten sich Reichel[3] und Sandifort.[4] Andererseits trat Scarpa gegen die Annahme sowohl von Lamellen als Fibern auf; diese seien nur Kunstproducte.[5] Scarpa [13] nahm Haller's Untersuchungen über die Entwicklung der Knochen beim Küchlein im Ei wieder auf und kam sowohl durch diese wie durch seine Beobachtungen an decalcificirten und dann in Wasser macerirten Knochen zu der Ansicht, dass die Structur des Knochengewebes überall netzförmig oder cellular ist *(reticulata, cellulosa, gossypiacea)*. Dieser Bau kann nach ihm am besten mit dem der Haut verglichen werden. Wie im *corium* die Maschen oder Hohlräume des Zellgewebes kleiner und

[1] *Mém. de l'Acad.* 1751. S. 98.

[2] *Hist. de l'Acad.* 1760. S. 61.

[3] *De ossium ortu atque structura.* 1768. In Sandifort's *Thesaurus Dissertat.* Vol. II. S. 171. Roterodam. 1769.

[4] *Descriptio ossium hominis.* Lugd. Batav. 1785.

[5] *De penitiori ossium structura commentarius* (1799). In *Mémoires de physiologie et de chirurgie pratique* par A. Scarpa et J. B. F. Leveillé, Paris 1804. S. 21.

gleichsam zusammengepresst sind, in dem darunter liegenden subcutanen Gewebe dagegen grösser und weiter, so ist auch der ganze Unterschied zwischen dem compacten und dem spongiösen Knochengewebe nur ein verschiedener Grad von Dichtigkeit.[1] Bichat nahm in der Knochensubstanz nur Fibern an, leugnete aber die Existenz der Lamellen[2], und Howship, welcher zugleich die bis dahin vollständigste Beschreibung der Havers'ischen Kanäle mittheilte, erklärte ebenso wie Scarpa die feinere Textur der Knochen für *„not laminated, but reticulated“*.[3]

Als Verfechter der älteren Lehre von dem lamellosen Bau der Knochen können genannt werden: J. Bell[4], Caldani und Medici[5], welcher Letztere die Lamellen durch die Behandlung der Knochen mit verdünnter Salzsäure und darauf folgender Maceration in Wasser darstellte. E. H. Weber constatirte eine lamellose Structur bei den Knochen verschiedener Thiere, erkannte aber keine solche bei dem Menschen an[6]; und endlich bewies Marx deren Gegenwart auf Grund der optischen Phänomene bei dünnen Knochenlamellen; er wollte diese Bildung sogar von einem Krystallisationsprocess herleiten in Analogie mit der Entstehung von blätterigen Krystallformen.[7]

Hinsichtlich der Entwicklung der Knochen stützte man sich im Allgemeinen auf Haller's Auctorität und nahm an, dass alles Knochengewebe durch eine directe Metamorphose vom Knorpel gebildet würde. Einzelne Stimmen erhoben sich jedoch [14] nunmehr auch gegen die allgemeine Meinung und suchten die Unabhängigkeit des Knochengewebes vom Knorpel wenigstens in den Schädelknochen zu zeigen (J. Bell,[8] Fyfe[9], Howship, Béclard,[10] E. H. Weber[11]). Howship ging in dieser Beziehung am weitesten, indem er die erste Bildung des Knochengewebes in den Diaphysen der langen Knochen als eine Secretion aus den Gefässen des Periostes von einem dünnen Knochencylinder be-

---

[1] Scarpa, a. a. O. S. 49.
[2] *Anat. générale.* III. S. 21 ff. Paris 1812.
[3] *Medico-Chir. Transact.* VI. 1815 S. 287 u. VII. 1816.
[4] *The anatomy of the human body.* 1797. Uebers. von Heinroth und Rosenmüller. Leipzig 1806. S. 8.
[5] *Opuscoli scientifici.* Bologna. Fascic. VIII. 1818.
[6] Hildebrandt's *Anatomie.* 1830. Teil I., S. 320.
[7] Isis. 1826. S. 1038.
[8] a. a. O. S. 3.
[9] *A compendium of the anatomy of the human body.* Edinburgh 1807.
[10] Meckel's *Archiv.* 1820. S. 444.
[11] *Einige Beobachtungen über Knorpel und Faserknorpel.* Meckel's *Archiv* 1827.

schrieb, bevor noch ein Knorpel entdeckt werden kann. Dieser wird erst später gebildet, und wenn die Ossification darin auftritt, geschieht dies in der Form von kurzen, mit der Längenaxe des Knochens parallelen, gegen den Knorpel hin offenen Röhren. Derselbe Forscher gab ausserdem eine recht vollständige Schilderung von der Bildung der Knorpelkanäle bei der Ossification; er nahm an, dass sie inwendig mit einer äusserst gefässreichen Membran bekleidet waren und eine gelatinöse Masse enthielten. Ebenso wie Monro vorher und zum Theil auch Haller meinte Howship, dass die Knochenbildung in einer gewissen Abhängigkeit von den in den ossificirenden Theilen herrschenden Druckverhältnissen stehe. So sah er in der Gefässanordnung des Pericraniums und der harten Hirnhaut wie in der schnellen Zunahme des Gehirnes eine deutliche Andeutung eines zwischen den beiden genannten Häuten herrschenden starken Druckes, und die eigenthümliche Blutvertheilung, welche er in der die Knorpelkanäle bekleidenden Membran zu finden glaubte, lehrte ihn hinsichtlich deren Inhaltes dasselbe.

Ein neuer Zeitabschnitt für unsere Kenntniss des Knochengewebes begann mit der Wiederentdeckung der Knochenkörperchen. Der Erste, welcher sie nach Leeuwenhoek erwähnte, war wahrscheinlich Mascagni,[1] aber nur nebenbei und ohne ihnen physiologische Bedeutung beizulegen. Erst als Purkinje sie wieder in dünnen Schnitten von Knochenknorpeln beobachtete, erregten sie wieder die Aufmerksamkeit. Die Entdeckung wurde in einer unter Purkinje's Leitung ausgearbeiteten Dissertation von Deutsch (1834) mitgetheilt, worin auch die in den Knochen vorkommenden Lamellensysteme [15] zum ersten Male richtig geschildert wurden; damit wurde der alte Streit betreffs des lamellosen oder nicht-lamellosen Baues der Knochen für immer abgethan.[2] Ausserdem beschreibt Deutsch äusserst feine, die Lamellen quer durchbohrende Kanäle, welche seiner Ansicht nach die im Knochengewebe vorkommenden Kalksalze enthalten, aber mit den Knochenkörperchen nicht in Verbindung stehen.

Ueber die Natur dieser Körper wurden Anfangs die verschiedensten Ansichten ausgesprochen. Treviranus erklärte sie für blosse Lücken, bei welchen die dünnen homogenen Knochenlamellen nicht unmittelbar

---

[1] *Prodromo della grande anatomia.* Vgl. Mayer, Froriep's *Neue Notiz.* Bd. 1. Nr. 5. S. 58. 1837.

[2] Deutsch, *De penitiori ossium structura.* Vratislav. 1834. Diese Schrift ist mir nicht zugänglich gewesen, weshalb ich genöthigt gewesen bin, für deren Anführung andere Autoren nachzuschlagen.

an einander liegen, sondern zwischen sich eine Flüssigkeit enthalten.[1] W. u. Fr. Arnold[2] beschrieben die Knochenkörperchen als dunkle Massen, zusammengesetzt aus feinen Körnern und zerstreut zwischen die gleichfalls aus (reihenförmig angeordneten) Körnern oder Kugeln bestehenden Knochenfibern. Als solche betrachteten diese Autoren die um die Querschnitte der Havers'ischen Kanäle sichtbaren concentrischen Ringe, welche von Deutsch und Anderen als Lamellen beschrieben wurden. Miescher fand die Knochenkörperchen von zackig auslaufenden Conturen[3] begrenzt, und schliesslich entdeckte Joh. Müller die feinen, von ihnen ausgehenden verzweigten und anastomosirenden Kanälchen.[4] Zufolge der weissen Farbe der Knochenkörperchen und deren Ausläufer bei auffallendem Licht, wie des Verschwindens der letzteren nach Behandlung mit Säuren vermuthete er, dass sie in ihren Cavitäten oder Wänden Knochenerde in freiem, pulverförmigem Zustande enthielten, weshalb er für dieselben die Namen *corpuscula calichophora* und [16] *canaliculi calichophori* vorschlug, welche sich allgemein eingebürgert haben. Der grösste Theil der in der Zusammensetzung des Knochengewebes enthaltenen Kalksalze war jedoch nach Müller in der zwischen diesen Organen befindlichen homogenen Zwischensubstanz in einer intimen Verbindung mit dem Knochenknorpel enthalten, wobei er unentschieden liess, ob diese Verbindung chemischer oder nur mechanischer Natur war. Retzius betrachtete ebenfalls die Knochenkörperchen als „Excavationen in der Substanz, welche theils ein klares Fluidum, theils Depositionen von Kalksalzen enthalten", weshalb er auch für sie die Bezeichnung: Zellen (Kalkzellen, Knochenerdezellen) benutzte. Er war der Erste, welcher diese Bildungen im Zahnbeine bei verschiedenen Thieren entdeckte und dadurch auf mikroskopisch-histologischem Wege die nahe Verwandtschaft dieses Gewebes mit dem Knochengewebe[5] darthat.

Die Ansicht von den Knochenkörperchen als kalkführenden Or-

[1] G. R. Treviranus, *Beiträge zur Aufklärung der Erscheinungen und Gesetze des organischen Lebens.* Bremen 1835. S. 93.

[2] Tiedemann und Treviranus, *Ztschr. f. Physiol.* Bd. V. 1835. S. 226.

[3] *De inflammatione ossium eorumque anatome generali.* Berolini 1836. S. 41: „Adhibito microscopio fortiori margo denticulatus apparet, ut coronae radiatae passim exoriatur species."

[4] *Observationes de canaliculis corpusculorum ossium atque de modo, quo terrea materia in ossibus continetur.* Anhang zur vorigen Arbeit S. 267 ff., wie Müller's *Archiv.* 1836. S. VI.

[5] *Mikroskopiska undersökningar öfver tändernas, särdeles tandbenets struktur.* Stockholm 1837. S. 76 u. 77. Abdruck aus *Kgl. Vet. Akad. Handl.* für 1836.

ganen wurde bald allgemein. Gerber[1], Bruns[2], Henle[3], Schwann[4] u. A. huldigten derselben. Langenbeck[5] sprach sogar die Vermuthung aus, dass sie eine Art Drüsen für die Absonderung der Kalksalze darstellten, gebildet ebenso wie die sog. *glandulae conglobatae*; er glaubte, aus deren Menge schliessen zu dürfen, dass diese Körper und die von ihnen ausgehenden feinen Kanäle alle die in dem Knochengewebe vorkommende Knochenerde enthalten. Alf. Smee[6] wie Serres und Doyère[7] waren meines Wissens die Ersten, welche bestimmt erklärten, dass die in Rede stehenden Bildungen nicht kalkführend, [17] sondern mit einer Flüssigkeit gefüllt sind und ein unendlich feines Gefässsystem zur Nutrition des Knochengewebes bilden. Zu diesem Schluss hielten sie sich auf Grund der Phänomene berechtigt, welche bei Behandlung dünner Knochenschliffe mittels Terpentinöl oder Canadabalsam unter dem Mikroskop erscheinen. Diese Ansicht erwarb sich jedoch nicht sofort Beifall. Mandl[8] trat alsbald dagegen auf und führte unter anderen Gründen für den Kalkgehalt der Knochenkörperchen auch das an, dass sie in Knochen von mit Krapp gefütterten Thieren intensiver gefärbt wären als in der umgebenden Grundmasse; — eine Beobachtung, welche uns wissentlich von keinem andern Forscher[9] bestätigt worden ist. Mandl's Schlüssen stimmte v. Bibra[10] bei. Arnold[11] beschreibt ebenfalls die Knochenkörperchen als mit einer kiesartigen Kalkmaterie gefüllt, und Dusseau[12] schildert sie als Höhlungen, deren Wände von Kalksalzen inkrustirt sind.

Indessen modificirte Joh. Müller[13] seine Ansicht über den Kalkgehalt dieser Bildungen, und nach ihm beschrieben die meisten

---

[1] *Handb. d. Allgem. Anatomie d. Mensch. u. d. Haussäugeth.* Bern, Chur und Leipzig 1840. S. 102.

[2] *Lehrb. d. Allgem. Anat. d. Mensch.* Braunschweig 1841. S. 242.

[3] *Allgemeine Anatomie.* Leipzig 1841. S. 829.

[4] *Mikroskop. Unters. über d. Uebereinst. in d. Struct. und d. Wachsth. d. Thiere und Pflanzen.* Berlin 1839. S. 34.

[5] *Knochen-, Bänder- und Knorpellehre.* Göttingen 1842. S. 7.

[6] Müller's *Archiv.* 1842. Reichert's *Jahresbericht* für 1841. S. CCXCVII.

[7] *Comptes rendus.* Tom. XIV. 1842. S. 296.

[8] *Mémoire sur la structure intime des os. Compt. rend.* Tom. XVI. 1842. S. 1189.

[9] Vgl. v. Bibra, *Chemische Untersuchungen über die Knochen und Zähne des Menschen und der Wirbelthiere.* Schweinfurt 1844. S. 53.

[10] a. a. O. S. 46.

[11] Fr. Arnold, *Anatomie.* 1844. Theil I. S. 242.

[12] *Vergelijkend Mikroskopisch Onderzoek van het Beenweefsel en van Verbeeningen in zachte Deelen.* Amsterd. 1850. S. 7.

[13] Müller's *Archiv.* 1843. S. 395.

Autoren (wie Tomes[1], Todd und Bowman[2], Sharpey[3], Robin[4] u. A.) dieselben als leere Räume in der Knochensubstanz; während dieser Zeit kam, und zwar besonders von Seiten der englischen Forscher, die dann allgemeine Anwendung findende Bezeichnung *lacunae ossium* in Gebrauch.

Eine neue Anregung in dieser Frage wurde durch Virchow's bedeutungsvolle Darstellung der Uebereinstimmung zwischen den Knochenkörperchen und den von ihm erst mit Bestimmtheit hervorgehobenen sogen. [18] Bindegewebekörpern gegeben.[5] Bereits Schwann hatte bemerkt, dass man in dünnen Schnitten von Knochenknorpeln bisweilen eine Spur von einem Kern in den Knochenkörperchen sieht;[6] Goodsir schilderte sie sogar als aus „*a little mass of nucleated cells of great transparency*"[7] bestehend; Donders zeigte deren Resistenz gegen die Einwirkung von Reagentien, welche die Zwischensubstanz auflösen,[8] und endlich stellte Hoppe sie isolirt aus Knochenknorpel dar, welcher einer Behandlung mit kochendem Wasser im Papin'schen Topfe unterworfen wurde.[9] Virchow behandelte dünne Knochenlamellen mit concentrirter Salzsäure, mit oder ohne vorhergehendes Kochen in Wasser, und fand, dass sowohl die Knochenkörperchen als deren Ausläufer als isolirte und von der Zwischensubstanz chemisch getrennte Bildungen dargestellt werden können. Infolgedessen stellte er die Ansicht auf, dass die Knochenkörperchen ebenso wie die Bindegewebskörper aus sternförmigen, kernhaltigen, mit eigener Membran versehenen Zellen bestehen, welche durch Anastomosen zwischen ihren hohlen Ausläufern ein grossartiges System von Cavitäten und Kanälen bilden, welche zur Fortleitung des Nahrungssaftes durch das Gewebe dienen.[10]

In der Annahme von persistirenden zellenartigen Bildungen in den

---

[1] Todd's *Cyclopaedia of Anat. and Phys.* 1847. Vol. III. S. 847.

[2] *Physiolog. Anat.* 1845. S. 110.

[3] Quain's *Anat.* 5th Edit. 1849. S. CXL.

[4] *Mém. de la Soc. de Biologie.* 1850. S. 130.

[5] *Verhandl. d. Phys.-Med. Gesellsch. in Würzburg.* Bd. 2. 1852. S. 150.

[6] a. a. O. S. 29.

[7] J. Goodsir and H. Goodsir, *Anatomical and Pathological observations.* Edinburgh 1845. S. 64.

[8] *Holländ. Beiträge.* 1848. Bd. 1. S. 56.

[9] *De cartilaginum structura et chondrino nonnulla.* Diss. Berlin 1850. S. 44.

[10] Schon Hassall (*Mikroskopische Anatomie* übersetzt von Kohlschütter. 1852. S. 210) erklärt die Knochenkörperchen für kernhaltige Zellen, sowohl auf Grund deren Entwicklung, wie auch zufolge der Phänomene bei mit verdünnter Salzsäure behandelten Knochen. Nach ihm ist die Zellennatur dieser Bildungen besonders deutlich bei Thieren, welche grosse Knochenkörperchen haben (Siren, Proteus, Menobranchus).

Knochenlacunen sind die Autoren nunmehr mit wenig Ausnahmen (Robin) einig, in der Auffassung von den mehr speciellen Charakteren dieser Zellen aber sind die Meinungen noch sehr verschieden. Besonders gilt dies hinsichtlich der Virchow'schen Lehre von den *canaliculi radiati* [19] als membrantragenden Ausläufern aus den in den Knochenlacunen eingeschlossenen Zellen. Vor allem ist es Henle, welcher hier, wie in der Frage über die Bindegewebskörper, als Virchow's beharrlicher und unnachgiebiger Gegner aufgetreten ist.[1]

Was nun die Grundsubstanz des Knochengewebes anbelangt, so ist zwar der alte Streit betreffend ihres lamellosen oder nichtlamellosen Baus durch Deutsch's Darstellung der verschiedenen in den Knochen vorkommenden Lamellensysteme als erledigt zu betrachten; seine Lehre ist nach ihm durch die Arbeiten späterer Forscher, besonders die von Tomes und De Morgan[2], nur weiter entwickelt worden; über die elementare Zusammensetzung dieser Substanz sind aber die Ansichten durchaus noch nicht übereinstimmend. Dies gilt sowohl hinsichtlich der Natur der Verbindung zwischen den organischen und anorganischen Stoffen, welche darin enthalten sind, wie auch betreffs des histologischen Baus selbst. Was die erste Frage betrifft, so können wir uns vorläufig nicht darauf einlassen. Die Ansicht von einer chemischen Verbindung zwischen dem Knochenknorpel (Osseïn) und den in den Knochen enthaltenen Kalksalzen, in neuester Zeit besonders von A. Milne-Edwards[3] aufrecht erhalten, steht noch in einem schroffen Gegensatz zu der von ebenso zahlreichen Anhängern, vor allen von Frémy[4] vertheidigten Lehre, nach welcher diese Bestandtheile des Knochengewebes nur mechanisch mit einander vermischt sind.

Was dagegen die feinsten mikroskopischen Charaktere der Grundsubstanz betrifft, so können wir drei verschiedene Ansichten unterscheiden, die jede unter sich ausgezeichnete Vertreter haben. Nach der einen von diesen sollte die Zwischensubstanz homogen sein, ohne eine entdeckbare Structur [20] — eine Ansicht, die besonders von Bruns[5]

---

[1] Siehe Henle's Jahresberichte über Anatomie in Canstatt's *Jahresbericht* und in *Zeitschrift f. rat. Medicin.*

[2] *Philos. Transact.* 1853. S. 109.

[3] *Etudes chimiques et physiologiques sur les os. Annal. d. Scienc. Natur.* Sér. IV. Tom. XIII. S. 113.

[4] *Recherches chimiques sur les os. Ann. d. Chimie et de Phys.* Sér. III. 1855. S. 51.

[5] *Allgem. Anat.* S. 239.

und Gerlach[1] ausgesprochen wurde. Anderseits beschreiben Thomes[2], Todd-Bowman[3] und nach ihnen Kölliker[4] diese Substanz als aus feinen Körnern zusammengesetzt; Tomes und De Morgan[5] unterscheiden in den Lamellen zwei Schichten, von denen die innere homogen, die äussere aber, diesen Autoren gemäss, aus kleinen, vollständig kalkumwandelten Zellen (*osteal cells*) zusammengesetzt ist. Endlich haben Joh. Müller[6], Henle[7], Hassall und besonders Sharpey[8] sich für die Zusammensetzung der Lamellen aus mehr oder weniger regelmässig verlaufenden Fibern ausgesprochen. Der letztgenannte Forscher hat die Aufmerksamkeit ausserdem auf eine vorher nicht bemerkte Bildung gelenkt, welche, obgleich nicht constant, doch recht allgemein vorkommt. Bei Versuchen, auf dünnen Querschnitten vom Knochenknorpel die Lamellen zu isoliren, fand er deutliche, diese in querer oder schräger Richtung durchdringende Fibern, welche von ihm „*perforating fibres*“ genannt wurden; — eine Beobachtung, welche später von Lieberkühn[9], H. Müller[10], Kölliker[11] und R. Maier[12] bestätigt worden ist. — Zufolge der Beobachtungen dieser Forscher scheinen diese Bildungen als Reste von einem früheren Entwicklungsstadium des Knochengewebes aufzufassen zu sein.

Wenden wir uns nun der Entwicklungsgeschichte des Knochengewebes zu, so erwartet uns ein wenig befriedigender Anblick. Auf keinem Felde der histologischen Forschung ist wohl ein so scharfer Streit geführt worden, und auf keinem ist wohl die Uebereinstimmung in den Ansichten noch so gering. Purkinje's wiederholte [21] Entdeckung der Knochenkörperchen gab auch hier neue Anregung. Anfangs schien die herrschende Lehre von der directen Bildung des Knochengewebes aus Knorpel in dieser Entdeckung eine Stütze zu erhalten, da entsprechende Bildungen, die sogen. Knorpelkörperchen (Meckauer's *acini*), auch in ossificirenden wie permanenten Knorpeln bemerkt

[1] *Gewebelehre.* S. 138.
[2] Todd's *Cyclopaed. of Anat.* Vol. III. S. 848.
[3] *Physiol. Anat.*
[4] *Gewebelehre.* 4. Aufl. S. 224.
[5] *Philos. Transact.* 1853. S. 112. Vgl. Goodsir, a. a. O. S. 64.
[6] Poggend. *Annal.* Bd. 38. S. 333.
[7] *Allgem. Anat.* S. 826.
[8] Quain's *Anat.* S. CXLII.
[9] *Berliner Monatsber.* 1861. S. 520.
[10] *Würzburger naturw. Zeitschr.* Bd. I. S. 296.
[11] a. a. O. Bd. I. S. 306.
[12] *Die elastischen Fasern des Knochens. Archiv f. path. Anat.* 1863. S. 358.

wurden. Valentin[1] war meines Wissens der Erste, welcher bestimmt die Ansicht von dem genetischen Zusammenhang zwischen den Knochenkörperchen und den im Knorpel vorkommenden, von ihm „Urkörperchen“ genannten Gebilden aussprach, welche letztere er als metamorphosirte „Kugeln des Keimstoffes“ auffasste.

Die Lehre von der Identität der Knochen- und Knorpelkörperchen wurde von Miescher[2] weitergebildet, dessen gründliche und umfassende Untersuchungen lange Zeit die Hauptquelle unserer Kenntniss von der Entwicklung des Knochengewebes gebildet haben. Er beschrieb die Knorpelkörperchen näher und bemerkte, was übrigens Valentin bereits angedeutet hatte, wie diese, Anfangs klein und ohne Ordnung zerstreut, in der Nachbarschaft des Verknöcherungsrandes weiterwachsen und eine gewisse regelmässige Stellung einnehmen, so dass sie in den langen Knochen der Längenaxe des Knochens parallele Reihen bilden. Der erste Schritt auf der Bahn der Ossification ist nun, nach Miescher, die Verkalkung der Zwischensubstanz um diese Knorpelkörperchen. Hierdurch entstehen zuerst die von Howship beschriebenen kurzen Röhren, und schliesslich, wenn auch die Scheidewände zwischen den einzelnen Zellen in jeder Reihe ossificirt sind, bildet sich die Substanz, welche Miescher „das primäre Knochengewebe“ (*tela ossea primaria*) nennt, und die eine exquisit cellulare oder vesiculare Structur hat. Nun nehmen auch die bisher unveränderten Knorpelkörperchen Kalksalze auf und werden zu Knochenkörperchen, ausserdem entstehen auch durch theilweise Resorption des primären Knochengewebes die Markkanäle und Markräume als secundäre Bildungen. In der Hauptsache verläuft die Bildung der Schädelknochen ganz gleichartig. Auch hier werden vor der Ossification Knorpel mit Körperchen gebildet, um welche die Kalkablagerung fortschreitet. Eine eigene und von allen anderen abweichende Ansicht wurde von Mayer[3] ausgesprochen, nach welchem die Knochenbildung [22] in der netzförmigen Coagulation eines ausgegossenen plastischen Stoffes besteht. Die Knochenkörperchen wurden von diesem Forscher als „erhärtete Blutsphären, einfache und agglutinirte“ betrachtet, welche in den Maschen dieses Netzwerkes eingeschlossen werden.

Schwann's unsterbliche Untersuchungen über das Zellenleben warfen einen belebenden Lichtstrahl auch in dieses Chaos von unklaren Thatsachen und mehr oder weniger willkürlichen Hypothesen. Wenn

[1] *Entwicklungsgeschichte des Menschen.* 1835. S. 264.
[2] *De inflammatione ossium etc.* S. 13 ff.
[3] Froriep's *Neue Notiz.* Bd. 1. Nr. 5. 1837. S. 58.

auch die Einzelheiten seiner Lehre in der letzten Zeit nicht unbedeutend erschüttert worden sind und manche seiner Annahmen, als nicht auf hinreichend festem Grunde von Thatsachen fussend, unter dem Einfluss der neueren Forschung haben fallen müssen, so bleibt doch der eigentliche Grundstein des Gebäudes bestehen; kein Versuch, die Erscheinungen der Gewebelehre zu deuten, der nicht auf diesen gebaut war, hat sich eines Bestandes erfreuen können. Die Ansichten über den morphologischen Charakter der Zelle, über deren Neubildung, ja sogar über deren Functionen und Verrichtungen haben sich geändert, zeigen aber noch wenig Uebereinstimmung; der eigentliche Kernpunkt der Lehre aber: die Annahme von gewissen, alles Werden und Sein im Organismus bestimmenden Elementarformen und von gewissen Centren für die in der Nahrung, Function und Neubildung sich äussernde Lebenskraft, ist immer noch der Schlüssel, welcher am klarsten und besten die unzähligen Räthsel löst, welche der Forschung, unterstützt von unaufhörlich vervollkommneten Hülfsmitteln, täglich zum Nachdenken vorgelegt werden.

Was nun die Ansicht über die Natur und Entwicklung der Knochenkörperchen betrifft, im Lichte der Zellenlehre betrachtet, so können wir bei den gleich nach Schwann auftretenden Autoren, welche überhaupt die Identität des Knochen- und Knorpelkörperchens annehmen, drei verschiedene Meinungen unterscheiden. Halten wir nämlich fest, theils dass das Knochenkörperchen thatsächlich ein zellenartiges Gebilde ist oder ein Theil davon, theils dass es mit dem Knorpelkörperchen identisch ist, so beruht die Deutung des ersteren wesentlich auf unserer Auffassung von dem letzteren. Bereits hier treffen wir unter den verschiedenen Forschern eine Meinungsverschiedenheit. Schwann selbst konnte in dieser Beziehung zu keiner bestimmten Ueberzeugung kommen; er hielt zwei Erklärungsweisen für möglich: Entweder sind die Knorpelkörperchen nur die Cavitäten von Zellen, deren verdickte, mit einander und mit der Intercellularsubstanz verbundene Wände die Grundmasse [23] des Knorpels bilden, oder sie sind als vollständige Zellen und die Grundmasse als nur Intercellularsubstanz[1] aufzufassen.

Nehmen wir nun die erste dieser Voraussetzungen an, so müssen wir das Knochenkörperchen als durch Ablagerung auf der Innenseite der Membran der Knorpelzelle und die feinen Kanäle als analog den sog. Porenkanälen bei verschiedenen Pflanzenzellen gebildet betrachten. Diese Ansicht wurde zuerst von Schwann aufgestellt, von ihm aber für weniger wahrscheinlich gehalten, haupt-

[1] Schwann, *Mikrosk. Unters.* S. 35

sächlich zufolge der Schwierigkeit, mit dieser Hypothese die Anastomosen der Kanäle zu erklären. Indess wurde sie nach ihm von Henle[1] aufgenommen, welcher in der *epiglottis* beim Menschen Knorpelzellen gefunden zu haben glaubte, welche durch ihre verdickten, mit Porenkanälen versehenen Wände in dieser Beziehung ein Prototyp[2] sein sollten. Fleischmann[3] wies als Stütze für diese Auffassung auf die grosse Aehnlichkeit zwischen den Porenkanalzellen in der Frucht einer Palmenart (*Manicaria saccifera*) und den Knochenkörperchen hin, und um diese Aehnlichkeit noch vollständiger zu machen, wurde er verleitet, die Anastomose von deren Ausläufern zu leugnen. Voetsch[4] trat zufolge seiner Untersuchungen über die Callusbildung dieser Lehre bei, welche Anfangs auch in Kölliker[5] einen eifrigen Anhänger fand, der, von Phänomenen in rhachitischen Knochen dazu veranlasst, dieselbe mit der von H. v. Mohl dargestellten Theorie von den primären („*Primordialschlauch*") und secundären Membranen der Pflanzenzellen in vollständige Uebereinstimmung brachte. Nun schlossen sich auch Rokiţansky[6], [24] H. Meyer[7] — letzterer jedoch gegen Kölliker's Darstellung von dem rhachitischen Ossificationsprocess opponirend — Remak[8], Gerlach[9], Fürstenberg[10] u. A. dieser Ansicht an, welche lange Zeit die in Deutschland wenigstens am allgemeinsten herrschende gewesen ist. Eine Modification davon wurde von F. Bidder[11] aufgestellt, welcher wohl im Allgemeinen Henle's Auffassung beistimmte, aber nicht wagte, die Frage betreffend die Entstehung der Kanäle zu entscheiden; ebenso auch Rathke.[12] Brandt[13] beschrieb ebenfalls die Knochen-

[1] *Allgem. Anat.* S. 835.

[2] a. a. O. S. 800.

[3] *Einiges über die Natur der Knochenkörperchen.* Müller's *Archiv.* 1843. S. 202.

[4] *Die Heilung der Knochenbrüche per primam intentionem.* Heidelberg 1847. S. 27 ff.

[5] *Mitth. d. Zürich. naturf. Gesellsch.* 1847. S. 173. *Gewebelehre* S. 256.

[6] *Ztschr. d. Gesellsch. d. Aerzte zu Wien.* 5. Jahrg. 1848. Bd. I. S. 1.

[7] *Der Knorpel und seine Verknöcherung.* Müller's *Archiv.* 1849. S. 292.

[8] Müller's *Archiv.* 1852.

[9] *Gewebelehre.* S. 154.

[10] Müller's *Archiv.* 1857. S. 1. Vgl. ferner: Alb. Wagner, *Ueber den Heilungsprocess nach Resection und Exstirpation der Knochen.* Berlin 1853. S. 69; Hilty, *Der innere Callus, seine Entstehung und Bedeutung. Ztschr. f. rat. Med.* N. F. Bd. III. 1853. S. 195; Freund, *Beiträge zur Histologie der Rippenknorpel u. s. w.* Breslau 1858. S. 40.

[11] *Zur Histogenese der Knochen.* Müller's *Archiv.* 1843. S. 387.

[12] *Ueber die Entstehung des Knorpels und des Knochenmarks.* Froriep's *Notizen.* 3. Reihe. Bd. 2. 1847. S. 305.

[13] *Disquisitiones de ossificationis processu. Diss.* Dorpat 1852.

körperchen als durch Ablagerung auf der Innenseite der von ihm sogenannten „Knochenkapsel“ (*capsula ossea*, d. h. die erste um die Knorpelzelle in der Intercellularsubstanz entstehende Kalkschale) entstanden; dagegen nahm er an, dass die *canaliculi* durch einen secundären Resorptionsprocess gebildet werden. In der letzteren Zeit sind Aeby[1] und besonders Lieberkühn[2] zur Vertheidigung dieser Ansicht aufgetreten.

Betrachten wir dagegen das Knorpelkörperchen als eine vollständige Zelle und die Grundmasse nur als Intercellularsubstanz, so stellt sich, alles unter der Voraussetzung der Identität des Knochen- und Knorpelkörperchens, ungezwungen die Annahme dar, dass das erstere eine Knorpelzelle ist, welche sternförmig ausgewachsen ist. Schwann[3], welcher auch diese Hypothese aufstellte, [25] fand sie wahrscheinlicher, weil man in verschiedenen Pigmentzellen u. s. w. bereits Beispiele von einem solchen sternförmigen Auswachsen kannte. Unter Schwann's nächsten Nachfolgern haben jedoch nur wenige (Krause) dieser Ansicht gehuldigt, welche in der letzten Zeit in gewisser Weise zu Ehren gekommen ist.

Nach einer dritten Auffassung (Gerber[4], Bruno[5], Todd-Bowman[6], Morel[7]) ist das Knochenkörperchen der sternförmig ausgewachsene Kern der Knorpelzelle. H. Meyer, welcher sich anfänglich auch dieser „Kerntheorie“ anschloss, macht den von keiner Seite bestätigten und von ihm selbst später wieder aufgegebenen Zusatz, dass dieser Kern durch Zusammenschmelzung von mehreren Knorpelzellen entstanden sei.[8]

In aller dieser Verwirrung von einander widersprechenden Ansichten war man im Allgemeinen doch darin einig, das unmittelbare Hervorgehen des Knochenkörperchens aus einem entsprechenden Knorpelkörperchen anzunehmen; die Lehre von der directen Verwandlung des Knorpels zu Knochen hatte wieder die Oberhand gewonnen und fast jegliche Opposition der Partei zum Schweigen gebracht, welche in

---

[1] *Ueber die Symphysis ossium pubis des Menschen nebst Beiträgen zur Lehre vom hyalinen Knorpel und seiner Verknöcherung. Ztschr. f. rat. Med.* 3. Reihe. Bd. 4. S. 46 ff. 1858.

[2] *Ueber die Ossification des hyalinen Knorpels.* Reichert's und du-Bois-Reymond's *Archiv.* 1862. S. 702.

[3] a. a. O. S. 116.

[4] *Allgem. Anat.* S. 104.

[5] a. a. O. S. 241.

[6] *Physiol. Anat.* I. S. 118.

[7] Vgl. Canstatt's *Jahresber.* 1859. S. 149.

[8] Müller's *Archiv.* 1841. S. 210.

Béclard und E. H. Weber ihre letzten Vertreter gehabt hat, und die dem Bindegewebe bei der Knochenbildung eine gewisse Bedeutung zusprechen wollte. Bereits im Jahre 1838 machte indess Joh. Müller eine Beobachtung, von der man behaupten kann, dass sie die Wiederauferstehung dieser Lehre voraussagt. Er fand nämlich in der die Chorda dorsalis umgebenden fibrösen Scheide bei *Chimaera* Knochenringe, welche nicht anders als durch directe Verknöcherung des fibrösen Gewebes entstanden aufgefasst werden konnten, weshalb er auch sagt: „In diesem Fall hat man ein ganz evidentes Beispiel von Faserknochen[1]". Diese vereinzelte Beobachtung fand indess wenig [26] Beachtung. Für höheren Thiere war es zuerst Sharpey (1845), welcher auf histologischem Wege[2] mit Bestimmtheit die Unabhängigkeit des Knochengewebes von dem Knorpel zeigte und dies sowohl hinsichtlich der Schädelknochen und im Allgemeinen der Periostalverknöcherung wie auch in Betreff der sogen. intracartilaginösen Ossification darlegte. Als Hauptpunkte seiner Darstellung sind hervorzuheben: die Entstehung einer provisorischen Knorpelverkalkung durch Niederschlag von Kalksalzen um die in ausgezogenen Gruppen geordneten Knorpelzellen, wodurch längliche *„areolae"* oder *„loculi"* entstehen; die Bildung von secundären, grösseren Cavitäten durch Absorption der Scheidewände zwischen den eben erwähnten Areolen; Ansatz von neugebildeter, lamelloser Knochensubstanz auf der Innenseite dieser Höhlen, und endlich Schwund der Knorpelzellen und deren Ersatz durch körnige Zellen, eingebettet in einer etwas fibrillären Zwischensubstanz. Was die Grundsubstanz selbst betrifft, so meint Sharpey, diese werde gebildet durch *„the calcification of successive layers of fibres, generated in the blastema and possibly derived from the granular cells, some cells being perhaps also involved along with the fibres"*[3], und über die Bildung von *lacunae ossium* sagt er: *„It has rather appeared to me, as if they were little vacuities left in the tissue during the depositon of the reticular fibres, as open figures are left out in the weaving of some*

---

[1] *Nachtrag zur vergleich. Anat. der Myxinoiden. Abhandl. d. Akad. d. Wissensch. zu Berlin.* 1838. S. 238. Kurz vorher hatte indessen derselbe Autor in Bezug auf die periostale Knochenbildung gesagt: „Dass die Knochensubstanz durch die Beinhaut gebildet werde, diese Vorstellung halte ich für eine des jetzigen Zustandes der Physiologie unwürdige Barbarei." (Müller's *Physiologie.* 1837. Teil 1. S. 376.)

[2] Auf comparativ-anatomischem Wege war bereits Jakobsson durch seine Aufstellung des sogen. „Primordialcraniums" in Bezug auf die Knochen des Schädels zu demselben Resultat gekommen. (*Tredje Skand. Naturf. Mötets Förhandlingar.* 1842. S. 739.)

[3] Quain's *Anatomy.* 5. Edit. 1848. S. CLVII.

artificial fabrics (but not within a cell, as Henle imagined), and that thus the apposition of the minute apertures existing between the reticulations of the lamellae gives rise to the canaliculi".[1] Völlig denselben Verlauf hat der „intramembranöse" Verknöcherungsprocess. Auch hier wird ein Geflecht von feinen durchsichtigen Fibern gebildet, welche allmählich mit Kalksalzen gesättigt werden und die zahlreichen körnigen Zellen zwischen sich einschliessen.[2]

[27] Kölliker trat dieser Ansicht bei, sofern sie im Allgemeinen die Bildung des Knochengewebes unabhängig vom Knorpel in den Schädelknochen und in der compacten Substanz der übrigen Knochen[3] betraf, eigentlich aber war es Bruch,[4] welcher durch zahlreiche genaue Untersuchungen deren allgemeine Gültigkeit zeigte. Auch für ihn ist der erste Schritt der Knochenbildung das Anschieben einer durchsichtigen, glänzenden Substanz in Form von netzartig verbundenen Balken oder durchbrochenen Lamellen. In dem Blastem, aus dem diese Anschiebung erfolgt, gibt es zwar eine Menge darin neugebildeter, unvollkommener Zellen oder „Bildungskugeln"; diese aber haben nach Bruch nichts mit der Bildung der Knochenlacunen zu schaffen; in einem Falle kann eine solche Zelle darin eingeschlossen sein, in einem anderen nicht, und auf jeden Fall verschwinden sie dann spurlos. Dieser echten oder „secundären" Knochenbildung geht in den von Knorpeln präformirten Knochen eine provisorische („primordiale") Knorpelverkalkung voran, welche bis auf unbedeutende Reste resorbirt wird und schwindet. Die wichtigste von Bruch's Behauptungen ist ohne Zweifel die, dass das echte Knochengewebe keineswegs als der Endpunkt in der Entwicklung eines anderen differenzirten Gewebes, sondern vielmehr als eine vom ersten Auftreten an selbstständige Neubildung zu betrachten ist.

Virchow[5] dagegen erkannte wohl die Unabhängigkeit „des secundären Skelettes" vom Knorpel an, brachte es aber dafür in Abhängigkeit von dem Bindegewebe. Die Knochenkörperchen sind directe Abkömmlinge von den im Periost präexistirenden Bindegewebskörperchen, welche sternförmig herauswachsen, und die zwischen ihnen befindliche, mehr oder weniger entwickelte fibrilläre Zwischensubstanz wird durch

---

[1] a. a. O. S. CLVIII.

[2] a. a. O. S. CL.

[3] *Mittheil. d. Zürich. naturf. Gesellsch.* 1847. S. 175; *Zweiter Bericht v. d. K. zootomisch. Anst. zu Würzburg f. d. Jahr 1847—48.* 1849. S. 40 ff.

[4] *Beiträge zur Entwicklungsgeschichte des Knochensystems. Neue Denkschrift d. Schweiz. naturf. Gesellsch.* Bd. XII. 1852.

[5] *Das normale Knochenwachsthum und die rhachitische Störung desselben. Archiv. f. pathol. Anat.* Bd. V. 1853. S. 409.

„Sklerosirung“ und Aufnahme von Kalksalzen zu Knochensubstanz. Zufolge dieser Aufnahme kann jede beliebige Bindegewebemasse direct in echtes Knochengewebe verwandelt werden; die im Bindegewebe, nach Virchow, bereits vorhandenen [28] sternförmigen, durch ihre Ausläufer anastomosirenden Zellen gehen dabei ohne weitere Veränderung in Knochenkörperchen über; — so bei der normalen oder pathologischen Verknöcherung der Sehnen.[1]

Indessen fand die von Sharpey und Bruch dargestellte Lehre fast gleichzeitig in H. Müller[2] und Baur[3] kräftige Fürsprecher. Der Erstere nimmt in Betreff der Genese der Knochenkörperchen an, dass sie durch Theilung der Knorpelzellen entstehen; dass sie sternförmig herauswachsen und in diesem Zustande in eine homogene, neugebildete „osteogene“ Substanz eingeschlossen werden. Für Baur dagegen sind sie durch Proliferation der Kerne der Knorpelzellen entstanden, welche ebenfalls sternförmig herausgewachsen sind. Für H. Müller's Ansicht erklärte sich nun auch Kölliker[4] unter Aufgabe seiner vorher ausgesprochenen Ansichten, ebenso Frey.[5]

Diese Ansichten haben indess bei weitem nicht überall Eingang gefunden. Reichert[6], Meyer, Brandt wie zuletzt auch Aeby und Lieberkühn sind als eifrige Kämpfer für die Herrschaft des Knorpels bei der Ossification aufgetreten. Reichert stellte als Rückzug den sogen. „membranösen Knorpel“ auf, in welchem er die Grundlage für die Bildung der Schädelknochen sah, und H. Meyer ging in diesem Suchen nach einem Ausweg noch weiter, indem er folgende Charaktere des Knorpelgewebes als die einzig untrüglichen aufstellte: 1. dass dasselbe oder [29] ein analoges Gebilde in einem anderen Körper verknöchert angetroffen wird, oder 2. dass dasselbe in unmittelbarer Continuität mit

---

[1] So stellt Förster in voller Uebereinstimmung mit Virchow's Ansichten die Verknöcherung einer Achillessehne beim Menschen in Wort und Bild dar. *Schlusssupplement zum Atlas der mikrosk.-pathol. Anatomie.* Taf. XXXIV Fig. 5.

[2] *Ueber die Entwicklung der Knochensubstanz nebst Bemerkungen über den Bau rhachitischer Knochen. Ztschr. f. wiss. Zoologie.* Bd. IX. 1858. S. 147.

[3] *Die Entwicklung der Bindesubstanz.* Tübingen 1858. S. 43. Zwischen diesen beiden letztgenannten Autoren ist in dieser Frage ein Prioritätsstreit entstanden. Einem unparteiischen Betrachter will es scheinen, als ob keiner von beiden in der Hauptsache selbst (die selbstständige Bildung des Knochengewebes bei der intrakartilaginösen Ossification) Anspruch auf Priorität erheben könnte, denn dieser Satz war schon lange vorher von Sharpey ganz klar ausgesprochen worden.

[4] *Handb. d. Gewebelehre.* 4. Aufl. 1862. S. 256.

[5] *Histologie und Histochemie des Menschen.* Leipzig 1859. S. 320.

[6] Müller's *Archiv.* 1852. S. 521.

Knorpeln zu stehen sich erweist, deren Ossificationsvermögen wir bereits kennen.[1] In Wahrheit ein recht weitgehender und dehnbarer Begriff!

Die lamellose Beschaffenheit der Knochensubstanz war mit der Theorie von dem directen Uebergang des Knorpels in Knochen äusserst schwer zu erklären. Die meisten nahmen deshalb nach Joh. Müller's[2] Vorbild an, dass diese durch eine secundäre Veränderung in der Grundsubstanz entsteht, zuletzt Lieberkühn. Für die Anhänger der Sharpey-Bruch'schen Lehre dagegen stellt sich diese lamellose Structur ganz zwanglos als der Ausdruck der successiven Ablagerung der Knochensubstanz dar (Sharpey, Bruch, H. Müller, Kölliker, Frey u. A.).

Wie aus dem Vorhergehenden ersichtlich ist, nahm man Anfangs ganz allgemein an, dass alle Knochen metamorphosirte Knorpel seien, d. h. dass der Knorpel nur durch Aufnahme von Kalksalzen und durch einige, auf verschiedene Weise aufgefasste Formveränderungen seiner Elementartheile (Knorpelzellen) unmittelbar in Knochengewebe übergehen sollte. Ebenso haben wir gesehen, dass die zuerst von Nesbitt bestimmt ausgesprochene Lehre von der vom Knorpel unabhängigen Bildung des Knochengewebes in der letzten Zeit immer mehr Aufnahme gefunden hat. Das Knorpelgewebe hat dadurch zwar einen Theil seiner Bedeutung für den Knochenbildungsprocess verloren, man würde sich aber sehr irren, wenn man glaubt, dass dessen Rolle in dieser Beziehung zu Ende sei. Nesbitt meinte, seine physiologische Bestimmung bestehe nur darin, während des Fötallebens und der ersten Zeit der extrauterinen Existenz — zu einer Zeit, wo eine so harte und schwere Substanz wie das Knochengewebe weder nöthig noch nützlich wäre — die stützenden und formgebenden Functionen des Skelettes zu besorgen; dabei war es ihm aber nicht bekannt, dass bei einer grossen Anzahl von Thieren (Knorpelfischen) der Knorpel wirklich in dem Sinne, [30] in welchem man diesen Ausdruck auch hinsichtlich der Verhältnisse bei den höheren Wirbelthieren früher auffasste, skelettbildend ist. Halten wir in unserer Betrachtung ausschliesslich daran fest, so finden wir, dass die Rolle des Knorpels bei dem Knochenbildungsprocess vorzugsweise nur formbestimmend ist, insofern der primordiale Knorpel in den allermeisten Fällen gleichsam nur eine Gussform des theils in, theils um denselben abgesetzten echten Knochengewebes darstellt. Indessen lässt sich nicht leugnen, dass bei

[1] Müller's *Archiv.* 1849. S. 299.

[2] *Vergleichende Anatomie der Myxinoiden. Abhandl. d. Akad. d. Wiss. zu Berlin.* 1834. S. 123.

diesen Fischen auch ein, wennschon verhältnissmässig kleiner Theil des Skelettes bei der vollkommenen Entwicklung des Körpers aus einer Art Knochengewebe besteht, dessen Genese und morphologische Charaktere dasselbe als direct aus Knorpel entstanden kennzeichnen. Auch dürfte man nicht umhin können einzuräumen, dass dieser letztere wenigstens einen Theil des Materials abgiebt, welches bei der Bildung des echten Knochengewebes verbraucht wird.

Als die Lehre von der Ossification als einem vom Knorpel unabhängigen Process wieder die Oberhand bekam, wurde an Stelle des Knorpels von vielen Autoren ein anderes fertiges, ausgebildetes Gewebe als Matrix des Knochengewebes aufgestellt. Das Bindegewebe übernahm dann, wenigstens bei der sogen. „intramembranösen" Verknöcherung, die Rolle des Knorpels. Auch hierin dürfte man zu weit gegangen sein. Es muss indess anerkannt werden, dass bei vielen Thieren (Fischen) physiologisch eine Art Knochengewebe in bedeutender Menge vorkommt, welches ohne Zweifel als eine Metamorphose von ausgebildetem Bindegewebe betrachtet werden muss; bei den höheren Thieren dürfte dies eine mehr zufällige Erscheinung sein und das betreffende Knochengewebe, wie ein grosser Theil des verknöcherten Knorpels, nur ein kurzdauerndes und sozusagen provisionelles Dasein haben.

Was endlich die Hauptmasse des Skelettes bei den höchsten Wirbelthieren betrifft, so lernen wir aus dessen Entwicklungsgeschichte, dass dasselbe als eine selbstständige Bildung aufgefasst werden muss, und zwar ist es weder aus Knorpel noch aus ausgebildetem Bindegewebe hervorgegangen, sondern aus derselben fruchtbaren Muttersubstanz erzeugt, welcher diese Gewebe ihre Existenz verdanken, nämlich dem in morphologischer Hinsicht wenig bestimmten, aber in der Lebhaftigkeit des Stoffwechsels wahrscheinlich von keinem andern Gewebe übertroffenen „Bildungsblastem". Das so gebildete echte Knochengewebe darf zwar nicht aus der grossen Familie der Bindesubstanzgewebe [31] ausgeschaltet werden, denn dazu liegt kein Grund vor, es muss aber darin nicht die Stelle einer Tochter, sondern die Rolle einer erwachsenen Schwester einnehmen.

Wir können also bei den Wirbelthieren drei hinsichtlich der Genese getrennte Arten von Knochengewebe annehmen. Wie sie der Entstehung nach verschieden sind, besitzen sie auch alle für sich besondere, charakteristische Eigenschaften. Viel von dem Irrthum, dessen man sich in dieser Hinsicht schuldig gemacht, dürfte dem Umstande zuzuschreiben sein, dass man es unterlassen hat, das echte Knochengewebe von anderen demselben mehr oder weniger ähnlichen, im Organismus vorkommenden Gebilden genau zu unterscheiden. Ich spreche hier nicht von den pathologischen Kalkablagerungen in verschiedenen Theilen des Körpers, welchen jede bestimmte organische Structur fehlt; diese sind in der grossen Mehrzahl der Fälle in ihrem Aussehen so abweichend, dass eine Verwechselung mit echten Knochen dabei schwerlich stattfinden kann; man trifft aber sowohl bei Knorpel- als Bindegewebsknochen zuweilen Formen an, welche nicht so leichthin zu behandeln sind. Ohne auf eine vollständige Darstellung der Structurverhältnisse des ausgebildeten Knochengewebes einzugehen, glaube ich doch in grösster Kürze die Punkte angeben zu müssen, welche ich wesentlich für dasselbe halte. Meiner Ansicht nach lassen sie sich folgendermaassen zusammenfassen: In einer Grundsubstanz, welche bei Anwendung gewöhnlicher Untersuchungsmethoden fast homogen erscheint — wenigstens nicht deutlich fibrös ist — und eine ausgesprochene lamellose Anordnung in einer von dem umgebenden gefässreichen Bildungsgewebe bestimmten Richtung zeigt, befinden sich eingestreute Cavitäten von einer für jede Thierart eigenthümlichen Grösse und Form, welche auch im Verhältniss zu den Lamellen eine gewisse Ordnung und Stellung einnehmen; diese Cavitäten enthalten wenigstens in jüngerem Zustande Gebilde, welche einen zellenartigen Ursprung andeuten, und von diesen gehen in gewissen Hauptrichtungen zahlreiche feine Kanäle aus, welche, mit den von angrenzenden Cavitäten ausgesandten anastomosirend, ein weitläufiges, das ganze Gewebe durchziehendes Gefässsystem bilden. Halten wir diese histologischen Kennzeichen als wesentlich für das echte Knochengewebe der höheren Wirbelthiere fest, so dürfte es in den allermeisten Fällen keine allzu grossen Schwierigkeiten bieten, Formen von Knochen zu erkennen, welche entweder gar nicht zu dem echten Knochengewebe zu zählen sind, oder eine Mischung von mehreren Formen oder Uebergänge zu anderen bilden. Solche gibt es nämlich, [32] und das darf uns nicht verwundern. Denn wenn wir die Aufstellung der Bindesubstanzgewebe als einer natürlichen histologischen Gruppe als richtig anerkennen, so dürfte es nicht schwer fallen, Uebergänge zwischen Knochen einerseits und Knorpel und Bindegewebe anderseits anzunehmen, da wir bei den beiden letzteren nicht selten auf grosse Schwierigkeiten bei der Klassification stossen.

In der folgenden Darstellung will ich mich zuerst mit der Verknöcherung des primordialen Knorpels beschäftigen und dann zur ersten Bildung von echtem Knochengewebe übergehen. Was jedoch den Bindegewebsknochen und dessen Verhalten zum echten Knochengewebe betrifft, so muss ich davon abstehen, sie zu behandeln, da meine Untersuchungen über diesen schwierigen Gegenstand noch nicht abgeschlossen sind.

II. Untersuchungen über die Entwicklung und Verknöcherung des hyalinen Knorpels.

Die künftigen Skelettheile sind bei dem Fötus früh zu erkennen, obgleich deren Begrenzung gegen die umgebenden Gewebe anfänglich mehr morphologisch ausgesprochen als histologisch differenzirt ist. So z. B. sind schon bei einem Schaf-Fötus von kaum $^1/_2$ Zoll Länge die Primordialknorpel der Rippen für das unbewaffnete Auge deutlich erkennbar angelegt und erscheinen als weisse Streifen bei auffallendem Licht, als dunkle dagegen bei durchfallendem innerhalb der gleichmässig gefärbten umgebenden Masse, in welche sie ohne bestimmte Grenze übergehen. Diese Masse erweist sich bei näherer Untersuchung unter Anwendung kräftiger Vergrösserung als vollständig aus runden, schwach begrenzten, blass feinkörnigen „Protoplasmaklumpen" bestehend, welche runde oder längliche, scharf conturirte, blasenförmige Kerne mit einem oder mehreren Kernkörpern einschliessen. Diese Bildungszellen („Bildungskügelchen": Bruch) haben ungefähr 0·006 ^{mm} im Durchmesser und sind aller Wahrscheinlichkeit nach ohne besondere umkleidende Membran; ja, die dünne Schicht Protoplasma, welche den Kern umschliesst, ist oft so schwach begrenzt, dass man versucht sein könnte, dieses ganze Gewebe [33] als aus freien Kernen in einem amorphen, feinkörnigen Blastem (Baur[1]) bestehend zu betrachten. Die Conturen der kleinen Bildungszellen werden nach dem Inneren des erwähnten Streifens allmählich deutlicher, indem zwischen ihnen, anfänglich in äusserst geringer Menge, eine hyaline, spiegelnde Zwischensubstanz auftritt, deren erste Spur an dem vermehrten Glanz und Lichtbrechungsvermögen der Zellen zu erkennen ist. Dass eine Kapselbildung um jede besondere Zelle in Uebereinstimmung mit der Bildung der Cellulosemembran der Pflanzenzelle hier dem Auftreten der Zwischensubstanz vorhergeht, wie Kölliker[2] nach Remak's Vorbild noch will, davon habe ich, beim Schaf-Fötus wenigstens, keine Andeutung finden können. Der Sachverhalt scheint mir nur der zu sein, dass die Zellen allmählich von der zunehmenden Intercellularsubstanz gleichsam auseinander gezwängt werden, ohne dass dabei eine Bildung einer auf mechanischem oder chemischem Wege isolirbaren Kapsel um jede Zelle stattfindet.

Bei dem Studium der allmählichen Veränderungen des neuangelegten Knorpels von dem Zustande, den ich nun zu schildern versucht

[1] *Die Entwicklung der Bindesubstanz*, S. 15 ff.

[2] *Neue Untersuchungen über die Entwicklung des Bindegewebes. Würzburg. naturwissensch. Ztschr.* Bd. 2. 1861. S. 164.

habe, bis zu dem, wo Kalksalze sich darin abzusetzen beginnen, beobachtet man bald eine gewisse Verschiedenheit zwischen dem Entwicklungsprocess bei dem jüngsten Knorpel, in welchem noch keine Verknöcherung begonnen hat, und dem etwas älteren, besonders wenn darin schon Markraumbildung und Absetzung von echtem Knochengewebe eingetreten ist.

Zur Untersuchung der ersteren, früheren Periode der Knorpelentwicklung sind die Rücken- und Lendenwirbel eines $1^1/_2$—2 Zoll langen Schaf-Fötus sehr dienlich, da in deren Primordialknorpel dann noch keine Kalkablagerung begonnen hat und sowohl Längen- als Querschnitte sich ohne Schwierigkeit aus ihnen anfertigen lassen. Am lehrreichsten sind Längsschnitte von mehreren zusammenhängenden Corpora vertebrarum. Man findet dann deren Seitenflächen bereits gegen das umgebende Gewebe durch eine oder einige Schichten platter, im Profil stabförmiger Zellen gut begrenzt, während die beiden Endflächen ohne deutliche Grenze in die noch nicht differenzirten Intervertebralknorpel übergehen. Ist der Schnitt in der Mittellinie des Rückgrates genau ausgeführt worden, so hat man zugleich den schönen Anblick der *chorda dorsalis*, welche, wie ein gelblicher, stark lichtbrechender [34] cellulöser Strang von ungefähr 0·012—0·018 ^{mm} Dicke, das Präparat von dem einen Ende zum andern durchziehend, in den künftigen Intervertebralräumen schon Anschwellungen von 0·040—0·060 ^{mm} zeigt. Die Zwischenknorpel bestehen noch ganz und gar aus Knorpelgewebe in dem frühen Stadium, wie ich es oben zu charakterisiren versucht habe, d. h. aus Zellen, die nur unbedeutend grösser als die des Bildungsgewebes, aber schärfer begrenzt und von einer verschwindend kleinen Menge Intercellularsubstanz von einander getrennt sind. Diese wird nach dem Innern des Wirbelkörpers immer mächtiger und deutlicher, während die durch dieselbe von einander getrennten Zellen zugleich unaufhörlich an Grösse zunehmen. Anfangs scheinen die Intercellularsubstanz und die Zellen in ihrem Wachsthum ungefähr gleichen Schritt zu halten, weiterhin gegen die Mitte des Wirbels erlangen die letzteren in dieser Hinsicht deutlich einen Vorsprung, wogegen die erstere, relativ wenigstens, abnimmt. Diese, welche anfänglich sehr weich und compressibel war, hat nun bedeutend grössere Festigkeit erhalten, so dass man bei der Zerreissung dünner Schnitte oft grössere oder kleinere Partien davon zusammenhängend in Form von Netzwerken mit gröberen und feineren Balken oder von wabenförmigen Bildungen mit leeren Höhlen erhält, da die in ihnen eingeschlossenen Knorpelzellen bei diesen Manipulationen leicht herausfallen.

Was nun diese letzteren betrifft, so schreitet deren Wachsthum in recht schneller Progression vor, so dass sie in der Mitte des Knorpels eine Grösse von 0·026 bis 0·030 mm Durchmesser erreichen. Sie sind nun rund oder ellipsoidisch, feinkörnig oder fast klar und schliessen einen grossen, klaren, scharf contourirten Kern mit ein bis zwei dunklen Körnern (Kernkörpern?) ein. Von der allerersten Differenzirung der Knorpelzelle als solcher an, d. h. von dem Zeitpunkt, wo zwischen den Bildungszellen sich eine klare Zwischensubstanz zu zeigen beginnt, beobachtet man bei diesen Gebilden eine immer grössere Empfindlichkeit gegen fast alle Reagentien, destillirtes Wasser nicht ausgenommen. Anfangs äussert sich diese Empfindlichkeit dadurch, dass die Zelle in der Berührung mit der zugesetzten Flüssigkeit schärfere Conturen und einen erhöhten Glanz annimmt; später tritt dabei immer mehr eine ausgesprochene Schrumpfung der Zellenmasse ein und zwar in dem Maasse, wie die Intercellularsubstanz an Festigkeit und Deutlichkeit zunimmt und deren Cavitäten grösser werden. Die Zelle füllt nun gewöhnlich ihre Höhle nicht aus, sondern erscheint an deren einer Wand zu einem mehr oder weniger unregelmässigen, [35] stark lichtbrechenden Klumpen zusammengeschrumpft, in welchem sich nur mit Schwierigkeit ein Kern entdecken lässt. In dem frühen Entwicklungsstadium des Knorpels, womit wir uns nun beschäftigen, begegnet man indess selten den wunderlichen, verzweigten oder sternähnlichen Formen, welche in älteren ossificirenden Knorpeln zu so vielen Verirrungen Veranlassung gegeben haben. — In dem Maasse, wie die Zellen an Grösse und die Zwischensubstanz an Festigkeit zunehmen, treten häufig, und besonders in dickeren Präparaten, um erstere blasse, diffuse Ringe mit je nach verschiedener Focaleinstellung wechselnder Breite und Deutlichkeit auf. Dass solche Ringe von optischen Erscheinungen, welche, wie Bergmann[1] gezeigt hat, von der Brechung und Zurückwerfung der Lichtstrahlen an der concaven Wand der Knorpelhöhle hervorgerufen werden, und nicht von einer Kapselbildung um die Zelle abhängig sind, davon kann man sich leicht durch Achtgeben auf solche dünneren Stellen des Präparates überzeugen (wie gewöhnlich an dessen einem Rande), wo eine Knorpelhöhle quer durchschnitten worden ist, da man dieselbe gegen die umgebende Grundsubstanz stets nur von einer einfachen, äusserst feinen Contur begrenzt finden wird.

Der ganze Knorpel hat unter den nun kurz geschilderten Veränderungen bedeutend an Volumen zugenommen. Diese Vergrösserung wird während der betreffenden Periode im Leben des Knorpels,

[1] *Disquisitiones microscopicae de cartilaginibus etc. Diss.* Dorpat 1850. S. 8 ff.

soviel ich gefunden habe, wahrscheinlich nur von zwei Momenten vermittelt, nämlich von fortgesetzter Hinzufügung neuer Elemente auf der Oberfläche durch Differenzirung von dem umgebenden Bildungsgewebe, sowie, und zwar hauptsächlich, von dem gleichzeitigen bedeutenden Wachsthum der Knorpelzellen und der Zwischensubstanz. Eine Zellenvermehrung im Innern des Knorpels, gleichviel ob endogen oder durch Theilung, hat nicht mit Sicherheit beobachtet werden können. Die Zellen sind im Allgemeinen noch ohne Ordnung zerstreut und bilden wenigstens nicht so ausgesprochene Gruppen wie in einer späteren Periode; auch ist es mir nicht gelungen, weder von ihnen, noch von Kernen Formen zu finden, welche mit einiger Sicherheit als Vorläufer oder Producte einer Zellentheilung hätten betrachtet werden können.

Bei den Rippen oder den grösseren cylindrischen Knochen der Extremitäten ist ganz derselbe Entwicklungsverlauf zu beobachten, hier aber hat der Knorpel noch einen Schritt weiter gethan und zwar zu seinem Untergang, denn diese Entwicklungsstufe ist die letzte seiner Existenz als Knorpel; ich meine die Kalkinkrustation, [36] welche nun in diesen Knochen bereits eine bedeutende Ausdehnung erreicht hat. Um das erste Auftreten dieses Processes zu studiren, wählen wir deshalb einen der kleineren Röhrenknochen der Extremitäten und haben dann Gelegenheit, bei einer Frucht von etwa 2 Zoll Länge eine zusammenhängende Serie von Entwicklungsstadien zu sehen. In den Primordialknorpeln für die Metatarsalknochen (welche wie die entsprechenden Knochen an den vorderen Extremitäten bei den Wiederkäuern aus zwei im Fötalleben getrennten und von besonderen Knorpeln präformirten Knochen[1] bestehen, welche dann ineinander übergehen) hat gewöhnlich noch kein Kalkansatz begonnen, und diese Knochen befinden sich deshalb in demselben Zustand der Entwicklung, wie die oben geschilderten Wirbel; die Knorpelzellen sind hier nur etwas mehr ausgeplattet mit dem längsten Durchmesser in der Querrichtung des Knorpels, wodurch eine noch undeutliche reihenförmige Anordnung entsteht. Untersuchen wir nun anstatt dessen die Metacarpalknochen derselben Frucht, so finden wir in der Mitte der Diaphyse eine Trübung in der Grundsubstanz um

[1] Bei Schaffrüchten von der angegebenen Länge habe ich auf der Rückseite dieser Knochen stets ein oder zwei rudimentäre Ossa metacarpi und metatarsi gefunden. Jedes derartige Rudiment besteht aus zwei schmalen Knorpelstäbchen, welche von den beiden Enden des grösseren Primordialknorpels ausgehen, parallel mit dessen Hinterseite laufen und sich gegen dessen Mitte zu feinen Spitzen verschmälern, welche durch einen undeutlichen, fibrösen Strang zusammenhängen. Sie verkalken sich ungefähr gleichzeitig mit den grösseren Primordialknorpeln, verschwinden aber dann.

die am meisten entwickelten Zellen, welche gewöhnlich die Mitte des Knorpels einnehmen, zuweilen aber auch näher an einer der Oberflächen vorkommen. Der ganze Knorpel ist noch so klein und weich, dass man bei dieser Untersuchung, um die Theile in so unverrücktem Zusammenhang wie möglich sehen zu können, denselben nur, mittels Nadeln von umgebenden Geweben befreit, auf das Objectglas zu legen, Glycerin oder Wasser zuzusetzen und auf dem Deckglase eine schwache Compression anzuwenden braucht. Man beobachtet nun, dass die ersten Knochenerdepartikeln sich in der Zwischensubstanz in Form von darin ohne Ordnung zerstreuten feinen Körnern ablagern, welche schnell zu glänzenden Kugeln anwachsen, dann zu unregelmässigen, knotigen Massen zusammenfliessen und endlich mehr oder weniger vollständige, unebene, stark lichtbrechende Wände zwischen den Knorpelzellen bilden. Gegen die Mitte des auf diese Weise gebildeten Knochenkernes nehmen diese Scheidewände an Dicke zu, wobei der Raum der früheren Knorpelhöhlen sich [37] etwas vermindert; ich kann aber nicht bestimmt entscheiden, ob diese Verminderung während der fötalen Knorpelverkalkung von Ablagerungen auf der Innenseite der Cavitätenwände oder nur von dem durch Aufnahme von Kalksalzen vergrösserten Volumen der Zwischensubstanz hervorgerufen wird.

Das Knochengewebe, welches auf diese Weise gebildet wird, geht also direct aus dem Knorpel durch Inkrustation oder Verknöcherung seiner Grundsubstanz hervor und ist daher ein wirklicher „Knorpelknochen“, denn wenn auch, wie Lieberkühn's Untersuchungen an die Hand zu geben scheinen, hierbei zugleich eine chemische Umwandlung des Chondrogens zu Collagen stattfindet, so werden doch auch nach der Kalkablagerung die morphologischen Charaktere des Knorpelgewebes in allem Wesentlichen beibehalten. Bei den höheren Thieren hat der Knorpelknochen im Allgemeinen nur eine provisorische Bedeutung und ein recht kurzes Dasein, wir finden aber für dasselbe ein bestehendes Prototyp in dem eigenthümlichen Knochengewebe, welches bei den niederen Fischen einen bedeutenden Theil des ausgebildeten Skelettes bildet. Seinem Bau nach ist der Knorpelknochen, so wie er in dieser frühen Periode des Fötallebens bei den höheren Wirbelthieren vorkommt, wesentlich cellular, nach Trocknen mehr kreideartig weiss als das echte Knochengewebe; auch ist er äusserst spröde und gebrechlich, so dass Schnitte oder Schliffe davon nur mit grosser Schwierigkeit und sehr unvollständig zu erhalten sind. — Das Verhalten der Knorpelzellen während dieses Ossificationsprocesses lässt sich sehr schwer beobachten, theils weil der Knorpelknochen an sich recht dunkel ist, theils auch weil gleichzeitig mit dessen Bildung Ablagerung von echtem Knochengewebe daran stattfindet und also die im Knorpelknochen sich vollziehenden Vorgänge wie mit einem fast undurchdringlichen Vorhang verdeckt. Auf den recht unvollständig zu erhaltenden Schnitten dieses Gewebes findet man indess, dass die Knorpelzellen sich noch in ihren Höhlen befinden und, soweit sich beurtheilen lässt, nicht wesentlich verändert sind. Bei Zusatz von Essigsäure lösen sich die Kalksalze unter mässiger Gasentwicklung, und in dem rückständigen Knorpel bleiben dann dieselben Körner und unregelmässigen, knotigen Figuren zurück, welche das Fortschreiten der Verknöcherung auszeichneten und nun durch ihr grösseres Lichtbrechungsvermögen eine bestimmte Verschiedenheit von der angrenzenden unveränderten Knorpelsubstanz zeigen. Dies scheint mir anzudeuten, dass die erste Knochenerdeablagerung in diesem Falle nicht als eine [38] einfache Inkrustation der Grundsubstanz des Knorpels zu betrachten ist, sondern dass diese ausserdem und zwar gleichzeitig eine chemische Veränderung durchmacht. Schon Berzelius[1] sprach bekanntlich die Vermuthung aus, dass der phosphorsaure Kalk bei seiner Ablagerung an eine gewisse Menge leimgebenden Stoffes chemisch gebunden sei, und diese Vermuthung scheint durch die oben angeführte Beobachtung bestätigt zu werden. Welcher Natur die leimgebende Substanz in diesem Falle ist, ob sie sich der Chondrin gebenden Grundmasse des Knorpels nähert oder mehr mit dem echten Knochenknorpel (Osseïn) übereinstimmt, dürfte schwer zu entscheiden sein; ihre physikalischen Charaktere deuten indess bestimmt eine Ungleichheit mit der unverknöcherten Knorpelsubstanz[2] an.

Wir haben uns bisher ausschliesslich mit den frühesten Abschnitten in der Entwicklung und Verknöcherung des Knorpels beschäftigt, d. h. mit dem Stadium, wo nur erst Knorpelknochen,

[1] *Lehrb. d. Chemie.* 3. Aufl. 1840. Bd. IX. S. 544.

[2] Während des Fötallebens scheinen die Knorpel im Allgemeinen verschiedene chemische Eigenthümlichkeiten zu zeigen. So erhielt Schwann (*Mikrosk. Untersuch.* S. 31 u. 32) von ossificirenden Knorpeln von Schweinsembryonen nach 24stündigem Kochen mit Wasser eine Lösung, welche zwar einen Theil von den Reactionen des Chondrins (Fällung mit Alaun und Essigsäure) zeigte, beim Abkühlen aber nicht gelatinirte. Derselbe Forscher fand ausserdem, dass fötale Knorpel im Allgemeinen sehr langsam von kochendem Wasser angegriffen werden, und bereits Joh. Müller hatte bemerkt, dass unverknöcherte Knorpel eines neugeborenen Kindes erst nach 20stündigem Kochen ein wenig Extract gaben; das meiste war noch ungelöst (Poggendorff's *Annal.* XXXVIII. S. 316).

aber kein echtes Knochengewebe in dem Innern des Primordialknorpels des Skelettes aufgetreten waren. Wenden wir uns nun einer vorgeschritteneren Periode dieses Entwicklungsprocesses zu, so wird unsere Aufmerksamkeit in erster Linie von den nun in den meisten ossificirenden Knorpeln auftretenden gefässführenden Kanälen in Anspruch genommen. Wann diese Bildung zuerst beginnt, lässt sich nicht leicht nachweisen; mit einiger Bestimmtheit wird jedoch als Regel aufgestellt werden können, dass sie nicht auftritt, bevor die Ablagerung von echter Knochensubstanz in den meisten Knorpeln ihren Anfang genommen hat. Dass die Knorpelkanäle nichts mit der Bildung des Knorpelknochens [39] zu schaffen haben, dafür spricht nachdrücklich der Umstand, dass sie gewöhnlich (und immer bei jungen Föten) nicht erscheinen, bevor dieser Process bereits eine bedeutende Entwicklung genommen hat; auch ist in keinem der oben geschilderten Fälle eine Andeutung von Knorpelkanälen vorgekommen.

Der Charakter dieser Kanäle ist schon so oft von ausgezeichneten Forschern beschrieben worden, dass ich nicht viel darüber hinzuzufügen habe. Sie waren bereits den Anatomen des achtzehnten Jahrhunderts bekannt, und im Anfang dieses Jahrhunderts wurden sie von Howship ausführlich beschrieben, wonach Miescher, H. Meyer, Toynbee[1], Bruch, Virchow[2] u. A. unsere Kenntnisse über deren Natur weiter entwickelt haben. Ihre Anordnung ist sehr unregelmässig und bei verschiedenen Knorpeln desselben Thieres sehr verschieden. So sieht man bald in der Mitte eines Diaphysenknorpels einen grösseren Kanal von dem Verknöcherungsrande hervorragen und sich in der künftigen Epiphyse zu einer unregelmässigen Cavität erweitern, von wo kleinere Zweige in mehreren Richtungen ausgehen; bald erstreckt sich eine grosse Anzahl solcher Kanäle parallel zu einander in der Längsrichtung des Knorpels, um in der Epiphyse mit einander zu anastomosiren; bald ist es endlich vorzugsweise vom Perichondrium, von wo sie ihren Anfang nehmen, um von da in das Innere des Knorpels zu dringen. Der Inhalt der Knorpelkanäle besteht ausser aus Blutgefässen, welche früh darin auftreten und ebenfalls eine sehr abwechselnde Anordnung zeigen, aus einer zusammenhängenden, bei auffallendem Licht weisslichen, bei durchfallendem dagegen dunklen Masse, welche in einer spärlichen, schwach gestreiften Zwischensubstanz runde oder spindelförmige Zellen mit denselben Charakteren, welche das gewöhnliche fötale Mark auszeichnen, reichlich enthält. Hinsichtlich der Ent-

[1] *Phil. Transact.* 1841.

[2] *Archiv f. path. Anat.* 1853. Bd. V. S. 424.

stehung dieses sogenannten „Knorpelmarkes“ (Miescher) sind die Ansichten getheilt gewesen. H. Meyer[1] hielt sie für ein Produkt eines Zerfalles der Knorpelsubstanz zu einer gallertartigen Masse mit darin eingebetteten Resten von degenerirten Knorpelzellen und brachte sie nicht in Zusammenhang mit der Gefässbildung oder Ossification. Diese Ansicht wird leicht von der ersten [40] etwas sorgfältigeren Untersuchung widerlegt; sie scheint auch keine grosse Anerkennung gefunden zu haben. Dagegen dürfte Virchow's Beschreibung von der Bildung der Knorpelkanäle allgemeiner angenommen worden sein. Nach diesem Autor wird die Intercellularsubstanz des Knorpels hierbei in gewissen Richtungen immer deutlicher streifig und fibrillär, dabei zugleich dunkler und gelblich; die Knorpelzellen breiten sich in der Richtung der Fibrillen aus, werden ausgezogen spindelförmig und relativ schmal, ihre Kerne vermehren sich, und wahrscheinlich tritt dann auch Theilung und Proliferation der Zellen selbst ein. Virchow lenkt auch die Aufmerksamkeit auf den eigenthümlichen Umstand, dass die chondrinhaltige Grundsubstanz des Knorpelgewebes in einem solchen Falle in eine Art „Schleimgewebe“ übergeht, denn die Knorpelkanäle enthalten Mucin, weshalb sie auch von Essigsäure ein dunkleres, mehr körniges Aussehen annehmen. Ohne bestreiten zu wollen, dass die Bildung der Knorpelkanäle zum Theil, und besonders in älteren Knorpeln, nach diesem Typus erfolgt, möchte ich doch zufolge der Beobachtungen, die ich zu machen Gelegenheit hatte, annehmen, dass das Knorpelmark in vielen Fällen durch eine Proliferation von Elementen entstanden ist, welche nicht ursprünglich zum Knorpel gehörten. Zu dieser Ansicht kommt man besonders durch Beobachtung der auch von Virchow hervorgehobenen „Zapfen“, welche so oft in diesen Fällen vom Perichondrium in den Knorpel eindringen und den Anfang von Knorpelkanälen bilden. Sie enthalten von ihrem ersten Auftreten an Blutgefässe. Im Gegensatz zu Virchow habe ich bei jungen Föten deren Begrenzung gegen die umgebende Knorpelsubstanz und besonders gerade an deren blinden Enden, wo der Entwicklungsprocess wahrscheinlich am lebhaftesten ist, so scharf und ohne Spur von Uebergängen angetroffen, dass mir der Verhalt vielmehr so erschien, als ob der Knorpel durch eine Art unmerklicher „Nekrose“ einem fremden jugendlichen Gewebe Platz machte oder von demselben verdrängt würde.[2] Dieses hat alle Charaktere des gewöhnlichen Granulationsgewebes mit

[1] Müller's *Archiv*. 1849.

[2] Dieselbe Beobachtung scheint auch H. Müller gemacht zu haben (a. a. O. S. 177).

nächst der Oberfläche runden, schwach begrenzten, kernhaltigen, dicht gepackten, weiter hinein spindelförmigen oder verzweigten, in der Ausbildung zu Bindegewebskörperchen und Blutgefässen begriffenen Zellen; ausserdem erinnern die kolbenartigen, [41] ausgebuchteten Formen dieser „Zapfen“ äusserst lebhaft an die Granulationen. Eine solche Auffassung des Knorpelmarkes als eines von aussen, d. h. vom Perichondrium oder von den Markcavitäten des Knochens, in den Knorpel eindringenden Gebildes gewinnt auch eine Stütze durch Untersuchungen an dem ossificirenden rhachitischen Knorpel. Hier sieht man, wie sowohl vom Perichondrium als besonders vom Verknöcherungsrande aus in grosser Anzahl in den Knorpel kolbenartige, oft fingerähnlich getheilte und unregelmässig umgebogene Markkanäle eindringen, welche zwar durch die Beschaffenheit des Knorpels in deren nächster Umgebung auf vielen Stellen sich als durch eine Metamorphose von dessen Elementen gebildet oder wenigstens weiter entwickelt erweisen, wie dies Virchow annimmt, an mehreren Stellen aber auch, und gerade dort, wo die Entwicklung als am lebhaftesten zu errachten ist, von aussen in den Knorpel einzudringen scheinen und dabei wenig die Theile respectiren, welche ihnen in den Weg kommen.[1]

Kehren wir nun zu dem eigentlichen Knorpelgewebe zurück, um dessen weitere Entwicklung näher zu studiren, so finden wir sofort, dass die Knorpelzellen sich nun immer bestimmter in Reihen oder Gruppen ordnen. Ersteres ist besonders in den Diaphysen der langen Knochen ausgesprochen, und man findet dort bei etwas genauerer Untersuchung, dass diese Reihen eigentlich nichts anderes als sehr ausgedehnte, nach beiden Enden schmäler werdende Gruppen sind, welche, wie Bruch richtig bemerkt, gewöhnlich wechselweise gestellt sind, d. h. so, dass jedes Ende einer solchen Gruppe sich etwas zwischen die beiden unterhalb oder oberhalb liegenden hineinschiebt. Die Knorpelzellen haben nun eine sehr abgeplattete Form mit gegen die Enden des Knochens gewandten Flächen, so dass sie auf Längsschnitten fast stab- oder keulenförmig, auf Querschnitten dagegen mehr oder weniger rund oder oval erscheinen. Gewöhnlich werden die langen Zellengruppen nicht

[1] In dem rhachitischen Knorpel ist darum, weil die Knorpelverknöcherung zum grossen Theil ausbleibt, das Verhältniss zwischen den Knorpelkanälen und den bei und über dem Ossificationsrande hervordringenden Markkanälen des Knochens ein äusserst verwickeltes und spricht deutlich für die grosse Uebereinstimmung zwischen diesen beiden Gebilden. Es ist möglich, dass ein grosser Theil von dem, was ich oben als Knorpelkanäle betrachtet habe, mit ebenso grossem Recht als zum Knochen gehörend betrachtet werden kann; da der Unterschied aber so gering und fast unmerklich ist, so dürfte dies nur wenig bedeuten (vgl. H. Müller a. a. O. S. 177).

nur von einer einfachen Reihe nach einander [42] gestellten Zellen gebildet, sondern die Zellen liegen in den meisten Fällen zu zweien und dreien neben einander oder schieben sich wechselweise etwas an einander vorbei.

Die betreffende Reihenbildung nimmt indessen nicht die ganze Länge des Primordialknorpels ein, denn zunächst dessen freiem Gelenkende, in der künftigen Epiphyse, sind die Zellen noch immer vollkommen unregelmässig in der Zwischensubstanz zerstreut. Verfolgt man nun einen Längsschnitt des Primordialknorpels für einen der langen Extremitätenknochen abwärts gegen den Verknöcherungsrand, so stösst man bald auf eine Gegend, die der künftigen Grenze zwischen der Epiphyse und Diaphyse entspricht, und wo die Knorpelzellen plötzlich in runden, dichten Gruppen angesammelt angetroffen werden. Weiter nach unten werden diese immer mehr ausgezogen, und man überzeugt sich bald, dass sie den Anfang der später auftretenden Reihen bilden.

Die Ansichten über die Bildung dieser Reihen und Gruppen, wie im Allgemeinen über das Wachsthum des Knorpels während dieser Periode, sind stets sehr getheilt gewesen. Bei der Untersuchung einer solchen Zellengruppe findet man, dass die Grundsubstanz zwischen den einzelnen Zellen in derselben im Allgemeinen auf recht dünne Scheidewände reducirt ist, wogegen sie zwischen den verschiedenen Gruppen eine bedeutendere Mächtigkeit besitzt. Zugleich beobachtet man dabei oft, und zwar besonders auf dickeren Präparaten, um jede Gruppe einen unbestimmten Contur oder Begrenzung, durch welchen Umstand verschiedene Autoren veranlasst worden sind anzunehmen, dass diese Gruppen durch eine endogene Vermehrung der Knorpelzellen entstanden sind, wobei die einzelnen in ihnen enthaltenen Zellen als Tochterzellen betrachtet werden und der eben genannte Contur als der Ausdruck der Membran oder Kapsel der Mutterzelle (Kölliker, Gerlach, Henle, Meyer, Remak[1], Virchow u. A.). Prüft man diesen Contur indessen genauer, so findet man bald, dass er bei keiner Focaleinstellung völlig scharf und deutlich erscheint; sollte man noch an seiner Eigenschaft zweifeln, nur ein von der Lichtbrechung oder Beschattung um die runde Zellengruppe hervorgerufenes optisches Phänomen darzustellen, so braucht man bloss einen Blick auf die dünnsten Stellen des Präparates zu werfen (wie gewöhnlich an dessen einem Rande), wo oft eine solche Zellengruppe quer durchschnitten und [43] mit leeren Knorpelhöhlen erscheint. Wäre dieser Contur nun der Ausdruck einer eigenen Membran oder einer Art Differentiirung in der Grundsubstanz, so

[1] Müller's *Archiv*. 1852.

müsste er hier wohl vollkommen deutlich erscheinen, statt dessen aber sieht man davon keine Spur. Ich glaube darum mit Bergmann[1], Bruch[2], Aeby[3] u. A. annehmen zu müssen, dass eine endogene Zellenvermehrung hier nicht bewiesen werden kann.

Bruch und Bergmann haben jegliche Zellvermehrung im Innern des Knorpels vollständig geleugnet, weshalb diese Forscher dessen Zuwachs ausschliesslich von der Vergrösserung der Zellen und der Vermehrung der Intercellularsubstanz herleiten; der Erstere nimmt jedoch ausserdem eine Bildung neuer Knorpelzellen auf der Oberfläche durch fortgesetzte Differentiirung von dem umgebenden Bildungsgewebe an. Ich habe oben bemerkt, dass es mir nicht gelungen ist, während der frühesten Stadien der Knorpelentwicklung eine bestimmte Andeutung von Zellenvermehrung im Innern des Knorpels zu finden. Ohne das Vorkommen einer solchen bestimmt zu leugnen zu wagen, muss ich doch auf Grund dessen deren Bedeutung und Ausdehnung in diesem Falle für recht beschränkt halten.

Ein anderes Verhältniss dürfte eintreten, sobald der Ossificationsprocess begonnen hat. Man findet nämlich dann, und vorzugsweise in dem oben angedeuteten Theil des Knorpels, wo die Zellengruppirung beginnt, nicht ganz selten Knorpelzellen, welche zwei Kerne einschliessen, bisweilen auch zwei Zellen in derselben Knorpelhöhle, d. h. nicht durch irgend welche Intercellularsubstanz getrennt, wobei ich besonders die Aufmerksamkeit auf die sehr gedehnten Formen von Knorpelzellen lenken muss, welche näher der Epiphyse häufig bei älteren Föten und bei neugeborenen Kindern vorkommen. Diese scheinen mir ohne Zweifel auf eine Zellentheilung[4] hinzudeuten. Ob nun diese Zellentheilung durch eine vorhergehende Theilung des Kernes eingeleitet wird, oder ob, wie Einige (z. B. Meyer) behauptet haben, eine Neubildung von Kernen stattfindet, kann ich nicht bestimmt entscheiden, halte aber doch [44] das erstere viel wahrscheinlicher. — Recht interessant ist hierbei das Verhalten der Knorpelzellen bei der Behandlung mit Jodlösung. Die kleineren zerstreuten Zellen nächst der Gelenkfläche werden von diesem Reagens intensiv gefärbt, aber rein gelb. Von der Stelle dagegen, wo die Gruppirung der Zellen deutlich wird, tritt ganz plötzlich eine völlig ungleiche Färbung ein. Hier nehmen nämlich die Zellen eine roth-

[1] *Disquisit. de cartil.* S. 47.

[2] *Beiträge zur Entw. d. Knoch.* S. 36.

[3] *Zeitschr. für rat. Med.* 1858. S. 38.

[4] Hierbei ist aber zu bemerken, dass ich nirgends die Andeutungen von Zellentheilung so zahlreich und deutlich gefunden habe, wie sie verschiedenen anderen Beobachtern vorgekommen zu sein scheinen (Aeby, Baur u. A.).

braune Farbe an; ein Umstand, der eigentlich in Bezug auf den Zelleninhalt zu gelten scheint, denn an völlig frischen, am liebsten etwas dicken Präparaten, wo man oft die zu innerst liegenden Zellen hell und ihre Höhlen völlig ausfüllen sieht, nimmt dieser eine rothbraune Farbe an, während der Kern eine blassere, gelbe Schattirung zeigt. Diese Farbenveränderung im Protoplasma deutet auf eine gleichzeitig mit der Zellengruppirung erfolgende chemische Umwandlung hin; welcher Natur diese aber ist und in welchem Verhältniss sie zu dem folgenden Entwicklungsverlauf steht, kann ich nicht entscheiden.

Näher am Ossificationsrande hören dagegen alle Andeutungen von Zellentheilung auf, und zwar in demselben Maasse, wie die Reihenbildung ausgesprochener wird. Indessen dürfte man zufolge der oben angedeuteten Erscheinungen Grund haben anzunehmen, dass eine Zellenvermehrung durch Theilung ein zur ersten Bildung der Gruppen beitragendes Moment ist, woraus jedoch sich kein Grund ergibt, diese Vermehrung als endogen zu betrachten. Der allmähliche Uebergang der Gruppen zu den langen Reihen dürfte nach meinem Dafürhalten dagegen nur durch eine in dem gleichzeitigen Zuwachs der Zellen und der Zwischensubstanz begründete „Richtung“ und langsame Versetzung oder Verschiebung der ersteren zu erklären sein. — Diese wachsen nun ununterbrochen weiter, wobei gleichzeitig eine Veränderung in der Form sich bemerkbar macht. Im Anfang der Reihen, näher der Epiphyse, haben die Knorpelzellen eine sehr abgeplattete Form, wobei es fast aussieht, als ob sie einem starken Druck von hinten ausgesetzt seien, zufolge dessen sie, wenn die davorliegenden nicht schnell genug aus dem Wege kommen, gleichsam gegen einander zusammengepresst werden. In der Nachbarschaft des Verknöcherungsrandes dagegen nimmt deren Volumen schnell in allen Richtungen zu, wodurch sie wieder eine mehr oder weniger vollkommen kugelrunde Form erhalten. Als ein Beispiel der bedeutenden Zunahme in der Grösse der Knorpelzellen ist anzuführen, dass sie im Schenkelkopf [45] eines ungefähr 8 Zoll langen Schaf-Fötus dicht unter der Gelenkoberfläche knappe 0·004 ^{mm} maassen, während die am Verknöcherungsrande desselben Knochens eine Grösse von bis 0·045 ^{mm} erreicht hatten. In diesem Falle also mehr als zehnfache Vergrösserung des Durchmessers!

In Bezug auf den Inhalt der Zellen sagt man gewöhnlich, dass sie näher dem Verknöcherungsrande heller werden, während sie vorher dunkel und körnig gewesen sind. Dies stimmt nicht ganz mit dem wirklichen Sachverhalt überein. Ich habe nämlich auf ganz frischen, nicht allzu dünnen Präparaten, welche in Liquor amnii untersucht worden sind, häufig auch die nächst der Gelenkoberfläche gelegenen Zellen fast vollkommen hell und so hell gefunden, dass es oft viel Aufmerksamkeit erfordert hat, um ihre Conturen zu entdecken. Solche Zellen haben dann stets im Innern des Präparates gelegen, durch eine mehr oder weniger mächtige Schicht Knorpelsubstanz vor äusseren Einflüssen geschützt, während ihre näher der Oberfläche gelegenen, blossgestellteren Schwestern das gewöhnlich beschriebene dunkle, körnige Aussehen gezeigt haben. In ihrem wahrscheinlich normalen Zustande sind daher die Knorpelzellen fast durchsichtig, mit einem ebenfalls hellen, gewöhnlich runden und deutlich doppelt conturirten, blasenförmigen Kern versehen. Im Zelleninhalt schwimmen einige wenige dunkle Körner, und der Kern schliesst gewöhnlich einen oder zwei solche ein. Gleichzeitig mit der Grössenzunahme der Zelle wächst auch der Kern weiter. So z. B. erwies sich der Durchmesser des Kernes, nicht weit von der oberen Gelenkfläche der Tibia eines 8 Zoll langen Fötus, ungefähr 0·004 ^{mm} gross (der der Zelle war da 0·012), in der Mitte der Epiphyse 0·008 (der der Zelle 0·016) und nächst dem Verknöcherungsrande 0·013 (der der Zelle 0·045 ^{mm}).

Die grosse Empfindlichkeit dieser Zellen gegen äussere Einflüsse ist allgemein bekannt. Sie schrumpfen augenblicklich ein und werden nahezu unerkennbar durch fast alle Reagentien; das Messer oder die äussere Luft, Glycerin und destillirtes Wasser haben alle dieselbe Wirkung. Dieses schnelle Einschrumpfen lässt sich schwerlich nur als ein Phänomen von Exosmose erklären, weil es sich ebenso gut bei Anwendung von destillirtem Wasser, als bei Glycerin oder Salzlösungen zeigt. Eher dürfte es als die Folge einer Coagulation des Protoplasmas zu betrachten sein, dessen nähere chemische Zusammensetzung wir wenig kennen. [46] Man hat im Allgemeinen gesagt, dass die nächst dem Verknöcherungsrande gelegenen Zellen diejenigen sind, welche in dieser Beziehung am empfindlichsten sind. So ist es mir indess nicht erschienen, obgleich ich willig bin anzuerkennen, dass die verhältnissmässig grössere Widerstandsfähigkeit dieser Zellen auf der grösseren Festigkeit und Undurchdringlichkeit ihrer umgebenden Intercellularsubstanz beruhen kann. Gewiss ist, dass man hier öfter Gelegenheit hat, die Zellen in ihrem ursprünglichen Zustande zu sehen; gleichzeitig aber sind auch die Formen, welche durch die Einwirkung von Reagentien entstehen, die abenteuerlichsten und am meisten irreleitenden. Meist ist dabei die vorher schön runde und schwellende Form zu einer unregelmässig sternförmigen verändert worden, indem von einem unförmlichen, dunklen körnigen Centralklumpen feinere oder gröbere, einfache oder verzweigte, aber stets höchst unregelmässige Ausläufer von demselben körnigen und dunklen Aussehen nach der Wand der Knorpelhöhle ausstrahlen. Bidder[1] hat zweifelsohne solche Formen gemeint, wie sie unmittelbar in Knochenkörperchen übergehen sollten, und wahrscheinlich sind auch verschiedene von denen, welche Lachmann[2] beschrieben und abgebildet hat, der Art. Mir ist es nicht gelungen, durch abwechselnden Zusatz von destillirtem Wasser und Salzlösungen die Phänomene von Exosmose und Endosmose so vollkommen darzustellen, wie sie dieser letztere Autor beschrieben hat. Merkwürdig ist es indess, dass in diesem Fall die erste Einwirkung von destillirtem Wasser gleich der von Glycerin und Salzlösungen ist. Später tritt indess bisweilen ein anderes Verhalten ein. Dann schwellen nicht selten, sogar in Glycerin, die geschrumpften Massen wieder an; dies ist aber meiner Ansicht nach ein ganz anderer Process, und dessen nähere Betrachtung stärkt gerade nicht den Glauben an eine diese vermeintlichen Endosmose oder Exomose-Phänomene bedingende Membran. Man findet nämlich bei der Untersuchung von freien, aus ihren durch den Schnitt geöffneten Höhlen herausgefallenen Knorpelzellen, dass sie, besonders in einer verdünnten Lösung von saurem chromsauren Kali, allmählich wieder eine abgerundete [47] Form annehmen, obgleich ihre frühere Grösse dabei nicht ganz erreicht wird; ebenso wenig erlangen sie ihre frühere Helligkeit und Durchsichtigkeit. Auf mich haben sie in diesem Zustande den Eindruck von porösen, gleichsam schwammigen, halbfesten Massen gemacht, welche durch Imbibition[3] gequollen sind. Bisweilen scheint die peripherische Begrenzung dieser Massen allerdings etwas dichter zu sein, stellt sich aber dennoch nicht als eine vollständige Membran dar, sondern erscheint gewöhnlich von grösseren oder kleineren Löchern durchbohrt und hat im Allgemeinen ein sehr körniges und unebenes Aussehen, weshalb dieselbe eher als die äusserste Schicht des erstarrten Protoplasmas aufzufassen sein dürfte; der Kern findet sich häufig darin eingeschlossen vor. Der innere Theil der Zellenmasse

[1] Müller's *Archiv.* 1843. S. 386.

[2] *Ueber Knorpelzellen,* Müller's *Archiv.* 1857. S. 15. Was Tomes und De Morgan (*Phil. Trans.* 1853. S. 124) bei diesen Zellen als „*a thick pellucid cellwall*“ beschrieben haben, kann unmöglich etwas anderes sein, als der von einer hellen Flüssigkeit angefüllte Zwischenraum zwischen der geschrumpften Zelle und der Wand der Knorpelhöhle. Vgl. weiter Henle, *Jahresber. f. Anat. u. Physiol.* 1856. S. 57.

[3] Reichert glaubt auch gefunden zu haben, dass das Knorpelkörperchen aus einer zähen, halbfesten Masse bestehe (Müller's *Archiv.* 1852. S. 525), und bereits Meckauer hat auf dünnen Knorpelschnitten die Knorpelkörperchen (*acini*) als feste Massen aus ihren geöffneten Knorpelhöhlen herausstehen sehen. (*De penitiori cartilaginum structura symbolae. Diss.* 1836. S. 3. Fig. 1 e.)

erweist sich dabei gewöhnlich von einer Menge grösserer oder kleinerer Vacuolen oder Hohlräume ohne bestimmte Form und Anordnung angefüllt; ausserdem findet man oft in der Nachbarschaft der so veränderten Zelle bald mehr, bald weniger runde, helle, schwach conturirte Blasen oder Kugeln (ungefähr 0·006 ^{mm} im Durchmesser), welche ohne Zweifel unter der Einwirkung der Flüssigkeit aus den Zellen herausgetreten sind als ein Metamorphosenproduct von einem Theil ihres Inhaltes („Albumintropfen"?); sie werden von Jod nur schwach gefärbt, wogegen die Zelle selbst intensiv davon tingirt wird. Einen weiteren und kräftigen Beweis dafür, dass die Verwandlungsformen dieser Zellen nicht durch eine von einer Membran bedingte Endosmose erklärt werden können, sehe ich darin, dass man nicht so selten Zellen antrifft, welche durch den Schnitt mehr oder weniger verstümmelt und „geöffnet" sind. Diese schwellen indess ebenso gut wie die unbeschädigten an, und man kann dabei gleichsam in deren Eingeweide hineinsehen. Diesem allen zufolge muss ich, für den Primordialknorpel des Schaf-Fötus wenigstens, die Anwesenheit einer besonderen Membran um die Knorpelzelle leugnen. Diese dürfte eher als eine halbfeste Masse aufzufassen sein, welche entweder homogen ist und erst bei der Einwirkung des Reagens sich in einen festeren und einen mehr flüssigen Theil scheidet, oder es finden sich diese Substanzen bereits vorher getrennt vor, nur durch ähnliche Lichtbrechungsfähigkeit unsichtbar, [48] und die Einwirkung der Reagentien verursacht nur eine Coagulation und Zusammenziehung der festeren Substanz.

Die Zellen haben nun während ihres Zuwachses in bedeutendem Maasse die Intercellularsubstanz überflügelt, und häufig will es scheinen, als ob die letztere sich sogar etwas verminderte. Diese Minderung dürfte indess in den meisten Fällen nur scheinbar sein und erklärt sich durch die so bedeutend vermehrte Grösse der Zellen, im Verhältniss zu der die Zwischensubstanz auch ohne wirkliche Abnahme vermindert erscheinen muss. Besonders ist dies der Fall in den Zwischenräumen zwischen den einzelnen Zellen in jeder Reihe oder Gruppe: die Zwischensubstanz ist hier oft auf eine recht dünne Scheidewand reducirt, wogegen sie zwischen den einzelnen Gruppen von grösserer Mächtigkeit ist. — Im Allgemeinen zeigt die Intercellularsubstanz während der ganzen fötalen Entwicklung ein unverändertes Aussehen, bis Kalksalze sich darin abzulagern beginnen. In älteren Knorpeln dagegen, wie bei Kindern und Kälbern, habe ich bisweilen die Zwischensubstanz nächst dem Ossificationsrande, und am deutlichsten in den mächtigeren Balken zwischen den Zellenreihen, ein etwas dunkleres Aussehen annehmen sehen, an das eines angehauchten oder mattgeschliffenen Glases erinnernd, bisweilen auch mit einer gelblichen Farbennüance. Selten ist diese Veränderung so weit gegangen, dass freie äusserst feine Körner oder Streifen zu unterscheiden waren.[1] Mit unbewaffnetem Auge betrachtet, zeigt diese nächst dem Verknöcherungsrande gelegene Partie des Knorpels ein helleres Aussehen, welches ohne Zweifel von der bedeutenderen Grösse und Durchsichtigkeit der Zellen herrührt.

Am Verknöcherungsrande selbst tritt nun hier, ebenso wie in dem vorher geschilderten frühesten Stadium, Kalkablagerung in der Zwischensubstanz ein, doch mit dem wesentlichen Unterschied, dass diese Ablagerung sehr feinkörnig und Anfangs auf die unmittelbare Nachbarschaft der Knorpelhöhlen beschränkt ist. Hierdurch wird um jede Höhle eine dünne [49] Kalkschale (*capsula ossea*, Brandt) gebildet, welche bereits ein fast homogenes Aussehen angenommen hat, während die Kalkablagerung in körniger Form in den Zwischenräumen zwischen den Zellenreihen fortschreitet. Die zuerst abgelagerten feinen Körner fliessen hier nicht wie bei der ersten Verknöcherung schnell zu grösseren, knotigen, stark lichtbrechenden Figuren und Wänden zusammen, sondern der grösste Theil des gebildeten Knorpelknochens behält stets ein dunkles, körniges Aussehen, welches auch nach Auslaugen der Kalksalze mittels Säuren sich durch eine feine Punktirung in der übrigens hellen Zwischensubstanz kundgiebt. Worauf diese Verschiedenheit der ersten Verknöcherung gegenüber beruht, dürfte schwer zu entscheiden sein. Dass sie von einer vorhergehenden Kapselbildung im Knorpel bedingt wird, wie mehrere Autoren angenommen haben, dafür habe ich keine Andeutungen gefunden. Soviel ist indess gewiss, dass die Kalkablagerung zuerst in der Wand und in der nächsten Nachbarschaft der Knorpelhöhle erfolgt, wenn sie auch nicht überall von der umgebenden, noch unverkalkten Zwischensubstanz gleich scharf abgegrenzt ist, und es ist wahrscheinlich, dass optische Phänomene von derselben Natur wie diejenigen, welche die oben genannten Ringe um die Knorpelzellen bedingen, dazu beitragen, diese Anordnung mehr kapselähnlich zu machen, als sie in der That ist. Die Kalkablagerung rückt nun zwischen die Zellenreihen hinauf und erzeugt das Bild, welches Miescher so treffend in den Worten charak-

[1] Bei einer halb pathologischen Verknöcherung der permanenten Knorpel in einem vorgeschritteneren Alter scheint eine solche der Kalkablagerung vorangehende Veränderung der Zwischensubstanz fast Regel zu sein und dürfte daher in den meisten Fällen als eine beginnende, mit Fettabsonderung verbundene Decomposition der Knorpelsubstanz zu betrachten sein; so in den Rippenknorpeln bei erwachsenen und betagten Menschen. Siehe hierüber: Freund, *Beitr. z. Histol. d. Rippenknorp.*, wo auch die Litteratur über diesen Gegenstand angeführt steht.

terisirt hat: „*Tandem striae opacae apparent veluti dentes pectinis in substantiam cartilagineam immersae, ita quidem, ut inter binas una vel duplex corpusculorum series interposita sit*".[1] Zwischen den einzelnen Zellen in jeder Reihe schieben sich auch dünne Kalkwände hinein, und besonders geschieht dies bei jüngeren Knorpeln. In älteren, wo die Reihenbildung sehr ausgesprochen und der Zuwachs sehr schnell ist, kommt es nicht immer zu einem völligen Absperren der Zellen. In solchem Falle entstehen langgestreckte, cylindrische Räume, deren verkalkte Wände die Form der eingeschlossenen Zellenreihe durch ziemlich regelmässige Ausbuchtungen wiedergeben, zwischen welchen scharf einschiebende Winkel die unvollständigen Scheidewände bezeichnen. Allmählich werden nun die mächtigeren Balken zwischen den Zellenreihen vollständig inkrustirt, und der Knorpel wird auf diese Weise zu einem grobzelligen Knochengewebe (Miescher's *tela ossea primaria*) verwandelt, das in [50] seinen Cavitäten Knorpelzellen einschliesst. Die Veränderungen, wenn überhaupt diese letzteren solche hierbei erleiden, sind äusserst schwer zu beobachten, weil die dunkle Körnigkeit der auftretenden Verkalkung in hohem Grade die eingeschlossenen Gebilde verdeckt und die Sprödigkeit des Präparates die Anfertigung von hinreichend dünnen, zusammenhängenden Schnitten nicht gestattet. Man muss daher zum Studium des weiteren Fortschrittes des Processes Knochen anwenden, welche durch Behandlung mit Säuren ihrer Kalksalze beraubt sind, und zu diesem Zwecke dürfte die von H. Müller vorgeschlagene Chromsäure mit oder ohne Zusatz von ein wenig Salzsäure am geeignetsten sein. Durch dieses Präparationsmittel werden die cellularen Gebilde weniger als von den meisten anderen verändert, und besonders erhalten sich die Blutkörperchen vortrefflich. Unglücklicher Weise sind indess die grossen Knorpelzellen nicht ganz unempfindlich gegen diese Behandlung, so dass man auf alle Fälle in seinem Urtheil vorsichtig sein muss. Aus dem, was ich gesehen, glaube ich jedoch den Schluss ziehen zu können, dass diese Zellen während der ersten Kalkablagerung keine bemerkenswerthe Veränderung erleiden. Bisweilen ist es mir zwar erschienen, als ob sie mehr zusammengeschrumpft und körnig würden, und ab und zu habe ich geglaubt, in ihnen eine grössere oder geringere Anzahl fettähnlicher Körner zu finden; diese Beobachtung aber ist allzu wenig constant gewesen, um von grösserem Werthe zu sein.

Hier gerade ist es, wo die Ansichten der Autoren über den Ossificationsprocess am meisten auseinander gehen. Gestützt darauf, was meine Untersuchungen mich gelehrt haben, nehme ich keinen Anstand,

---

[1] a. a. O. S. 18.

mich in dieser Hinsicht, soweit es das Wesentlichste betrifft, Sharpey, H. Müller und Baur anzuschliessen; durch die Mittheilung, welche neulich von Lieberkühn gemacht wurde und wodurch derselbe die ältere Reichert-Brandt'sche Lehre aufrecht zu erhalten sucht, bin ich nicht im Geringsten in meiner Ueberzeugung wankend geworden. Die Hauptsumme davon ist, dass der Knorpel mit dem Verkalkungsprocesse zu Grunde geht, um einem neuen Gebilde — dem echten Knochengewebe — Platz zu machen. Dies geschieht durch die Markraumbildung, welche eine grossartige Zerstörung und Resorption des schon gebildeten Knorpelknochens in sich schliesst.

Dieser merkwürdige physiologische Zerstörungsprocess erscheint besonders schön bei dem Untergang der ersten Knorpelverknöcherung. Wir [51] verliessen dieselbe als ein wesentlich cellulares Knochengewebe, in seinen von mehr oder weniger vollständigen, unebenen Kalkwänden begrenzten Cavitäten die grossen, soviel beurtheilt werden konnte, unveränderten Knorpelzellen einschliessend. Das Signal zur Zerstörung wird unzweifelhaft durch das reichliche Auftreten von Blutgefässen in dem periostalen Bildungsblastem gegeben, ungefähr gleichzeitig mit der ersten Ablagerung des echten Knochengewebes auf der Oberfläche des verkalkten Knorpels. Man findet nämlich, sobald der Zerfall, dessen allererste Spuren äusserst schwer zu verfolgen sind, begonnen hat, grössere oder kleinere, unregelmässige buchtige Räume, welche sich durch das fortgehende Oeffnen und Anfressen der „Knochenkapseln" unaufhörlich vergrössern. Diese unregelmässigen Cavitäten erweisen sich sofort gefüllt mit einem in lebhafter Entwicklung begriffenen Gewebe (Granulations- oder Bildungsgewebe), das fast unmittelbar nach seiner Entstehung Blutgefässe enthält, welche von dem periostalen Blastem darin eindringen. Dieses Gewebe ist das erste fötale Mark, und die Höhlen, in welche es eingeschlossen ist, sind die ersten Markräume. Die Resorption folgt nun der Knorpelverkalkung auf den Fersen und nähert sich ihr während des Zuwachses des Knorpels immer mehr, so dass endlich der Knorpelknochen, kaum entstanden, schon wieder dem andrängenden Feinde weichen muss. Während der frühesten Fötalperiode erreicht die Knorpelverkalkung gewöhnlich einen gewissen Grad von Entwicklung, bevor die Katastrophe eintritt; man kann dann auf verhältnissmässig grossen Strecken das von Brandt so benannte „cellulare Knochengewebe" antreffen, welches nichts anderes ist als die erste einfache Knorpelverkalkung. Ebenso werden hier die Wände zwischen den einzelnen Zellen bedeutend mächtiger, zum Theil auf Kosten der letzteren. Während einer mehr vorgeschrittenen Periode dagegen führt der Knorpelknochen nur ein höchst ephemeres Dasein;

die „Knochenkapseln“ haben sich kaum gebildet und schon müssen sie sich öffnen und zur Bildung der ersten Markräume beitragen. Diese nehmen anfänglich die Formen an, welche das vorher bestehende Gewebe gehabt hat, indem sie in den langen Knochen aus den oben geschilderten cylindrischen Cavitäten bestehen, deren regelmässig buchtige Wände durch Verkalkung der die Knorpelzellen zunächst umgebenden Intercellularsubstanz gebildet werden; durch Einschmelzung der untersten Scheidewand treten die Cavitäten mit den älteren Markcavitäten in offene Communication. [52] Die Einschmelzung und Resorption aber beschränken sich nicht hierauf; die Wände der cylindrischen Cavitäten werden selbst angefressen, und allmählich entstehen zwischen ihnen sich unaufhörlich erweiternde Communicationsöffnungen nach allen Richtungen hin. — Alle diese Erscheinungen stellen sich besonders schön auf successiven Querschnitten von in Chromsäure erweichten Knochen dar, und da der Verknöcherungsrand im Allgemeinen nicht ganz eben, sondern etwas ausgebuchtet ist, so zeigen horizontale Schnitte oft eine ganze Reihe von Entwicklungsstadien, wobei man auf verschiedenen Theilen des Präparates die anfänglich geschlossenen Knochenkapseln sich erweitern und durch das Oeffnen der Scheidewände mit einander in Verbindung treten sieht.

Dem Eingraben der Markräume folgt dicht auf dem Fusse die Ablagerung des echten Knochengewebes, die Schilderung dieses Processes aber, der eigentlich nicht zum Knorpel gehört, dürfte am besten für ein folgendes Capitel aufgeschoben werden. Dagegen dürfte es hier angezeigt sein, die Masse, welche diese Höhlen im Knorpelknochen ausbohrt und füllt, näher zu betrachten, und zwar um so mehr, als wir hier den Schlüssel zu diesem ganzen räthselhaften Process, wie das vermittelnde Glied zwischen dem Zerfall des Knorpels einerseits und der Neubildung des echten Knochens anderseits dürften finden können. Wir treffen die gebuchteten Markhöhlen unmittelbar nach ihrer Oeffnung mit einem Gewebe gefüllt an, welches alle Kennzeichen trägt, in der lebhaftesten Neubildung begriffen zu sein. Feinkörnige, schwach begrenzte und mit grossen Kernen versehene Zellen finden sich in Menge in einer spärlichen Zwischensubstanz eingebettet vor, und besonders zunächst den Wänden der Cavitäten sind diese Zellen so zahlreich und so dicht gepackt, dass sie fast den Eindruck eines Epithels machen. In der Mitte dieses „fötalen Markes“ trifft man auch eine grosse Menge Blutkörperchen an, welche die Anwesenheit von Blutgefässen andeuten, sowie spindelförmige Zellen und Kerne, eingeschlossen in eine schwach gestreifte Zwischensubstanz, und endlich hier und da, bisweilen zahlreich, öfters aber spärlich, die räthselhaften, vielgestaltigen, besonders von Robin[1] beschriebenen, vielleicht auch von Bidder[2] gesehenen, vielkernigen Zellen *(plaques à noyaux multiples, myéloplaxes)*.

[53] Woher ist nun dieses Gewebe gekommen? Ist es von anderer Seite hier eingedrungen, oder hat seine Wiege ursprünglich auf diesem Platz gestanden? In dieser Frage sind die Ansichten sehr getheilt gewesen. Valentin[3] hielt die Markräume für vorhergebildet durch die Knorpelkanäle. Miescher[4] dagegen leugnete allen Zusammenhang zwischen diesen beiden Bildungen und betrachtete die ersteren als aus einer Metamorphose des primären Knochengewebes (der Knorpelverkalkung) hervorgegangen. Keiner dieser Autoren sprach indess eine bestimmte Ansicht über das Verhalten der cellularen Elemente bei diesem Process aus. Bei Henle[5] findet sich die erste Angabe über die Bildung der Markzellen durch eine endogene Proliferation der Knorpelzellen; — eine Ansicht, die eine kräftige Stütze in Bidder[6] und Rathke[7] erhielt und dann von den meisten neueren Forschern (Reichert[8], Brandt[9], Virchow[10], Hein[11] u. s. w.) getheilt wurde. Anderseits schilderte Kölliker[12] die Markraumbildung als das Product einer Resorption von bereits gebildetem Knochengewebe. Er setzte das in diesen Cavitäten eingeschlossene Mark nicht in genetischen Zusammenhang mit den Knorpelzellen, sondern hielt es für ein vollkommen neues Gebilde; von wo dasselbe ausgegangen war, konnte er indess nicht entscheiden. Später[13] hat er sich in dieser Hinsicht H. Müller angeschlossen, welcher das Mark im Allgemeinen als aus den Knorpelzellen hervorgegangen dargestellt, hierbei aber bemerkt hat, dass es ihm nicht immer gelungen ist, die Uebergänge zwischen diesen und den Markzellen[14] zu finden.

[54] Um diese Frage zu entscheiden, muss man einen der cylindrischen

---

1 *Gazette méd. d. Paris.* 1849. S. 992.
2 Müller's *Archiv.* 1843. S. 393.
3 *Entwicklungsgesch. d. Mensch.* S. 261.
4 a. a. O. S. 18.
5 *Allgem. Anat.* S. 836.
6 a. a. O. S. 391 ff.
7 Froriep's *Notiz.* 1847.
8 Müller's *Archiv* 1852. S. 525.
9 *Disquis. de ossif. proc.* S. 56.
10 *Archiv f. path. Anat.* 1853. S. 428.
11 *De ossium medulla. Diss.* Berolini. 1856. S. 18.
12 *Mittheil. d. Zür. naturf. Gesellsch.* 1847; *Gewebelehre* 2. Aufl. S. 261.
13 *Gewebelehre* 4. Aufl. S. 258.
14 *Ztschr. f. wiss. Zool.* 1858. S. 173 ff.

Knochen der Extremitäten anwenden, der durch Chromsäure seiner Kalksalze beraubt worden ist. Man findet dann auf Längsschnitten vom Ossificationsrande eines solchen Knochens gewöhnlich den Uebergang zwischen den grossen, hellen Knorpelzellen und dem neugebildeten Markgewebe sehr scharf und plötzlich. Wenigstens ist es mir nicht gelungen, so häufig wie mehrere der vorerwähnten Forscher unzweideutige Theilungsformen von diesen grossen Knorpelzellen zu finden; besonders nicht wie Baur, welcher bestimmt angibt, dass aus jeder Knorpelzelle durch Theilung des Kernes ein kernhaltiges Blastem entsteht. „Jede Knorpelzelle wird nämlich innerhalb der verkalkten Knorpelhöhle zum Sitze einer endogenen Zellenproduction", sagt er und fügt hinzu: „Statt des einen blasenförmigen Nucleus, der sich schon als Brutzelle betrachten lässt, treten durch Theilung derselben mehrere ihm gleiche Bläschen auf, mit deren Vermehrung die Mutterzellen untergehen und unter einander zu einem kernhaltigen Blasteme zusammenfliessen."[1] Im Gegensatz hierzu habe ich meist die oben genannten grossen und allem Aussehen nach unveränderten Knorpelzellen fast unmittelbar, d. h. nur durch eine ganz dünne Scheidewand davon getrennt, an soeben gebildete Markräume stossen sehen, in denen ausser Mark- und Bildungszellen auch Blutgefässe beobachtet worden sind. Dass ich in diesem Falle die Anwesenheit von Blutgefässen nicht nur auf Grund der im Mark eingemischten Blutkörperchen angenommen habe, geht daraus hervor, dass es mir gelungen ist, diese Gefässe durch Injection mit der Beale'schen durchsichtigen Injectionsmasse aus Berlinerblau zu füllen. Aber auch ohne Injection kann man sich leicht von dem unmittelbaren Auftreten von Blutgefässen oder doch wenigstens Blutkörperchen dicht an den unveränderten Knorpelzellen überzeugen, und in dieser Beziehung sind nicht allzu dünne Schnitte von ossificirenden Epiphysen, welche in Chromsäure aufgeweicht worden sind, besonders lehrreich (z. B. von neugeborenen Kindern und Kälbern). Wie oben erwähnt, werden die Blutkörperchen durch die verdünnte Chromsäure äusserst unbedeutend verändert, und sogar ihre Farbe, die nur einen gelblicheren Anstrich erhalten hat, ist leicht erkennbar. Wird daher ein solcher Schnitt mit schwacher Vergrösserung betrachtet, so zeigen sich alle die primären Markräume auf Grund dieser charakteristischen Farbe blutführend bis zur äussersten [55] Grenze gegen die grossen Knorpelzellen, und die Dicke des Präparates schliesst in diesem Falle die Annahme aus, dass die Blutkörperchen bei Anfertigung des Schnittes dahin gekommen seien. Unter solchen Umständen scheint

[1] *Die Entwickl. d. Bindesubst.* S. 56.

es fast unmöglich zu sein, eine Erklärung dafür zu finden, wie diese Knorpelzellen so plötzlich und ohne sichtbare Uebergänge durch Kerntheilung oder in anderer Weise nicht nur die eine oder die andere Markzelle, sondern ein deutlich gefässführendes Gewebe sollten erzeugen können, welches mit dem vorher gebildeten Mark in innigem Zusammenhang steht, aber in keinem deutlichen mit den Gebilden, von welchen es zunächst seinen Ursprung herleiten sollte. H. Müller will sogar oft in der geöffneten Knorpelhöhle Ueberreste der zu Grunde gegangenen Knorpelzelle wie von aussen hineingekommene Blutkörperchen gesehen haben. Bilder, die so hätten gedeutet werden können, habe auch ich gesehen und kann nicht umhin, grosses Gewicht darauf zu legen. Man kann ausserdem hinzufügen, dass in den meisten Fällen die in Frage stehenden grossen Knorpelzellen nicht das Aussehen von Zellen haben, welche im Begriff stehen, unmittelbar darnach Sitz der lebhaftesten Neubildung zu werden. Der fast helle Inhalt, der oft sehr grosse und in den meisten Fällen vollkommen runde Kern sprechen nicht für einen solchen Vorgang als nahe bevorstehend.

Trotz alledem wage ich zwar nicht zu leugnen, dass die Knorpelzellen zur Bildung des Markes beitragen, ich glaube aber doch, dass ihre Rolle bei diesem Process mehr untergeordnet ist, als man sich im Allgemeinen vorstellt. Meiner Auffassung nach ist das Mark ein Gebilde, das hauptsächlich durch Invasion von aussen sein Gebiet in Besitz genommen hat, indem es die Elemente der Gewebe, welche in seinen Weg kommen, theils verdrängt und auflöst, theils auch in sich einverleibt. Die erste vom periostalen Blastem in den Knorpelknochen eindringende Blutgefässschlinge mit ihrer Umgebung und Vortruppe von proliferirenden Bildungszellen ist der Ausgangspunkt für alle die Umwälzungen, wodurch der Knorpel vernichtet und eine neue Ordnung der Dinge — das Auftreten des echten Knochengewebes — vorbereitet wird. Eine solche Annahme erklärt ungesucht alle die Erscheinungen, welche wir bei diesem merkwürdigen Substitutionsprocess beobachten. In dem enormen Zuwachs der Knorpelzellen sehen wir dann in erster Linie ein Oeffnen und Ausgleichen des Weges des eindringenden jugendlichen Gewebes und in der Knorpelverkalkung die Dämme, [56] welche den Strom in der rechten Furche halten, und zugleich die Gussform, in welcher das neue Gebilde Gestalt annimmt. Gehen wir noch weiter in teleologischer Anschauung, so ist leicht einzusehen, welche wichtige Aufgabe diese Knorpelverkalkung zu erfüllen hat, um diesem von der Natur so schwachen Theil zusammenzuhalten und ihm Stärke zu geben. Dies wird uns besonders klar, wenn wir das Auftreten des Markes und der Markräume in diesem Falle als eine physiologische Demarcationsbildung (*sit venia verbo!*) betrachten, analog dem Process, wodurch bei der pathologischen Nekrose der todte Knochen von dem gesunden abgeschieden wird, denn dadurch, dass diese Demarcationslinie hier durch die zurückbleibenden, oft tief in den jungen Knochen eindringenden Knorpelknochenbalken so vielfach gebrochen und sinuös wird, muss natürlich die Gefahr einer Diastase in erheblichem Grade vermindert werden.

Dieser Process dauert so lange an, bis in den langen Knochen Diaphyse und Epiphyse mit einander verschmolzen sind und dadurch dem Längenwachsthum des Individuums eine Grenze gesetzt worden ist. Der Knorpel richtet jetzt gegen den nunmehr nicht so heftig andringenden Feind seine allerletzte Wehr auf, welche auch in den meisten Fällen während des ganzen Lebens eine Grenze zwischen dem gefässreichen, echten Knochengewebe und dem hyalinen, gefässlosen Knorpelüberzug des Gelenkendes bildet. Ich meine die von Toynbee[1] so benannte *lamina articularis*. Dieses Gebilde ist eines der äusserst wenigen in dem höheren Thierorganismus vorkommenden Beispiele von einer bestehenden exquisiten Knorpelverknöcherung und bildet gleichzeitig durch seine ausgesprochene Verschiedenheit von dem echten Knochengewebe einen der wichtigsten Gründe für die Annahme von dessen vollkommener Unabhängigkeit vom Knorpel. Merkwürdig ist es, dass eine solche Knorpelverknöcherung bei vielen Thieren in den Rippenknorpeln constant vorkommt — ich habe sehr schöne Proben davon bei der Ratte und dem Chamäleon gesehen —, was der von mehreren Autoren ausgesprochenen Ansicht, dass diese Knorpel als kolossale Gelenkknorpel aufzufassen sind, eine Stütze zu geben scheint. Hiergegen spricht jedoch, wie Bruch[2] bemerkt, deren Anlage bei dem Fötus als Skelettabschnitte, die von der übrigen Rippe getrennt sind. Diese Form von Knochengewebe (wie sie unterhalb der Gelenkknorpel beim Menschen vorkommt) besteht aus einer festen, [57] etwas körnigen Grundsubstanz, in welcher runde oder längliche Cavitäten ohne Ausläufer eingebettet liegen. Sowohl ihre Form wie ihre Anordnung erweisen, dass sie aus den im Knorpel vorher vorhandenen Höhlen durch eine einfache Verkalkung der Zwischensubstanz direkt hervorgegangen sind.

Bevor ich die Knorpelverknöcherung verlasse, dürfte es angezeigt sein, die Aufmerksamkeit auf die eigenthümliche Form zu lenken, welche in einem vorgeschritteneren Alter häufig bei der Verknöcherung der sogen. „permanenten“ Knorpel entsteht, z. B. in den

[1] *Philos. Transact.* 1841. S. 163.

[2] *Beitr. z. Entw. d. Knoch.* S. 79.

hyalinen Knorpeln der Luftröhre und den fibrösen Knorpeln verschiedener Synchondrosen. Diesen Process, der meines Wissens zuerst von Rokitansky[1] und H. Meyer[2] ausführlich beschrieben wurde, habe ich in der Schambeinfuge erwachsener und betagter Frauen verfolgt, wo er sich oft ausserordentlich schön zeigt. Bei dieser Verknöcherung ist das Eigenthümliche zu bemerken, dass die Kalkablagerung sich anfänglich auf die hier oft sehr deutlichen Kapseln um die Knorpelzellen beschränkt, wobei man nicht selten solche Kapseln mit zwei bis drei Zellen beobachtet, welche alle von besonderen Verdichtungsschichten umgeben sein können. Anfangs bilden diese verkalkten Knorpelkapseln, in welchen man gewöhnlich, z. B. durch Färbung mit Carmin, die eingeschlossenen Knorpelkörperchen darstellen kann, isolirte runde oder gewöhnlich längliche, eiförmige Körper, welche erst allmählich von der langsam fortschreitenden Verkalkung in der Grundsubstanz eingeschlossen werden, so dass ihre Conturen endlich vollständig mit dieser zusammenfliessen. Eine Bildung von vollständigen radiirenden Ausläufern, übereinstimmend mit den *canaliculi radiati* der Knochenlacunen, habe ich bei dieser Verknöcherung nicht gefunden; wohl aber sieht man bisweilen kurze, rissartige Fortsetzungen von der Cavität der verknöcherten Knorpelkapsel[3] ausgehen.

[58] Aus obiger Darstellung der Entstehung der Knorpelverknöcherung und der „primären Markräume" geht nun ungesucht die Ansicht von dem Verhalten der Gefässbildung zur Ossification hervor. Seit Nesbitt's und Haller's Zeit ist diese Frage eine von den „schwebenden" gewesen, und zwischen der Auffassung von diesem Process als nothwendig

[1] *Ztschr. d. Gesellsch. d. Aerzte zu Wien.* 5. Jahrg. 1848. Bd. I. S. 1.

[2] Müller's *Archiv.* 1849. S. 325.

[3] Ueber die Existenz der Knorpelkapseln als isolirbarer Gebilde kann hier kein Zweifel bestehen. Es zwingt uns indess nichts, anzunehmen, dass sie durch secundäre Ablagerungen auf der Innenseite einer hypothetischen Zellenmembran entsprechend der Cellulosenhülle der Pflanzenzelle gebildet sind. Bekanntlich zählt diese Ansicht, welche von Remak und Kölliker aufgestellt wurde, viele Anhänger; es ist indess auch eine starke Opposition dagegen nicht ausgeblieben. Zeit und Raum gestatten [58] mir nicht, auf eine nähere Prüfung dieser Frage einzugehen, die schon von so vielen Autoren in verdienstvoller Weise behandelt worden ist. Meine eigenen Untersuchungen haben mich zu der Ansicht geführt, dass die Kapselbildung, welche bei dem Menschen und den höheren Säugethieren wenigstens dem betagteren Knorpel angehört, nicht von einer Zellenmembran ausgeht, sondern dass sie entweder eine secundäre Umwandlung der zunächst der Zelle liegenden Intercellularsubstanz oder auch eine neue, von der Zelle gebildete Ablagerung auf der Innenseite der Knorpelhöhle darstellt, und dass das, was man bei jüngeren ossificirenden Knorpeln Kapsel genannt hat, ein irreführendes optisches Phänomen ist.

für die Knochenbildung einerseits (Bruch, H. Müller u. A.) und der Ansicht über deren blosse Zufälligkeit und vollkommene Bedeutungslosigkeit in dieser Hinsicht anderseits (H. Meyer u. A.), hat immer eine weite, unausgefüllte Kluft bestanden. Thatsächlich müssen auch die, welche die unmittelbare Metamorphose des Knorpels zu echtem Knochengewebe annehmen, folgerichtig allen wesentlichen Zusammenhang zwischen der Gefässbildung und der Ossification leugnen. Wir haben nämlich gesehen, dass die Knorpel verkalken können, d. h. zu „Knorpelknochen"[1] (H. Müller), zu „cellularem" (Brandt) oder „primärem" (Miescher) Knochengewebe übergehen, ohne dass sich in ihnen irgend welche Spuren von Blutgefässen zeigen. In demselben Augenblick aber, wo dieses Knochengewebe dem andrängenden Granulationsgewebe weicht und Markräume darin eingebohrt werden, treten auch die Gefässe auf. Was man auf diesem Standpunkte der Entwicklungsgeschichte des Knochengewebes [59] mit Bestimmtheit sagen kann, ist also, dass die Gefässbildung nichts mit der Knorpelverknöcherung zu schaffen hat; die bestehenden Formen der letzteren sind bei den höheren Thieren im Allgemeinen gefässlos. Bei der Markraumbildung und der im nächsten Zusammenhang damit auftretenden Ablagerung von echtem Knochengewebe muss die Vascularisation dagegen als constant und wesentlich betrachtet werden.

III. Untersuchungen über die Bildung des echten Knochengewebes.

Man würde sich sehr täuschen, wenn man glaubt, dass das echte Knochengewebe bei seiner Neubildung stets rein und ungemischt auftrete. Dies geschieht nur bei seiner allerersten Anschiebung bei der jungen Frucht, wo das umgebende Blastem, aus welchem die Anschiebung erfolgt, noch nicht zu der Form eines bestimmten Gewebes differentiirt ist; so auch während einer vorgeschritteneren Periode bei der sogen.

[1] Wenn die neulich von Lieberkühn (Reichert's und du Bois-Reymond's *Archiv.* 1862. S. 740 ff.) veröffentlichten Untersuchungen, nach welchen der Knorpel bei dieser Verknöcherung nicht nur ganz einfach mit Kalksalzen incrustirt wird, sondern dabei auch eine chemische Umwandlung von Chondrogen zu Collagen durchmacht, sich bestätigen, was man zu vermuthen Veranlassung hat, so dürfte sich die Benennung „Knorpelverkalkung" weniger zutreffend erweisen und gegen z. B. „Knorpelknochen" auszutauschen sein, in welchem Falle wir unter diesem Ausdruck nur ein Knochengewebe verstehen, welches, ohne Rücksicht auf chemische Constitution, sich vom morphologisch-histologischen Gesichtspunkt direct aus Knorpel hervorgegangen erweist.

„intracartilaginösen“ Verknöcherung und wahrscheinlich während des ganzen Lebens bei aller Neubildung in den Havers'ischen Kanälen, denn in diesen beiden letzteren Fällen erfolgt die Anlegung des Knochengewebes ebenfalls von einem jungen, formlosen Bildungsblastem. An allen anderen Stellen dagegen, d. h. bei der sogen. „intramembranösen“ Knochenbildung, in den nicht aus Knorpeln vorhergebildeten Knochen und auf der Oberfläche der übrigen, wird das Knochengewebe, während der vorgeschritteneren Abschnitte des Zuwachses, bei seinem ersten Auftreten gewöhnlich mit anderen Geweben der Bindesubstanzgruppe so vermischt angetroffen, dass es oft schwer zu entscheiden ist, ob das, was vorliegt, den Namen echtes Knochengewebe verdient oder nicht. Um dies zu beweisen, brauche ich nur auf die Formen von Knochen hinzuweisen, wo die sogen. „Sharpey'schen Fasern“ in grösserer oder geringerer Menge vorkommen. Nach dem in der letzten Zeit von H. Müller, Kölliker, Lieberkühn und R. Maier über diesen Gegenstand angestellten Untersuchungen dürfte es nämlich als zweifellos zu betrachten sein, dass diese Bildungen davon herstammen, [60] dass während des Fortschreitens der Ossification ausgebildete Bindegewebsfasern und sogar im Bindegewebe vorkommende elastische Fasern (Müller, Maier) in der zwischen ihnen angesetzten Knochensubstanz eingeschlossen worden sind. Bisweilen scheinen die Elemente dieses Bindegewebes so überwiegend zu sein, dass man die ganze so gebildete Knochenmasse als verknöchertes Bindegewebe betrachten kann; so nach Lieberkühn bei der Verknöcherung der Suturen und Fontanellen des Schädels bei Kindern im Alter von etwa 2 Jahren. Dieser letztgenannte Autor dürfte doch fast zu weit gegangen sein, wenn er behauptet, dass alles Knochengewebe, in welchem Sharpey'sche Fasern angetroffen werden, während seiner Entwicklung einmal die Structur der Sehne gehabt habe. Da meine Untersuchungen über diesen Gegenstand noch nicht abgeschlossen sind, wage ich nicht, mich näher darauf einzulassen, soviel aber geht doch aus dem eben Angeführten hervor, dass wir es in diesen Formen mit einer Mischung von verschiedenen Geweben in wechselnden Proportionen — echten Knochen, verknöchertem Bindegewebe und elastischen Fasern — zu thun haben, und dass solche gerade darum nicht für das Studium der ersten Bildung des echten Knochengewebes geeignet sein können. Zu diesem Zweck müssen wir uns an die frühesten Stadien des Fötallebens wenden, und wir werden dann finden, dass das Knochengewebe bei seiner ersten Anschiebung so eigenthümliche und charakteristische Formen zeigt, dass seine Freimachung von aller genetischen Abhängigkeit von den übrigen Mitgliedern der Bindesubstanzfamilie vollkommen berechtigt wird.

Beim Betrachten der Bildung des echten Knochengewebes zeigen sich gewisse Eigenthümlichkeiten in diesem Process, beruhend auf den verschiedenen localen Verhältnissen, unter welchen er auftritt. In dieser Hinsicht können wir zwei verschiedene Typen für die Knochenbildung unterscheiden, je nachdem das Knochengewebe unmittelbar und frei aus dem Bildungsblastem anschiebt oder an gewisse, vom Knorpelskelett präformirte Räume gebunden ist. Der eine der beiden Typen ist die von Alters her sogen. intramembranöse Knochenbildung, welche in allen denjenigen Knochen vorkommt, welche nicht vorher aus Knorpeln gebildet sind; der andere wird von der in dem ossificirenden Knorpel stattfindenden Ansetzung von Knochengewebe, der intracartilaginösen Knochenbildung, repräsentirt. Die periostale Knochenablagerung auf der Oberfläche des primordialen Skelettes kann als ein Vermittlungsglied zwischen diesen beiden Typen betrachtet werden, weil sie, obgleich sonst mit dem intramembranösen Typus vollkommen übereinstimmend, [61] dennoch auch in gewissem Grade an eine schon bestehende Form gebunden ist. Hierbei ist indess zu bemerken, dass die Ungleichheiten, welche eine Folge dieser Anordnung sind, mehr eine organologische als eine rein histologische Bedeutung haben, weshalb schon hier als allgemeine Grundwahrheit der von Sharpey, Bruch und H. Müller verfochtene Satz aufgestellt werden kann: Das echte Knochengewebe, in seiner reinen, ungemengten Form wird überall in derselben Weise gebildet, und es gibt also in dieser Hinsicht keinen wesentlichen Unterschied zwischen der intracartilaginösen und der intramembranösen Ossification.

Die freie Knochenbildung durch unmittelbare Anschiebung aus dem Blastem ist die am frühesten auftretende. Bei dem Menschen und den Säugethieren, welche Clavicula haben, tritt Knochengewebe in diesem nicht vorher von Knorpel gebildeten Theil des Skeletts auf, bevor noch eine Kalkablagerung in den primordialen Knorpeln begonnen hat. Bei denjenigen Thieren dagegen, welche keine Clavicula besitzen, ist der Unterkiefer derjenige Knochen, welcher am frühesten gebildet wird. Man könnte freilich diesen letzteren Knochen als in gewisser Weise durch den sogen. Meckel'schen Knorpel — einen schmalen Knorpelstrang, der sich vom Hammer in der Paukenhöhle bis zum Kinn erstreckt und dort mit dem entsprechenden Knochen von der andern Seite zusammenstösst — präformirt betrachten, dieser Knorpel aber wird nicht früher als zu einem recht weit vorgeschrittenen Zeitpunkt theilweise von dem neugebildeten Knochen umschlossen und liegt bei dessen erstem Auftreten nur seitwärts davon und ohne mit dem Knochen in einen innigeren Zusammenhang zu treten. — Bei einem Schaf-Fötus von ungefähr 4 Zoll Länge hat der Unterkiefer bereits im Grossen und

Ganzen seine künftige Form. Die Mittelpartie jeder Seite bildet eine von dünnen Wänden begrenzte tiefe Rinne, in welcher die Zahnsäcke eingeschlossen liegen; nach vorn geht der Knochen, schmäler werdend, in das unreife Bindegewebe und das ossificirende Blastem über, welche die noch vollkommen getrennten Seitentheile des Unterkiefers verbinden, und nach hinten treten schon drei Fortsätze — *processus coronoideus, p. articularis* und *angulus maxillae inferioris* — hervor, in welchen die Knochenbildung unter Vermittlung eines während des Zuwachses des Knochens neugebildeten Knorpels fortschreitet. Wie Bruch[1] gezeigt hat, haben diese [62] Apophysenknorpel nicht den geringsten Zusammenhang mit dem Meckel'schen Knorpel, den man noch fast unverändert in einer besonderen Rinne auf der Innenseite des Knochens liegen sieht, und der nur auf einer kleinen Strecke zunächst dem vorderen Ende davon umschlossen ist. Diese Apophysenknorpel sind auch keine selbständigen Bildungen, sondern finden sich stets in voller Continuität mit dem zuwachsenden Knochen und bilden daher ein höchst interessantes Beispiel von Neubildung von Knorpel in dem secundären Skelett.

Die papierdünnen Alveolarwände sind nun eine der Stellen, wo man am allerbesten die erste Anschiebung des echten Knochengewebes studiren kann. Das umgebende weiche Gewebe, welches man das periostale Blastem nennen könnte, obgleich sich noch kein eigentliches Periost differentiirt findet, besteht aus einer reichlichen Menge körniger Bildungszellen, rund oder spindelförmig, kernhaltig und eingebettet in eine spärliche, schwach gestreifte Zwischensubstanz. Zunächst der Oberfläche des Knochens, welcher hier unter der Form von platten, gegen die Längsaxe des Kiefers schräg gerichteten Knochenstrahlen oder Latten anschiebt, werden diese Zellen grösser (ungefähr 0·012 ^{mm} im Durchmesser), rund oder durch gegenseitige Abplattung etwas polygonal, feinkörnig und mit einem oder zwei runden, scharf conturirten Kernen versehen. Die Zwischensubstanz ist hier zu einem Minimum reducirt. Blutgefässe ziehen in einem reichen Netzwerk zwischen und um die Knochenstrahlen, welche an Breite zunehmen und durch Aussendung von bogenförmigen Verbindungsbalken ausgezogene Areolen und Halbkanäle bilden, welche sich allmählich schliessen und so eine poröse Knochenstructur mit langgestreckten, von dünnen Wänden begrenzten, von aussen nach innen schräg laufenden Höhlen bilden. Diese werden durch successive Ablagerungen auf der Innenseite der Wände immer mehr verkleinert, wodurch endlich eine Art weiter primärer Havers'ischer Kanäle entsteht.

---

[1] *Beitr. z. Entw. d. Knoch.* S. 158.

Die um die freien Ränder und die Enden der erwähnten Knochenstrahlen dicht gepackten Zellen hindern durch ihre dunkle Körnigkeit in erheblichem Grade die Untersuchung des Verhaltens der Zwischensubstanz bei diesem Knochenbildungsprocess. Was man indess bei der Betrachtung des Gewebes in diesem seinem unveränderten Zustande bemerkt, ist folgendes. Die körnigen Zellen werden allmählich von einer zwischen ihnen auftretenden, eigenthümlich knorpelähnlich glänzenden [63] Substanz auseinander gedrängt, die ein feines Geflecht bildet, in dessen Maschen die Zellen eingeschlossen werden, und das nach aussen verschwindende Fortsätze zwischen dieselben sendet. Die Balken dieses Geflechtes nehmen nach innen immer mehr an Dicke zu, ohne dass dabei die Grösse der Zellen kleiner zu werden scheint, und die Wände der Cavitäten, in welche diese dann eingeschlossen sind, erhalten ein unregelmässig eingeschnittenes oder gezähntes Aussehen. Während diesem allen sind die Zellen ihrer Form nach nicht merkbar verändert, aber etwas heller geworden; sie füllen die sie einschliessenden Höhlen nicht immer vollständig aus, sondern es kann häufig zwischen der äusseren Begrenzung der Zelle und der Wand der Cavität ein heller Raum beobachtet werden. Gleichzeitig beginnt in der Zwischensubstanz die Ablagerung der Kalksalze unter der Form einer feinen Körnigkeit, die schnell einen fast homogenen, silberartigen Glanz bekommt. Es unterliegt keinem Zweifel und wird durch die fortgesetzte Untersuchung bestätigt, dass die betreffenden Cavitäten und Zellen in der Bildung begriffene Knochenlacunen und Knochenkörperchen darstellen; sie erhalten allmählich ihre bestimmte Form, und die von ihnen ausgehenden feinen Kanäle werden nach und nach deutlicher. Es ist indess gerade die erste Bildung der letzteren, ebenso wie im Allgemeinen das Verhalten der Zwischensubstanz zu den von ihr umschlossenen Zellen, welche durch eine solche Untersuchung wie die nun geschilderte nicht genügend aufgefasst werden können. Oben ist bemerkt worden, dass die körnigen Zellen hier den Process in ein gewisses Dunkel einhüllen. Es galt also, ein Mittel zu finden, wodurch diese beseitigt werden konnten, ohne dass die Intercellularsubstanz wesentlich verändert wurde. Ich glaube ein geeignetes solches in einer verdünnten Lösung von doppeltchromsaurem Kali gefunden zu haben; ein Reagens, welches schon oft zur Isolirung von zellenartigen Bildungen verwendbar befunden worden ist. Der Zusammenhang derselben mit der Zwischensubstanz wird durch Behandlung mit der erwähnten Flüssigkeit während einiger Tage so locker, dass nur einige sanfte Schläge mit einem feinen Farbenpinsel nöthig sind, um denselben aufzuheben. Uebrigens scheint das Gewebe nicht in höherem Grade verändert zu werden, ausgenommen, dass die Streifen in der Intercellularsubstanz ausgesprochener, die Conturen der Zellen bestimmter und deren Inhalt etwas dunkler werden. Sowohl die Form der Bildungszellen als auch die der sonst so empfindlichen Blutkörperchen ist indess fast ganz unverändert.

[64] Nimmt man nun von dem Alveolarrande oder der Oberfläche des Unterkiefers bei einem jungen Schaf-Fötus eine dünne Lamelle ab und führt mit dem Pinsel unter Wasser einige Schläge gegen dieselbe aus, so stellt sich bei der Betrachtung im Mikroskop ein ausserordentlich schönes Bild dar, das aber unglücklicher Weise ebenso schwer zu beschreiben als abzuzeichnen ist. Das oben beschriebene, die Zellen einschliessende Netzwerk löst sich nun in ein noch viel feineres auf, gebildet von in allen Richtungen verlaufenden und nach allen Seiten anastomosirenden Balken, welche sich nach aussen, am freien Rande, in zierlichst verzweigte Ausläufer verlieren. Diese Balken bestehen aus einer fast glasartigen, homogenen, glänzenden Substanz, deren grosse Durchsichtigkeit erklärt, wie diese feine Bildung in dem nicht gepinselten Präparate von den dicht zusammengepackten körnigen Zellen so vollkommen verdeckt wird. Schreitet man nun bei der Untersuchung von dem freien Rande nach innen gegen den ausgebildeten Knochen fort, so findet man, dass die anfänglich so ausserordentlich feinen und fast verschwindenden Balken allmählich an Mächtigkeit zunehmen, während die von ihnen umschlossenen grösseren Oeffnungen von einem in vermindertem Maassstabe völlig gleichartigen Balkenwerk ausgefüllt werden. Bei der allmählichen Ablagerung dieser Gebilde, welche gewöhnlich den Charakter von dünnen, netzförmigen Lamellen haben, entsteht zwischen den unendlich verzweigten und mit einander zusammenfliessenden Balken eine Menge grösserer und kleinerer, runder oder gewöhnlich länglicher Lücken, von denen die meisten und kleinsten allmählich in Halbkanäle übergehen und zuletzt ohne Zweifel die von den Knochenlacunen ausgehenden *canaliculi radiati* bilden. Die grösseren, hier und dort zerstreuten Lücken nehmen allmählich die leicht erkennbare Form der Knochenlacunen an; Anfangs sind sie grösser als normal und ziemlich unregelmässig, häufig trifft man sie auch nur zur Hälfte geschlossen und durch eine weite Oeffnung mit der Oberfläche der Knochenlamelle communicirend, was auch durch die Leichtigkeit bewiesen wird, womit die in ihnen eingeschlossenen Zellen beim Pinseln aus ihrem Gefängniss herausfallen. Ebenfalls findet man bisweilen zwei Lacunen, welche durch eine weite, kanalförmige Oeffnung mit einander in Verbindung stehen, und endlich kommen nicht so selten mehr langgestreckte vor, welche zwei deutliche Zellen enthalten. Alle diese Unregelmässigkeiten werden allmählich während des Gewebezuwachses

ausgeglichen, und man kann im Allgemeinen annehmen, dass das [65] zuerst abgelagerte Knochengewebe nicht gleich die schöne, regelmässige Form erhält, welche das vollkommen ausgebildete auszeichnet, und die gleichsam erst nach mehreren immer mehr gelungenen Versuchen erreicht wird.

Einen in allem Wesentlichen mit dem nun geschilderten gleichen Verlauf können wir bei allen denjenigen Knochen beobachten, welche nicht vorher von Primordialknorpeln gebildet sind; so auf den radiirenden Knochenstrahlen an den Rändern der platten Knochen des Schädels, in der Orbital-Lamelle des Stirnbeines, im Pflugscharbein, im Gaumenfortsatz des Oberkiefers u. s. w. Die gröbere Anordnung ist natürlich etwas verschieden, je nachdem die Form des wachsenden Knochens und die Beschaffenheit des Ortes es erfordert. So finden wir in vielen Fällen die Anschiebung der hyalinen Substanz vorzugsweise ausgebreitet und netzförmig; in anderen dagegen hat die ganze Anlage mehr ein spongiöses oder cavernöses Gepräge, welches sich bisweilen dadurch einem fibrösen nähert, dass die Balken mehr parallel laufen, wodurch die von ihnen umschlossenen Maschen länger und ausgedehnter werden. Besonders schön zeigt sich die wahre Natur des anschiessenden Balkenwerkes an solchen Stellen, wo eine Brücke zwischen zwei schon bedeutend entwickelte Knochenstrahlen geschlagen werden soll; die hyalinen Balken sind dann gewöhnlich länger und gleichsam isolirter, kreuzen einander und schmelzen darauf in allen Richtungen zusammen.

Die Substanz, welche diese schönen Geflechte bildet, ist, wie bereits erwähnt worden, fast vollkommen hyalin, von knorpelartigem Glanz und ebensolcher Consistenz und zeigt gegen Reagentien eine nicht unbedeutende Widerstandskraft. Essigsäure und verdünnte Kalilösung machen die Balken nur etwas blasser und weniger deutlich, und hat deren Einwirkung nicht allzu lange stattgefunden, so treten die Conturen nach Auswaschung mit Wasser wieder in aller ihrer Schärfe hervor. Durch ihre Eigenschaft, bei Zusatz von Essigsäure nicht merkbar aufzuquellen, und ihren eigenthümlich spiegelnden Glanz unterscheidet sich diese Substanz, für welche H. Müller den passenden Namen „osteogene Substanz“ vorgeschlagen, bedeutend von dem leimgebenden Stoff, der die Fasern des Bindegewebes und der Sehnen bildet. Wahrscheinlich ist sie mit dem Knochenknorpel oder dem „Osseïn“ identisch, welches aus ausgebildeten Knochen nach Ausziehen der Kalksalze mittels verdünnter Salzsäure erhalten wird.

[66] Was nun die in dem beschriebenen Netzwerk eingeschlossenen Zellen (die künftigen Knochenkörperchen) betrifft, so muss ich bestimmt in Abrede stellen, dass sie schon von Anfang sternförmig sind und

dann mit ihren Ausläufern ganz einfach von der osteogenen Substanz umgossen werden, wie H. Müller[1] dies annimmt. Auf Präparaten, welche nur unbedeutend gepinselt worden sind, findet man gewöhnlich zahlreiche Zellen an den anschiebenden Knochenstrahlen oder Lamellen haftend, und häufig trifft man dann solche Zellen zur Hälfte in dem erwähnten Balkenwerk eingeschlossen. Diese Zellen habe ich der Form nach fast stets länglich, abgerundet und etwas platt und von einem ebenen, einfachen Contur begrenzt gefunden, der sich bisweilen unbedeutend eckig gezeigt hat, aber ohne deutliche Ausläufer; die Grösse der Zellen beträgt im Allgemeinen etwa 0·009 und 0·013 ^{mm} im längsten Durchmesser. — Wir kommen weiter unten auf die Frage nach der Bildung der strahlförmigen Kanälchen der Knochenlacunen zurück und werden vorher einen Blick auf die Bildung des Knochengewebes im primordialen Skelett, als periostale Knochenablagerung auf der Oberfläche und als intracartilaginöse Verknöcherung in dem Inneren des verkalkten Knorpels werfen.

Hierbei tritt zunächst die Frage der Priorität des Knorpelknochens und der periostalen Knochenbildung auf. Nach Bruch[2] beginnt die Knochenablagerung in dem primordialen Skelett der Säugethiere auf der Oberfläche nicht, bevor die vorangehende Knorpelverknöcherung die Peripherie des Knorpels erreicht hat, und dieser Autor hält gerade darum Knochen von diesen Thieren für weniger geeignet zum Studium der ersten periostalen Knochenbildung; aus diesem Grunde hat er auch vorzugsweise bei seinen Untersuchungen Vögel benutzt, bei denen ein grosser Theil der Primordialknorpel der Diaphysen niemals verknöchert wird, sondern unmittelbar durch Erweichung und Resorption der Bildung der grossen Markcavität Platz macht. Reichert dagegen sah bei Menschen und Säugethieren die Periostalverknöcherung eintreten, bevor noch ein Knochenkern im Knorpel erschienen war, und H. Müller[3] fand bei Kalbembryonen die Periostalverknöcherung, bei einem Menschenembryo dagegen die Knorpelverknöcherung am frühesten. Nach den Angaben [67] dieser ausgezeichneten Forscher könnte man also zur Annahme veranlasst werden, dass es in dieser Hinsicht keine bestimmte Regel gibt, soweit das Skelett im Allgemeinen in Frage kommt; ob dagegen eine solche Regel für die einzelnen Knochen bei jeder Thierart besteht, dürfte auf künftige Untersuchungen ankommen, denn die bisher angestellten können für die Entscheidung der

---

[1] a. a. O. S. 165.
[2] a. a. O. S. 111.
[3] a. a. O. S. 195.

Frage nicht als hinreichend betrachtet werden. Ich fand in einem Falle bei einem ca. $1^1/_2$ Zoll langen Schafembryo auf der Oberfläche des Metatarsus eine dünne Schicht osteogener Substanz, aber ohne Kalk, und hier hatte noch keine Verknöcherung des Primordialknorpels begonnen. Im Allgemeinen scheint doch, soviel ich an Schafembryonen habe sehen können, die Knorpelverknöcherung etwas früher aufzutreten; während des weiteren Fortschrittes des Ossificationsprocesses aber habe ich die Periostalverknöcherung constant etwas eher vor sich gehen sehen.

Auch hier schiebt das junge Knochengewebe unter der Form eines durchsichtigen, spiegelnden Netzwerkes an, das Anfangs eine dünne Scheide um den Primordialknorpel bildet. Dieser ist bei den Säugethieren gegen die umgebenden Gewebe durch eine oder mehrere Schichten platter Zellen abgegrenzt, welche, auf Längsschnitten des Knorpels, d. h. im Profil gesehen, ein schmales spindelförmiges oder stäbchenähnliches Aussehen zeigen. Die Grenze zwischen diesen Zellen und dem dicht ausserhalb liegenden embryonalen Bildungsgewebe mit dessen runden, körnigen Zellen ist indess nicht völlig scharf, so lange noch kein Knochenansatz auf der Oberfläche des Knorpels begonnen hat; es ist nur das Auftreten der eigenthümlichen Zwischensubstanz, durch welches das Gebiet des letzteren bezeichnet wird. Bei den Vögeln, wo, wie oben erwähnt, ein grosser Theil des Diaphysenknorpels nicht zur Verknöcherung benutzt wird, wird dieses nach Bruch von einer vollkommen homogenen, elastischen Membran umgeben, von welcher die ziemlich lose Knorpelmasse herausgepresst werden kann, wonach die Membran wie eine glashelle, faltige Scheide isolirt zurückbleibt. Bruch scheint dies als eine eigene, selbständige Bildung zu betrachten, in gewisser Weise dem Perichondrium der Säugethiere entsprechend, und beschreibt die erste Knochenbildung als eine Ablagerung eines feinen, knorpelähnlich glänzenden Netzwerkes auf der Oberfläche dieser Scheide. H. Müller bemerkt dabei, dass die betreffende structurlose Membran wahrscheinlich mit besserem Grunde als gerade die erste Ablagerung osteogener Substanz auf dem Knorpel betrachtet werden muss, und, obgleich ich keine Gelegenheit gehabt habe, das Verhalten bei Vogelembryonen [68] zu beobachten, bin ich doch geneigt, auf Grund dessen, was ich bei jungen Schaf-Föten gesehen, dem beizustimmen. Bei diesen zeigt sich nun auf Längsschnitten der erste Knochenansatz als eine glänzende, nach innen scharf begrenzte Naht ausserhalb der äussersten platten Zellen des Knorpels. Ich muss hierbei gegen Bruch bemerken, dass auch die Röhrenknochen der Säugethiere für das Studium der ersten periostalen Knochenbildung recht geeignet sind, denn obgleich in den meisten Fällen die Knorpelverknöcherung bereits eine bedeutende Entwicklung erreicht hat, so ist doch der Zusammenhang zwischen dem Knorpelknochen und der Periostablagerung so locker, dass diese letztere leicht isolirt und für sich untersucht werden kann.

Zu diesem Zweck kann man von frischen oder in einer Lösung von saurem chromsauren Kali während einiger Tage macerirten Schafembryonen von ungefähr 2 Zoll Länge mit Vortheil die Metatarsalknochen anwenden, oder bei etwas älteren Embryonen, die durch vorsichtige Dissection von umgebenden weichen Geweben befreiten Phalangenknochen. Mit einem feinen Messer macht man nun längs der einen Seite eines solchen Knochens in seiner ganzen Länge einen Einschnitt durch die noch wenig resistente Periostalverknöcherung, worauf diese wie eine elastische Scheide von dem davon eingeschlossenen, spröden Knorpelknochen auseinander gebogen werden kann, wobei dieser gewöhnlich in eine Menge Trümmer auseinanderfällt. Sollten einige Reste davon, welche durch ihr dunkles Aussehen leicht zu erkennen sind, auf der Innenseite der Periostalscheide zurückbleiben, so werden sie mit der Dissectionsnadel oder bisweilen auch sogar nur durch einige Pinselschläge leicht entfernt. Es dürfte überflüssig sein, hinzuzufügen, dass alle die nun beschriebenen Operationen unter Wasser vorgenommen werden müssen. Gelegentlich sei bemerkt, dass diese Präparationsmethode äusserst instructiv ist, um die Unabhängigkeit der ersten Periostalverknöcherung vom Knorpelknochen und den lockeren Zusammenhang zwischen beiden zu demonstrieren; man kann dabei nicht umhin, die bedeutende Verschiedenheit zwischen der Durchsichtigkeit und Biegbarkeit der ersteren und der Dunkelheit und Sprödheit des letzteren zu bemerken. Durch das nun beschriebene Verfahren wird die Periostalverknöcherung in Form einer einfachen Knochenlamelle erhalten, welche auf das Objectglas ausgebreitet werden kann und, im Mikroskop untersucht, eines der schönsten Specimina von der ersten Bildung des Knochengewebes darstellt. In der Mitte dieser Lamelle sind die Knochenlacunen schon geschlossen und haben in grösserem oder geringerem Grade [69] ihre charakteristische Form erhalten; gegen die beiden freien Ränder sieht man sie dagegen in allen Stadien der Entwicklung. Man beobachtet nun, wie zunächst den Epiphysen die erste Ablagerung unter der Form einer äusserst dünnen, fast glashellen Lamelle erfolgt, die bei näherer Untersuchung einen netzförmigen Bau mit weiteren und engeren, abgerundeten Maschen zeigt. An dem freien Rande hängen gewöhnlich eine Menge von den oben genannten Bildungszellen fest, und man kann sich durch geeignete Veränderung der Focaldistanz oder auf andere Weise leicht davon überzeugen, dass diese Zellen, welche zum periostalen Blastem gehören und vollständig mit dem Bildungsgewebe übereinstimmen, aus welchem z. B. der Unterkiefer anschiebt, ausserhalb der in Frage stehenden Lamelle liegen. Nach Wegpinselung der Zellen finden wir dann, dass diese mit äusserst feinen, nach den Epiphysen verschwindenden Balken oder Fibern endet, welche durch weite Bogen mit einander zusammenfliessen. Die hierdurch gebildeten grösseren Maschen, werden ferner durch die Anschiebung von feineren Netzwerken ausgefüllt; die dünne primäre Lamelle wird durch fortgesetzte Ablagerungen auf deren Aussenseite verdickt, und der Process schreitet dann in wesentlicher Uebereinstimmung mit dem oben für den Unterkiefer geschilderten Verlauf weiter fort.

So habe ich das Verhalten bei allen Röhrenknochen von Schaf-Föten gefunden, die ich untersucht habe, bevor noch die Knorpelverknöcherung im Innern angefangen hatte, der Bildung des Markes und des echten Knochengewebes Platz zu machen. Ueberall beginnt die periostale Knochenablagerung als eine einfache, vom Knorpel getrennte und denselben vollkommen umschliessende Scheide. Es dürfte von Wichtigkeit sein, hier hinzuzufügen, dass diese Scheide bei ihrer ersten Bildung ganz und vollständig ist, d. h. nicht durchbrochen von anderen Oeffnungen als denjenigen, welche mit der Bildung der Knochenlacunen und deren Ausläufer in Verbindung stehen; der eingeschlossene Knorpelknochen ist also Anfangs hierdurch von dem ausserhalb der Periostlamelle befindlichen Bildungsgewebe vollkommen abgesperrt. — Die primäre Lamelle wird nun durch von ihrer Oberfläche herauswachsende Kämme und Leisten verdickt, welche, nachdem sie eine gewisse Höhe erreicht haben, Verbindungsbogen gegen einander aussenden, wodurch in einiger Entfernung von der ersten Lamelle und durch die genannten Kämme mit dieser zusammenhängend eine neue gebildet wird. Diese Kämme dürfen indess nicht als ununterbrochen längs der [70] ganzen Lamelle laufend gedacht werden, sondern sind im Gegentheil vielfach durchbrochen. Hierdurch bildet diese Ablagerung ein System von zusammenhängenden, hauptsächlich in der Längsrichtung des Knochens laufenden grösseren Räumen oder Kanälen, welche sich auf Querschnitten als ausgezogene und parallel mit der gebuchteten Oberfläche des Knochens gebogene Lücken darstellen. Diese Räume schliessen nun, je nachdem sie gebildet werden, Theile von dem den Knochen umgebenden gefässreichen Gewebe ein, welches durch die immer deutlicher fibrilläre Anordnung der Zwischensubstanz und das Zurücktreten der Zellen immer mehr den Charakter von ausgebildetem Bindegewebe annimmt. Dicht an den Lamellen und Balken des anschiebenden Knochens behält indess dieses Gewebe, so lange neuer Knochen abgelagert wird, seine Eigenschaft von Bildungsblastem bei, indem an der Oberfläche des Knochens stets eine Schicht von dicht stehenden, fast epithelähnlich angeordneten, körnigen Zellen zurückbleibt.

Die „primäre Periostallamelle“ (ich verstehe darunter die zuerst abgesetzte, innerste) schreitet nun unausgesetzt gegen die Epiphysen des Knochens fort, stets wie eine Scheide den Primordialknorpel umschliessend. Ich habe immer gefunden, dass diese Lamelle etwas der Knorpelverknöcherung im Innern vorangeht. Dies lässt sich leicht auf folgende Weise veranschaulichen. Bei einem der langen Knochen eines etwas älteren Schafembryos wird auf allen Seiten das weiche Periost vorsichtig abgezogen, was sich mit Leichtigkeit bis hinauf zur künftigen Epiphyse vornehmen lässt, denn erst hier ist eine innigere Adhärenz an den Knorpel zu verspüren. Durch vorsichtiges Ziehen wird nun der ganze nicht verknöcherte Knorpel abgehoben, was auch ganz leicht geht, denn dessen Zusammenhang ist bekanntlich gerade am Verknöcherungsrande selbst äusserst locker und schwach. Diesen findet man nun schalenförmig vertieft[1], indem er rings herum [71] von einem dünnen, weisslichen, durchscheinenden, aufstehenden Belag umgeben ist. Dies ist die primäre Periostallamelle in ihrer ersten Bildung. Durch geeignete Manipulation kann sie als selbständiges Ganzes von dem eingeschlossenen Knorpelknochen abgehoben und für sich allein untersucht werden, wobei verschiedene Eigenthümlichkeiten in ihrer Structur sich bemerkbar machen. Wenn wir nun im Mikroskope eine solche eben erst von einer frischen Frucht abgehobene Lamelle von der Aussenseite betrachten, so finden wir dieselbe mit etwas bekleidet, was wir auf den ersten Blick das schönste Epithel nennen möchten. Die Zellen, welche diese Lagerung bilden und die tiefste Schicht des periostalen Blastemes darstellen, sind nach

[1] Bruch (a. a. O. S. 69) giebt an, dass bei den Säugethieren die Knorpelverknöcherung „fast immer“ central beginnt, und dass unter dem weiteren Fortschritt des Processes die Mittelpartie des Knorpels in dieser Beziehung den peripherer gelegenen Theilen stets etwas voraneilt, wodurch der Verknöcherungsrand stets convex werden würde. Die erste Angabe dürfte eine nicht ganz so allgemeine Gültigkeit haben, wie der Verf. zu meinen scheint; ich habe wenigstens nicht selten in langen Knochen von Schafembryonen die Knorpelverknöcherung zuerst auf der einen Seite des Knorpels und näher der Peripherie auftreten sehen, so z. B. auf den Phalangen. Das Gleiche lässt sich von der anderen Behauptung sagen, gegen welche schon H. Müller, dessen Aussage ich völlig beistimme, aufgetreten ist (a. a. O. S. 196 Note). [71] Uebrigens muss ich bemerken, dass mit dem oben im Text benutzten Ausdruck „schalenförmig vertieft“ nicht nur die Rand- oder Grenzfläche der Knorpelverknöcherung gemeint ist, sondern dass darin, wie dies deutlich hervorgeht, auch die Periostalverknöcherung einbegriffen ist.

oben gegen die Epiphyse hin schmal spindelförmig mit fein auslaufenden Enden und dem längsten Durchmesser quer gegen die Längsaxe des Knochens gerichtet und werden nach unten immer mehr abgerundet oder durch gegenseitige Abplattung etwas polygonal. Die letzteren erinnern sowohl nach Form als Aussehen wirklich nicht unbedeutend an die Epithelzellen der Nierenkanäle, besonders wenn diese aus dem einen oder andern Grunde in den Zustand versetzt sind, den Virchow „parenchymatöse Anschwellung" nennt. Noch weiter abwärts werden die Zellen allmählich von einer zwischen ihnen auftretenden, glänzenden, hyalinen Intercellularsubstanz auseinander gedrängt, in welcher bald, unter etwas körniger Form, Kalksalze abgelagert werden und auf diese Weise die Durchsicht trüben. Bei älteren Embryonen, wo das Periost bereits einen mehr ausgesprochenen fibrösen Bau annimmt, ist die Anordnung nicht ganz so schön und regelmässig, weil sich hier zwischen den Zellen oft starke, gewöhnlich longitudinal verlaufende Bindegewebsfasern vorfinden, welche allmählich von der abgelagerten osteogenen Substanz eingeschlossen und dadurch in die Verknöcherung hineingezogen werden. Wird nun dieselbe Lamelle von der Innenseite aus untersucht, so findet man, dass ihr zunächst der Epiphyse gelegener Theil aus einem feinen Netzwerk besteht; dieses hat die Form von einer dünnen durchsichtigen Membran, durch welche die ausserhalb liegenden Zellen sich abzeichnen, und deren feinere Structurverhältnisse sie verdecken. Erst nach Wegpinselung der Zellen tritt daher dieser Bau recht deutlich hervor, wobei man zugleich durch [72] unaufhörlichen Vergleich mit frischen oder in Glycerin verwahrten Präparaten sich über das Verhalten der Zellen zu der anschiebenden osteogenen Zwischensubstanz vergewissern kann. Bei der Untersuchung nach dem Auspinseln findet man nun, dass das oben genannte Netzwerk eine eigenthümliche Anordnung hat, indem seine Maschen, in Uebereinstimmung mit der Form und Richtung der in ihnen eingeschlossenen Zellen, sehr lang und schmal sind, wobei die feinen Balken unter äusserst spitzigen Winkeln zusammenstossen, was dieser ganzen Anlage ein fibröses Gepräge giebt, besonders weiter unten, wo die Balken an Mächtigkeit zunehmen und die körnige Kalkablagerung in ihnen beginnt. In dem Maasse dagegen, wie die Ablagerung der osteogenen Substanz die ausserhalb liegenden runden oder polygonalen Zellen erreicht, erhält sie eine deren Form entsprechende Anordnung, d. h. mit mehr gerundeten Maschen, wie z. B. bei der allerersten Bildung der primären Periostallamelle.

Der zunächst um den Verknöcherungsrand liegende Theil der innersten Periostallamelle nimmt nun im Laufe der Zeit einen immer mehr ausgesprochenen fibrösen Charakter an und erhält eine bedeutende Stärke und Mächtigkeit. So findet man bei Thieren kurz nach der Geburt (ich habe in dieser Hinsicht neugeborene Kinder und Kälber untersucht) diese Bildung so deutlich fibrös, dass man sie in diesem Zustande kaum zu dem echten Knochengewebe zählen kann, was auch von der dunkeln Körnigkeit dieser Verknöcherung bestätigt wird. Man wird leicht auf diese in mehr als einer Hinsicht bemerkenswerthe Form von Knochengewebe aufmerksam, die meines Wissens von keinem Anderen ausser von Sharpey[1] erwähnt worden ist, wenn man bei einem Röhrenknochen (z. B. Fibula oder Radius) eines neugeborenen Kindes das Periost rings um den Knochen abhebt und, von der Mitte beginnend, dasselbe nach oben über die Epiphyse vorsichtig abzieht. Um den Verknöcherungsrand zeigt sich dann ein etwas erhabenes, ringförmiges Band, welches durch eine grössere Adhärenz an das Periost und besonders durch sein weisseres, etwas kreideartiges Aussehen gegen den angrenzenden Knochen absticht, mit dem es doch in voller Continuität steht; vielleicht könnte die Bezeichnung: „Periostalring" als für diese Bildung geeignet erachtet werden. Deren entschieden fibröse Structur, dunkel-körniges Aussehen und unmittelbarer Übergang an der Epiphyse in eine [73] deutliche Bindegewebsmasse mit starken transversal verlaufenden Fasern sprechen dafür, dass sie als eine Art verknöcherten Bindegewebes oder wenigstens als eine von diesen bei der Knochenbildung in einem vorgeschritteneren Alter so häufig vorkommenden Uebergangsformen zwischen echtem Knochengewebe und Bindegewebsknochen aufzufassen ist. Die darin auftretenden knochenlacunenartigen Gebilde sind sehr langgestreckte, fast spaltförmige Räume, die mir mittels grösserer, ziemlich unregelmässiger Oeffnungen zu communiciren scheinen, aber keine ausgebildeten Strahlenkanäle haben. In Bezug auf die physiologische Bedeutung dieses Knochenringes scheint es mir nahe zu liegen, anzunehmen, dass es deren Aufgabe ist, den Verknöcherungsrand, welcher bekanntlich ein äusserst schwacher und gebrechlicher Punkt ist, zusammenzuhalten und ihm eine gewisse Festigkeit zu verleihen. Im Uebrigen dürfte seine Bedeutung mehr die einer Art von provisorischer Bindegewebsverkalkung sein, ungefähr ähnlich der Knorpelverknöcherung, da sie alsbald von einem gewöhnlichen Knochengewebe ersetzt wird. In Uebereinstimmung mit Sharpey habe ich diese Bildung in allen den langen Knochen und in der Scapula, die bei ihrer Entwicklung durchaus denselben Gesetzen wie jene folgt, gefunden.

[1] Quain's *Anatomy*, 5th Edit. S. CLIX. Fig. 47.

Wir gehen nun zu der intracartilaginösen Ossification über. Wenn es auch Zweifel unterworfen sein kann, ob die periostale Knochenablagerung oder die davon eingeschlossene primordiale Knorpelverknöcherung früher auftritt, so ist es doch Regel, dass in den Diaphysen der langen Knochen die erstere bereits eine bedeutende Ausdehnung erhalten hat, bevor noch im Innern irgend eine Spur von echter Knochensubstanz entdeckt werden kann. Der intracartilaginösen Knochenbildung geht, wie wir bereits wissen, die Markraumbildung oder die Zerstörung des primordialen Knorpelknochens durch das andringende junge Markgewebe voran, welches wahrscheinlich einen Theil von den Elementen des vorhergehenden Knorpels in sich einverleibt. Ich habe oben als wahrscheinlich angedeutet, dass dieses junge, gefässreiche Bildungsgewebe seine Abkunft hauptsächlich von dem periostalen Blastem herleitet, dadurch, dass Gefässschlingen, von proliferirenden Bildungszellen umgeben und vorangegangen, von da in den Knorpelknochen eindringen und in diesem die buchtigen Räume eingraben, welche wir als die primären Markcavitäten kennen gelernt haben. Hierbei entsteht nun die Frage, auf welchem Wege und in welcher Weise dieses Eindringen erfolgt. Oben haben wir gesehen, dass die primäre periostale Knochenscheide Anfangs [74] vollkommen intact ist und keinerlei Oeffnungen zeigt, von welchen man annehmen kann, dass sie zum Durchtritt von Blutgefässen dienen; sie bildet in der That gleichsam eine feste Mauer zwischen dem Knorpelknochen und dem ausserhalb liegenden Bildungsblastem. Entweder müssen also die Blutgefässe am Verknöcherungsrande hineinkommen, indem während des fortgesetzten Zuwachses der Periostallamelle Oeffnungen für dieselben gelassen werden, oder man muss sich denken, dass sie sich durch Resorption von bereits fertigem Knochengewebe den Weg bahnen. Letzteres, glaube ich, findet im Allgemeinen bei dem ersten Auftreten der Blutgefässe im Knorpelknochen statt; wenigstens habe ich während einer etwas späteren Periode auf der Mitte der periostalen Knochenscheide Oeffnungen gefunden, durch welche Blutgefässe eingedrungen zu sein scheinen, und die deutliche Kennzeichen getragen haben, dass sie durch Resorption entstanden sind. Hiermit soll jedoch nicht gesagt sein, dass die periostale Knochenablagerung stets der Bildung der Gefässe vorangeht; in den kurzen Knochen haben wir zahlreiche Beispiele vom Gegentheil. So sieht man in den Wirbeln bei Föten von Schafen, wie besonders vom Menschen, blutführende Kanäle in den in der Mitte des Knorpels gebildeten Knochenkern eindringen, bevor noch eine Knochenablagerung auf der Oberfläche begonnen hat, und die Primordialknorpel für die kurzen Knochen der Fussbeuge und Handwurzel zeigen bei menschlichen

Föten Blutgefässe, sogar ehe noch Knorpelverknöcherung im Innern aufgetreten ist. Für die langen, röhrenförmigen Knochen dagegen muss ich es als Regel betrachten, dass die ersten Blutgefässe durch die neugebildete Knochenscheide eindringen. Hauptsache ist indessen, dass der Ablagerung des echten Knochengewebes in den durch Einschmelzung der „Knochenkapseln" gebildeten primären Markräumen stets ein Auftreten von Blutgefässen vorangeht.

Zur Untersuchung der intracartilaginösen Knochenbildung sind Längs- und Querschnitte durch den Verknöcherungsrand in den Diaphysen der Extremitäten von Alters her benutzt worden. Es ist indess kaum möglich, von frischen Knochen auf diese Weise so zusammenhängende Schnitte zu erhalten, dass daraus vollkommen gültige Schlüsse hinsichtlich der Bildung des echten Knochengewebes gezogen werden können. Dagegen geben sie eine recht gute Vorstellung von der provisorischen Knorpelverknöcherung und sind geeignet, als Controle der Ergebnisse zu dienen, welche durch andere Methoden erhalten werden. Eine ausserordentlich vortheilhafte Methode ist die von H. Müller angegebene, nach welcher die Knochen vorher mehrere [75] Tage lang mit Chromsäurelösung behandelt werden, und zwar Knochen jüngerer Föten allein, solche älterer Föten mit Zusatz von ein wenig Salzsäure.

Ich habe bereits bei der Schilderung des Schicksales des Knorpelknochens erwähnt, dass das „cellulare Knochengewebe" durch Einschmelzung der Scheidewände „der Knochenkapseln" längliche, sehr buchtige oder varicöse Cavitäten bildet, welche durch ihre Form deutlich zeigen, dass sie ihre Abkunft von den oberhalb des Ossificationsrandes im Knorpel vorhandenen Zellenreihen herleiten und wie diese parallel mit einander und mit der Längenaxe des Knochens laufen. Sie stehen sowohl ab- wie seitwärts mit ihren Nachbarn in offener Communication und werden gleich nach ihrer Entstehung mit einem blutreichen Bildungsgewebe (fötalem Mark) gefüllt, dessen wesentliche Eigenschaften ich bereits angegeben habe. Auf Längsschnitten von in Chromsäure aufgeweichten Knochen zeigt sich nun die erste Anlage von echter Knochensubstanz im Profil als ein äusserst feiner, längs der Wand der primären Markcavität laufender Rand oder Saum von eigenthümlich spiegelndem Glanz, etwas gelblicher Farbe und scharf abstechend gegen den angrenzenden, auch nach der Einwirkung der Säure etwas körnigen Knorpelknochen. Dieser Saum folgt getreulich und ohne Unterbrechung allen Ausbuchtungen der Markraumwand und nimmt nach unten hin immer mehr an Mächtigkeit zu. Zunächst dieser Substanz in die Cavität hinein sind die oft erwähnten körnigen Zellen fast wie ein Epithel geordnet zu sehen, und wenn die osteogene Lamelle eine gewisse Dicke erreicht hat, wird ab und zu eine dieser Zellen in einer, im Profil gesehen, spindelförmigen, nach beiden Seiten schmäler werdenden Höhle, deren Wände unregelmässig ausgehöhlt oder gezahnt sind, von ihr eingeschlossen. Während der Process weiter fortschreitet, werden auf diese Weise die oben genannten Ausbuchtungen der Markcavität vollständig ausgefüllt, wodurch die von Brandt so bezeichneten *glomeruli ossei* oder gerundeten Massen osteogener, eine oder mehrere Zellen einschliessender Substanz entstehen. Diese Bildungen wurden von Brandt als durch eine directe Metamorphose eines Theiles der „Knochenkapseln" entstanden angesehen. Diese Knochenkapseln verbleiben, seiner Auffassung nach, in solchem Falle stets geschlossen, wobei die in ihnen von Anfang an vorhandenen Knorpelzellen direct zu Knochenkörperchen verwandelt werden. Wie H. Müller bemerkt, kann besonders bei Betrachtung dieser runden Gebilde von der Oberfläche aus eine solche Auffassung [76] wahrscheinlich erscheinen; durch genauen Vergleich mit anderen Gebilden, welche im Profil erscheinen, muss man indess bald zu der Ueberzeugung kommen, dass sie dadurch entstehen, dass die neugebildete Knochensubstanz bei ihrer ersten Ablagerung an die äussere Form der Knorpelverknöcherung gebunden ist, ebenso wie der Gips an die Form, in welche er gegossen wird. Dass das echte Knochengewebe auch hier als eine neue Bildung abgelagert wird, die nicht mit dem Knorpelknochen in irgend einem Continuitätsverhältniss steht, wie sie es unzweifelhaft müsste, falls sie durch eine directe Umwandlung desselben entstünde, zeigt sich besonders auf successiven Querschnitten, von Beginn der Knorpelverknöcherung nach abwärts. Auch hier sieht man die zufolge der Markraumbildung theilweise angefressenen und unvollständigen Knorpelknochenwände durch ihre Körnigkeit gegen die helle, glänzende osteogene Ablagerung scharf abstechen, die sich ausserdem häufig bei Anfertigung des Schnittes leicht abhebt und so den geringen Zusammenhang zeigt, der zwischen diesen beiden Bildungen stattfindet. Diese Verhältnisse sind indessen schon so vollständig von Sharpey[1] und H. Müller[2] gezeichnet worden, dass ich nichts hinzuzufügen vermag.

In der letzten Zeit ist Lieberkühn gegen diese Darstellung aufgetreten und hat versucht, die ältere Reichert-Brandt'sche Lehre von dem unmittelbaren Uebergang des Knorpels zu Knochengewebe

[1] Quain's *Anatomy*. S. CLVI. Fig. 46.

[2] a. a. O. Fig. 2 u. 3.

aufrecht zu erhalten, und er hat sich dabei hauptsächlich auf die Phänomene gestützt, welche bei der Verknöcherung des Hirschgeweihes beobachtet werden. Da ich nicht Gelegenheit gehabt habe, diese Form des Knochengewebes besonders zu studiren (Lieberkühn's Abhandlung ist mir erst ganz kürzlich zu Händen gekommen), kann ich mich nicht darüber äussern; was aber das Verhalten bei dem Menschen, Kalbe, Schafe und mehreren anderen Thieren betrifft, so muss ich bestimmt erklären, dass ich Knorpelknochen noch nie in echtes Knochengewebe habe übergehen sehen und also Lieberkühn's Ansicht von der unmittelbaren Metamorphose der in den „Knochenkapseln" eingeschlossenen Knorpelzellen zu Knochenkörperchen wenigstens für diese Thiere als nicht gültig betrachten muss. H. Müller hat richtig bemerkt, dass man bei der allmählichen Einschliessung der Markzellen in die osteogene Substanz bisweilen solche Zellen im Profil zu sehen bekommt, welche [77] noch nicht ganz umschlossen sind, sondern mit einem freien Rande aus der osteogenen Masse herausragen. Da dies nicht mit der oben genannten Theorie von der Bildung der Knochenkörperchen im Einklang ist, so leugnet Lieberkühn natürlich die Bedeutung solcher Bilder, indem er sie als durch die bei der Anfertigung des Schnittes ausgeübte Gewalt entstanden deutet. Wäre eine solche Voraussetzung richtig, so müsste wohl der Rand der osteogenen Lamelle Spuren von Laceration oder Störung seines Zusammenhanges zeigen, dies aber ist gar nicht der Fall; und ich kann mir in der That nicht vorstellen, wie es denkbar wäre, dass die weichen, gebrechlichen Zellen bei einer Zerreissung der sie umschliessenden, in hohem Grade resistenten osteogenen Substanz *in situ* und unverändert angetroffen werden sollten. Eine andere Thatsache, welche Lieberkühn nicht bemerkt zu haben scheint, ist die, dass wie oben erwähnt die osteogene Lamelle bei ihrer ersten Anlage so treu und ohne sichtbare Unterbrechung sich allen Biegungen und Sinuositäten der Markraumwand anschmiegt, wobei die ursprünglich zwischen diese einspringenden scharfen Winkel und Ränder allmählich abgerundet und ausgeglichen werden. Es ist ja deutlich, dass, sofern das Oeffnen der „Knochenkapseln" nur als entstanden durch eine beim Schnitt ausgeübte Gewalt zu erklären wäre, die Wände der Oeffnungen uneben, zerrissen oder wenigstens gegen die angrenzenden Knochenkapseln scharf begrenzt sein müssten, was doch, wie wir gesehen, keineswegs der Fall ist. — Nur durch Beobachtung und Vergleich der allmählichen Uebergänge kann man zu einer klaren Einsicht in den Verlauf eines Entwicklungsprocesses kommen, nicht aber durch Hervorhebung eines einzelnen, während dieser Entwicklung sich darstellenden Gebildes, denn ein solches kann zwar, ohne Zusammenhang mit vorhergehenden und nachfolgenden Formen betrachtet, dem aufgestellten Grundsatz zu widersprechen scheinen, liefert aber vielleicht anderseits in geeignetem Zusammenhang mit den übrigen die schönste Bestätigung.

Der kräftigste Beweis für die Unabhängigkeit des neugebildeten Knochengewebes von der Knorpelverknöcherung wird vielleicht doch durch die Leichtigkeit gegeben, womit diese beiden Bildungen von einander isolirt werden können. Wenn man nämlich bei einem mit Chrom- oder Salzsäure behandelten Röhrenknochen die Periostverknöcherung um den Ossificationsrand wegnimmt, so wird [78] durch vorsichtiges Ziehen, am besten unter Wasser, der Knorpel leicht von dem wachsenden Knochen entfernt. Die Oberfläche des letzteren erscheint nun gleichsam besetzt mit einer Menge ausgezogener Papillen, welche, mit unbewaffnetem Auge betrachtet, etwas an die Villi der Darmschleimhaut erinnern. Wird ein kleiner Theil derselben einer Pinselung und Auswaschung mit Wasser unterworfen, um das dunkle, alle Aussicht verdeckende Markgewebe zu entfernen, und darauf im Mikroskop untersucht, so zeigt sich, dass dieselben aus hohlen Cylindern mit sehr buchtigen oder varicösen Wänden bestehen. Ein Theil von diesen röhrenförmigen Bildungen ist gleich Handschuhfingern nach oben geschlossen, andere dagegen sind offen, und in diesem letzteren Falle nehmen die Wände in ihrem oberen Theil eine ausserordentliche Dünne und Durchsichtigkeit an. Man erkennt sofort die Cavitäten, welche ich oben auf Längsschnitten von dem Verknöcherungsrande in dessen ganzer Ausdehnung geschildert habe, und man überzeugt sich ebenfalls davon, dass sie alle unter einander auf mannigfache Weise zusammenhängen. Anderseits zeigt die Bruchfläche des abgetrennten Knorpels ein ganz gegentheiliges Aussehen. Wir finden dieselben gebauchten, cylindrischen Cavitäten wieder, sie sind aber nach unten offen, und deren Scheidewände stehen in unmittelbarer Continuität mit der Intercellularsubstanz des Knorpels. Diese Wände sind offenbar die Ueberreste der Knorpelverknöcherung, welche bei der Ablagerung der osteogenen Substanz als Stütze und Form gedient haben; sie werden gewöhnlich mehr oder weniger gebrochen und beschädigt angetroffen, wie auch Fragmente davon zwischen den Cylindern des echten Knochengewebes eingebettet sind, doch zeigen sie sich im Allgemeinen in hinreichendem Zusammenhang, um das Verhalten des echten Knochengewebes und des Knorpelknochens zu einander zu beleuchten, was deutlich zeigt, dass zwischen diesen beiden Bildungen in diesem Fall nur eine Contiguität, aber keine Continuität besteht.

Ein auf oben beschriebene Weise bereitetes und ausgepinseltes

Präparat ist auch sehr lehrreich in Bezug auf das Studium der frühesten Structurverhältnisse der osteogenen Substanz. Auf Schnitten vom Ossificationsrande, welche die beiden verschiedenen Knochensubstanzen enthalten, bekommt man gewöhnlich nur das neu abgelagerte echte Knochengewebe im Profil zu sehen, wobei dessen eigenthümlicher spiegelnder Glanz, erhöht durch die Reflexion von den bauchigen Flächen der Markcavitäten, jegliche genaue Auffassung von den feineren Einzelheiten der Structur unmöglich macht, und besonders gilt dies von der ersten Bildung der Strahlenkanäle. Die Grundsubstanz des neuen Knochens erscheint dann [79] fast homogen, und die Knochenlacunen zeigen sich zunächst nur schwach eckig, aber ohne deutliche Ausläufer. Nach diesem Bilde würde man leicht glauben können, dass diese letzteren durch einen secundären Process entstehen, entweder durch ein Herauswachsen von Ausläufern von den eingeschlossenen Zellen oder eine Resorption der Grundsubstanz. Auf den nach der oben angegebenen Methode vom Knorpelknochen isolirten, dünnen Knochencylindern hat man dagegen oft Gelegenheit, die neugebildete Knochensubstanz von der Oberfläche zu betrachten, wobei durch schwache Compression dem verwirrenden Einfluss der buchtigen Wände in bedeutendem Maasse vorgebeugt werden kann. Man überzeugt sich dann leicht davon, dass die erste Ablagerung unter der Form einer äusserst dünnen Lamelle erfolgt, welche von einer Menge feiner, runder oder länglicher Löcher durchbrochen ist, die dieser Bildung eine gewisse entfernte Aehnlichkeit mit den sogen. fenestrirten, elastischen Membranen in den grösseren Arterien verleihen. Allmählich erscheint auf dieser Lamelle eine undeutliche, netzförmige Zeichnung, hervorgerufen durch auf derselben auftretende feine Balken oder Kämme, zwischen welchen, wenn die Ablagerung eine gewisse Mächtigkeit erhalten, Zellen eingeschlossen sind u. s. w. Die netzförmige Anordnung der ersten Ablagerung ist hier bei weitem nicht so deutlich ausgesprochen wie z. B. bei der Anschiebung der osteogenen Substanz im Unterkiefer, sondern scheint eher die Form einer durchbrochenen Membran zu haben. Bedenkt man jedoch, dass diese Präparate während einer längeren Zeit der Einwirkung von Säuren ausgesetzt gewesen sind, die die Conturen der leimgebenden Substanz undeutlich machen, und zugleich die ausserordentliche Feinheit und Durchsichtigkeit dieser Theile berücksichtigt, so dürfte es nicht unwahrscheinlich sein, dass eine reticuläre Structur, wie sie schon Sharpey beobachtet hat, auch hier bei der frischen, nicht von Reagentien beeinflussten Knochensubstanz erkennbar ist. Uebrigens kann bemerkt werden, dass im Allgemeinen diese Netz- und Balkenstructur vorzugsweise an solchen Stellen auftritt, wo die osteogene Substanz schnell über grössere Räume und ohne Stütze von einem präexistirenden festen Gebilde anschiesst. Darum habe ich sie auch mehrfach weiter unten auf denselben Knochen in denjenigen Fällen beobachtet, wo, wie dies recht häufig geschieht, ein grösserer Markraum durch eine Brücke von neugebildeter osteogener Substanz plötzlich in zwei kleinere getheilt wird. Was wir indess von diesen Präparaten stets lernen, ist, dass die zuerst abgelagerte Lamelle durchbrochen ist, und wenn wir auch nicht in allen [80] Stadien die Ausbildung der feinen Strahlenkanäle verfolgen können, so dürften wir doch einen guten Grund dafür haben, sie uns hier auf dieselbe Weise wie bei der Knochenbildung im Unterkiefer entstanden zu denken, d. h. durch die Verbindung der bei der ersten Ablagerung der Knochensubstanz entstandenen Oeffnungen und Lücken. Die Bildungszellen des Knochengewebes haben hier dieselben Charaktere wie bei der freien Knochenbildung in den nicht vorher aus Knorpeln gebildeten Knochen, und deren Metamorphose zu Knochenkörperchen erfolgt auch, so viel ich habe finden können, wesentlich in derselben Weise, d. h. durch eine allmählich geschehende Einschliessung in die anschiebende Zwischensubstanz.

Fasst man nun die oben geschilderten Erscheinungen zusammen, so stellt sich der normale Gang der ersten Bildung des echten Knochengewebes ungefähr in folgender Weise dar. Aus einem Blastem, gebildet aus zahlreichen, dicht gehäuften, feinkörnigen, kernhaltigen Zellen ohne deutliche Membran, welche sich im Allgemeinen aus einer Proliferation und Vergrösserung der Bildungszellen des Markgewebes oder des fötalen Bindegewebes hervorgegangen erweisen, schiebt eine hyaline, eigenthümlich glänzende, resistente Zwischensubstanz in einer von localen Verhältnissen bestimmten, etwas verschiedenen Form an und zwar entweder als ein mehr oder weniger weitläufiges Gebälk zwischen die Zellen (so im Unterkiefer) oder wie eine netzförmig durchbrochene Lamelle (so bei der Periostalablagerung und weniger deutlich bei der intracartilaginösen Ossification).

Versucht man ferner, von diesem ursprünglichen Zustande den Bau des ausgebildeten Knochengewebes herzuleiten, so haben wir besonders die Knochenkörperchen, die sie einschliessenden Lacunen und deren feine Ausläufer oder Strahlenkanälchen, und endlich die Grundsubstanz mit ihrer lamellösen Anordnung zu betrachten.

Was zunächst die Knochenkörperchen betrifft, so kann deren Existenz als besondere feste Gebilde in allen jüngeren Knochen wenigstens heute nicht mehr bezweifelt werden; ob sie dagegen in einem vorgeschritteneren Alter ganz verschwinden oder, obschon in einem atrophischen und rudimentären Zustand, stetig fortleben, wage ich nicht bestimmt zu entscheiden, obgleich mir das Letztere wahrscheinlicher erscheint. Was deren Herkunft betrifft, so dürfte es wohl als unumstösslich erwiesen zu betrachten sein, dass diese in den bei aller Knochenbildung so zahlreich auftretenden körnigen Zellen zu suchen ist, da man dieselben bei der Ablagerung der Knochensubstanz [81] überall darin eingeschlossen findet. Es erscheint mir also unzweifelhaft, dass sowohl Sharpey wie besonders Bruch die Bedeutung dieser Zellen bei der Knochenbildung etwas unterschätzt haben, da der Erstere nur annimmt, dass vielleicht nur ab und zu eine solche Zelle in die anschiebende Knochensubstanz eingeschlossen werden und möglicher Weise durch ihre Anwesenheit den Platz für eine Lacune bestimmen kann, und der Letztere einen solchen Fall als einen Zufall und ohne Einfluss auf den Process im Uebrigen betrachtet. Auch dürfte die wichtige Rolle der Zellen in dieser Hinsicht nunmehr von fast allen Forschern mit Ausnahme von Robin[1] anerkannt sein, welcher noch an seiner alten Ansicht von der Bildung der Knochenlacunen oder der von ihm so benannten „Osteoplasten“ ohne Betheiligung der Zellen festhält.

Verwickelter ist die Frage betreffend die Bildung der „Strahlenkanälchen“. Verschiedene Autoren (Virchow, Kölliker, Hoppe, H. Müller u. A.) stellen thatsächlich sowohl die Knochenlacunen als die von ihnen ausgehenden feinen Kanälchen als mit den Knochenkörperchen identisch dar; sie meinen, dass diese aus mit eigener Membran versehenen, kernhaltigen Zellen mit röhrenförmigen, anastomosirenden Fortsätzen bestehen, welche durch geeignete Behandlung (langes Kochen unter starkem Druck oder Macerirung mit starken Mineralsäuren) wie von der Grundsubstanz chemisch getrennte Elemente isolirt werden können. Andere Forscher dagegen (Henle[2], Aeby[3], Rouget[4] u. A.) denken sich die Lacunen und Strahlenkanälchen ausschliesslich zur Intercellularsubstanz gehörend, in welcher sie nur leere Räume und Lücken repräsentiren. Von diesen unterscheiden die letzteren Forscher die in die Lacunen eingeschlossenen, mehr oder weniger vollständigen zellenartigen Bildungen, welche ihrer Ansicht nach keine Fortsätze in die feinen Kanälchen entsenden. Wie ich oben bereits angedeutet habe, ist mir diese letztere Ansicht zufolge der Erscheinungen, welche sich bei der ersten Anlage des Knochengewebes darstellen, besonders in den Knochen, welche nicht von Knorpeln vorhergebildet

[1] *Compt. rend. de la Soc. de Biologie.* T. III. Ser. III. 1862. S. 53.

[2] Henle u. Meissner, *Jahresber.* 1858. S. 93.

[3] *Ztschr. f. rat. Med.* Ser. III. Bd. IV. 1858. S. 50 ff.

[4] *Sur les corpuscules de os et sur le développement des os secondaires. Journal de la Physiologie.* T. I. 1858. S. 769.

[82] sind, als wahrscheinlicher vorgekommen. Hier drängt sich nämlich unwiderstehlich der Gedanke auf, dass der erste Anfang der Strahlenkanälchen in den Spalten und Lücken zu suchen sei, welche bei der allmählichen Ausfüllung des anschiebenden osteogenen Gebälkes entstehen, und dass die während des Verlaufes des Processes darin eingeschlossenen Zellen nicht durch Aussendung von Ausläufern ihre Bildung bedingen. Um indess auch von Seiten des fertigen Knochengewebes eine Stütze für eine bestimmte Ueberzeugung in dieser Frage zu erhalten, habe ich mit verschiedenen Reagentien Versuche gemacht, von denen ich hier einige wenige anführen will.

Dünne Knochenlamellen von der Oberfläche der Tibia bei einem Schaf-Fötus von 8 Zoll Länge wurden einige Minuten mit Wasser gekocht, um die in den Lacunen und Strahlenkanälen vielleicht vorkommenden Proteïnstoffe zu coaguliren. Alsdann wurde zu einer solchen Lamelle concentrirte Salzsäure hinzugesetzt, deren Einwirkung nach Aufhören der heftigen Gasentwicklung im Mikroskop verfolgt wurde. Die Havers'ischen Kanäle stechen nun durch ihren dunkelkörnigen, coagulirten Inhalt gegen den umgebenden Knochenknorpel, in welchem die Knochenkörperchen äusserst deutlich waren, scharf ab; die feinen Strahlenkanälchen dagegen konnten nicht bestimmt erkannt werden, sondern waren nur durch eine unklare Gestreiftheit und Punktirung in der Zwischensubstanz angedeutet, die durch den fortgesetzten Einfluss der Salzsäure immer blässer und durchsichtiger wurde. Bei Zusatz von sehr verdünnter Jodlösung trat nun der Inhalt der Knochenlacunen auf's Deutlichste hervor, indem derselbe eine intensiv gelbbraune Farbe annahm, während die Zwischensubstanz gleichmässig blassgelb wurde. Sie erschienen nun beim ersten Anblick als etwas zackige oder mit kurzen, spitzigen Fortsätzen versehene, längliche Blasen, welche eine unregelmässige, dunkle, geschrumpfte und oft in mehrere Theile zerfallene Masse von stark lichtbrechenden Eigenschaften enthielten. Eine Spur von einem Kern oder sonst eine regelmässige Differentiirung in dieser Masse konnte nicht entdeckt werden. Bei näherer Untersuchung der etwaigen Membran der Knochenlacune erwies es sich, dass deren Conturen nie deutlich als doppelte aufgefasst werden konnten, sondern sie zeigte sich bei richtiger focaler Einstellung als eine äusserst feine, bisweilen verschwindende Linie oder Grenze. Sobald diese noch so wenig aus dem Focus kam, trat an deren Stelle um die Lacune ein breiterer oder [83] schmälerer, abwechselnd heller oder dunkler Ring mit sehr unbestimmter Begrenzung auf. Schon hieraus erschien es mir in hohem Grade wahrscheinlich, dass das, was man die Membran der Knochenlacune genannt hatte, nichts Anderes war als der optische Ausdruck der von der Zwischensubstanz gebildeten Wand der kleinen Cavität, in Uebereinstimmung damit, was wir vorher bei den Knorpelzellen beobachtet haben. — Eine auf oben genannte Weise präparirte Lamelle, in welcher ich vorher die oben angeführten Erscheinungen beobachtet hatte, wurde nun unter Beobachtung aller Vorsicht mehrfach mit kochendem Wasser behandelt. Die Zwischensubstanz wurde dadurch sehr weich und zusammendrückbar und so durchsichtig, dass man nur aus der beibehaltenen gegenseitigen Anordnung der Knochenkörperchen auf ihren fortbestehenden Zusammenhang schliessen konnte. Sie bestanden nun aus den oben beschriebenen körnigen Massen, und um jede von ihnen war eine helle unbestimmte Areola oder Halo als die einzige übrig gebliebene Andeutung der Knochenlacune zu sehen; am Rande des Präparates, wo die Zwischensubstanz völlig aufgelöst worden war, schwammen mehrere von diesen unregelmässigen Massen in der umgebenden Flüssigkeit frei umher. Ein in allem Wesentlichen gleiches Resultat wurde bei Anstellung ähnlicher Versuche mit Salpetersäure erhalten; so auch bei Anwendung von caustischem Kali. Zu diesem letzteren Experiment wurden kleine, gut ausgepinselte Fragmente von dem feinen, spongiösen Knochengewebe in einem wegen Coxarthrocace cariirten Schenkelkopf eines erwachsenen Menschen gewählt. Die Kalksalze waren vorher mit verdünnter Salzsäure ausgezogen worden. Ich hatte nun Gelegenheit, den bereits von Donders[1] angedeuteten Umstand zu constatiren, dass eine concentrirte Kalilösung bei gewöhnlicher Temperatur auch bei mehrtägiger Einwirkung die Knochensubstanz nur aufhellen und aufquellen macht, sie aber nicht löst. Hierbei treten die Lamellen oft ausserordentlich prachtvoll hervor, und zwischen ihnen erscheinen die Knochenkörperchen als kernartige, scharf conturirte Bildungen ohne Ausläufer. Wird nun etwas destillirtes Wasser hinzugesetzt bei schwacher Erwärmung des Präparates, so löst sich bald die ganze Masse, wobei jedoch die Knochenkörperchen etwas länger Widerstand leisten. Gewöhnlich zerfallen sie vor der vollständigen Auflösung in mehrere kleine, unregelmässige Theile, [84] und wahrscheinlich ist es diese Erscheinung, welche Donders veranlasst hat, von „einer Reihe von Kernen“ in den Knochenkörperchen zu sprechen.

Auch ohne Anwendung der eben erwähnten, die Zwischensubstanz auflösenden Reagentien habe ich mehrfach Gelegenheit gehabt, die Natur und das Verhalten der Knochenkörperchen zur Intercellularsubstanz deutlich zu beobachten, und besonders erhielt ich in dieser Hinsicht

[1] *Holländ. Beiträge.* 1848. S. 56.

aufklärende Bilder von der Clavicula eines einjährigen Kindes. Dieser Knochen war, vermuthlich zufolge einer Periostitis, in seiner Mittelpartie nekrotisirt, und um das todte Stück, an welchem zugleich eine Fractur eingetreten war, hatte sich eine weite callöse Kapsel gebildet, welche seitwärts mit dem gesunden Knochen intim zusammenhing. Ein Theil desselben mit festsitzender Auflagerung wurde in Chromsäure aufgeweicht, und dünne Schnitte davon im Mikroskop untersucht, eigentlich zum Studium der Callusverknöcherung. Auf einem solchen Schnitt wurden nun in dem gesunden Knochen bei Zusatz von Jodlösung die schönsten Knochenkörperchen beobachtet, welche gegen die umgebende Grundsubstanz sehr scharf abstachen, besonders nachdem diese durch einige Tropfen Essigsäure aufgehellt worden war. Es waren indess bei weitem nicht alle Knochenkörperchen, welche auf diese Weise hervortraten; es waren auch nicht immer diejenigen, welche zunächst der Oberfläche des Präparates zu liegen schienen, sondern, so viel ich beurtheilen konnte, vorzugsweise die, welche zu den jüngsten Ablagerungen gehörten, — also in der unmittelbaren Nachbarschaft der Havers'ischen Kanäle. Die hier liegenden Knochenlacunen hatten eine recht regelmässige, längliche Form; die radiirenden Kanälchen waren nicht ganz deutlich, ihre Mündungen in die Lacune aber erschienen als von deren Wand herausspringende kurze Spitzen. Die ganze Lacune war vom Jod recht intensiv gefärbt mit einem bräunlichen Anstrich, und in deren Mitte war ein länglicher, gut begrenzter, blasser Kern zu sehen, umgeben von einem feinkörnigen Protoplasma. Dieses füllte nun zwar die ganze kleine Cavität, indess konnten nicht einmal bei der stärksten Vergrösserung irgend welche den Strahlenkanälchen entsprechende Ausläufer entdeckt werden. Dies hätte doch der Fall sein müssen, wenn der Inhalt der Zelle sich wirklich in diese fortgesetzt hätte, denn bei der intensiven Färbung hätten wohl kaum solche Ausläufer einer genauen Beobachtung entgehen können.

Fügt man hinzu, dass ich unzählige Male in jungen Knochen die Knochenkörperchen durch Färbung mit Carmin dargestellt habe, ohne jemals [85] die Canaliculi davon gefärbt zu sehen, so dürften viele Gründe für die Annahme vorhanden sein, dass diese letzteren zur Zwischensubstanz gehören und nicht durch Ausläufer von den in den Lacunen eingeschlossenen Zellen gebildet werden. Hierbei dürfte es nicht unwahrscheinlich sein, dass diese Canaliculi im Verlauf des Zuwachses secundär eine grössere Regelmässigkeit und Entwicklung durch einen geeigneten Wechsel von Resorption und Ablagerung der Grundsubstanz erhalten. — Die gegen meine Darstellung von der Bildung der Knochenlacunen und Strahlenkanälchen scheinbar streitenden Beobachtungen, welche von verschiedenen Forschern (wie von Hoppe[1] in den Hautschildern bei *Acipenser*, von Kölliker[2] in den Schuppen bei *Lepidosteus*) gemacht worden sind, nach denen diese Gebilde durch die Auflösung der chemisch verschiedenen Zwischensubstanz ganz isolirt werden können, dürften damit in Einklang gebracht werden können, wenn man mit Henle, Rouget u. A. die so isolirte, vermeinte Membran der Knochenlacune als eine secundäre Verdichtung der Zwischensubstanz in ihrer nächsten Nachbarschaft betrachtet, analog verschiedenen „Kapsel"-Bildungen in älteren Knorpeln.

Was nun die Grundsubstanz betrifft, so dürfte es wohl ausser allem Zweifel sein, dass sie durch eine Art Thätigkeit bei den Zellen entstanden gedacht werden muss, welche wir constant überall so zahlreich versammelt finden, wo eine Neubildung von Knochengewebe einzutreten im Begriff ist. Schwerer ist es, in diesem Falle die Art dieser Thätigkeit näher anzugeben. Fürstenberg[3] hat vor kurzem als Stütze für die Henle'sche (obgleich nunmehr von Henle[4] selbst aufgegebene) Lehre von der Bildung der Knochensubstanz durch secundäre Ablagerungen auf der Innenseite von zusammenschmelzenden Zellmembranen angeführt, dass man durch verdünnte Schwefelsäure oder Chromsäure diese „Knochenzellen" isoliren kann; und in der letzten Zeit hat M. Schultze die Aufmerksamkeit auf diese Beobachtung gelenkt, welche kräftig für eine Auffassung spricht, die sich nur dadurch von der vorigen unterscheidet, dass anstatt der Zellenmembran [86] die peripherische Schicht des „Protoplasmas" gesetzt wird. Dieser letzte Autor meinte nämlich in allem Wesentlichen Fürstenberg's Beobachtungen bestätigen zu können, „nach welchen es möglich ist, entweder schon im frischen Zustande oder durch Maceration an manchen Knochen und Knorpeln die Grenzen der Zellen, welche nur durch allmähliche Ausbildung von aus dem Protoplasma hervorgehenden Verdickungsschichten von einander geschieden sind, gerade so wie in einem verholzten Pflanzengewebe zu erkennen".[5] Ich muss bekennen, dass meine Untersuchungen über die Entwicklung und Structur des Knochengewebes bei den höheren Wirbelthieren mir keine Veranlassung gegeben haben, eine solche Ansicht zu theilen. Trotz zahlreicher Versuche, theils mit den Reagentien,

---

[1] Virchow's *Archiv* V. S. 179.

[2] *Würzb. naturw. Ztschr.* Bd. I. S. 313. Fig. 1 u. Bd. II. S. 165.

[3] Müller's *Archiv*. 1857. S. 1.

[4] Henle u. Meissner, *Jahresber.* f. 1857. S. 91.

[5] Max Schultze, *Ueber Muskelkörperchen und das, was man eine Zelle zu nennen habe.* Reichert's u. Du Bois-Reymond's *Archiv* 1861. S. 13.

welche Fürstenberg angegeben hat, theils auch mit verschiedenen anderen, ist es mir nicht gelungen, die Resultate zu erzielen, welche er für so beweisend hält. H. Müller, welcher in dieser Beziehung ebenso unglücklich gewesen zu sein scheint, lenkt die Aufmerksamkeit auf die sog. *glomeruli ossium* (Brandt) oder die eigenthümlichen, runden, zellenähnlichen Gebilde, welche bei der ersten Ablagerung der Knochensubstanz in den primären Markräumen entstehen, als eine wahrscheinliche Quelle zu Irrthum in diesem Falle, und dabei bin ich vollständig seiner Meinung. Eine andere Andeutung von einer Begrenzung besonderer Zellenterritorien habe ich in dem echten Knochengewebe niemals gefunden und kann also Fürstenberg's Beobachtungen keine allgemeine Gültigkeit zusprechen. Ausserdem spricht die früheste Anordnung der osteogenen Substanz, gleichviel ob sie in Form von Gebälk mit mehr freistehenden Strängen (wie im Knochen des Unterkiefers) oder in Form von netzförmigen Lamellen (wie bei der periostalen Knochenbildung) auftritt, auf's Bestimmteste gegen die in Frage stehende Auffassung, denn nirgends kann hier das Product von der Thätigkeit jeder einzelnen Zelle — wir mögen sie nun Absonderung oder Metamorphose des Protoplasmas nennen — nicht einmal während ihrer frühesten Existenz als irgendwie von dem Product der Nachbarzellen abgegrenzt aufgefasst werden. Im Gegentheil deutet hier Alles auf eine gemeinsame und gleichzeitige Thätigkeit [87] bei mehreren Zellen oder grösseren Zellengruppen, ganz wie auch Billroth[1] bei der Untersuchung eines Osteosarcomes gefunden hat; die Grundsubstanz desselben erinnerte durch ihre eigenthümliche Anordnung in Form eines gitterförmigen, structurlosen, knorpelartigen Gebälkes lebhaft an die Erscheinungen, welche sich bei der ersten Ablagerung der normalen Knochensubstanz zeigen. Wenn wir also auf Grund dessen, was die oben angeführten Untersuchungen an die Hand gegeben, den Gedanken an die Bildung der Grundsubstanz durch eine directe Metamorphose zusammenschmelzender Zellen ausschliessen müssen — wenigstens in der Bedeutung, wie Schultze in seinem eben citirten Ausspruche diesem Ausdruck giebt — so liegt unleugbar die Auffassung dieser Substanz als ein Absonderungsproduct von den Zellen, also eine wirkliche „Intercellularsubstanz" am nächsten. Ein solcher Absonderungsprocess darf indess durchaus nicht mit der Vorstellung verbunden sein, als wären die Zellen eigenthümlich ausgerüstete „Filtrirapparate", denn die Zeit dürfte vorbei sein, wo die Annahme einer Absonderung nothwendig

[1] *Beiträge zur pathologischen Histologie.* Berlin 1858. S. 105 ff. Taf. III. Fig. 3 u. 4.

die Gegenwart von Zellmembranen voraussetzte, deren Vorhandensein, soweit es die Bildungszellen des Knochens betrifft, nicht bewiesen und nicht einmal wahrscheinlich ist. Genau genommen dürfte sich daher kein so grosser Unterschied zwischen den Ausdrücken „Absonderung" und „Metamorphose des Protoplasmas" vorfinden, ich glaube aber, dass der erstere hier vorzuziehen ist, weil er weniger Veranlassung zu Missdeutungen giebt. Uebrigens kann ich die erste Ablagerung des osteogenen Balken- oder Netzwerkes nicht besser charakterisiren, als eine „Anschiebung", bei welcher jedes Atom osteogener Substanz im Augenblick seines Freiwerdens (*in statu nascenti*) in einer gewissen, vielleicht von mehreren Umständen bestimmten Reihenfolge sich an die vorher abgelagerten anlegt. Verschiedene Beobachtungen haben mich davon überzeugt, dass eine solche Annahme das Auftreten und die Anordnung der Intercellularsubstanz, auch in anderen Bindesubstanzgeweben bei den höheren Thieren, besser erklärt als die Vorstellung von einer unmittelbaren Metamorphose von zusammenschmelzenden Zellen, und ich will in dieser Beziehung nur auf die Bildung der Synovialfransen in den Gelenken junger Thiere (z. B. Kälber) als ein lehrreiches Untersuchungsgebiet hinweisen.

---

[88] Das[1] in der angegebenen Weise entstandene Knochengewebe hat nur eine kurzdauernde Existenz. Kaum sind bei der intracartilaginösen Knochenbildung die eröffneten Höhlen des Knorpelknochens (die primären Markräume) von einer Schicht echten Knochengewebes ausgekleidet worden, so muss diese schon der Bildung grösserer, secundärer Räume weichen, welche ihrerseits durch Ansetzung von Knochensubstanz ausgekleidet werden, um noch einmal demselben Einschmelzungsvorgang als Opfer zu fallen. In dieser Weise gehen Neubildung und Zerstörung des Neugebildeten unaufhörlich neben einander fort, bis der

[1] Die folgenden Seiten dieser Abhandlung sind früher auch in den *Verhandl. d. phys.-med. Ges. in Würzburg* erschienen. Die Uebersetzung wurde mit folgenden Worten von Kölliker eingeleitet:

Im Sommer 1872 hatte ich das Vergnügen, Prof. Chr. Lovén in Würzburg zu sehen und erfuhr bei dieser Gelegenheit Näheres über die schwedische Arbeit dieses Forschers über die normale Knochenresorption, welche bis jetzt in Deutschland gänzlich unbekannt geblieben ist und mir nur durch eine kurze Notiz von Sharpey (*Quains Anatomy.* VII. edition by Sharpey, Thomson and Cleland. pg. CX) zur Kenntniss gekommen war. Auf meine Bitte übersetzte Prof. Lovén den Theil seiner Abhandlung, der auf die Knochenresorption Bezug hat, und freue ich mich, durch die mit Genehmigung des Verfassers geschehende Veröffentlichung dieser Arbeit eine wesentliche Vervollständigung der Geschichte dieser Frage liefern zu können.

Knochen seine endgültige Grösse erlangt hat. In den langen Knochen bleiben dann von der ganzen intracartilaginösen Verknöcherung verhältnissmässig nur sehr unbedeutende Reste übrig, welche die spongiöse Substanz der Epiphysen bilden helfen. Es ist aber nicht nur die intracartilaginöse Knochenmasse, welche in dieser Weise unaufhörlich resorbirt wird; auch die periostalen Ablagerungen gehen bald demselben Schicksale entgegen, denn währenddem neue Schichten auf der äusseren Oberfläche fortwährend angesetzt werden, fallen die inneren ebenso unaufhörlich der Zerstörung anheim. Es ist gerade durch eine solche genau abgewogene Abwechselung von Neubildung und Zerstörung, dass die Form der Knochen während des ganzen Wachsthums so vollkommen beibehalten wird, aber diese Abwechselung hört mit der Erreichung der definitiven Grösse des Knochens keineswegs auf, vielmehr gehen während des ganzen Lebens diese Vorgänge immer neben einander fort. Die unaufhörliche Zerstörung von verbrauchtem Material und der Ersatz desselben durch Neubildung, Vorgänge, die wir in den übrigen Theilen des Körpers annehmen müssen, ohne dass sie unmittelbar beobachtet werden können — sind im Knochengewebe so deutlich und ihre Resultate so tief und unvertilgbar wie in Stein eingegraben, dass diese Eigenschaft schon das Knochengewebe unserer Aufmerksamkeit im höchsten Grade würdig macht.

Dass die Knochen während des Wachsthums einer stetigen Resorption unterliegen, ist eine Thatsache, die erst in der letzten Zeit allgemein eingesehen worden ist. Du Hamel, dessen schöne Versuche mit krappgefütterten Thieren so viel Licht über die Entwicklungsverhältnisse des Knochensystems verbreitet haben, übersah jene Thatsache gänzlich. Auch konnte er keine befriedigende Erklärung von der Vergrösserung der Markhöhle geben, sondern versuchte sich zu helfen durch die im grellsten Widerspruche zu seinen übrigen Annahmen stehende Hypothese, [89] dass die Markhöhle durch eine secundäre Ausdehnung (Extension) der dieselbe umgebenden, von der Beinhaut abgelagerten Knochenlamellen vergrössert werde.[1] Dieser Widerspruch, sowie das von mehreren Seiten ausgesprochene Misstrauen gegen die Zulässigkeit der Krappfütterungsresultate[2] beraubte Du Hamel's Be-

[1] *Mém. de l'Acad. de Paris.* 1743. S. 108.

[2] Gibson (*Mém. of the liter. and phil. society of Manchester.* 2. Ser. T. I. S. 146) glaubte gefunden zu haben, dass die durch Krapp den Knochen mitgetheilte Farbe nicht eine „*fixe*" sei, sondern dass dieselbe vom Serum des Blutes wieder aufgenommen werden könne. Schon früher hatte Rutherford nachgewiesen, dass jene Färbung von einer chemischen Verbindung des Farbstoffes mit dem phosphorsauren Kalke des Knochengewebes herrührt. (Siehe Blake, *De dentium formatione* 1799, citirt von Gibson.)

obachtungen eines grossen Theiles ihres Einflusses. Auch wurden derartige Versuche nicht vor der Mitte dieses Jahrhunderts (und zwar auch diesmal in Frankreich) in grösserem Maassstabe wiederholt. Flourens bestätigte dann die Schlussfolgerungen Du Hamels in Bezug auf das Wachsthum der Knochen in Länge und Dicke, aber er zeigte zugleich, dass die Vergrösserung der Markhöhle durch eine von innen nach aussen fortschreitende Resorption bewirkt wird.[1] Hierdurch wurde jedoch keine Erklärung der räthselhaften Thatsache gegeben, dass die Knochen während des ganzen Wachsthums immer dieselbe Form behalten, und ausserdem wurden jetzt wieder von Serres und Doyère[2], sowie von Brullé und Hugueny[3] eine Menge Einwendungen erhoben gegen die Zuverlässigkeit der Krappfütterung als ein Mittel für die Untersuchung der Knochenentwicklung, indem sie gerade diejenigen Eigenschaften derselben in Abrede stellten, auf welche Du Hamel seine Schlüsse gestützt hatte. Nach weiteren zahlreichen Versuchen stellten dann schliesslich die beiden letztgenannten Verfasser in einer späteren Arbeit[4] die Anwendbarkeit der Krappfütterung für die physiologische Forschung auf diesem Gebiete wieder her durch den Nachweis, dass die den Knochen mitgetheilte Farbe wirklich eine „fixe“ ist, welche von den im [90] Körper circulirenden Flüssigkeiten nicht aufgelöst werden kann. Den letztgenannten Forschern wurde es so vergönnt, die Lösung des Räthsels zu finden, indem sie den alten, schon im vorigen Jahrhundert von J. Hunter ausgesprochenen Satz bestätigten und erweiterten, dass in den Knochen überall, im Innern wie an der Oberfläche, in verschiedenen Zeiten und in verschiedener Ausdehnung Knochenmassen resorbirt werden, währenddem gleichzeitig an anderen Stellen eine Ansetzung neugebildeter Knochensubstanz stattfindet.

Um sich von der Existenz dieser Resorption zu überzeugen, hat man jedoch gar nicht nöthig, alle jene Versuche mit Krappfütterung, totaler oder partieller Wegnahme von Knochen, Einlegen von Ringen unter die Beinhaut u. dgl. anzustellen, welche nach Du Hamels Zeit für diesen Theil der physiologisch-anatomischen Forschung so bezeichnend gewesen sind, denn es lässt sich durch die einfache mikroskopische

[1] *Ann. d. Sc. nat.* 2de Sér. T. XIII. 1840. S. 97; T. XV. 1841. S. 241; 3me Sér. Zoologie. T. IV. 1845. S. 105; *Compt. rend.* 1844. T. XIX. S. 621; *Recherches sur le developpement des os et des dents.* Paris 1842 und *Theorie expérimentale de la formation des os.* Paris 1847.

[2] *Compt. rend.* T. XIV. S. 290. 1842.

[3] *Compt. rend.* T. XIV. S. 818. 1844.

[4] *Ann. d. Sc. nat.* 3 Sér. Zoologie, T. IV. S. 283. 1845.

Beobachtung mit der grössten Klarheit darthun, dass eine Resorption von Knochensubstanz in einem Theile eines Knochens stattfindet, während eine Neubildung in einem anderen Theile vor sich geht. Hierzu braucht man nur die Formen, durch welche die Knochenresorption in pathologischen Fällen sich kennzeichnet, einmal gesehen zu haben, denn diese sind so charakteristisch, dass sie, so oft sie vorkommen, unmöglich verkannt werden können.

Schon Howship hatte bemerkt, dass bei vielerlei Reizungszuständen der Knochen in den vorher ganz glatten Markkanälchen Aushöhlungen entstehen, die das Aussehen haben, als wären sie mit einem halbrunden Meissel ausgehauen. Diese Veränderung kommt nach Virchow[1] bei allen Formen von Knochenentzündung vor und ist der Ausdruck einer Resorption von Knochensubstanz, einer Art allmählicher Nekrose derselben. Ueberall wo solche eigenthümliche Aushöhlungen, die immer mit einem sehr scharfen Rande gegen die Knochensubstanz begrenzt sind, gefunden werden, können wir mit Gewissheit eine daselbst fortgehende Einschmelzung und Zerstörung derselben annehmen; sie sind also keineswegs eine ausschliesslich pathologische Erscheinung, sondern kommen nach meiner Erfahrung auch bei der physiologischen Entwicklung der Knochen sehr oft vor. Lieberkühn[2] hat ihr constantes Auftreten bei demjenigen grossartigen Einschmelzungsprocess nachgewiesen, welcher bei Thieren der Hirschfamilie das Abfallen der Geweihe [91] vorbereitet und demselben vorangeht, aber schon früher hatte Billroth[3] bemerkt, dass die Resorption bei der Bildung der Markhöhle wachsender Knochen in ganz derselben Weise vor sich geht wie bei Caries. Meine Untersuchungen veranlassen mich nun, den Umfang dieser physiologischen Caries noch mehr auszudehnen, als die genannten Forscher es gethan haben.

Die genannten „Resorptionsgrübchen" können nämlich nach meiner Erfahrung während der Entwicklung in allen Theilen des Skelettes gefunden werden und zwar ebensowohl in denjenigen Knochen, welche nicht knorpelig präformirt sind, wie in den Ablagerungen der Beinhaut und bei der intracartilaginösen Knochenbildung. Die erstgenannten betreffend, habe ich nirgends diese interessante Erscheinung schöner gesehen, als am *annulus tympanicus* junger Schaf-Föten. Dieser ist beim Fötus, wie bekannt, ein selbstständiger Knochen, der ungefähr die Form eines $^3/_4$ Cirkelbogens mit etwas schräg gewundenen Enden

[1] *Ueber Reizung und Reizbarkeit. Archiv f. path. Anat.* N. F. Bd. IV. 1858.

[2] *Ueber den Abfall der Geweihe und seine Aehnlichkeit mit dem cariösen Process.* Reichert's und du Bois-Reymond's *Archiv* 1861. S. 748.

[3] *Beiträge zur pathol. Histologie.* S. 54.

hat. Um zu erklären, wie derselbe während des Wachsthums immer dieselbe Form beibehalten kann, müsste man schon a priori annehmen, dass eine Resorption an der inneren Seite des Bogens stattfindet, weil ja eine Extension des wachsenden Knochens im Sinne Du Hamel's nunmehr wohl nicht annehmbar ist. Diese Voraussetzung wird auch durch die Beobachtung auf's Vollkommenste bestätigt, und kann ich diesen Knochen empfehlen als das vorzüglichste Object für eine gleichzeitige Demonstration vom Anschiessen des echten Knochengewebes in nicht knorpelig präformirten Knochen, sowie von der Resorption fertiggebildeter Knochensubstanz. Zu diesem Zweck eignet sich der hintere plattere Theil des Bogens am besten und liefert derselbe nach Maceration in Bichromas kalicus und Auspinselung eines der lehrreichsten Präparate zur Illustration der Entwicklungsgeschichte des Knochengewebes. Auf der convexen Seite hat man dann ein schönes Specimen von dem im Vorhergehenden so oft erwähnten osteogenen Balkennetze, hier sehr reich und in rundlichen Maschen angeordnet; der concave Rand dagegen ist scharf begrenzt und zeigt hervorragende Ecken mit den zwischen dieselben sehr zahlreich eingegrabenen, rundlichen Aushöhlungen, welche als für die pathologische Knochenresorption so bezeichnend angesehen worden sind. Die erwähnten Grübchen, welche dem concaven Rande des Bogens ein gezacktes und wie genagtes Aussehen geben, sind hier [92] freilich nicht so tief und grossartig wie in vielen Fällen von Knochenentzündung, wo die Einschmelzung der Knochensubstanz rapide Fortschritte macht, sie sind aber doch genügend deutlich, um, als durch dieselbe Ursache hervorgebracht, nicht verkannt werden zu können, und ist die Aufmerksamkeit nur einmal auf diese Erscheinung gelenkt worden, so hält es nicht schwer, Gebilde derselben Natur in vielen anderen Theilen des secundären Skelettes zu erkennen, z. B. auf der inneren Fläche der platten Schädelknochen, auf der inneren Seite der Zahnlade im Unter- und Oberkiefer u. s. w.

Die mikroskopische Untersuchung bestätigt auch in der überzeugendsten Weise, die, wie oben bemerkt, schon von J. Hunter und weit später von Brullé und Huguenv gemachte Beobachtung, dass auch an der Oberfläche der langen Knochen eine Resorption stattfindet, mittels welcher das schöne Gleichgewicht von Zuwachs und Form während aller Phasen der Entwicklung so vollkommen beibehalten wird. Man findet nämlich schon dicht unterhalb des Verknöcherungsrandes bezw. des oben erwähnten „Periostalringes“ deutliche Spuren einer lebhaften Knochenresorption, die ausserdem auch über die ganze Oberfläche des Knochens stellenweise zerstreut vorkommen, und hat man dann oft die Gelegenheit, an dünnen Flächenschnitten aufgeweichter Knochen in einem und demselben Präparate gleichzeitig Neubildung und Zerstörung des Knochengewebes zu beobachten. Ein mehr lehrreicher Anblick lässt sich wohl kaum denken. Ein solches Präparat zeigt an denjenigen Stellen, wo die Resorption am meisten ausgeprägt ist, die Oberfläche des Knochens eingetheilt in unregelmässige, runde oder ovale, tiefer oder seichter ausgehöhlte Felder mit scharfen, hervorragenden Rändern, und hier besonders könnte man oft geneigt sein, an eine Abtheilung in Zellenterritorien zu glauben. Dass diese jedoch nur eine scheinbare ist, wird bald deutlich bei einer genaueren Untersuchung und Vergleichung mit anderen Präparaten — vorzugsweise Querschnitten — wo man sich leicht überzeugen kann, dass jene Felder oder Abtheilungen nichts Anderes sind, als die Resorptionsgrübchen von der Fläche gesehen.

Es ist jedoch bei der Bildung der grossen Markhöhle auf Kosten der intracartilaginösen Verknöcherung, dass diese physiologische Caries im grössten Maassstabe auftritt, und hier fängt sie schon mit der Einschmelzung des primordialen Knorpelknochens an. Es ist schon bemerkt worden, dass diejenigen rundlichen Knochenmassen, die Brandt mit dem Namen [93] *glomeruli ossium* belegte und die neuerdings von Lieberkühn als ein Beweis für die unmittelbare Metamorphose des Knorpels zu echtem Knochengewebe benützt worden sind, ohne Zweifel durch eine secundäre Ausfüllung der primären Markräume, d. h. der eröffneten „Knorpelkapseln" entstehen. Die Wahrscheinlichkeit einer solchen Annahme wird dadurch im höchsten Grade vermehrt, dass solche *glomeruli* nicht ausschliesslich am Verknöcherungsrande vorkommen, indem vollkommen ähnliche Gebilde sehr oft auch an anderen Orten gefunden werden. Verfolgt man nämlich an einer Reihe successiver Querschnitte eines in Chrom- oder Salzsäure erweichten Knochens die Ausbildung der grösseren Markräume und der Markhöhle, so findet man nach der ganzen Länge des Knochens hier und da neue Reihen solcher Glomeruli, welche durch ihre Anordnung deutlich zeigen, dass sie nicht Ueberbleibsel der am Verknöcherungsrande vorkommenden sind, sondern neugebildet durch Ausfüllung derjenigen Gruben, durch welche die Knochenresorption ihren Weg bezeichnet. Dass dem so ist, fand ich mit grosser Gewissheit durch Vergleich mit Präparaten, die dem oben erwähnten Schlüsselbein entnommen waren. Infolge des Entzündungsreizes fand hier, in einiger Entfernung vom necrotischen Knochen, im Gesunden eine sehr lebhafte Umsetzung mit Bildung von Resorptionsgrübchen statt, und zwar sowohl von der Beinhaut als von den Havers'ischen Kanälchen aus. An jener Stelle wurden die Grübchen allmählich von der unregelmässigen callusartigen

Knochenmasse angefüllt, aber an diesen geschah die Ausfüllung mit einer mehr normalen Knochensubstanz. An solchen Stellen, wo man, infolge der Richtung des Schnittes, die erwähnten ausgefüllten Höhlen von der Oberfläche betrachtete, boten sie vollkommen das Aussehen von Glomeruli dar, und auch hier wäre man sehr leicht verführt gewesen, an die Existenz begrenzter Zellenterritorien oder isolirter „Knochenzellen“ im Sinne Fürstenberg's und M. Schultze's zu glauben, wenn man nicht rings herum alle möglichen Uebergangsformen beobachtet hätte.

Endlich finden wir auch in den ausgewachsenen Knochen deutliche Spuren einer Resorption, und ist es das Verdienst Tomes' und De Morgan's, in dieser Beziehung die ersten Beobachtungen gemacht zu haben. Die genannten Verfasser beschreiben nämlich, wie bekannt, unter dem Namen von *Haversian spaces* unregelmässige, buchtige Räume, welche bald leer, bald wieder mit einem oder zwei concentrischen Lamellensystemen gefüllt gefunden werden, [94] und sie stellen schon mit Bestimmtheit diese Gebilde in dieselbe Categorie mit denjenigen Figuren, welche gefunden werden *„on the surface of bone, which has been removed by exfoliation“* und *„on the surface of the fang of a tooth, after a part has been absorbed“*.[1] Ausserdem haben sie nachgewiesen, dass solche Formen auch im mehr vorgeschrittenen Alter, sogar nach 60 Jahren, auftreten. Wahrscheinlich werden dieselben wieder sehr häufig im höchsten Alter, denn die zu dieser Zeit so oft eintretende Osteoporose muss von denselben Erscheinungen begleitet sein.

Was nun die Deutung der so constanten Aushöhlungen betrifft, so sind die Ansichten der Verfasser in Bezug auf diesen Gegenstand sehr abweichend. Virchow war es, der zuerst den sinnreichen Gedanken äusserte, dass diese rundlichen Grübchen ein Ausdruck der Wirksamkeit der Knochenkörperchen bei der Resorption wären. Nach diesem Forscher beherrscht nämlich in allen denjenigen Geweben, wo neben den Zellen eine grössere oder geringere Menge Zwischensubstanz vorkommt, jede Zelle einen gewissen Theil der umgebenden Grundsubstanz, und es werden infolge dessen alle Ernährungsstörungen beschränkt auf bestimmte Zellenterritorien, welche von einer oder mehreren Zellen abhängen können. Nach dieser Ansicht wären dann die fraglichen Grübchen nichts Anderes, als Lücken nach von der Knochensubstanz ausgeschiedenen rundlichen Massen, „die dem Bilde incrustirter und mit Porenkanälchen versehener Zellen voll-

[1] *Phil. Transact.* 1853. S. 112 u. f.

kommen entsprechen".[1] Später äussert sich derselbe in dieser Beziehung noch bestimmter: „Im Umfange nekrotischer Stücke, wo die Demarcationslinie sich bildet, kann man deutlich übersehen, wie die Oberfläche des Knochens, vom Rande gesehen, Ausbuchtungen bekommt, deren Umfang den ursprünglichen Zellen entspricht"; und weiter: „Die ganze Caries besteht darin, dass der Knochen sich in seine Territorien auflöst, dass die einzelnen Elemente in neue Entwicklung gerathen" u. s. w.[2] Nach dieser Auffassung wären die Knochenkörperchen das, was bei der Resorption vorzugsweise wirksam ist und die Bildung der dabei auftretenden Aushöhlungen bedingt. Die Auflösung der festen Knochensubstanz [95] wäre also eine durch Reizung hervorgerufene Lebensäusserung des Knochengewebes selbst und dasjenige weiche Gewebe (Mark- oder Granulationsmasse), welches die so entstandenen Grübchen ausfüllt, wäre das unmittelbare Product einer Wucherung der Knochenkörperchen. Hauptsächlich in demselben Sinne sprach sich auch Förster[3] aus, obwohl er in den Knochenkörperchen das Auftreten productiver Gebilde bei dem Entzündungsprocesse nicht bestätigen konnte. Leider wird diese gewiss sehr schöne und ansprechende Auffassung von der Erfahrung gar nicht unterstützt, denn diejenigen Erscheinungen, welche bei der pathologischen sowie bei der physiologischen Knochenresorption beobachtet werden, deuten, gerade im Gegentheil, kein lebhafteres Theilnehmen der Knochenkörperchen bei diesem Vorgange an. Es sind auch mehrere Verfasser gegen die Virchow'sche Lehre aufgetreten. Billroth beschrieb und zeichnete einen von Caries im höchsten Grade ergriffenen Knochen, wo die Reste des Knochengewebes „an ihren Rändern überall ausgebuchtet, wie ausgenagt" — „die Knochenzellen in Grösse und Form unverändert" — „die Knochenzellen hier und da durch die Aushöhlungen eröffnet waren, ohne sich dabei zu verändern".[4] Infolgedessen nahm er es als wahrscheinlich an, dass die Knochenkörperchen mit der Entstehung der runden Aushöhlungen nichts zu thun haben — eine Auffassung, die ausser allen Zweifel gesetzt wurde durch die in einer späteren Abhandlung mitgetheilte sehr beweisende Beobachtung, dass ähnliche Gebilde auch an vollkommen leblosen Knochenstücken auftreten können, sowie — was noch mehr ist — an solchen, wo von einem Zusammenhang der genannten Figuren mit Zellenterritorien gar keine Rede sein kann. Sie erscheinen

[1] Virchow's *Archiv*. Bd. XIV. 1858.
[2] Virchow, *Cellularpathologie*. Berlin 1858. S. 372 u. f.
[3] *Handb. d. pathol. Anat.* I. S. 283.
[4] *Beitr. zur pathol. Histologie*. S. 53 u. 54.

nämlich, wie Billroth gefunden, in aller Deutlichkeit an der angefressenen Oberfläche derjenigen Elfenbeinspitzen, welche bei der Dieffenbach'schen Operation gegen Pseudoarthrose in die Knochenenden hereingetrieben werden, um daselbst eine lebhafte Reizung mit Neubildung von Knochensubstanz zu erwecken. Endlich ist auch Lieberkühn, ohne die früher gemachten Erfahrungen von Billroth zu kennen oder wenigstens, ohne sie zu erwähnen, zu demselben Resultate gekommen, bei seinen Untersuchungen [96] über den mit der Caries vollkommen analogen Process, welcher dem Abfallen der Geweihe vorangeht.

Billroth's Beschreibung des cariösen Knochens stimmt vollkommen mit dem überein, was ich selbst, sowohl bei zahlreichen Untersuchungen pathologischer Fälle als bei dem Studium der physiologischen Knochenresorption beobachtet habe. Die Unabhängigkeit der bei der Caries auftretenden buchtigen Aushöhlungen von den Elementen des eigentlichen Knochengewebes erschien ganz besonders deutlich in einem wegen Phosphornekrose resecirten Stücke des Unterkiefers. Der kranke Knochen war hier von sinuösen Gängen und Räumen in allen Richtungen durchgraben, während dem eine unregelmässige Neubildung von Knochensubstanz sowohl von der Markhöhle wie von der Beinhaut aus eingetreten war. An dünnen Schnitten des in Salzsäure erweichten Knochens erschienen die Wände dieser Gänge reichlich besetzt mit den mehrerwähnten Grübchen, die bald seicht schalenförmig waren, bald wieder tiefer und deutlicher einen Anfang neuer Kanälchen bildeten. Sehr oft durchbohrten sie in querer Richtung die Lamellensysteme des alten Knochens, und die hier liegenden mit den letzteren parallelen Knochenzellen zeigten dabei nicht die geringste Veränderung in Grösse und Form; ebensowenig sah man auch nur die Spur einer solchen in den oft vorkommenden Resten derjenigen Knochenzellen, welche von der vordringenden Ausgrabung quer durchschnitten waren.

Wenn es also infolge aller dieser Thatsachen als vollkommen bewiesen angesehen werden kann, dass die Einschmelzung der festen Substanz bei der Knochenresorption nicht von den in derselben eingeschlossenen Knochenzellen bedingt wird, so sind wir genöthigt, die Ursache der in Frage stehenden Erscheinungen anderswo zu suchen, und finden wir dann als nächste zur Hand liegende Quelle aller dieser Veränderungen dasjenige zellenreiche Gewebe, welches überall die die Knochensubstanz durchziehenden Gefässe begleitet, d. h. das sogen. „rothe“ oder „fötale“ Mark. Schon oben habe ich die grosse Aehnlichkeit desselben mit dem Granulationsgewebe angedeutet — eine Aehnlichkeit, welche schon von Virchow kräftig betont worden ist — und diese Uebereinstimmung erscheint gerade am deutlichsten bei der Bildung der „Resorptionsgrübchen". In diesen erkennen wir nämlich ganz dieselben Formen, welche die Granulationen auch an freien Wundflächen immer annehmen; [97] es macht wirklich den Eindruck, als ob die Knochensubstanz mit all ihrer Härte dem vordringenden jugendlichen Gewebe gar keinen Widerstand leisten könnte, in einem solchen Grade entwickelt sich dasselbe frei und ungezwungen. Die Einschmelzung der Knochenmasse zeigt in der That alle Eigenschaften einer „Usur", einer unmerklichen Exfoliation, vielleicht hervorgerufen, wie auch Billroth vermuthet, durch den von der schnell hervorwuchenden Granulationsmasse ausgeübten Druck *(gutta cavat lapidem)*. Durch welche chemischen Umwandlungen der phosphorsaure Kalk hierbei aufgelöst und entfernt wird, dürfte jedenfalls für jetzt noch schwer zu entscheiden sein. In pathologischen Fällen, wo die formative Wirksamkeit des Markgewebes eine heteroplastische, destructive Tendenz zeigt, zeigt die Resorption ganz natürlich bedeutend grössere Dimensionen und ist dieselbe weit mehr ausgeprägt als bei der normalen Ernährung der Knochen, weil sie bei der letzteren in gewissen Schranken gehalten wird durch das im gesunden Organismus so genau abgewogene Gleichgewicht der nutritiven, functionellen und formativen Lebensäusserungen der Elemente, welches eben die Grenze des physiologischen und pathologischen Zustandes ausmacht, aber die grosse Uebereinstimmung dieser Erscheinungen in dem einen und dem anderen Falle kann doch unmöglich verkannt werden, und die Abweichungen werden ganz erklärlich, wenn wir sie als nur durch die verschiedene Intensität eines und desselben Vorganges bedingt ansehen.

Ob die Knochenkörperchen die Einschmelzung der Zwischensubstanz überleben, um nachher, mit dem Marke einverleibt, an dessen Functionen als resorbirendes und neubildendes Organ theilzunehmen, ist äusserst schwer zu entscheiden, und wage ich nicht, in dieser Beziehung ein bestimmtes Urtheil auszusprechen. Da ich jedenfalls niemals Andeutungen einer endogenen Wucherung der Knochenkörperchen gefunden, noch irgend welche unzweideutige Uebergänge von den letzteren zu den Zellen des Knochenmarkes gesehen habe, so dürfte ein solcher Vorgang wenigstens nicht als constant angesehen werden können, wollte man auch nicht die Möglichkeit desselben ganz in Abrede stellen.

Bei der Untersuchung des Resorptionsvorganges in fötalen Knochen findet man äusserst häufig die dabei entstehenden, rundlichen Aushöhlungen von den räthselhaften, vielkernigen Markklümpchen *(plaques à noyaux multiples)* ausgefüllt, und könnten sie vielleicht in einen gewissen Zusammenhang mit der Resorption gebracht werden. Für eine solche Annahme möchte auch sprechen ihr, nach Luschka, [98] ganz constantes Vorkommen an den Wänden der grossen Markhöhle, wo eine Resorption fast immer stattfindet. Möglicherweise könnten sie auch entstanden sein durch eine lebhafte Kernwucherung der aus dem Gefängnisse der harten Zwischensubstanz freigewordenen Knochenzellen. Für eine solche Ansicht spricht scheinbar ihre Lage; ein Beweis derselben wäre aber nur möglich durch den Nachweis deutlicher Uebergangsformen zwischen den beiden in Frage stehenden Gebilden. Es muss jedenfalls die Antwort dieser wichtigen Frage künftigen Untersuchungen überlassen werden.

Ich schliesse für dieses Mal meine Darstellung von der Entwicklung des Knochengewebes, wohl wissend, dass das hier gezeichnete Bild in vielen Hinsichten unvollständig und mangelhaft ist. Dies gilt sowohl im Allgemeinen hinsichtlich der Knochenbildung im vorgeschrittneren Alter, wie besonders hinsichtlich der Bindegewebsverknöcherung, für welche wir in der normalen Ossification der Sehnen der Vögel einen Typus haben. Zeit und Umstände haben mich verhindert, meine Untersuchungen über diesen Gegenstand abzuschliessen, weshalb ich die Darstellung derselben auf später verschieben muss.

III

Anatomische Beschreibung einer cyklopischen Missgeburt mit Defect des unteren Theiles des Gesichtes und Situs inversus der Eingeweide der Brust und des Bauches

Hygiea, medicinsk och farmaceutisk Månadsskrift. XXVI. S. 97—114. 1864.

Hierzu Tafel II

[97] In der Sitzung der Schwedischen Gesellschaft der Aerzte am 27. October 1863 hatte ich die Ehre, eine vom Regimentsarzt Dr. A. J. Björk in Oskarshamn der anatomischen Anstalt des Carolinischen Medico-chirurgischen Institutes überlassene Missgeburt vorzuzeigen; ich berichtete dann über die wichtigsten Missbildungen, welche theils die äussere Besichtigung, theils eine flüchtige vorbereitende Dissection hatten erkennen lassen. Ich gehe nun daran, ein bei dieser Gelegenheit gegebenes Versprechen einzulösen und die Missgeburt mehr im Detail zu beschreiben, nachdem ich dieselbe habe vollständiger untersuchen können. Die der Beschreibung beigegebenen Zeichnungen sind zum allergrössten Theil nach Photographien von Dr. C. Curman angefertigt, dem ich für seine Bereitwilligkeit, mir behilflich zu sein, hiermit meinen aufrichtigen Dank ausspreche.

Aeussere Besichtigung.

Die Missgeburt, welche vor der Ankunft in dem Institut in einer Kochsalzlösung aufbewahrt war und sich als ziemlich gut erhalten erwies, nur dass die Oberhaut sich an einigen Stellen abgelöst hatte, ist weiblichen Geschlechtes und, nach der Beschaffenheit der Haut, der Haare und Nägel zu urtheilen, nahezu ausgetragen. Sie misst vom Scheitel bis zu den Fersen 36^{cm}, ist recht gut ernährt und zeigt mit Ausnahme des Kopfes nichts Abnormes. Letzterer erscheint auf den ersten Blick ungewöhnlich klein [98] im Verhältniss zur Länge und Entwicklung des übrigen Körpers; dagegen erscheint der Hals etwas zu lang. Von oben betrachtet ist der Contur des Kopfes fast kreisrund mit dem Längendurchmesser — von dem am meisten vorspringenden Theile des Nackens bis zur Glabella — $7 \cdot 3^{cm}$; der grösste Breitendurchmesser ist 7^{cm}, der erstere ist also nur 3^{mm} grösser als der letztere. Dieser Theil des Kopfes ist von zolllangen, dunkelbraunen Haaren ziemlich dicht bewachsen.

Von der Haargrenze aus breitet sich die Hautoberfläche glatt und schwach gewölbt nach unten bis zu einem grossen Auge aus, welches die Mitte des sehr missgebildeten Gesichtes einnimmt und von vier ineinander fliessenden Augenlidern umgeben ist, die an den Rändern mit Wimpern versehen sind und auf der Innenseite normal entwickelte Meibom'sche Drüsen zeigen, sonst aber insofern unvollständig sind, als sie nicht über den Augapfel gezogen werden können, die Augenöffnung nicht schliessen. Letztere ist rautenförmig mit stumpfen oberen und unteren Winkeln, spitzigen Seitenwinkeln und misst zwischen den letzteren 2·8 ^{cm}, zwischen den ersteren 1·6 ^{cm}. Von Thränenpunkten ist keine Spur zu sehen, in dem unteren stumpfen Winkel aber befindet sich ein kleiner, conischer Zapfen, welcher ein abgetrennter Theil eines der Augenlider sein dürfte, da sich auf dessen innerer Seite eine Gruppe von Meibom'schen Drüsen desselben Aussehens wie die übrigen abzeichnet. Auf dem von aussen sichtbaren Theile des Augapfels zeigen sich zwei vollständige Hornhäute, durch einen Zwischenraum von 6 ^{mm} getrennt, und durch jede derselben schimmert eine runde Pupille hindurch.

Von der Augenöffnung erhebt sich die Gesichtshaut, die hier ein sehr gutes Fettpolster zu haben scheint, allmählich zu einem breit conischen Zapfen, welcher die untere Spitze des Gesichtes bildet und sich in einer Entfernung von 8·4 ^{cm} von der höchsten Wölbung des Scheitels und 2 ^{cm} vom unteren Rande der Augenöffnung befindet. Die untere Fläche des genannten zapfenförmigen Vorsprunges, welcher die Oberlippe repräsentirt und auf Taf. II Fig. 2 gut im Profil zu sehen ist, ist etwas aufgeschwollen und mit Schleimhaut bekleidet; dicht unter dem Zapfen befindet sich eine kleine dreieckige Oeffnung mit der Basis nach aufwärts; ihre Breite ist 3 ^{mm}, ihre verticale Höhe 2 ^{mm}. Aus dieser Oeffnung, welche deutlich dem Mund entspricht, wird bei Druck auf den Hals etwas mit Luftblasen gemischter Schleim herausgepresst. Eine dort eingeführte Sonde dringt erst in eine ziemlich geräumige Cavität — die Mundhöhle —, stösst aber nach hinten bald auf ein undurchdringliches Hinderniss, so dass sie nicht nach dem Schlunde hinuntergeführt werden kann. Nach oben fühlt sich die Mundhöhle deutlich von einem festen Gaumengewölbe begrenzt an, auch durch die Haut oberhalb und um die Oberlippe sind die Conturen eines [99] obschon kleinen und zusammengedrückten Oberkiefers beim Fühlen erkennbar. Die untere Wand dagegen besteht nur aus weichen, membranösen Theilen, durch welche die Spitze der Sonde überall geführt werden kann. Nach vorn, am unteren Winkel der Mundöffnung, bilden sie nicht wie nach oben einen mit Schleimhaut bekleideten, aufgeschwollenen, lippenförmigen Rand, sondern es geht hier die Haut unmittelbar mit einem ganz dünnen, scharfen Rande in die Schleimhaut der Mundhöhle über.

Der der Oberlippe entsprechende Zapfen bildet, wie erwähnt, den am meisten vorspringenden Theil von dem unteren Abschnitt des Gesichtes, dessen Spitze; von der auf dessen unterer Seite befindlichen Mundöffnung läuft nun der Contur des Gesichtes plötzlich nach hinten in einer fast horizontalen, nur wenig nach unten convexen Fläche zu der Furche, welche die Grenze zwischen Kopf und Hals bildet — eine Entfernung von 2·7 ^{cm} — und unter welcher das Zungenbein normal seinen Platz hat. Ein eigentliches Kinn findet sich also hier nicht vor; die Haut ist auch hier, auf der unteren Seite des Gesichtes mit einem reichlichen Fettpolster versehen, ein dieselbe stützender Knochen — Unterkiefer oder Rudiment davon — lässt sich aber nicht durch Fühlen erkennen. In der erwähnten Furche selbst bemerkt man seitwärts die nach unten, vorn und innen gegen einander genäherten äusseren Ohren, welche in der Länge etwas ausgezogen sind und mit ihrem längsten Durchmesser (3·5 ^{cm}) in fast horizontaler Richtung stehen. Die beiden Ohrenöffnungen liegen nur 2·2 ^{cm} von einander, und zwischen ihnen ist die Haut in zwei niedrigen, längsgehenden Falten aufgehoben, welche sich nach oben und unten bald verlieren. Unterhalb dieses Punktes und etwas weiter unten als normal im Verhältniss zur Falte zwischen Gesicht und Hals fühlt man das Zungenbein durch die Haut, und in normaler Entfernung von da bildet der Kehlkopf einen Vorsprung auf der Vorderseite des Halses, einen ziemlich gut entwickelten Adamsapfel.

Innere Untersuchung.

Da zum richtigen Verständniss der Darstellung von der Anordnung der inneren Organe die Bekanntschaft mit dem Knochensystem nötig sein dürfte, habe ich es für das Geeignetste gehalten, mit einer kurzen Schilderung derselben zu beginnen; ich kann mich dabei auf die Knochen des Kopfes beschränken, da das übrige Skelett keine Unregelmässigkeit zeigt.

Was zunächst das Cranium im Allgemeinen anbelangt, so ist die fehlerhafte Entwicklung, wie bereits aus den Abweichungen geschlossen werden kann, welche die äussere Besichtigung gezeigt hat, vorzugsweise in den Knochen des Gesichtes ausgesprochen, von denen mehrere mehr oder weniger vollständig fehlen. [100] Dieses Verschwinden von gewissen Knochenpartien aber hat natürlich nicht ohne Einfluss auf die übrigen sie umgebenden Knochen sein können, indem die Natur durch deren Umformung und Aneinanderziehen gleichsam die Lücke auszufüllen gesucht hat, welche durch die unterbliebene Ausbildung eines oder mehrerer Knochen entstanden ist.

Der Schädel im engeren Sinne ist zwar relativ zum Knochengerüst des Gesichtes recht gross, aber absolut zu klein, welcher Umstand zum Theil wohl auf der fehlerhaften Entwicklung von einigen seiner Knochen beruht, in nicht geringem Maasse aber auch dadurch verursacht wird, dass die Fugen zwischen den einzelnen Knochen, ohne verknöchert zu sein, doch so reducirt sind, dass man nicht sagen kann, es seien eigentliche Fontanellen auf der oberen Seite des Kopfes vorhanden; auch ist keine Verschiebung der Knochen unter einander möglich. Wir sehen hierbei, dass, wenn einerseits eine gehemmte Entwicklung an mehreren Stellen nicht verkannt werden kann, anderseits die Entwicklung in gewissen Beziehungen weiter vorgeschritten ist, als es für ein Individuum dieses Alters normal ist.

Das Hinterhauptbein ist in dieser Beziehung ein Beispiel. Unter den Stücken, welche während des Fötallebens diesen Knochen bilden, ist die *pars basilaris* zu schmal und zu schnell zugespitzt, die übrigen aber sind gut entwickelt. Die Fugen zwischen der ersteren und den *partes condyloideae* bestehen noch in ihrer ganzen Ausdehnung aus Knorpel; zwischen den letzteren und dem *squama* sind sie dagegen in den äusseren zwei Dritteln vollständig verknöchert. Die Stellung der *partes condyloideae* ist in der Weise verändert, dass, während deren untere Fläche gegen die der *pars basilaris* normal einen äusserst stumpfen Winkel bildet, dieser Winkel hier nahezu ein rechter ist, in Folge dessen die erwähnte Fläche also fast gerade nach hinten sieht. Da nun die beiden Gelenkköpfe gerade der Spitze des Winkels entsprechen und das *foramen magnum* zum grössten Theile hinter ihnen und begrenzt von den *partes condyloideae* liegt, so folgt hieraus, dass das Loch selbst mehr auf der hinteren als unteren Seite des Schädels liegt, was demselben eine eigenthümliche, in hohem Grade thierähnliche Form verleiht, die dadurch noch mehr gesteigert wird, dass die steil ansteigende *pars squamosa*, dicht oberhalb des *foramen magnum* bedeutend eingesenkt, an ihrer oberen Spitze stark angeschwollen ist und sich gleichsam über die hinteren Ränder der Scheitelbeine wölbt. Diese bilden dafür in ihrem hinteren Theil eine deutliche Einsenkung, wodurch der obere Rand des Hinterhauptsbeines noch mehr herausstehend wird und noch lebhafter an der scharfen *crista occipitalis* erinnert, welche für die meisten Säugethierschädel ein auszeichnender Zug ist. Die Scheitelbeine zeigen übrigens keine andere Unregelmässigkeit, als dass in der Pfeilnaht selbst ungefähr 8 mm [101] von der Spitze des Hinterhauptsbeines sich eine Art falscher Fontanelle vorfindet, welche dadurch gebildet ist, dass die beiden Scheitelbeine an ihren Rändern hier tief eingeschnitten sind; in Folge dessen entsteht zwischen ihnen eine rautenförmige Oeffnung.

Das Stirnbein ist einfach und bildet mitten auf seiner vorderen Fläche einen deutlich ausgeprägten Knoten, von welchem nach oben ein feiner Spalt geht — die einzige Erinnerung an die ursprüngliche Theilung des Beines in zwei Seitentheile. Der *margo supraorbitalis* ist in seinen äusseren Theilen ziemlich stark ausgebogen und bildet zwischen den beiden *processus zygomatici* einen niedrigen Bogen, welcher mit Ausnahme von zwei kleinen Einschnitten auf beiden Seiten von der Mittellinie *(incisurae supraorbitales)* vollständig eben und ganz ist. Das Dach der Augenhöhle *(pars orbitalis oss. front.)* ist nur nach vorn durch einen nach unten gerichteten Keil gleichsam in zwei getheilt, nach hinten aber völlig einfach und endet hier mit einem ebenen, horizontalen Rande, welcher durch Knorpel mit dem vorderen Rande der kleinen Keilbeinflügel verbunden ist. Aus dem Angeführten geht hervor, dass jegliche Andeutung von *processus nasales* oder von der *incisura ethmoidalis* fehlt. Am weitesten nach hinten besteht das Dach der Augenhöhle aus einer platten, nach unten und vorn gegen die Höhle etwas convexen und unebenen dreieckigen Knochenscheibe — den zusammengewachsenen kleinen Keilbeinflügeln —, deren nach vorn gewandte Basis durch Knorpelfuge mit dem Orbitaltheil des Stirnbeines verbunden ist, und die nach hinten in eine mit dem Körper des Keilbeines zusammenhängende Spitze ausläuft. Mitten auf dieser Knochenscheibe, welche in der Richtung von vorn nach hinten 13 mm misst, befindet sich eine fast viereckige, an den Rändern unregelmässig ausgehöhlte Oeffnung für den Sehnerven. Auf den Seiten werden die Orbitae von den nach vorn gewandten Oberflächen der grossen Keilbeinflügel und von den Jochbeinen begrenzt, welche einander bedeutend genähert sind, in Bezug auf die Form aber nichts Abnormes zeigen. Ausser aus diesen letzteren Knochen besteht der Boden der Augenhöhle zum grössten Theil aus dem Orbitaltheil des Oberkieferbeines, in dessen Mitte eine längsgehende Spalte die normale Theilung in zwei besondere Knochen andeutet. Die *canales infraorbitales* sind gut entwickelt, und in der Mitte des unteren Randes der Orbitalöffnung sind ein paar kleine unregelmässige Knochenfliesen zu sehen; vielleicht Rudimente der Thränenbeine. Am weitesten nach hinten, zwischen den innersten Enden der *fissurae orbitales inferiores* wird der Boden der Augenhöhle schmal, gratförmig und von den zusammengewachsenen Gaumenbeinen gebildet; die Spitze selbst wird von den ebenfalls zusammengewachsenen Wurzeln der grossen Keilbeinflügel geschlossen. Alle die Knochen und Theile von Knochen, welche zur Bildung der Nasenhöhle gehören, fehlen also vollständig; so die Nasenbeine, das Siebbein, das Pflugscharbein, die Nasenmuscheln wie die Nasenfortsätze der Stirn- und Oberkieferbeine, [102] und die umgebenden Theile haben sich so vollständig über der dadurch entstandene Lücke zusammengeschlossen, dass keine Spur davon bemerkt werden kann.

Die vordere Fläche des Oberkieferbeines ist verhältnissmässig schmal, aber recht hoch (12 ^{mm}) und zeigt nur nach oben Spuren von einer Spaltung in zwei Hälften. Die Zwischenkieferbeine fehlen ganz, und im Alveolarprocess des Oberkiefers sind nur 6 Zahnhöhlen angedeutet. Die zwei mittelsten von den in ihnen eingeschlossenen Zahnkronen erweisen sich durch ihre Form als Eckzähne, die vier äusseren als Backenzähne. Der Gaumenfortsatz des Oberkiefers bildet nicht ein nach unten concaves Gewölbe, sondern ist sehr zusammengedrückt und schmal (nur 6 ^{mm}) und sowohl in der Mittellinie wie auf den Seiten aufgehoben in scharfe Kämme, zwischen welchen zwei tiefe Rinnen liegen. Dieser Theil läuft nicht, wie normal, horizontal nach hinten, sondern zugleich bedeutend nach oben, und dessen hinterer Rand liegt nicht in derselben Ebene wie die Gaumenbeine, sondern etwas oberhalb ihrer unteren Fläche. Die Gaumenbeine sind vollständig zu einem einzigen Knochen zusammengegossen, dessen vorderer oberer Theil seitlich zusammengedrückt, nach vorn in einen entsprechenden Einschnitt am Oberkiefer eingekeilt ist und mit seinem oberen, abgerundeten Rande zur Bildung des Bodens der Augenhöhle beiträgt. Seitlich von diesem Theil des Gaumenbeines befinden sich zwischen diesem und dem Oberkiefer nach unten zwei Oeffnungen *(formina palatina posteriora)* oder kurze Kanäle, welche unmittelbare Fortsetzungen der Rinnen auf der unteren Seite des Gaumentheiles des Oberkieferbeines bilden. Unter den soeben genannten Oeffnungen bildet die untere Partie des Gaumenbeines nach vorn einen freistehenden, scharfen, etwas unebenen horizontalen Rand; die untere Fläche ist in der Mitte rinnenförmig vertieft und verschmälert sich scharf nach hinten, wo sie sich zwischen die *processus pterygoidei* der grossen Keilbeinflügel einkeilt. Diese letzteren sind gleichsam von den Seiten des Keilbeinkörpers nach vorn und unten geglitten, um die Lücke auszufüllen, die durch das Verschwinden des vorderen Keilbeinkörpers *(praesphaenoides)* enstanden ist, und sind dabei vor dem hinteren *(basiphaenoides)* mit ihren Wurzeln in der Mittellinie vollkommen zusammengewachsen. Infolge dessen haben sich die *processus pterygoidei*, welche übrigens sehr gut entwickelt sind, einander so genähert, dass die Entfernung zwischen den *hamuli pterygoidei* nicht mehr als 2 mm beträgt. Die *processus vaginales* stossen vorn in der Mittellinie zusammen, ihre inneren Ränder aber divergiren etwas nach hinten, so dass zwischen ihnen ein Theil der unteren Fläche des hinteren Keilbeinkörpers sichtbar wird.

Was diesen Theil der unteren Fläche des Craniums besonders auszeichnet, ist die veränderte Stellung der Schläfenbeine, welche als [103] die Folge der ausgebliebenen Entwicklung des Unterkiefers betrachtet werden muss, wodurch die Schläfenbeine gewissermaassen die Stütze verloren haben, welche sie normal längs den Seiten des Schädels auseinander hält; in Folge davon sind sie gegen die Mittellinie hin eingefallen. Die besonderen Theile, aus denen jedes *os temporum* zusammengesetzt ist, haben an einem normalen Kinderschädel folgende Anordnung: *pars squamosa*, die fast vertical steht und einen Theil von der Seitenwand der Schädelhöhle bildet, befindet sich gerade oberhalb und etwas vor der Pyramidenbasis und bildet gegen die Ebene der Pyramide nahezu einen rechten Winkel; *pars mastoidea*, ebenfalls ihrer Stellung nach fast vertical, liegt gerade hinter der *pars petrosa*, und der *annulus tympanicus* ist so mit den übrigen Theilen oberhalb und unterhalb der Pyramide zusammen befestigt, dass dessen Oeffnung nach unten und aussen sieht. In diesem Fall dagegen liegen die Partes squamosae vollständig auf der unteren Seite des Craniums, vor, unterhalb und fast parallel mit den Pyramiden und so nach vorn, unten und innen gezogen, dass die Entfernung zwischen deren inneren und unteren abgerundeten Ecken an der Anfangsstelle der Fissurae Glaseri nur 6 mm beträgt. Dieser Punkt entspricht gerade der Stelle, wo der hintere Keilbeinkörper auf der unteren Fläche der Basis cranii sichtbar wird, die hier gleichsam stark eingedrückt ist und eine tiefe Grube bildet, auf den Seiten von den nach unten und innen gedrückten Ecken der Squamae oss. temp. und nach vorn und hinten von den gegen einander steil ansteigenden Processus pterygoidei auf der einen Seite und der Pars basilaris des Hintorhauptsbeines auf der anderen Seite begrenzt.

Ueber dieser Grube wird von den auf eine sehr eigenthümliche Weise umgeformten und versetzten *annuli tympanici* eine Art Brücke gebildet. Bei dem normalen Fötus bestehen diese Knochen bekanntlich aus schmalen Bogen, welche nach oben offen sind, wo ihre freien Enden an dem unteren Rande der Squamae oss. temp. stossen und später damit zusammenschmelzen; deren Peripherie ist nach hinten mit der Pars mastoidea, nach unten mit dem Theil der Pars petrosa verbunden, welche zwischen dem Canalis caroticus und der Trommelhöhle die Scheidewand bilden; zwischen dem vorderen Schenkel jedes Bogens und der unteren Seite der Pyramide aber befindet sich noch eine recht weite Oeffnung, welche dann der Knochenkanal für die Tuba Eustachii wird.

In diesem Fall haben die Annuli tympanici ihren Befestigungspunkt an der Squama oss. temp. beibehalten, dagegen aber allen Zusammenhang mit den übrigen Theilen der Schläfenbeine aufgegeben und sich zugleich von diesen Theilen so weit entfernt, dass sie nun (siehe Taf. II Fig. 3) unter der Basis cranii ganz frei aufgehängt sind, mit der Ebene der Ringe nahezu mit dem Quer- oder Frontalschnitt des Kopfes [104] zusammenfallend und deren Oeffnung also vor- und rückwärts gekehrt. Ausserdem sind sie bei dieser Ortsveränderung einander so nahe gerückt, dass sie in der Mittellinie zusammenstossen, und da der rechte Annulus tympanicus einen starken Fortsatz nach links entsendet (siehe Taf. II Fig. 5 B), welcher sich dicht vor dem abgerundeten inneren Ende des linken legt und dort durch fibröses Gewebe festgeheftet ist, so entsteht dadurch über der tiefen Grube auf der unteren Seite des Schädels eine vollständige Brücke, an deren Bildung, wie wir sehen werden, auch die beiden Hämmer (*mallei auris*) theilnehmen. Die auf diese Weise gebildete Oeffnung oder der Kanal, welcher die von einander fast abgeschnürten vorderen und hinteren Theile der unteren Seite des Schädels verbindet, und durch den der Nahrungskanal passiren muss, misst in der Höhe (zwischen dem obern Rand der Brücke und der Sphaeno-occipitalfuge) 4^{mm} und in der Breite ungefähr 5^{mm}.

Was die Form der Annuli tympanici betrifft, so dürfte ich mich darauf beschränken können, auf Taf. II Fig. 5 hinzuweisen, welche in einiger Vergrösserung den rechten von der vorderen (B) und hinteren (A) Seite darstellt. Auf der letzteren ist die falz- oder rinnenförmige Einsenkung zu sehen, in welcher das Trommelfell befestigt gewesen ist; die freien Enden sind etwas abgeplattet und gebogen, so dass das innere über das äussere hinausragt. Der linke Annulus ist völlig gleich dem rechten mit Ausnahme davon, dass der gespaltene Fortsatz (*p*) fehlt und dainnere Knie dafür einfach abgerundet ist.

Der Verlauf dieser Lageveränderung der Annuli ist leicht zu verstehen, wenn man sich die Pars squamosa so weit ab- und einwärts gleitend denkt, dass sie die Cavitas tympani von unten vollständig schliesst; der untere Rand der Pars squamosa, welcher nun nach hinten und innen gerichtet wird, muss dabei gegen die innere Wand der

Paukenhöhle, d. h. den Theil, welcher an den Canalis caroticus stösst, stehen bleiben. Dies ist auch der Fall gewesen, und die Folge davon ist die, dass die Gehörknöchelchen (*ossicula auditus*) zwischen den genannten Theilen des Schläfenbeines buchstäblich in die Klemme gekommen sind. Die Paukenhöhle ist ohne alle eigentliche Oeffnung nach aussen, und die einzige existirende Andeutung von einer solchen ist ein tiefer, von Bindegewebe ausgefüllter Spalt, welcher dicht hinter den Annuli tympanici nach innen und etwas nach vorn läuft, und in dessen innerem Theil der Körper des Ambosses (*incus*) eingekeilt sitzt. Der Hammer kommt also eigentlich ausserhalb der eigentlichen Paukenhöhle zu liegen, sein Kopf (*capitulum mallei*) articulirt mit der hinteren Seite der inneren, abgerundeten Ecke der Squamae oss. temp., sein kurzes *manubrium*, nach hinten und etwas nach unten gerichtet, steht hinter dem Annulus tymp. heraus und ist am Trommelfell befestigt, [105] und sein langer Fortsatz (*processus Folianus*) ist gerade nach innen gerichtet, liegt dicht an dem entsprechenden inneren Knie des Annulus und ist in der Mittellinie mit dem Processus Folianus von der anderen Seite verbunden und trägt so zur Bildung der erwähnten Brücke bei. Auf der rechten Seite befindet sich am Hals des Hammers eine kleine, äusserst dünne, schmale, etwas rinnenförmig vertiefte Knochenplatte, welche nach vorn, dicht an und parallel mit dem Processus Folianus liegt (siehe Taf. II Fig. 6*a*), aber kein Gegenstück auf der linken Seite hat. Sollte vielleicht diese kleine, unbedeutende Knochenlamelle als das einzige Rudiment des Unterkiefers zu betrachten sein? Eine solche Vermuthung erscheint nicht so unwahrscheinlich, wenn wir uns erinnern, dass der Unterkiefer als ein Belegungsbein um den Meckel'schen Knorpel gebildet wird, welcher sich von dem Hammer bis hinab zum Kinn streckt, und von welchem der Processus Folianus den verknöcherten Rest darstellt.

Was übrigens die Form und Anordnung der Gehörknöchelchen betrifft, verweise ich auf Taf. II Fig. 6, welche den rechten Hammer und den Amboss etwas vergrössert zeigt. — *A* von der unteren Seite so, wie sie in ihrer natürlichen Lage zu sehen sind, nachdem der Annulus tymp. und ein Theil der Pars squamosa oss. temp. weggenommen worden sind; *B* herausgenommen aus der Paukenhöhle und von oben betrachtet. Sie sind ungewöhnlich gross (zusammen 12 ^{mm} von *f* nach *b*) und die beiden Schenkel (*crura*) des Ambosses sind nicht wie gewöhnlich in einen Winkel gegen einander gestellt, sondern fast parallel und nach aussen gerichtet. Der Steigbügel (*stapes*) ist klein und in der *fenestra ovalis* eingekeilt, welche in einer tiefen Grube in der äusseren und oberen Ecke der Paukenhöhle zu sehen ist; die *fenestra rotunda* fehlt. Der *canalis caroticus* ist nur auf der linken Seite vorhanden. Die *processus styloidei* sind gut entwickelt, bestehen aber noch vollständig aus Knorpel.

Die *partes mastoideae oss. temp.* liegen wie die Squamae auf der unteren Seite des Schädels, unter und etwas ausserhalb der Pyramiden; ihre oberen hinteren Ecken bilden zwischen den zusammenstossenden unteren Winkeln der Scheitelbeine und der Pars squamosa des Hinterhauptsbeines auf jeder Seite einen stark herausspringenden, unebenen Wulst, welcher vollständig dem vorderen und oberen Theil der Pyramidenbasis entspricht und auf der Aussenseite die Grenze zwischen dem Boden und der Seitenwand der Gehirnschale bezeichnet.

Gehen wir nun zur Innenseite der Basis cranii über, so wird die Aufmerksamkeit zuerst von den ungewöhnlich vorspringenden Pyramiden gefesselt, welche zugleich mehr als normal quergerichtet und so um ihre Längsachse gedreht sind, dass ihre hintere Fläche fast gerade nach oben sieht. Auf dieser Fläche wird der [106] obere Bogengang des Labyrinths nach aussen durch einen ziemlich stark vorspringenden Wulst bezeichnet, auf dessen Innenseite eine nicht unbedeutende Oeffnung zu sehen ist, welche wahrscheinlich für Gefässe bestimmt ist; hinter dieser erscheint die *apertura aquaeductus vestibuli*, nach innen von beiden der weite *porus acusticus internus*, welcher gerade nach oben gerichtet ist, und etwas weiter nach hinten an dem vorderen Rande des Foramen jugulare die *apertura aquaeductus cochleae.* Die vordere Fläche, welche normal die obere ist und dann, schwach nach vorn neigend, unmerklich in die Pars squamosa oss. temp. übergeht, fällt hier in verticaler Richtung steil ab und bildet mit der Squama temp. fast einen rechten Winkel; ungefähr in der Mitte dieser Fläche befindet sich der *hiatus canalis Fallopiae.* Die Spitzen der Pyramiden sind angeschwollen und abgerundet und liegen einander näher als normal, da der zwischen ihnen gleichsam eingeklemmte *clivus* zu schmal ist. Dieser setzt sich in einer gleichmässigen Neigung vom Foramen magnum über die Pars basil. oss. occip. und einen Theil des Keilbeinkörpers fort und endet nach vorn mit einem besonderen, leicht abhebbaren, unvollständig verknöcherten Stück, welches der Form nach unregelmässig würfel- oder keilförmig ist und sich bedeutend über die umgebenden Theile der Basis cranii erhebt. Dieser kleine Knochen dürfte entweder als ein abnorm entwickeltes *dorsum ephippii* aufzufassen sein oder auch, was wahrscheinlicher ist, als das verkümmerte und von seinem Zusammenhang mit den Alae minores nach hinten und oben gedrängte vordere Keilbein *(prae-*

sphaenoides).[1] Dicht vor und unter diesem Knochenkern schmälert sich das Keilbein schnell zu einer schmalen, zusammengedrückten Spitze ab, einer Art Crista sphaenoidalis, die, wie bereits erwähnt, sich durch eine Knorpelfuge mit der Spitze der dreieckigen Knochenscheibe verbindet, welche die Alae minores repräsentirt. Dieser Theil des Keilbeinkörpers ruht auf den zusammengewachsenen Wurzeln der Alae majores, welche etwas vor derselben hinausragen und auf ihrer vorwärts gerichteten Fläche ebenfalls einen aufstehenden Kamm bilden.

Die Löcher in den grossen Flügeln des Keilbeines, durch welche die besonderen Abtheilungen des fünften Nervenpaares aus dem Cranium *(foramina rotunda et ovalia)* heraustreten, sind gut entwickelt; desgleichen die *fissurae orbitales superiores*, welche in der Mittellinie, unter und hinter dem Foramen opticum fast zusammenstossen und nur durch die herabragende, schmale Spitze von den Alae minores von einander getrennt sind. Aus dem Angeführten geht zur Genüge hervor, dass die Theile des Keilbeines, welche in der beschreibenden Anatomie den Namen *sella turcica* [107] mit der *fossa pituitaria, tuberculum ephippii* und *processus clinoidei* erhalten haben, vollständig fehlen. Auf der linken Seite zwischen dem vorderen Theil der linken Pyramidenspitze und dem Keilbein, mehr aber zum letzteren gehörend, öffnet sich der *canalis caroticus* durch ein rundes, gerade aufwärts gerichtetes Loch.

Was endlich die allgemeinen Charaktere betrifft, welche in diesem Fall der Innenseite der Basis cranii ein eigenthümliches Gepräge geben, so sind sie hauptsächlich in dem starken Vortreten der Pyramiden und des Keilbeinkörpers ausgesprochen, indem diese gleichsam von den unter ihnen zusammendrängenden Seitentheilen (Alae majores und Squama temp.) herausgeschoben erscheinen. Eine Folge davon ist die, dass die mittlere Grube des Schädelbodens (Fossa media) auf beiden Seiten von der Mittellinie ungewöhnlich tief und scharf begrenzt ist. Die vordere Grube dagegen ist schmäler und seichter wie normal, und ihr Boden bildet hier ein niedriges, gleichmässiges Gewölbe ohne jegliche Vertiefung in der Mittellinie. Die hintere Grube endlich ist durch den steilen Aufstieg und die eigenthümliche Einsenkung des Hinterhauptsbeines dicht oberhalb des Foramen magnum in hohem Grade verkleinert und in der Richtung von hinten nach vorn zusammengedrückt.

---

[1] Ich habe dieselbe Bildung bei einem im Museum des Carolinischen Institutes verwahrten Cranium von einer cyklopischen Missgeburt (mit Nasenrüssel) gefunden, welche einen normal gebildeten Unterkiefer besass.

Beim Versuche, die Veränderungen zu deuten, welche bei dem nun beschriebenen Cranium beobachtet worden sind, stellen sich ungezwungen zwei besondere Ursachen, als jede für sich massgebend dar, nämlich einerseits die ausgebliebene Entwicklung aller Organe des Geruchssinns nebst allem was dazu gehört, und anderseits das Verschwinden des Unterkiefers. Die erstere hat (ausser zur Unterdrückung der vorher genannten zur Nasenhöhle gehörenden Knochen) vorzugsweise zur Zusammenschmelzung der Stirnbeine, Oberkieferbeine, Gaumenbeine und Keilbeinflügel wie zum Verschwinden oder zur Verdrängung des vorderen Keilbeinkörpers, d. h. zu den Veränderungen geführt, welche zu der Missbildung gehören, die man Cyklopie genannt hat. Die letztere Ursache dagegen hat eigentlich auf die Schläfenbeine eingewirkt, deren eigenthümliche Verdrehung und Zusammendrängung nebst damit folgenden Veränderungen in der Anordnung der Annuli tympanici und der Gehörknöchelchen hervorgerufen und dadurch die Abschnürung der unteren Seite des Craniums zuwegegebracht, die für jeden einigermaassen ausgeprägten Fall von Synotie oder Agnatie charakteristisch ist.

Bei der Untersuchung der weichen Theile sind es, ausser dem Auge, vorzugsweise der Digestions- und der Respirationsapparat, welche unsere Aufmerksamkeit erfordern. Schon bei der Darstellung [108] der Resultate der äusseren Besichtigung erwähnte ich, dass durch die kleine Mundöffnung eine Sonde in eine ziemlich geräumige Cavität (die Mundhöhle) hineingeführt werden könnte, dass sie aber bald an deren hinterer Wand aufgehalten würde, ohne nach dem Schlund hin geführt werden zu können. Laut mir gemachter Angabe soll die Frucht ungefähr 10 Minuten lang gelebt haben, wobei durch die erwähnte kleine Oeffnung Luft aus- und eingetreten ist; sofort nach Ankunft der Missgeburt im Secirsaal wurde in die Trachea eine Oeffnung gemacht, durch welche Luft hineingeblasen wurde; dabei erweiterte sich zuerst ein im obern Theil des Halses dicht unter den einander genäherten Ohren belegener grösserer, etwas länglicher Sack, danach drang aber auch die Luft durch den Mund heraus. Zwischen dem Respirationsapparate und der Mundhöhle musste sich also eine Communication befinden, und die Lage und Anordnung derselben zu erforschen, war daher das erste Ziel der Dissection. Die Resultate derselben sind folgende.

Die Form und Begrenzung der Mundhöhle sind recht abnorm, und es ist schwer, sie befriedigend zu beschreiben. Ihr Dach, vom Gaumentheil des Oberkiefers gebildet, ist viel schmäler als normal (kaum 20^{mm} in seiner grössten Breite) und zugleich in der Mitte aufgetrieben, convex, so dass der Alveolarrand, anstatt einen aufstehenden Rand zu bilden, eine ringsum gehende Einsenkung zeigt. Die Schleimhaut des harten Gaumens ist übrigens durch mehrere Vertiefungen und Furchen ausgezeichnet, von welchen letzteren zwei, mehr ausgesprochene, etwas convergirend von vorn nach hinten laufen und in der Mittellinie des Gaumens zwischen sich einen nach vorn breiteren und abgerundeten Grat oder Wulst einschliessen, der nach hinten schnell höher und schmäler wird, um ungefähr 12 ^{mm} vom Alveolarrande wie eine dünne, von der Hinterwand ausspringende Schleimhautfalte mit etwas ausgebreiteter Basis in den Boden der Mundhöhle überzugehen, welcher übrigens ganz eben und glatt und nur von weichen Theilen begrenzt ist. Die hintere Wand zeigt vier Einsenkungen oder Gruben, wovon die zwei mittleren, welche durch die eben erwähnte vorspringende Falte (Gaumensegel?) von einander getrennt sind, tiefer als die ausserhalb derselben liegenden sind. Ich vermuthete anfänglich, dass in einer dieser Gruben die gesuchte Verbindung zwischen der Mundhöhle und dem Schlunde zu finden wäre, sie erwiesen sich aber alle geschlossen, so dass die hintere Wand der Mundhöhle vollkommen ganz war. Bei wiederholtem Einblasen von Luft in oben angegebener Weise fand ich sie dann zu meiner Verwunderung durch eine äusserst feine Oeffnung oder richtiger Spalte in dem Boden der Mundhöhle hervortreten; diese Spalte lag dicht vor der mehrerwähnten Falte und war auf den Seiten von deren beim Uebergange in den Mundboden etwas divergirenden Rändern begrenzt.

[109] Von dieser kleinen Oeffnung setzt sich die Mundhöhle in Form eines feinen Kanales (kaum 2 ^{mm} im Durchmesser) fort, welcher in der Richtung nach hinten und oben längs der rinnenförmig vertieften unteren Fläche des Gaumenbeines zwischen den zusammengedrängten Processus pterygoidei läuft (siehe Taf. II Fig. 3). Nachdem er diese passirt hat, erweitert sich der Kanal etwas, und hier schieben sich von den Seiten her zwei starke, longitudinale, von knorpelartigem Gewebe gestützte Falten ein, welche auf ihrer oberen Fläche gleichsam Rinnen bilden, die etwas nach aussen gegen die Stelle laufen, wo der Amboss in dem zur Paukenhöhle führenden Spalt eingekeilt sitzt, und also Repräsentanten der *tubae Eustachii* sein dürften. Der Mundkanal wird nun wieder etwas schmäler, wo er sich durch den oben beschriebenen Ring drängt, der auf der unteren Seite des Craniums zwischen dem Grundbeine (Sphaeno-occipitalfuge) nach oben und der von den Annuli tympanici und Processus Foliani der Hämmer gebildeten Brücke nach unten entsteht, und biegt sich darauf in einem etwas spitzen Winkel,

um plötzlich an Breite zunehmend in den nach unten laufenden Schlund *(pharynx)* überzugehen. Die obere Wand des Kanales schmiegt sich längs der unteren Fläche des Grundbeines bis zum Tuberculum pharyngeum auf der Pars basilaris oss. occip., wo sie das Cranium verlässt, um als die hintere Wand des Schlundes vorn auf die tiefe Muskulatur des Halses zu laufen. Die untere Wand, welche vorher nicht von Knochen gestützt war, setzt sich an dem obern Rande der Processus Foliani mallei an, biegt sich um diesen und wird dann die vordere Wand des Schlundes. Die Seitenwände endlich sind an dem schmalen, auf der unteren Fläche des Craniums sich hinabschiebenden Theil der Pyramiden der Schläfenbeine (entsprechend der inneren Wand des Canalis caroticus) befestigt.

Die *pharynx* ist anfänglich in der Richtung von vorn nach hinten sehr zusammengedrückt, dagegen aber recht breit (fast 2 ^{cm}) und verschmälert sich nach unten trichterförmig. Ihre Begrenzung zeigt hier das höchst eigenthümliche Verhalten, dass der obere Theil der vorderen Wand an den Seiten von den Trommelfellen gebildet wird, denn nachdem die untere Wand des Mundkanales sich um den oberen Rand der Processus Foliani gebogen hat, setzt sie sich an die Circumferenz der Annuli tympanici an. Zufolge dessen ragen auch die Hammerstiele, welche wie normal in den Trommelfellen befestigt sind und deren mittlere Partie nach innen ziehen, von vorn in die Cavität des Schlundes hinein, wobei sie gegen dessen hintere Wand stossen und in Vertiefungen zwischen den dort befindlichen längsgehenden Falten aufgenommen werden.

Ungefähr 6 ^{mm} unterhalb des unteren Randes der Annuli tympanici bemerkt man an der vorderen Wand der Pharynx einen erhabenen Hügel, welcher sich durch seine charakteristischen Papillen deutlich als die verkümmerte Zunge erweist, und in den längsgehenden Vertiefungen [110] an deren Seite sind die Tonsillen durch kleine, mit einer Menge Löcher besetzte Erhöhungen angedeutet. Dicht unterhalb der Zunge zeigen sich die *epiglottis* und der Eingang zur Luftröhre, welche Theile alle völlig normal entwickelt sind.

Bei den Digestions- und Respirationsapparaten ist im Uebrigen nichts weiter zu bemerken, als dass deren besondere Organe ihrer Lage nach vollständig umgewechselt sind, so dass diejenigen, welche normal auf der rechten Seite des Körpers sich befinden, hier links liegen. So z. B. werden Leber und Blinddarm in der linken Bauchhälfte angetroffen, wogegen der Blindsack des Magens *(fundus ventriculi)*, die Milz und das S. romanum des Dickdarmes sich in der rechten befinden; so ist auch die Lunge, welche sich durch ihre Theilung in drei Loben als die normal rechte erweist, hier links gelegen u. s. w.

Was das Muskelsystem betrifft, so fehlt, wie bereits a priori anzunehmen war, ein grosser Theil der Muskeln, welche normaler Weise zum Unterkiefer gehören; indess finden sich mehrere vor, welche man kaum erwartet haben würde. So gehen die *masseteres* in gewöhnlicher Weise vom Jochbogen aus und laufen nach unten, hinten und innen bis zur Mittellinie, wo sie sich unter der Mundhöhle durch eine starke, platte und breite Sehne mit einander verbinden. Ebenfalls laufen die *musculi temporales* nach innen von den Masseteren von ihrem normalen, obgleich der Lage nach etwas veränderten Ausgangspunkt unter der Mundhöhle zusammen. Die *musculi buccinatorii* gehen als dünne, ungefähr 6 mm breite Muskelbänder von der Wurzel des Alveolar-Fortsatzes des Oberkiefers aus und laufen nach unten, vorn und innen bis zur untern Spitze der Mundöffnung, wo sie mit dem rudimentären *orbicularis oris* zusammenschmelzen. Auch von den *musc. pterygoidei* finden sich Spuren vor. Dagegen fehlen die Muskeln, welche vom Zungenbeine (das übrigens ganz normal entwickelt ist) zum Unterkiefer gehen, desgleichen auch der Muskelapparat der Unterlippe und des Kinnes; so auch der vordere Bauch des *musculus digastricus maxillae inf.*, dessen hinterer Bauch sich durch eine Sehnenausbreitung an den Körper des Zungenbeines befestigt. Diejenigen Muskeln, welche sich an die Nasenknorpel befestigen und sie bewegen, fehlen, es sind dagegen vorhanden die *zygomatici* und der *levator labii superioris proprius.* Von den Muskeln des Zungenbeines finden sich die *stylohyoidei, thyreohyoidei, sternohyoidei* und sogar die *hyoglossi* vor, welche nach oben mit einer ungeordneten Muskelmasse zusammenschmelzen, die die Vorderseite der rudimentären Zunge bekleidet, und zu welcher die auch entwickelten *styloglossi* Beiträge liefern.

---

[111] Das Gehirn, das im Allgemeinen diejenigen Charaktere zeigt, welche eine ausgesprochenere Cyklopie auszeichnen, füllte bei Weitem nicht die Höhle des Craniums aus; der übrige Raum enthielt eine bedeutende Menge seröser Flüssigkeit. Die Hirnsubstanz selbst war so locker und aufgeweicht, dass eine feinere Dissection nicht vorgenommen werden konnte. Das Grosshirn hat fast die Form eines Pferdehufes

mit abgerundeten Rändern und ist ohne alle Andeutung von Windungen und Spaltung in zwei Hälften. Dessen hinterer Rand erreicht nicht das Kleinhirn, so dass die recht grossen *corpora quadrigemina* offen zu Tage liegen. Das *corpus callosum* fehlt, Spuren der *fornix* aber sind vorhanden. Die *thalami nerv. opt.* sind klein und mit ihren inneren Flächen zusammengeschmolzen; die *corpora striata* sind noch verkümmerter und undeutlicher. Das *chiasma nerv. opt.* fehlt, und der Sehnerv ist sofort bei seinem Austritt aus dem Gehirn einfach. Die Varolsbrücke und das Kleinhirn sind dagegen recht gut entwickelt, und auf dem verlängerten Mark erscheinen die Oliven ungewöhnlich vorspringend und deutlich. Von den Gehirnnerven finden sich alle vor, ausgenommen das erste Paar. Der dritte Zweig des fünften *(ramus inframaxillaris)* ist etwas kleiner als normal — eine Verminderung, welche eigentlich dem vom *ganglion Gasserii* kommenden Theil zu betreffen scheint, da der andere *(radix anterior trigemini)* gut entwickelt ist. — Der *nervus facialis* ist bei seinem Austritt aus dem Foramen stylo-mastoideum klein und hat nur wenige Zweige, dagegen zeigen die *glossopharyngei*, wenigstens was deren grössere Zweige anbelangt, nichts Abnormes. Die *hypoglossi* senden wie normal die Rami descendentes nach dem Halse hinunter und fliessen dann oberhalb des Zungenbeines und hinter den Musculi hypoglossi zu einem Plexus zusammen, von wo aus einige kurze Zweige in die Substanz der Zunge hineindringen.

Die Centraltheile des Circulationssystemes — das Herz und die von demselben ausgehenden grossen Gefässe — haben natürlich an dem vollständigen Umwerfen der Brust- und Baucheingeweide theilgenommen, so dass die venöse Hälfte des Herzens sich links befindet, die arterielle dagegen rechts, wohin auch die Herzspitze gerichtet ist. Die *venae cavae* laufen also auf der linken Seite, der *conus arteriosus* und dessen Fortsetzung, die *arteria pulmonalis*, aber geht nach rechts ab. Die *aorta*, welche hinter und etwas rechts von der Arteria pulmonalis entspringt, geht dann nach links und biegt sich oberhalb derselben nach rechts und rückwärts, um als Aorta descendens auf die rechte Seite weiterzugehen. Ihr erster Zweig ist die *arteria anonyma*, [112] welche hier auf der linken Seite angetroffen wird, sonst aber normal ist; darauf folgt in der Ordnung die *a. subclavia dextra*, welche einen knappen halben Zoll von ihrem Ursprung eine sehr starke *vertebralis* und ungefähr 5 ^{mm} weiter nach aussen, einander gegenüber, nach unten die *mammaria interna* und nach oben die *carotis dextra* abgibt, welche letztere viel schwächer als die Vertebralis ist und die Mammaria nicht merkbar übertrifft. Zwischen dem Ursprunge der Carotis und Vertebralis gehen auf der Rückseite von einem gemeinsamen Stamm die *cervicalis profunda, cerv. superficial.* und *transversa scapulae* ab. Die Carotis comm. dextra gibt erst die *thyreoidea inferior et superior* und *cervicalis adscendens* ab und löst sich dann auf der Höhe von Os hyoides in mehrere Zweige auf, von denen die wichtigsten sind: *auricularis posterior*, welche mit einem Zweige von der Carotis externa sin. anastomosirt, *occipitalis*, *pharyngea adscendens* und *meningea media*. Die *carotis comm. sinistra* theilt sich wie normal ungefähr in der Höhe des Schildknorpels in die *carotis externa* und *interna*, und die erstere beim Zungenbein in die *occipitalis, auricularis post.* und einen grossen Zweig (entsprechend den *maxillares externae et internae* und *temporales* der beiden Gesichtshälften) und läuft schräg nach oben, vorn und innen, hinter dem Musc. digastricus und stylohyoideus, zur Mittellinie, wo sie sich zwischen den beiden Annuli tympanici in eine grosse Anzahl Zweige auflöst, welche sich über das ganze Gesicht erstrecken und mit Zweigen von der Carotis dextra anastomosiren. Wie bereits vorher erwähnt, fehlt die *carotis cerebralis* auf der rechten Seite; auf der linken Seite dagegen ist sie gut entwickelt.

Es erübrigt noch, einiges über den Bau und Muskelappaarat des Auges zu sagen. Hierbei kann ich mich ganz kurz fassen, theils weil die Untersuchung dieses Organes, welche bis zuletzt aufgehoben wurde, etwas oberflächlich und unvollständig ausfiel, und theils weil die cyklopischen Missbildungen ziemlich häufig vorkommen und darum wohlbekannt sind.

Der Augapfel selbst hat eine querovale Form und zeigt vorn Spuren seines Ursprunges aus zwei zusammengewachsenen Bulbi in zwei Längsfurchen, von denen eine auf seiner oberen und eine auf seiner unteren Fläche läuft und von denen die letztere bedeutend breiter und tiefer als die erstere ist. Der Sehnerv ist schmal, und das rein nervöse Element darin erscheint bedeutend atrophirt. Die *sclerotica* ist einfach, hat aber, wie bereits erwähnt, zwei *corneae*. Die *chorioidea* ist ebenfalls einfach, aber mit zwei völlig entwickelten *irides* und zwei *coronae ciliares* versehen. Von der *retina* existiren [113] nur einige undeutliche Spuren. Dagegen sind zwei vollständige Linsensysteme vorhanden, jedes mit seiner Kapsel, seiner *zonula Zinnii* und seinem vollkommen getrennten Glaskörper.

Von den Muskeln des Augapfels fehlen nur die *musc. obliqui superiores.* Die *m. recti sup.* laufen dicht neben einander in der oberen Längsfurche und befestigen sich in der Sclerotica an deren vorderem Rande. Nach aussen von diesen Muskeln sind die *m. recti externi* zu sehen, welche sich in die oberen-äusseren Segmente des zusammengesetzten Bulbus inseriren. Auf der unteren Seite bilden die *m. obliqui infer.* über der unteren Längsfurche ein einfaches, quergehendes Muskelband, welches nach aussen auf jeder Seite sehnig wird und an seinem Befestigungspunkt sich etwas nach hinten und oben um die Seitenflächen des Bulbus biegt. In der Furche selbst, und also oberhalb des genannten Muskelbandes läuft ein nach vorn einfacher, nach hinten in zwei Wurzeln divergirender Muskel *(m. recti interni)* und nach aussen von diesem sind die *m. recti infer.* von zwei parallel laufenden, durch ein quergehendes Bündel vereinigten Muskeln repräsentirt, welche sich in den unteren-äusseren Segmenten der Sclerotica befestigen und während ihres Laufes ausserhalb der Sehnen der zusammengewachsenen Obliqui infer. passiren.

Nachdem die beiden *nervi oculomotorii* Zweige an die M. recti sup. abgegeben haben, laufen sie unter dem Sehnerven in einen Stamm zusammen, welcher nach jeder Seite einen Zweig zu den M. recti infer. sendet, mehrere kleinere zu dem Muskel, welcher die Recti interni repräsentirt, und zu dem den M. obliqui infer. entsprechenden, quergehenden Muskelbande zwei stärkere Zweige abgibt, welche den vorhergenannten Muskel zwischen sich nehmen.

Sieht man von der Umstellung der Eingeweide *(situs transversus)* ab, so ist die nun beschriebene Missbildung deutlich aus zwei besonderen zusammengesetzt und zwar: Cyklopie und Agnathie und nähert sich am meisten dem Genus in Geoffroy St. Hilaire's teratologischem System, welches er *opocéphale* nennt. Die Cyklopie ist auch bei menschlichen Früchten eine ziemlich häufig angetroffene Missbildung; die Agnatie dagegen scheint recht selten zu sein, wenigstens nach den wenigen Fällen zu urtheilen, welche in der teratologischen Literatur aufgezeichnet sind. Häufiger kommt sie indess bei verschiedenen Säugethieren, besonders bei Schafen vor.

Der erste bekannte Fall von Agnatie bei menschlichen Föten dürfte der von Kerkring[1] unglücklicher Weise allzu undeutlich und unvollständig [114] beschriebene und abgebildete sein. Später sind solche

[1] *Spicilegium anat.* 1670. LX. S. 122.

von Méry[1], Prochaska[2], Collomb[3], Lenhossek[4], Schubarth*[5], Knape[3], Otto*[6] (zwei Fälle), Hesselbach*[7], Tiedemann[8], Dietz[9], Vrolik[10], G. Braun*[11], Guerdan*[12], Paul*[13], Pokorny[14] und Hecker*[15] mitgetheilt worden. Diese Missbildung kommt selten allein vor — so nur in acht von den angeführten Fällen (den mit * bezeichneten), oft ist sie, wie in dem hier beschriebenen, mit Cyklopie complicirt — so in allen übrigen, ausser in den von Dietz und Pokorny mitgetheilten. In dem ersteren von diesen fehlte ein grosser Theil des Craniums, und die Theile des Gesichtes waren in umgekehrter Ordnung belegen, nämlich meist nach unten die zusammengewachsenen Ohren, oberhalb dieser die Augen, dann die Nase und dann endlich die Uvula mit einer Muskelmasse, die man als zur Pharynx gehörig betrachtete. In Pokorny's Fall dagegen war ausser Agnathie eine vollständige Aprosopie vorhanden, so dass alle Theile des Gesichtes fehlten.

[1] *Mém. de l'Acad. d. sc.* 1709. S. 16.
[2] *Abhandl. d. Böhm. Gesellsch. d. Wiss.* 1788. S. 230.
[3] Geoffroy St. Hilaire, *Anomalies de l'organisation.* 1836. S. 430.
[4] Tiedemann, *Beob. über Missbild. d. Gehirns und s. Nerven. Zeitschr. f. Physiol.* Bd. I. S. 91.
[5] E. H. Weber, *Ueber Verschmelz. d. Gehörorg. Zeitschr. f. Physiol.* Bd. II. S. 313.
[6] *Neue selt. Beob. zur Anat., Physiol. u. Pathol.* 1824. S. 168. Tab. 111. Fig. 4 u. 5, wie *Monstror. DC descript. anat.* 1841. Nr. 186.
[7] Förster, *Die Missbild. des Menschen.* 1861. S. 95.
[8] a. a. O. S. 84.
[9] Froriep's *Neue Notiz.* Bd. 33. Nr. 6.
[10] *Tab. ad illustr. embryogen.* Tab. 26.
[11] *Zeitschr. d. Gesellsch. d. Aerzte in Wien.* 1855. XI. S. 614.
[12] *Monatsschr. f. Geburtsk.* X. 1857. S. 176.
[13] Canstatts *Jahresber.* 1857. IV. S. 15.
[14] *Sitzungber. d. kais. Akad. d. Wiss.* 1862. S. 399.
[15] *Klinik der Geburtskunde.* 1864. S. 224

Erklärung der Abbildungen auf Tafel II.

Fig. 1. Ansicht von vorn.
Fig. 2. Ansicht von rechts.
Fig. 3. Der Schädel von unten.
Fig. 4. Basis cranii von innen.
Fig. 5. Annulus tympanicus rechts.
Fig. 6. Der rechte Hammer und Amboss, $1^1/_2$ Mal vergrössert.

IV

Ueber die Erweiterung von Arterien in Folge einer Nervenerregung

Aus der physiologischen Anstalt in Leipzig.

Berichte der königl. sächs. Gesellschaft der Wissenschaften. Mathematisch-physische Classe. S. 85 — 110. Bei der Sitzung am 30. Mai 1866 durch C. Ludwig vorgelegt. Erschien schwedisch in *Hygiea, medicinsk och farmaceutisk Månadsskrift* XXVIII. S. 425—448.

Hierzu Tafel III

I. Veränderungen im Herzschlag und Blutdruck, welche eintreten während der Reizung eines sensiblen Nerven, der mit dem Hirn und dem Rückenmark in Verbindung steht.

[85] Jede schmerzhafte Reizung eines sensiblen Nerven ruft beim gesunden Thiere so zahlreiche Erscheinungen hervor, welche sämmtlich den Blutstrom zu verändern vermögen, dass es auf diese Weise unmöglich sein würde, die nächste Beziehung zwischen der Reizung und der Blutstromsänderung zu erforschen. Die Möglichkeit, diesem Ziele näher zu kommen, ist erst eröffnet, seit uns da. Curare zur Seite steht. Wesentlich mit seiner Hülfe habe ich im physiologischen Laboratorium zu Leipzig die folgenden Versuche über das oben genannte Thema angestellt.

Die Erscheinungsreihe, die man nach Reizung sensibler Nerven an vergifteten Thieren beobachtet hat, besteht in Aenderungen des Herzschlags, des Durchmessers der kleinen Arterien und des Blutdrucks. Da eine Aenderung des Herzschlags und des Blutdrucks schon an und für sich Bedingungen mit sich bringen, welche den Durchmesser der Arterien zu beeinflussen vermögen, so muss offenbar zuerst untersucht werden, wie und unter welchen Umständen Herzschlag und Blutdruck sich ändern, bevor man darauf eingehen kann, welche unmittelbare Beziehungen zwischen der sensiblen Reizung und der Aenderung des Gefässdurchmessers bestehen.

Soweit mir bekannt, hat bisher nur v. Bezold Versuche darüber angestellt, wie sich Herzschlag und Blutdruck nach einer [86] sensiblen Reizung gestalten. So wichtig die Erfahrungen sind, die dieser ausgezeichnete Physiologe gesammelt hat, so sind sie doch, weil von andern Gesichtspunkten aus unternommen, für meine Zwecke nicht ausreichend gewesen, so dass ich mich genöthigt sah, sie in einigen Punkten zu ergänzen. Ich werde nun zuerst in kurzen Umrissen die Erfahrungen mittheilen, welche v. Bezold gewonnen hat. Seine Beobachtungsthiere waren mit wenigen Ausnahmen durch Curare vergiftet; die Stämme der Vagi und Sympathici waren am Halse durchschnitten. Ausserdem wurden noch in verschiedenen Versuchsreihen mehrfache Veränderungen am Hirn und Rückenmark angebracht, die im Wesentlichen darin bestanden, dass entweder ein Schnitt unterhalb der Medulla oblongata oder ein solcher oberhalb des genannten Hirntheils ausgeführt wurde, oder endlich, dass das Hirn und Rückenmark unberührt blieben. Die Reizung ward entweder auf sensible Rückenmarksnerven oder auf den centralen Vagusstumpf angewendet.

a) Hirn und Rückenmark unversehrt; Reizung des Plexus brachialis oder ischiadicus. Die Zahl der Herzschläge wird grösser, der Blutdruck beginnt unmittelbar nach der Reizung zu steigen.

b) Das Mark unter- oder oberhalb der Medulla oblongata durchschnitten; Reizung sensibler Rückenmarksnerven. Druck und Herzschlag bleiben unverändert.

c) Die Medulla oblongata durch einen Schnitt vom übrigen Gehirn getrennt; Reizung des centralen Vagusstumpfes, ein- oder zweiseitig. Der Blutdruck sinkt unmittelbar nach Beginn der Reizung, die Zahl der Herzschläge mindert sich; nach Beendigung des Reizes erreicht der Druck die Höhe nicht wieder, die er vor derselben besessen.

d) Hirn und Rückenmark unversehrt; Reizung der centralen Vagusstümpfe. Bei dieser Art der Versuchsanordnung, trat mit dem Beginn der Reizung entweder sogleich ein Sinken oder aber ein Steigen des Blutdrucks ein. In einer Anzahl von Fällen verharrte während der ganzen Reizungsdauer der Blutdruck auf seinem erhöhten oder erniedrigten Werthe. In einer andern Anzahl wechselte dagegen das Sinken und Steigen des Drucks unter und über den Normalwerth mit einander ab. War der Blutdruck gestiegen, so hatte sich auch die Zahl der Herzschläge vermehrt.

[87] Diese Thatsachen lassen es ungewiss, ob das Ansteigen des Blutdrucks von einer Erhöhung der Herzthätigkeit oder einer Vermehrung der Widerstände in der Strombahn bedingt ist. Um hierüber soweit wie thunlich Aufklärung zu erhalten, entschloss ich mich, die Versuche dahin abzuändern, dass ich im Gegensatz zu v. Bezold den Vagus unverletzt liess. Ausserdem richtete ich auch noch meine Aufmerksamkeit auf das Verhalten einiger kleinen Arterienstämmchen des Ohrs und des Hinterschenkels. An dem letzteren Gliede pflegte ich die Arteria saphena blosszulegen, welche bekanntlich durch ihre Reizbarkeit ausgezeichnet ist. Beobachtete ich die Ohrgefässe, so reizte ich auch den centralen Stumpf des Nerv. auricularis posterior; hatte ich dagegen die Art. saphena blossgelegt, so tetanisirte ich den centralen Stumpf des Nerv. dorsalis pedis. Die Erfolge, welche ich an drei Thieren erhalten habe, sind in der nachstehenden Tabelle mitgetheilt.

Dieser Tabelle ist eine Beobachtungsreihe von einem vierten Thiere beigefügt, an welchem die Nervi vagi nachträglich durchschnitten wurden.

Nr.	Beobachtungen am Schenkel				Beobachtungen am Ohr			
		Mitteldruck in A. carotis	Pulszahl in d. Zeiteinheit	Durchmesser d. Art. saphena		Mitteldruck	Pulszahl	Durchmesser d. Art. auricularis
I.		mm				mm		
1.	Vor d. Vergift. mit Curare	86	—		2. Vor d. Reizung	63	100	
	Vergiftg. ohne Reizung	89	100		Unmittelbar nach Beginn der Reizung	107	57·0	
	Reizung d. N. dors. ped.	126 u. 114	49	verringert	Später währd. Reizung	127	31·5	vermindert
	Reizung d. N. dors. ped.	101	52·5	vergrössert	Später währd. Reizung	81	52	
	Die Verlangsamung der Pulse und das Ansteigen des Drucks tritt auch nach mechanischer Reizung des N. auricul. ein. In allen Fällen verlangsamt sich der Puls erst, nachdem der Druck schon bedeutend gestiegen.							
II.								
1.	Vor d. Vergft.	84	100		3. Vor d. Reiz.	101	100	
	Vergftg. (noch nicht vollkommen)	95	79		Während der Reizung	109	45·5	nicht beobachtet
	Reiz. d. N. dors. pedis	145	46·5	vermindert	Nach d. Reizung	99	75·0	
	Später	145	51	vermindert				
[88] 2.	Vor d. Reizung	95	100		4. Vor d. Reizung	106	—	
	Reiz. i. Beginn	119	65	vermindert	Reizung	134	—	wenig vermindert
	Reiz. später	110	69	vergrössert	Reizung	106	—	vergrössert
III.								
1.	Vor Vergft.	102	100		3. Vor Reiz.	100	—	
	Vergift. während Reiz.	137	61	unveränd.	Währ. Reiz.	131	—	unveränd.
2.	Ohne Reiz.	95	100		4. Vor Reiz.	95	—	
	Bei Reizung	135 (Max.)	80	unveränd.	Währ. Reiz.	112	—	unveränd.
					Später	103	—	vergrössert
	Später	97	90	betr. vergrössert	Später	133	—	nicht beobachtet

Nr.	Beobachtungen am Schenkel				Beobachtungen am Ohr			
		Mitteldruck in A. carotis	Pulszahl in d. Zeiteinheit	Durchmesser d. Art. saphena		Mitteldruck	Pulszahl	Durchmesser d. Art. auricularis
IV.		mm						
1.	Vor d. Vergft.	116	100					
	Nach Vergft.	145	107					
	Reizung d. N. dors. ped.	190	76					
	Vagi durchschnitten							
2.	Vor d. Reiz.	122	100					
	Während der Reizung	147 u. 131	80					
3.	Vor d. Reiz.	129	100					
	Während der Reizung	152	103					
4.	Vor d. Reiz.	173	100					
	Im Beginn	181	95					
	Später	163	60	geringe				
	Später	175	90	Vergrösse-				
	Später	175	85	rung				

Zieht man das Ergebniss der tabellarischen Mittheilung zusammen, so sagt sie aus:

1. Der Blutdruck des unvergifteten Thieres ist in der Regel niedriger, als der des vergifteten; die Zahl der Herzschläge kann dabei am vergifteten Thiere kleiner oder grösser sein, als am unvergifteten. Ich erinnere hierbei an die bekannte Erfahrung, dass in Folge der Vergiftung mit Curare die kleinen Arterien merklich enger werden.

[89] 2. Nach Reizung des Nerv. auricularis sowohl als des Nerv. dorsalis pedis mindert sich ausnahmslos die Zahl der Herzschläge beträchtlich und trotzdem steigt der Blutdruck sehr bedeutend empor. Die Curve des Drucks zeigte dabei die Eigenthümlichkeit, dass meist aus ihr die periodischen Hebungen und Senkungen verschwunden waren, welche vor und nach der Reizung durch die künstlichen Respirationsbewegungen veranlasst werden. Alle diese Eigenschaften beweisen, dass das Steigen des Drucks keineswegs einer vermehrten Herzthätigkeit, sondern vielmehr einer Hemmung des Abflusses zugeschrieben werden muss. Mit dieser Aussage stimmen nun auch die Erfahrungen überein, welche sich in der fünften Spalte der Tabelle niedergelegt finden. Wenn

nämlich trotz verlangsamten Herzschlags der Blutdruck beträchtlich gestiegen war, so hatten sich auch die sichtbaren Arterienstämmchen bis zum Verschwinden ihrer Lichtung verengert. Wenn dagegen der Blutdruck während der Reizung sank, so erweiterten sich die Arterien.

Allerdings sank der Blutdruck in den sechs Beobachtungen, in denen sich nach der vorliegenden Tabelle die beobachteten Arterien erweiterten, nicht unter den Werth vor der Reizung, sondern er fiel günstigsten Falls nur auf diejenige Höhe herab, welche er vor der Reizung eingenommen hatte. Da eine Erweiterung der Arterien nothwendiger Weise von einer Verminderung der Widerstände begleitet sein muss, so hätte man erwarten sollen, dass der Blutdruck unter seinen Normalwerth abgefallen wäre. Um dieses Ausbleiben des erwarteten Erfolgs erklärlich zu finden, bleiben zwei Auswege offen. Entweder die Herzkraft hat sich vermehrt. Gegen diese Annahme sprechen ausnahmslos die Zahlen der Tabelle, denn sie zeigen, dass auch bei der eingetretenen Arterienerweiterung die Zahl der Herzschläge geringer ist, als sie vor der Reizung war. Man ist deshalb, wie mir scheint, auf den zweiten, noch übrigbleibenden Erklärungsgrund angewiesen. Dieser würde die Annahme verlangen, dass die Erweiterung sich nicht auf sämmtliche Arterien, sondern nur auf die wenigen erstreckt hat, welche gerade beobachtet wurden, und vielleicht noch auf einige andere, während in allen übrigen noch eine mehr oder weniger bedeutende Verengerung zurückgeblieben ist. Ich bin um so mehr geneigt, dieser Hypothese Gehör zu geben, weil, wie meine später mitzutheilenden Beobachtungen lehren, die erweiternde Wirkung eines sensiblen Nerven sich in der Regel nicht über den peripherischen Verbreitungsbezirk des betreffenden [90] Nerven hinaus erstreckt, und in der That hatte ich ja die Arterie beobachtet, deren zugehörigen Nerven ich reizte. Uebrigens versteht es sich von selbst, dass zur Aufhellung des wahren Sachverhaltes noch weitere Versuche wünschenswerth sind.

3. Die Minderung der Herzschläge, die nach Reizung eines sensiblen Nerven beobachtet wird, kommt vorzugsweise durch reflectorische Erregung des Nervus vagus zu Stande, da nach Durchschneidung dieses Nerven die Zahl der Herzschläge während der Reizung entweder gar nicht oder nur unbeträchtlich sinkt. Sie kann sogar, wie v. Bezold gezeigt hat, unter diesen Umständen beträchtlich anwachsen. Woher die nach entgegengesetzter Richtung gehende Veränderung des Herzschlages rührt, muss bis auf Weiteres unentschieden bleiben.

Aus den Thatsachen, die ich bis dahin mittheilte, geht nun jedenfalls hervor, dass die Erweiterung der Blutgefässe, welche nach der Reizung eines sensiblen Nerven auftritt, nicht durch den erhöhten

Blutdruck veranlasst sein kann, sondern dass umgekehrt die Verengerung der Arterien die vorzüglichste Ursache der Blutdrucksteigerung abgibt. Sollen sich, so müssen wir darum weiter schliessen, die Arterien eines Gefässgebietes erweitern, dann muss eine Herabstimmung der Tonus ihrer Nerven vorausgegangen sein. Dies wird unbestritten für alle die Fälle gelten, in welchen sich eine Erweiterung einfindet, ohne dass zugleich eine Steigerung des Blutdrucks über seinen normalen Werth beobachtet wurde. Combiniren sich eine Verminderung des Tonus einzelner Gefässabschnitte und eine Erhöhung des Blutdrucks, so wird begreiflicher Weise eine sehr beträchtliche Erweiterung aller Gefässe des Bezirks zu Stande kommen, zu welchem die Arterien mit erschlaffter Wandung gehören. Diesem Umstande scheint es, wie ich schon jetzt bemerke, zuzuschreiben zu sein, dass die Reizung sensibler Nerven sehr häufig eine viel intensivere Röthung ihres Verbreitungsbezirks bewirkte, als sie vermöge einer Durchschneidung der entsprechenden Fasern des Sympathicus entsteht.

II. Über die Arterienerweiterung durch Erregung der Nervi auriculares posterior und anterior.

[91] Da es in der Literatur an einer genauen Beschreibung der Nerven fehlt, welche sich am äusseren Ohr des Kaninchens vertheilen, so sei es mir erlaubt, zuerst einige anatomische Thatsachen einzuschalten.

Das äussere Ohr des Kaninchens empfängt Aeste vom ersten Halsganglion des Sympathicus, von zwei Rückenmarksnerven (Auricularis anterior und posterior) und von vier Gehirnnerven: Facialis, Trigeminus, Vagus und Glossopharyngeus.

Die sympathischen Nerven entspringen bekanntlich vom inneren Rand des ersten Halsganglions und verlaufen in enger Verbindung mit den Arterien, die sich am Ohr verzweigen.

Der vordere Ohrnerv, vom Plexus cervicalis, hauptsächtlich aber von den vorderen Aesten der zweiten und dritten Cervicalnerven entspringend, tritt am hinteren Rande des Kopfnickers hervor und verläuft, nur von Haut und Hautmuskeln bedeckt, nach vorn und aufwärts gegen das äussere Ohr. Er nimmt einige Fasern vom Nervus cervicalis superficialis auf, sendet einige Zweiglein zur Haut der Parotisgegend und theilt sich zuletzt in zwei Aeste, einer wendet sich nach vorn, um sich an der vorderen Seite des hinteren, dünnen Randes des Ohrlöffels zu verzweigen; der andere bleibt ziemlich in der Mitte der hinteren Fläche, wo er sich bis an die Spitze des Löffels ausbreitet.

Der hintere Ohrnerv entsteht vom hinteren Aste des zweiten Cervicalnerven, geht, nachdem er zwischen den tiefen Nackenmuskeln einige Muskeläste abgegeben, nach aussen und vorwärts, von ein Paar dünnen Muskelschichten bedeckt, zu der oberen Seite der Ohrwurzel, und durch einen knorpeligen Fortsatz desselben an und entlang dem vorderen stumpfen Rande des Ohrs.

Nervus facialis giebt zu den Muskeln des äusseren Ohres eine sehr grosse Anzahl von Aesten ab, zum Theil schon bevor der Hauptstamm des Nerven den Fallopi'schen Kanal verlassen hat, zum Theil aber erst vor dem knorpeligen Gehörgang.

Ramus auriculo-temporalis des *trigeminus* tritt am hinteren Rande des aufsteigenden Unterkieferastes aus der Tiefe hervor und theilt sich sogleich in drei Hauptzweige, [92] von welchen einer nach aussen und unten zieht, um sich mit dem Facialis zu verbinden, einer in der Schläfengegend sich verbreitet und der dritte in zwei oder drei lange, dünne Fäden sich auflöst, die bis zum Ausschnitt am unteren Rande der Ohröffnung verfolgt werden können.

Der Arnold'ische Nerv (Ramus auricularis vagi) ist beim Kaninchen verhältnissmässig nicht unbedeutend. Er entsteht hoch oben im Foramen lacerum aus zwei Wurzeln — deren eine aus einem Ganglion des Vagus, die andere vom Glossopharyngeus sich ablöst; dann tritt er durch einen eigenen knöchernen Gang in der oberen hinteren Wand der Paukenhöhle zum Fallopi'schen Kanal, wo er sich theils mit dem Nervus facialis verbindet, theils aber schräg über ihn fortgeht, um durch den Knochen an der oberen Fläche des knorpeligen Gehörganges herauszutreten; hier legt er sich eine Strecke lang an den Knorpel an, durchbohrt schliesslich denselben und löst sich auf der concaven Fläche der Ohrmuschel in seine Endzweige auf. Siehe Taf. III Figg. 1 und 2.

Um die Veränderungen, welche im Durchmesser der Auriculargefässe eintreten, bequem beobachten zu können und um jede Störung des Blutstroms zu vermeiden, welche durch Lagenveränderungen des Ohrs bedingt werden könnten, gab ich dem Kopfe und Ohre eine fixirte Stellung, die während der ganzen Versuchsdauer unverrückt erhalten werden konnte. Hierzu bediente ich mich einer Schraubenzange, wie sie im Leipziger Laboratorium zu ähnlichen Zwecken verwendet wird. Ich halte es für unnöthig, dieses einfache Instrument zu beschreiben; dem Verständniss ist genügt, wenn ich sage, dass der Kopf des aufgebundenen Thieres durch eine Kornzange, welche die Wangen umgreift, erhoben wird, und dass eine Pincette die Spitze des Ohrlöffels fasst und ausgebreitet emporhält, ohne einen Druck auf die Wurzel und den Körper des Löffels auszuüben. Nachdem Kopf und Ohr auf diese Weise fixirt waren, wurden der Reihe nach beide Nervi auriculares aufgesucht und jeder doppelt und fest unterbunden und endlich zwischen den Ligaturen durchschnitten. Das peripherische und centrale Ende der durchschnittenen Nerven konnte nun durch Luft isolirt und mittels des gewöhnlichen Schlittenapparats bequem gereizt werden. Ich muss auf das Dringendste anrathen, bei ähnlichen Versuchen jedes [93] Mal beide Nerven auf ihre etwaigen Leistungen zu prüfen, da ich gefunden habe, dass die im Folgenden aufgezählten Erscheinungen nicht gleich deutlich durch jeden von beiden Nerven hervorgerufen werden können, sondern dass bald dieser, bald jener Nerv vorzugsweise wirksam ist.

Durch die Versuche von Snellen ward bekanntlich zuerst festgesetzt, dass eine schmerzhafte Reizung der centralen Stümpfe der genannten Nerven zunächst eine Verengerung und dann eine Erweiterung der Arterien des Löffels bedingt. Dieser Erscheinungsreihe begegnet man unzweifelhaft in den meisten Fällen, in welchen man ein gesundes, lebenskräftiges Thier zum Versuche verwendet. Die Bahn, durch welche sowohl die Verengerung, als die Erweiterung vermittelt wird, geht durch den Nervus auricularis zum verlängerten Mark und von da durch den Halsstamm des Sympathicus zu den Ohrgefässen. Der Beweis hierfür liegt bekanntermaassen darin, dass nach Durchschneidung des sympathischen Halsstammes die Reizung des sensiblen Nervenstumpfs das ohnedies schon rothe Ohr nicht noch merklich höher färbt.

Bevor ich auf die Thatsachen eingehe, die mir die Wiederholung der Versuche von Snellen ergaben, will ich noch bemerken, dass ich auch die Angaben von M. Schiff bestätigen kann, welcher behauptet, dass in den spinalen Auricularästen Fasern enthalten seien, die in einer unmittelbaren Beziehung zu den Circularmuskeln der Arterien stehen. In der Regel rief die Durchschneidung des einen oder andern Auricularastes eine dauernde Erweiterung eines Arterienstückes auf dem Ohr der operirten Seite hervor. Sie erstreckte sich gewöhnlich nur auf den Theil der Arterie, welcher in der Nähe der Spitze verläuft. Diese Erweiterung konnte durch eine Reizung des peripherischen Stumpfes in ihr Gegentheil umgesetzt werden und namentlich auch dann noch, wenn der Halsstamm des Sympathicus vorher durchschnitten war. Bei dieser letzteren Modification des Versuches blieb die Arterie während ihres Verlaufes durch den grössten Theil des Ohres erweitert, während sich dieselbe an der Spitze und den Seitentheilen des Ohres verengerte. Meistens setzte sich der verengerte von dem erweiterten Theile ganz scharf ab.

Ich kehre nun zu den Erfahrungen zurück, welche ich bei der Reizung des centralen Nervenstumpfes gemacht habe. Wenn ich ein kräftiges unvergiftetes Thier dem Versuche unterwarf, so [94] bemerkte ich in den meisten Fällen, dass nach Beginn der Reizung sich die Arteria auricularis verengte. Dies geschah um so sicherer und rascher, je lebhafter das Thier durch Schreien und Gliederbewegungen seinen Schmerz äusserte. Die Verengerung der Arterie hielt zwar eine ungleiche, aber immer nur eine sehr kurze Zeit hindurch an und machte dann, und zwar noch während des bestehenden Reizes, einer Erweiterung Platz. Diese letztere begann jedes Mal zuerst am Stämmchen der Arteria auricularis und schritt von da in rascher Folge zu den immer kleineren Zweigen fort. Erst nachdem dies geschehen, füllten sich die Venen, so dass nun der Löffel eine tiefrothe Farbe darbot.

Das nächste Interesse, welches sich an die vorliegenden Versuche knüpft, scheint mir in der Entscheidung der Frage zu bestehen, ob die Erweiterung nur in Folge der voraufgegangenen Verengung eintrete, mit einem Worte, ob die Erweiterung eine Folge der Ermüdung sei, in welche der Sympathicus durch die zuerst vorhandene Anstrengung gerathen war. Verhielten sich die Abhängigkeitsverhältnisse in dieser Weise, so würde man erwarten müssen, dass nach Zeit und Stärke eine Proportion zwischen der Verengerung und der Erweiterung bestünde. Dies ist nun aber, wenn man eine grössere Zahl von Experimenten ausführt, keineswegs der Fall. Zuweilen wird allerdings die nachfolgende Erweiterung um so beträchtlicher, je ausgesprochener vorher die Verengung war. In zahlreichen andern Fällen folgt aber auf eine kaum merkliche Verengung eine sehr umfängliche Erweiterung. Einmal sogar traf es sich an einem unvergifteten Thiere, dass unmittelbar nach Beginn der Reizung ohne jede Spur einer vorausgegangenen Verengerung eine sehr mächtige Erweiterung eintrat. Diese Erscheinung wiederholte sich an diesem Thiere so oft, als noch die Reizbarkeit des sensiblen Nerven den Versuch zuliess.

Wie diese Ergebnisse unvereinbar mit der Annahme sind, dass die Erweiterung der Gefässe von einer Ermüdung der sympathischen Fasern nach vorausgegangener Anstrengung bedingt sei, so scheint es mir auch mit einer anderen Thatsache der Fall zu sein. Reizt man den blossgelegten Halsstamm des Nerv. sympathicus, so dass hierdurch ebenso lange und noch länger eine Verschliessung der Arterien erzeugt wird, wie sie auch die Erregung des sensiblen Stumpfes hervorruft, so bemerkt man nach Entfernung des Reizes zwar zuweilen eine geringe Erweiterung [95] der Ohrgefässe: niemals aber sah ich diese auch nur annähernd so mächtig werden, wie nach der Reizung des Nerv.

auricularis. Daraus geht hervor, dass die sympathischen Fasern keineswegs so leicht zu ermüden sind.

Um meinen Versuchen eine grössere Reinheit zu geben, insbesondere um den Blutstrom von den heftigen Bewegungen der Glieder und des Brustkorbs unabhängig zu machen, verliess ich die Beobachtung des unvergifteten Thieres und wendete mich zum Gebrauche des Curare. Indem ich dies that, begünstigte mich im Beginn meiner Beobachtungen mit vergifteten Thieren das Glück insofern, als ich auf eine grössere Zahl von Thieren traf, bei denen eine Reizung der sensiblen Nerven an verschiedenen Stellen des Körpers jedesmal sogleich eine Erweiterung der Gefässe hervorrief, die oft weit beträchtlicher war, als diejenige, welche einer Durchschneidung der betreffenden sympathischen Stämme nachfolgt. Diese Beobachtungen sprachen aus diesem, noch mehr aber aus einem anderen Grunde gegen die Annahme, welche die Erweiterung in Folge der Ermüdung eintreten lässt. Meistentheils folgte jetzt auf die Erweiterung eine Verengerung und zwar entweder noch während der Reizung oder unmittelbar nach Beendigung derselben; diese Verengerung war in einigen Fällen beträchtlicher, als sie vor der Reizung gewesen. Als Erläuterung des Thatbestandes mag folgende, mit Zeitbestimmungen versehene Beobachtung dienen:

Versuchsnummer	Nerv	Stärke und Dauer der Reizung	Eintritt d. Erweiterung nach Beginn d. Reizung	Eintritt d. Verengerung nach Beginn d. Reizung
1	N. auricul. ant.	mässig stark, 15 Sec.	5 Sec.	35 Sec.
2	" " "	" " 22 "	6 "	40 "
3	" " "	" " 17 "	6 "	28 "
4	" " "	" " 12 "	5 "	22 "
5	" " "	sehr stark, 5 "	5 "	15 "
6	" " post.	schwach, 17 "	4 "	16 "
7	" " "	stärker, 15 "	5 "	30 "

Die Erweiterung, welche nach Reizung der sensiblen Ohrnerven einer Seite auftrat, blieb in einigen Fällen durchaus nur auf das Ohr der operirten Seite beschränkt. In mehreren anderen Fällen dehnte sie sich auch auf das Ohr der nicht operirten Seite aus. Hier war jedoch die Röthung um ein sehr Merkliches schwächer; [96] auch fing sie um 2—4 Secunden später an und schlug mit Ausnahme eines einzigen Falles früher in Verengerung um, als auf der operirten.

Hätte ich meine Versuche nicht über eine sehr grosse Reihe von Kaninchen ausgedehnt, so würde ich durch diesen glücklichen Anfang bestimmt worden sein, es als eine Eigenthümlichkeit curarisirter Thiere zu betrachten, dass bei ihnen die Reizung sensibler Stümpfe sogleich eine Erweiterung der Gefässe bedingte. Die Fortsetzung meiner Beobachtungen belehrte mich jedoch vom Gegentheil, indem ich später wiederholt auf Thiere traf, welche sich so verhielten, wie es in der Regel bei unvergifteten der Fall ist. Immerhin aber begünstigt die Curarevergiftung den Eintritt der primitiven Röthung.

III. Erweiterung der Arteria saphena durch Reizung des Nervus dorsalis pedis.

Von der bekannten Erfahrung ausgehend, dass schmerzhafte Eingriffe auf die Haut des Menschen für gewöhnlich eine Röthung derselben hervorrufen, war vorauszusehen, dass die am Ohre beobachtete Erscheinung auch noch an anderen Orten des Kaninchenkörpers aufzufinden sei. Bei der Wahl der zu prüfenden Stellen war zu berücksichtigen, dass keine Nervenstämme tetanisirt werden durften, in denen zugleich mit den sensiblen auch die sympathischen Fasern der Arterien verliefen, an welchen man die Erweiterung sehen wollte. Da die sympathischen Zweige meist schon den Arterienstämmchen höherer Ordnung zugeordnet werden und sich mit diesen weiter verästeln, so eignet sich am Kaninchen zu einem Versuche sehr gut die Arteria saphena, welche ihren sympathischen Zweig aus dem Plexus cruralis, insbesondere aber mit dem Nervus saphenus empfängt. Die Abhängigkeit der Arterienmuskeln von dem genannten Nerv lässt sich leicht darthun; durchschneidet man den Nerv. saphenus, so erweitert sich die gleichnamige Arterie plötzlich, reizt man dagegen den peripherischen Stumpf des Nerven, so verengt sich das Gefäss. Nun verzweigt sich aber die Art. saphena in der Regel bis zum Fusse herab, so dass zu den in ihrem Verbreitungsraum liegenden sensiblen Nerven u. A. auch der Nerv. dors. pedis gehört.

Aber nicht allein durch dieses Verhalten, sondern auch durch Ursprung und Verlauf ist sie für die Beobachtung günstig. [97] Sie entspringt aus der Schenkelpulsader, bevor diese die Adductoren durchbohrt, und verläuft als ein sehr feiner rother Faden an der inneren Seite des Unterschenkels. Obwohl sie beim curarisirten Thiere meist sehr zusammengezogen ist, so lässt sie sich doch darum immer leicht auffinden, weil sie auf beiden Seiten von je einer Vene, einer vorderen grösseren, einer hinteren kleineren, begleitet wird. Ich verfehle nicht, darauf aufmerksam zu machen, dass mir zwei Fälle vorgekommen sind, in denen die Arterie, statt bis zum Fussgelenk herabzulaufen, in demjenigen ihrer Zweige endigte, welchen sie an der Innenseite des Kniegelenks in das Rete patellare abgibt. Beim Blosslegen der Arterie muss man natürlich dafür sorgen, den Nervus saphenus nicht zu verletzen, welcher die Arterie begleitet.

Meine Versuchsreihe mit Reizung am centralen Ende des Nervus dorsalis pedis begann ich zufällig mit denselben Thieren, welche die Reizung des Auricularis unmittelbar durch eine Erweiterung beantwortet hatten. Gerade so, wie die Arteria auricularis verhielt sich nun auch die Arteria saphena. Ganz wie vorher am Ohr trat nun 4—6 Secunden nach der Application des Reizes in dem nur eben sichtbaren Gefäss plötzlich eine ganz ausserordentliche Erweiterung ein, die sich rasch zum Maximum steigerte und einige Secunden nach Entfernung der Elektroden wieder vollständig verschwand. Die Arterie erweiterte sich nicht nur, sondern fing an kräftig zu pulsiren, was besonders schön hervortrat, wenn man das Bein etwas im Kniegelenke gebogen hielt, indem nun das Gefäss durch jede hereinstürzende Blutwelle mächtig gehoben und geschlängelt wurde; die Erscheinung konnte bei demselben Thiere während einer langen Zeit wiederholt erzeugt werden. Bei mehreren in derselben Weise später vorgenommenen Versuchen erhielt ich fast ausnahmslos dasselbe Resultat; ich kann noch hinzufügen, dass auch die Reizung des Nervus tibialis unterhalb des inneren Fussknöchels zum Ziele führt. — In ein Paar Fällen trat die Erweiterung zwar ein, aber sie war nur von sehr kurzer Dauer und verschwand sogar wieder noch während der Reizung. Dasselbe habe ich auch bemerkt in solchen Fällen, wo die Erscheinung zwar im Anfang sich völlig ausgebildet zeigte, wo aber entweder der gebrauchte Reiz sehr kräftig gewesen oder der Versuch zu lange fortgesetzt worden war. Diese Unregelmässigkeiten sind also aller Wahrscheinlichkeit nach, so wie in diesen Fällen der Erschöpfung, [98] so in jenen einer zufälligen Schwäche der Erregbarkeit des Nerven zuzuschreiben.

Es entsteht hier ganz natürlich die Frage, bis wohin erstreckt sich diese Erweiterung? Ist sie auf die eine Arterie beschränkt oder nimmt vielleicht eine grössere Zahl der arteriellen Gefässe des Gliedes daran Theil. Um diese Frage zu beantworten, beobachtete ich in drei Versuchen während der Reizung des Nerv. dorsalis pedis, theils die in ihrem ganzen Verlaufe von der Schenkelbeuge bis zum Durchtritt durch die Adductoren blossgelegte Arteria femoralis, theils auch einige der von ihr abgegebenen Muskeläste. Was die letzteren betrifft, so haben schon Ludwig und Thiry erwähnt, dass die Muskelarterien im Allgemeinen sehr rasch ihre Erregbarkeit einbüssen; auch hier konnten in der vorliegenden Beziehung keine deutlichen Resultate ermittelt werden. Es ist wohl auch möglich, dass diese Gefässe schon durch die für ihre Blosslegung nothwendige Präparation in einen Zustand geschwächter Reizbarkeit oder gar Lähmung versetzt werden, so dass man von ihnen keine Aufschlüsse über die Wirkungen peripherischer Reize erwarten kann. Wenn ich mir also nicht zutraue, ganz entschieden zu behaupten, dass die Muskelarterien sich unter den fraglichen Umständen gar nicht erweitern, so ist doch wenigstens so viel gewiss, dass die etwa eingetretene Erweiterung bei der Entfernung des Reizes nicht nachliess, sondern dass die Gefässe unverändert in demselben Zustande während der ganzen Dauer des Versuches verharrten. Ungefähr dasselbe kann auch vom Hauptstamm der Arteria femoralis gesagt werden. Sie schien zwar im Anfang des Versuches sich ein wenig zu erweitern, veränderte aber nachher ihren Durchmesser nicht. Es war dann ganz deutlich zu sehen, wie die oben geschilderten Veränderungen eigentlich nur dem genannten Hautast zukommen, indem sie stets von demjenigen Orte ihren Anfang nahmen, wo die Hautarterie von der Cruralis sich abzweigt und, was noch merkwürdiger scheint während im Aste die Pulsationen so gewaltig auftraten, waren sie in der grossen Arterie sehr unbedeutend und wurden bei der Reizung gar nicht verstärkt.

Das scheinbare Paradoxon, dass ein so kleiner Zweig der Arteria cruralis pulsirte, während der Hauptstamm dies kaum merklich that, erklärt sich leicht aus der ungleichen Steifigkeit der Wandung, und gerade dieser Unterschied in der Pulsation [99] beweist, dass sich die Erschlaffung nur auf die Wandung der Arteria saphena erstreckt hatte.

Als ich im weiteren Verlauf meiner Beobachtungen auf curarisirte Kaninchen stiess, bei denen die Reizung am Ohrnerven eine primäre Verengerung ergab, fand ich, dass die Erregung des Nerv. dorsalis pedis bei demselben Kaninchen auch hier eine primäre Verengung erzielte, und dass bei den Thieren, bei welchen eine Reizung des Nerv. auricularis das eine Mal Erweiterung, das andere Mal Verengerung der Ohrgefässe hervorrief, sich die Reizung des Nerv. dorsalis pedis mit Rücksicht auf die Arteria saphena gerade so verhielt. Doch auch diese Uebereinstimmung besteht nicht ausnahmslos. Ich habe auch ein Thier beobachtet, dessen Ohrarterie sich primär erweiterte, während die Saphena abwechselnd weiter und enger wurde.

Ausser an den genannten Körpertheilen habe ich noch eine Reihe von Versuchen an anderen angestellt. Im Ganzen sind dieselben jedoch wenig zahlreich gewesen. Nirgends bekam ich dabei gleich auf den ersten Schlag so ausgeprägte Erscheinungen, wie sie das Ohr und die Haut des Unterschenkels bieten.

So habe ich in zwei Versuchen die sensiblen Antlitznerven (Infraorbitalis, Supraorbitalis und Mentalis) gereizt und dabei die blossgelegte Arteria maxillaris externa beobachtet. Im Anfang des Versuches gelang es, durch Reizung des Infraorbitalis eine mit dem Reiz vorübergehende Erweiterung und vermehrte Pulsation des Gefässes herbeizuführen, aber die Erscheinung konnte an demselben Thiere nur ein Paar Mal erzeugt werden. In derselben Weise verhielt sich auch die Arterie des Vorderarmes bei Reizung der Hautnerven desselben; dagegen konnte keine Erweiterung der Arteria mammaria externa durch Reizung des zu den Milchdrüsen neben der Arterie hinziehenden Nerven bewirkt werden.

Einige Male habe ich auch curarisirte Hunde ähnlichen Versuchen unterworfen, aber diese Thiere für den vorliegenden Zweck nicht geeignet gefunden. Wenn ich den sensiblen Nerven reizte, so sah ich alsbald eine Erweiterung der Arterien eintreten; wenn aber die Reizung geschlossen wurde, so kehrte der verengte Zustand nicht wieder zurück, selbst wenn man viele Minuten hindurch die Reizung aussetzte. Bei der geringen Zahl von Versuchen, die ich angestellt habe, kann ich nicht verbürgen, [100] ob dies eine allgemeine Eigenschaft des Hundes ist oder nur eine individuelle.

IV. Bemerkungen zu den vorstehenden Versuchen.

Die Reizung der sensiblen Nerven ruft also jedes Mal Veränderungen im Herzschlag, und zwar meist Verlangsamung der Schlagfolge und ausserdem Erweiterungen oder Verengerungen der Arterienlumina hervor. Nach den Erfahrungen aller Beobachter kann kein Zweifel darüber sein, dass die genannten Erscheinungen, welche die Muskeln der Kreislauforgane darbieten, auf reflectorischem Wege zu Stande kommen. Nach meinen Beobachtungen ist es ferner keinem Zweifel unterworfen, dass die Erschlaffung der arteriellen Musculatur unabhängig von einer vorausgegangenen stärkeren Verkürzung derselben eintreten kann. Den gangbaren physiologischen Anschauungen nach wird man also sagen müssen, der sensible Reiz sei vermögend auf reflectorischem Wege ebensowohl den Tonus der Gefässnerven zu erhöhen, als auch ihn herabzusetzen. Bis jetzt sind wir noch nicht dahin gelangt, vorauszusagen, wann der sensible Reiz contractionsvermehrend und wann er hemmend einwirken werde. Aus meinen Versuchen scheint nur so viel hervorzugehen, dass die Erweiterung sich viel örtlicher einstellt, als die Verengerung. Wo man auch reizen mochte, immer kam eine Erhöhung des Blutdrucks zu Stande, die, weil sie bei unverletztem Vagus mit einer Verlangsamung der Herzschläge einherging, nur von einer Erhöhung des Widerstandes im Strombett abhängig sein konnte. Die Erweiterung erstreckte sich dagegen ausnahmslos nur auf diejenigen Arterien, welche in dem Revier des gereizten Nerven oder mindestens in dessen Nachbarschaft verliefen. Auf diesen Punkt habe ich wiederholt meine Aufmerksamkeit gerichtet. Schon oben bemerkte ich, dass eine Reizung des N. auricularis der einen Seite gewöhnlich nur die Arterien des gleichnamigen Ohrs erweiterte. Gar zu selten waren jedoch die Fälle nicht, in denen sich auch das Ohr der entgegengesetzten Seite röthete. Unter mehreren Versuchen habe ich auch einmal gesehen, dass eine Reizung des Nervus infraorbitalis das Ohr lebhaft röthete. Bei demselben Thiere brachte, wenn auch schwach, aber doch deutlich ausgesprochen, eine Reizung am centralen Stumpfe des Plexus brachialis eine Erschlaffung der [101] Auriculararterien hervor. Niemals habe ich dagegen gesehen, dass sich zum Ohr hin die erweiternde Wirkung des Plexus lumbalis oder sacralis erstreckt hätte.

Unter dieser Voraussetzung lässt sich nicht verkennen, dass die ganze Reihe der Erscheinungen, welche sich nach Reizung eines sensiblen Nerven abspinnt, den Charakter jener Art von Zweckmässigkeit trägt, der uns an allen reflectorischen Vorgängen so überraschend entgegentritt. In weitaus der Mehrzahl der Fälle wird es für einen gereizten Ort von günstigen Folgen sein, wenn durch ihn ein breiter und rascher Blutstrom dringt. Nur hierdurch können die Schäden beträchtlicher Temperaturunterschiede, der Compression u. s. w. ausgeglichen werden. Ein auf diese Weise örtlich veränderter Blutstrom muss entstehen, wenn an dem gereizten Orte die kleinen Arterien erweitert sind, während sie an allen übrigen verengert werden. Einem übermässigen Anwachsen des Drucks wird vorgebeugt, wenn sich zu dieser Zeit die Schlagfolge des Herzens verlangsamt.

Der Ort der nervösen Centraltheile, an dem die Uebertragung der Reflexe stattfindet, scheint nicht im Rückenmark, sondern in der Medulla oblongata zu liegen. Hierfür sprechen mindestens die Versuche v. Bezold's, welcher nach Reizung sensibler Nerven keine Steigerung des Blutdrucks mehr wahrnahm, wenn er einen sensiblen Rückenmarksnerven nach Durchschneidung des Halsmarks reizte. Mit dieser Lagerung des reflectorischen Herdes der Gefässnerven stimmt vielleicht auch die Ausnahmestellung überein, welche die Gefässnerven in anderer Beziehung darbieten. Van Deen hat zuerst gezeigt, dass durch die Reizung eines Rückenmarksquerschnittes die unterhalb desselben austretenden Nerven niemals erregt werden können. Hiervon machen nun bekanntlich die Gefässnerven in ausgesprochenster Weise eine

Ausnahme, ein Umstand, der vielleicht mit einer besonderen Lagerungsart der Gefässnerven innerhalb des Marks zusammenhängt.

Aus den Versuchen v. Bezold's könnte man nun weiter zu schliessen geneigt sein, dass die Reflexe, welche eine Hemmung des Tonus erzielen, im verlängerten Mark ausgelöst werden; dass diejenigen aber, welche eine Erhöhung des Tonus bedingen, erst im grossen Gehirn auftreten; vorausgesetzt nämlich, dass man die in seinen Versuchen beobachtete Steigerung des Blutdruckes von einer Gefässcontractur, das beobachtete Sinken [102] jenes Druckes aber von einer Erschlaffung der Gefässmuskeln ableiten wollte. Ueber diesen Punkt müssen jedoch erst weitere Versuche entscheiden, welche den jeweiligen Zustand der Gefässe in's Auge fassen.

Sucht man in den inneren Zusammenhang der Erscheinungen noch tiefer einzudringen, so findet man sich alsbald von einer grösseren Anzahl unentscheidbarer Alternativen umgeben. Der Umstand, dass durch die Reizung desselben Nervenstammes das eine Mal Erweiterung, das andere Mal Verengerung der Gefässlichtung eintritt, könnte bedingt sein ebensowohl durch verschiedene Faserarten, die in den sensiblen oder motorischen Stämmen enthalten wären, oder auch durch verschiedene Orte oder Bewegungsarten des reflectorischen Apparates. Da ich doch nicht im Stande bin, zwischen diesen Möglichkeiten zu entscheiden, so unterlasse ich es, meine Vorstellungen weiter auszumalen. Vorerst muss es uns genügen, festgestellt zu haben, dass Verengerung und Erweiterung der Arterien nicht in der Beziehung zu einander stehen, wie etwa Anstrengung und Ermüdung oder die Phasen einer Schwingung.

Bei der ausserordentlichen Bedeutung, welche unser Vorgang für die Praxis der Physiologie und Pathologie besitzt, kann es nicht ausbleiben, dass die Untersuchung desselben bald emsig fortgesetzt wird.

V. Erweiterung in den Zweigen der Arteria dorsalis penis durch die Nervi erigentes.

Die Erweiterung der Arterien des Penis in Folge der Reizung eines peripherischen Nervenstammes verdient in doppelter Beziehung unsere Aufmerksamkeit; zunächst wegen der Folgen, die in dem Begattungsorgane vorgehen, durch welches der erweiterte Blutstrom fliesst, dann aber auch aus allgemeinen Gründen.

1. Mit Rücksicht auf die Theorie der Erweiterung überhaupt wird es zunächst wünschenswerth sein, zu wissen, ob die bei der Erweiterung

betheiligten Vorgänge nach den Grundsätzen die Hemmungstheorie erklärt werden können oder nicht. Macht man sich die Mittel klar, die uns zu der Entscheidung darüber zu Gebote stehen, so stellt sich heraus, dass sie sehr beschränkt sind, denn im Wesentlichen gibt es nur ein einziges, nämlich die Nachweisung eines nervösen Apparates, der tonisirend wirkt und in der Mitte [103] zwischen den Erweiterung erzeugenden Nerven und den Muskeln gelegen ist. Nach Analogie des Herzens hält man sich aber zu der Annahme eines tonisirenden Organs berechtigt, wenn kurz vor dem peripherischen Ende eines Nerven Ganglienzellen in seine Bahn eingestreut sind.

In den Speicheldrüsen, an denen bekanntlich Cl. Bernard die erweiternden Nerven entdeckte, liegen im Verlaufe des Nerven Ganglien. Alle Erscheinungen, die uns an diesen Organen bekannt sind, erklären sich genügend durch die Annahme einmal, dass mittels des Sympathicus das Hirn die Gefässe tonisire, und weiter, dass dieses letztere ausserdem geschehe durch die Ganglien, welche an den Drüsennerven vorkommen. Wird durch Reizung der erweiternden Nerven, des N. facialis usw. die tonisirende Wirkung dieser Ganglien ausser Wirksamkeit gesetzt, so geben die Gefässwände dem andringenden Blutdruck nach.

Einige Jahre später zeigte Eckhard, dass aus dem Plexus sacralis zwei Nerven entspringen, deren Reizung eine ungemeine Beschleunigung des Blutstroms durch den Penis bedingt; in der That dürfte sich schwerlich noch ein Ort im thierischen Körper finden, der die Beschleunigung des Blutstroms unter dem Einfluss der Nervenerregung in so ausgeprägter Weise erkennen lässt. Ueber den Mechanismus, der dieser Erscheinung zu Grunde liegt, hat uns dagegen Eckhard in seiner ausgezeichneten Untersuchung vorerst noch im Ungewissen gelassen, da er weder die Erweiterung der Arterien nachweisen konnte, noch auch im Stande war, innerhalb des Penis selbst Ganglien aufzufinden.

Bei der anatomischen Untersuchung des Penis ist es mir nun gelungen, im Verlaufe der Nervi erigentes zahlreiche Ganglienhaufen aufzufinden, deren Beschreibung ich hier folgen lasse.

Von den Nerven, welche der Portio membranacea entlang laufen, gehören nur die auf der lateralen und hintern (obern) Fläche gelegenen den Nervi erigentes an; die Reizung der vordern bewirkt weder Erection, noch wird ihr Entstehen durch die Durchschneidung der vordern Nerven beeinträchtigt. Beides geschieht dagegen bei dem entsprechenden Verfahren mit den Nerven, welche auf der obern und seitlichen Fläche der P. membranacea verlaufen. Diese können nun auch und zwar zum grössten Theil in die von Eckhard beschriebenen

Nervi erigentes des Sacralplexus verfolgt werden, und zum Andern stehen sie mit den Fortsetzungen des Plexus hypogastricus in Verbindung. Nach der Abbildung, [104] welche J. Müller[1] von den Nerven der entsprechenden Stellen beim Menschen geliefert, ist hier das Schema der Vertheilung das nämliche.

Die lateralen Bündel laufen unter einander parallel und auch grösstentheils gesondert, indem nur die Fäden, welche am meisten gegen die vordere (untere) Fläche der Pars membranacea herandringen, sich mit den Fasern des Nerv. pudendus verschlingen, welche von letzterem Nerv gegen die Prostata und zwar auf der vordern Fläche der Harnröhre verlaufen. — Die lateralen Bündel können bis zu dem Ort verfolgt werden, wo sich die Arteria profunda penis an der Seite des Bulbus urethrae in ihre Endäste auflöst. An diesem Ort bilden die Zweige mehrerer Nervenbündel in Gemeinschaft mit Aesten des N. pudendus ein äusserst dichtes Netz. Aus diesem dringen Fasern mit den Gefässen in das Corp. cavernosum urethrae ein, andere verbreiten sich in den Wandungen der Arteria bulbi und ihrer grössern Aeste, wo sie bis in die Muskelschicht hinein verfolgt werden können. Die Fasern sind nach Art der Bindegewebsbündel, jedoch noch ausgeprägter wellenförmig gebogen und äusserst blass; aus diesem Grunde können sie nur durch Säuren oder durch Carmintinction sichtbar gemacht werden.

Die hintern Bündel beider Seiten anastomosiren ausgiebig mit einander und bilden einen Plexus, der unmittelbar auf der Muskelhaut der Harnröhre liegt; sie entziehen sich alsbald der Verfolgung, so wie sie in das äusserst dichte, mit elastischen Fasern reichlich durchsetzte Bindegewebe eintreten, das sich im hintern Theil des Bulbus unmittelbar innerhalb des Musc. bulbocavernosus findet.

Ganglien und ganglienartige Massen habe ich an folgenden, bisher unbekannten Standorten aufgefunden: 1. An der hintern Fläche der Portio membran. urethrae; sie sind bis auf einige Linien vor der hintern Grenze des Bulbus, besonders reichlich aber in der Vertiefung zwischen Prostata und Harnröhre nachweisbar. Die Ganglienkörper liegen entweder einzeln oder gruppenweise; der Form nach sind sie entweder gewöhnliche Ganglienzellen mit viel gelblichem, körnigem Protoplasma, oder sie sind von eigenthümlicher Gestaltung. Da sich unter den [105] von Beale, Arnold, Courvoisier gezeichneten Formen keine ganz entsprechende findet, so habe ich in Taf. III Fig. 3 eine

[1] *Ueber die organischen Nerven der erectilen männlichen Geschlechtsorgane.* Berlin 1836. Tab. III.

solche wiedergegeben; sie ist aus dem Plexus hypogastricus, und zwar aus einem Nerven genommen, der unmittelbar auf der Pars membranacea auflag. — 2. In dem dichten Bindegewebe am hintern (obern) Theile des Bulbus liegen Ganglienzellen mit wenigem und sehr blassem, feinkörnigen Protoplasma in grössern oder kleinern Haufen oder einzeln zwischen den Nervenfasern. — 3. In den Netzen, welche die lateralen Bündel der Nervi erigentes um die Gefässe an der Seite des Bulbus bilden, liegen eigenthümliche Anschwellungen der blassen Nervenbündel, die mit zahlreichen Kernen und einer sehr blassen feinkörnigen Masse gefüllt sind. Taf. III Fig. 4 stellt ein solches Bild dar.

Die vivisectorische Untersuchung der Erection, über welche ich jetzt berichten will, verliert durch die Anwendung des Curare ihren abstossenden Charakter, den sie sonst ganz besonders in diesem Falle aufweist. Man muss es darum als ein Glück ansehen, dass trotz einer sehr intensiven Vergiftung alle Erscheinungen, die der Blutstrom im Penis des gesunden Thieres zeigt, sich unverändert erhalten.

A. Ueber die Veränderungen im Penis, welche die Beschleunigung des Blutes nach Reizung der Nervi erigentes begleiten. — Die Annahme, wonach die normale Contraction der Muskeln im Balkengewebe des Penis daran Schuld sein solle, dass die Geschwindigkeit des Blutstroms in dem genannten Glied nicht zur vollen Entfaltung kommen könne, hat schon Eckhard widerlegt. Dieses bewerkstelligte er einfach dadurch, dass er an verschiedenen Stellen das cavernöse Gewebe durchschnitt. Befanden sich, nachdem dieses geschehen, die Nervi erigentes im ruhenden Zustand, so war die Blutung auf der Schnittfläche äusserst mässig. Reizte er aber die genannten Nerven ein- oder zweiseitig, so ergoss sich ein mächtiger Blutstrom aus den durchschnittenen Cavernen. Offenbar konnten aber die durchschnittenen Wände der Cavernen dem Blutstrome keinen Widerstand geleistet haben. Also musste die vermehrte Blutung dem directen Einfluss der Nervi erigentes zugeschrieben werden.

Nach Beseitigung dieser Möglichkeit bleiben nur noch zwei andere zur Erklärung des vermehrten Blutstroms übrig: entweder es erhält derselbe innerhalb des Penis einen neuen Zusatz von Triebkräften, die nicht schon vom Herzen aus gegeben [106] sind; oder es bewegt sich das Blut unter normalem Druck, und es wird nur der Widerstand innerhalb der Bahn des Stromes gemindert, der sich beim Eindringen desselben in die Cavernen entgegenstellt, beziehungsweise es erschlafft die Wandung der kleinen Arterien.

Die Entscheidung zwischen beiden Annahmen wird in etwas dadurch erschwert, dass die Erweiterung an den Orten, an denen sie vorkommen muss, wenn sie wirksam werden will, so ohne Weiteres, wie an allen übrigen Körperorten, nicht zu sehen ist. Eckhard bemerkt schon mit Recht, dass sich bei der Nervenreizung die Stämme der Arteria dorsalis penis nicht erweitern. Bliebe eine Erschlaffung auf die Wandung der genannten Stämme beschränkt, so würde dies für die Vermehrung des Blutstroms durch den Penis auch wenig fruchten, weil nämlich die grösste Summe der Widerstände gerade in den kleinsten Arterienästchen gesucht werden muss. Von der Richtigkeit dieser Behauptung werden wir uns später überzeugen, wenn ich von der Durchschneidung des Nerv. pudendus handle.

Die kleinen arteriellen Zuflüsse zu den Cavernen können aber nicht blossgelegt werden, ohne eine Blutung zu erzeugen, durch welche das ganze Gesichtsfeld getrübt wird. Es bleibt für die Untersuchung hier kein anderer Weg übrig, als der, welchen Cl. Bernard unter andern am Ohr angewendet hat, um die Folgen der Reizung und Lähmung des Nerv. sympathicus sichtbar zu machen. In unserm Falle wird nun also vom Corpus cavernosum und insbesondere von dem der Urethra, wo sich der Strom am raschesten und mächtigsten ändert, vorsichtig Schicht um Schicht abzutragen sein, bis man auf einzelne, stossweise hervorquellende, hellrothe Strömchen trifft. Hat man dies ausgeführt, und reizt man darauf die Nervi erigentes, so gewahrt man, dass alsbald die hellrothen Ströme hoch aufspritzend eine mächtige Menge von Blut liefern, und zwar in demselben Maasse wie damals, als unter ähnlichen Umständen nur die Corpora cavernosa angeschnitten waren. Dieser Versuch, der ausnahmslos gelingt, beweist, dass auf keinen Fall das Blut durch anziehende Kräfte irgend welcher Art in die Cavernen aus den Arterien hineinbefördert wird. Er belehrt uns dagegen nicht darüber, ob etwa statt einer einfachen Erschlaffung der kleinen Arterienwände neue Stromkräfte dem Blute beigesellt werden. Um diesen letzteren Punkt zu entscheiden, habe ich den Druck [107] bestimmt, unter welchem das Blut im Corpus cavernosum während des Maximums der Erection steht; selbstverständlich habe ich dabei zugleich den Blutdruck in der Carotis gemessen.

Das Manometer, welches den Blutdruck des Penis maass, habe ich entweder in eine Vena dorsalis eingeführt, mit der Canüle gegen die Venenwurzel hin, und dann die Vene der andern Seite durch einen umgelegten Faden geschlossen, oder ich durchschnitt hinter dem Penisknochen die Urethra, unterband die Harnblase, scarificirte in bedeutender Ausdehnung und bis zur Tiefe der Cavernen die Schleimhaut der Urethra und band die Canüle in die freie Mündung der letztern ein. Hierdurch erhielt ich folgende Zahlen:

Versuchs-nummer	Nerven-Reizung	Mittel-druck im Penis	Mitteldruck in der Carotis	Penisdruck / Carotisdruck	Bemerkungen
	I. Kleiner Hund				
1	einseitig	46 mm	95 mm	0·50	Canüle in die scarificirte Urethra
2	„	50	112	0·45	
3	„	30	91	0·33	
4	„	19	51	0·36	
	II. Mittelgrosser Hund				
1	einseitig	36 mm	95 mm	0·38	Canüle in eine Vena dorsalis, die andere geschlossen
2	doppel-seitig	47	93	0·50	
3	„	38	74	0·51	
	III. Grosser Hund				
1	doppel-seitig	67 mm	110 mm	0·60	In die Vena dorsalis, zweite geschlossen
2	„	48	116	0·41	In die Vena dorsalis, zweite offen
3	„	67	116	0·58	In die Vena dorsalis, zweite geschlossen.

Angesichts der mitgetheilten Thatsachen über den Erectionsdruck kann man sich, wie ich glaube, ungescheut zu der Annahme bekennen, welche ohnehin aus Gründen der Analogie die wahrscheinlichste ist. Nach ihr beschleunigt die Nervenreizung den Blutstrom in den Cavernen des Penis darum, weil sie die Wände der kleinsten Arterien erschlafft; in Folge hiervon erweitern sich die Lichtungen derselben durch den Druck des [108] Blutes bedeutend. Hierfür spricht der Versuch, in welchem, nach Abtragung eines grossen Theils der cavernösen Wandungen, der Strom aus den kleinsten durchschnittenen Arterien durch Nervenreizung so sichtlich zu beschleunigen ist, und mit der eben ausgesprochenen Vorstellung harmonirt es, dass der Druck, unter welchem das Blut im erigirten Penis steht, im äussersten Fall 0·6 des Druckes beträgt, mit welchem das Blut in der Carotis strömt. Der erstere der angezogenen Versuche beweist, dass die sichtbare Erweiterung der kleineren arteriellen Blutströme von irgend welcher Einwirkung des Gewebes der Cavernen unabhängig ist, und der zweite Theil thut dar, dass es nicht nöthig ist, die Entstehung neuer Triebkräfte zu Hülfe zu nehmen, weil der in der grösseren Arterie vorhandene Blutdruck vollständig ausreicht, um die Kräfte zu decken welche bei der Erection thätig sind.

Wollte man noch einen Schritt weiter gehen, so könnte man die

Nervi erigentes als ein Analogon der Herzäste des N. vagus betrachten, die Ganglien aber, welche in ihrer Bahn an der Wurzel des Penis liegen, könnte man als ein Seitenstück der Ganglien, welche im Herzfleisch liegen, ansehen. Indem man diesen Zusatz ausspricht, darf man nicht vergessen, dass er wohl dazu geeignet ist, eine Reihe von Erscheinungen zu erklären, dass sich aber für ihn bis dahin ein directer Beweis nicht erbringen lässt.

B. Einige Bemerkungen über die Erection des Hundepenis. — Es besteht Einigkeit darüber, dass zur Erzeugung der Erection des Penis drei Dinge gehören: Beschleunigung des zufliessenden, Hemmung des abfliessenden Blutstroms und Ausdehnbarkeit der Cavernenwandungen. Ich werde der Reihe nach auf die Bedeutung der drei Bedingungen eingehen.

In dem Balkengewebe finden sich bekanntlich organische Muskelfasern. Diese letzteren sowohl wie die Ringfasern der Art. dorsalis stehen unter dem Einflusse des Nervus pudendus. Das ergibt sich durch den folgenden Versuch. Reizt man die peripherischen Stümpfe der durchschnittenen Nervi pudendi, während der Penis zusammengefallen und durchschnitten ist, so vermindert sich die Blutung, und die durchschnittenen Ränder des Schwellkörpers ziehen sich zurück. War der Penis unmittelbar vor der Reizung des Nervus pudendus durch die Erregung der [109] Nervi erigentes geschwellt, so wird zwar bei beginnender Tetanisirung der Nervi pudendi der Blutfluss aus den durchschnittenen Schwellkörpern zunächst vorübergehend beschleunigt, stockt aber alsbald vollkommen. — Beobachtet man den Durchmesser der Art. dorsalis, während man den Nerv. pudendus zu durchschneiden im Begriff ist, so sieht man, dass er nach Vollendung der letzteren Operation merklich gewachsen ist, und dass die Pulsation lebhafter geworden; trotzdem tritt jedoch weder Erection ein, noch mehrt sich der Blutstrom aus dem durchschnittenen Corpus cavernosum in erkennbarer Weise. — Die Betheiligung des Nerv. pudendus und der von ihm abhängigen Gebilde an der Erection liesse sich demgemäss dahin angeben, dass sie durch ihre Zusammenziehung die Steifung des Glieds unmöglich machen können, insofern durch ihr Zuthun der wesentlichste Zufluss des Blutes abgeschnitten wird. Demnach lässt sich nicht ableugnen, dass eine jede Verminderung im normalen Tonus des Schamnerven die Erection begünstigen wird, indem sich hierdurch ein Theil der Widerstände vermindert, der sich der Erweiterung der Cavernen und der Zuführung des Blutes entgegenstellt. Ob, wie Kölliker will, bei der normalen Erection eine reflectorische Abspannung des N. pudendus eintritt, bleibt dahingestellt.

Die Bedeutung der Nervi erigentes ist von Eckhard schon vollständig gewürdigt worden; bei der Erregung dieser Nerven schwellen wohl Corpora cavernosa penis et urethrae an, aber der Druck des Blutes in ihnen erreicht, wie die oben mitgetheilten Messungen zeigen, keineswegs seinen höchsten Werth, und der Bulbus glandis geräth gar nicht in Schwellung.

Das Maximum des Drucks und die Schwellung der Eichelzwiebel treten erst ein, wenn der Strom in den rückführenden Venen und insbesondere in der Vena dorsalis unterbrochen wird. Diesem Zwecke dient ein Muskel, welcher zuerst von Houston beschrieben und in seinem Verhältniss zu den Dorsalvenen von Eckhard abgebildet ist. Zur Vervollständigung der Abbildung, welche der letztgenannte Gelehrte gegeben, soll meine Taf. III Fig. 5 dienen. Sie stellt einen Durchschnitt durch den Bulbus urethrae an der Stelle dar, an welcher die zu einer Vene vereinigten Venae dorsales von der Sehne des Muskels umspannt werden. Aus der Figur geht ohne Weiteres hervor, dass bei einer Contraction des Houston'schen Muskels das [110] Lumen der Vene zugeklemmt werden muss. Ahmt man am lebenden Thier während der Reizung der Erectionsnerven diese Absperrung der Venen dadurch nach, dass man ein Band um dieselben schlingt und zuzieht, so schwillt alsbald der Eichelbulbus dermassen an, dass die Vorhaut nicht mehr hinter ihn zurückgestreift werden kann. Ich brauche nicht zu erwähnen, dass trotz der Abschnürung der dorsalen Blutadern der Blutstrom durch den Penis nicht vollständig unterbrochen ist; denn bekanntlich bestehen noch andere, schon von Eckhard beschriebene Venenabflüsse. Diese letztern sind aber jedenfalls von untergeordneter Bedeutung, wovon ein einfacher Versuch Zeugniss ablegt. War durch Reizung der Erectionsnerven und Verschluss der Dorsalvenen die höchste Schwellung des Gliedes herbeigeführt, und ward darauf die Reizung der Nerven unterbrochen, das Unterband der Venen aber unberührt gelassen, so schwillt das Glied nur sehr allmählich ab; öffne ich nun, während dieses geschieht, die Venae dorsales, so sinkt es plötzlich zusammen.

Erklärung der Abbildungen auf Tafel III.

Fig. 1. Ursprung des Ramus auricularis Arnoldi beim Kaninchen. Die in Betracht kommenden Nervenstämme sind aus deren natürlichen Verbindungen herausgelöst und ober- oder unterhalb des Ramus auricularis abgeschnitten; mehrmals vergrössert; die Namen der Nerven sind den einzelnen Stämmen beigeschrieben.

Fig. 2. Ursprung derselben Nerven in seiner natürlichen Grösse. Verlauf des Ramus Arnoldi durch das Felsenbein. Die Bezeichnung der Nerven ist in die Figuren geschrieben.

Fig. 3 und **4.** Ganglien und gangliöse Gebilde im Verlauf der Nervi erigentes.

Fig. 5. Durchschnitt durch die Sehnen des Houston'schen Muskels und die gemeinsame Vena dorsalis penis während ihres Durchtritts durch die genannte Sehne. — A. Houston's Muskel. B. Vena dorsalis com.

V

Beiträge zur Kenntniss vom Bau der Geschmackswärzchen der Zunge

Medicinskt Arkiv. III. S. 1—14. 1867. — *Archiv f. mikroskopische Anatomie.* IV. S. 96—110. 1868. Am 16. Nov. 1867 der Redaktion eingesandt.

Hierzu Tafel IV

[96] Durch die Untersuchungen von **Billroth** und **A. Key** ist bebekanntlich erwiesen, dass diejenigen Papillen der Froschzunge, in welche Nerven eintreten, in der Mitte ihrer oberen abgeplatteten Fläche ein Epithel besitzen, welches der Form, Farbe und dem Zusammenhange nach von dem die Seiten dieser Papillen sowie die Zungenschleimhaut überhaupt bekleidenden Flimmerepithel bedeutend abweicht. **Key**, der dieses Epithel näher beschrieb, hat gezeigt, dass die Nerven mit besonderen, darin vorkommenden Zellen in directem Zusammenhange stehen. „Es zeichnet sich, ausserdem dass es cilienlos ist, durch seine gelbliche Färbung und feinkörnigeren, eine geringere Durchsichtigkeit bedingenden Zelleninhalt mit zerstreuten gröberen, glänzenden Körnern aus"[1] und verdient als ein Nervenepithel bezeichnet zu werden, da es unmittelbar auf einer schalenförmigen Erweiterung des in der Mitte der Papille emporsteigenden [97] Nervenstammes sitzt. Bei Zerzupfung nach Maceration in dünnen Lösungen von Chromsäure oder Kali bichromicum zerfällt es in zwei verschiedene Arten von Elementen, nämlich modificirte Epithelialzellen und eigenthümliche Nervengebilde. Die Zellenkörper jener sind cylindrisch und gehen nach einwärts, d. h. gegen die Schleimhaut hin, in feine verzweigte Ausläufer über, die miteinander in Verbindung treten; die letztern dagegen „bestehen aus einem rundlichen oder mehr elliptischen Zellenkörper mit einem peripherischen und einem centralen Ausläufer. Der glänzende Zellenkörper selbst wird fast völlig von einem rundlichen Kern mit einem glänzenden Kernkörper eingenommen"[2], „von den beiden Ausläufern ist der peripherische stäbchenförmig, glänzend und läuft zwischen den Körpern der Epithelialzellen gegen die freie Oberfläche des Epithels", der centrale dagegen „ist ein äusserst feiner Faden, der gegen die Nervenschale verläuft und

---

[1] E. A. **Key**, *Ueber die Endigungsweise der Geschmacksnerven in der Zunge des Frosches.* **Reichert's** und **du Bois Reymonds** *Archiv.* 1861. S. 336.

[2] a. a. O. S. 339.

mit regelmässigen Varicositäten versehen ist".[1] Durch diesen Faden steht jede solche Zelle mit einem von den zahlreichen gleichbeschaffenen Fäden in Zusammenhang, in welche die Axencylinder der Nervenröhren in der Nervenschale sich auflösen. Als Resultat seiner Untersuchungen giebt Key an, „dass die Nerven in den breiten Papillen der Froschzunge schliesslich in feinste varicöse Fäden übergehen, die als Endbildungen eigenthümliche celluläre Bildungen, die wohl den Namen Geschmackszellen verdienen, zwischen den Epithelialzellen an ihrem Ende tragen".[2] Indessen sah der genannte Forscher auch Axencylinder ziemlich zahlreich in das Epithel hereintreten, ohne früher in varicöse Fäden zerfallen zu sein, und fand sogar einmal eine Geschmackszelle unmittelbar auf dem Ende eines solchen Axencylinders sitzend (siehe Taf. VIII Fig. 7*a*).

Obwohl also beim Frosche der Bau der Geschmackswärzchen und besonders diejenigen Gebilde, welche aller Analogie nach als die Endorgane der Geschmacksnerven angesehen werden müssen, ziemlich vollständig bekannt zu sein scheinen, sind wir jedoch bis jetzt ohne die geringste Andeutung darüber, wie die entsprechenden Theile bei den höheren Vertebraten sich verhalten, so dass Kölliker in der vierten Auflage seines Handbuches der Gewebelehre hierüber [98] bemerkt (S. 383): „dass bei höhern Thieren das Epithel der eigentlichen Geschmackswärzchen nach dem, was bis jetzt bekannt ist, keine Eigenthümlichkeiten darbietet, welche auf ähnliche Verhältnisse wie beim Frosche schliessen lassen."

Um diese Lücke unseres Wissens einigermaassen auszufüllen, habe ich die schon von Alters her als Geschmacksorgane betrachteten Papillae vallatae und fungiformes einiger Säugethiere einer nähern Untersuchung unterworfen, und da diese, wenn sie auch nicht die Frage zum Abschluss gebracht, doch in einige Structurverhältnisse, die, wie mir scheint, von grossem Interesse sind, Klarheit gebracht hat, so habe ich es für zweckmässig gehalten, die wesentlichsten Resultate schon jetzt mitzutheilen, obwohl die Untersuchung noch nicht abgeschlossen ist. Auch muss ich hier bemerken, dass meine Aufmerksamkeit bis jetzt fast ausschliesslich den Papill. vallat. der Kalbszunge zugewandt gewesen ist, wogegen die Zunge vom Menschen und die Papillae fungiformes des Kalbes nur ziemlich oberflächlich untersucht worden sind.

Die Papillae vallatae des Kalbes sind in zwei, durch einen be-

[1] a. a. O. S. 342.
[2] a. a. O. S. 346.

trächtlichen Zwischenraum von einander getrennten Haufen, einer auf jeder Seite der oberen Fläche der Zungenwurzel, gesammelt. Die Zahl der Papillen in jedem Haufen ist ziemlich wechselnd und hat in den Fällen, wo ich sie gezählt habe, zwischen acht und fünfzehn variirt. Dem Aeussern nach haben sie wesentlich dieselben Charaktere, wie beim Menschen, und bestehen also aus einer centralen Papille und einer die letztere umgebenden ringförmigen Erhebung oder einem Walle, der von jener durch einen mehr oder weniger tiefen Graben getrennt ist. Die Papille selbst wechselt bedeutend nach Form und Grösse, aber fast stets ist sie nach oben etwas breiter, so dass sie mit einem schmäleren Halse in die Schleimhaut übergeht. Die obere Fläche, welche mit einem abgerundeten Rande in den Hals übergeht, ist bei den kleinsten Papillen etwas gewölbt, sonst zuweilen platt, öfter aber, und stets bei den grössern, in der Mitte vertieft, nicht selten sogar durch Furchen, welche von der centralen Vertiefung ausstrahlen, in mehrere Abtheilungen zerspalten.

Auch der umgebende Wall bietet grosse Variationen dar. Meistens gut ausgeprägt, wird er zuweilen so niedrig und undeutlich, dass die Papille nur ganz einfach in eine Vertiefung der Schleimhaut eingesenkt zu sein scheint; ausserdem findet man fast bei jedem [99] Individuum ein oder mehrere Beispiele von zwei mit einem gemeinsamen Walle umgebenen Papillen, in welchem Falle ihre gegen einander gekehrten Seiten meistens mehr oder weniger abgeplattet sind. Im Graben zwischen der Papille und dem Walle münden constant die Ausführungsgänge einer grossen Menge von Schleimdrüsen aus, sowie bei den grösseren Papillen meistens einer in die erwähnte centrale Vertiefung ihrer oberen Fläche.

Bei jeder Papille ist der Körper oder das bindegewebige Stroma von dem Epithel zu unterscheiden. Der Papillenkörper ist nach oben mit einer grossen Zahl konischer oder mehr ausgezogener, mitunter gabelförmig gespaltener, secundären Papillen besetzt, welche am Rande der oberen Fläche und an der Seite durch senkrechte, d. i. mit der Axe der Papille parallele, niedrige Leistchen oder Kämme mit dazwischen liegenden rinnenförmigen Vertiefungen ersetzt werden. In Folge dessen erscheint die Grenze zwischen Stroma und Epithel an dieser Stelle fast eben und geradlinig, falls der Schnitt den erwähnten Leistchen vollkommen parallel ausgefallen ist, in andern Fällen dagegen und besonders bei Horizontalschnitten, zeigt dieselbe niedrige Zacken, welche die secundären Papillen der oberen Fläche vortäuschen können, aber bei näherer Untersuchung sich meist als die erwähnten quer oder schief durchgeschnittenen Leistchen erweisen.

Das Epithel füllt die Vertiefungen zwischen allen diesen Erhabenheiten vollständig aus, so dass die Oberfläche der Papille überall vollkommen glatt wird und keine Spur der unterliegenden Unebenheiten zeigt. Dieses Epithel ist eine unmittelbare Fortsetzung des die Schleimhaut der Zunge überall bekleidenden mehrschichtigen Plattenepithels, weicht aber durch mehrere wichtige Eigenthümlichkeiten, deren einige schon bei oberflächlicher Untersuchung auffallen, davon ab. So ist es bedeutend dünner und zeichnet sich durch etwas grössere Festigkeit und Zusammenhang, sowie durch seine etwas geringere Durchsichtigkeit, die von der körnigern Beschaffenheit seiner Elemente bedingt ist, aus. Mehrere von diesen letztern sind äusserst veränderlich; das fragliche Epithel kann demzufolge an Schnitten von gehärteten oder getrockneten Präparaten nur ganz unvollkommen studirt werden. Von den verschiedenen Methoden, die ich in dieser Beziehung versucht habe, dürfte vorsichtige Härtung in verdünntem Holzessig die beste sein; von Zungen, die in dieser Weise behandelt worden sind, kann man oft [100] Präparate erhalten, welche eine gute Uebersicht über die eigenthümliche Anordnung des Epithels gestatten (Taf. IV Fig. 1).

Alle solche Methoden sind jedoch ganz unzureichend, um die feinern Einzelheiten zur Erkennung zu bringen; das einzige, welches in dieser Beziehung zum Ziele führt, ist die Maceration in Jodserum oder in einer sehr verdünnten Lösung von Chromsäure ($^1/_{50}\,^0/_0$) oder von Bichrom. Kal. ($^1/_4\,^0/_0$) mit nachfolgender Zerzupfung von kleinen, mit einer feinen Scheere abgetragenen Stückchen. Die Wirkung der genannten Lösungen ist jedoch nicht stets vollkommen gleichförmig; die Temperatur, die Menge der angewandten Flüssigkeit in Vergleich zur Grösse des Präparats, die ursprüngliche Beschaffenheit dieses letzteren — alle diese und wahrscheinlich mehrere andere Umstände scheinen in dieser Beziehung einen Einfluss auszuüben, der selten im Voraus berechnet werden kann. Die fraglichen Theile erfordern überhaupt eine Maceration von mehrern Tagen, einer Woche, ja noch mehr, um ohne bedeutendere Gewalt zerzupft werden zu können; in einigen Fällen kommt man jedoch viel schneller zum Ziele. Freilich verändert stets eine langdauernde Maceration die empfindlichsten Elemente nicht unbedeutend, aber noch schädlicher wirken concentrirtere Lösungen. Hier, wie überhaupt bei allen Untersuchungen dieser Art, muss man sich nicht nur mit einer Methode begnügen, sondern mehrere versuchen, welche einander gegenseitig vervollständigen oder controliren.

Nach aussen besteht das Epithel hier, wie auf der Zunge überhaupt, aus polygonalen, dünnen, platten Zellen, welche mit runden oder ovalen Kernen versehen sind, aber diese Zellen sind hier beträchtlich kleiner und bilden nur ganz wenige Schichten. Insbesondere ist letzteres der Fall am seitlichen Abhange oder am Halse der Papille; an der oberen freien Fläche dagegen, vor allem aber in der hier, wie schon bemerkt, oft vorkommenden Einsenkung nimmt diese äussere Abtheilung des Epithels etwas grössere Dicke an. Bei der näheren Untersuchung macht sich jedoch bald ein noch wichtigerer Unterschied zwischen dem die obere Fläche überziehenden und dem den seitlichen Abhang bekleidenden Epithel bemerklich. Wenn man nämlich dasselbe von der äussern Fläche betrachtet, so zeigt diese, falls das Präparat dem Papillenhalse entnommen war, eine grosse Zahl runder, scharf begrenzter Löcher, welche an der oberen Fläche der Papille, ausser etwa in der unmittelbaren Nähe des Randes, vollkommen fehlen. Von der Existenz dieser Löcher kann man auch an [101] ganz frischen, in Humor aqueus untersuchten Präparaten sehr leicht sich überzeugen. Bei der Behandlung mit einer Lösung von salpetersaurem Silberoxyd ($^1/_4{}^0/_0$) werden sie sehr rasch intensiv schwarz gefärbt, und nach der Einwirkung von Chlorgold (nach den Vorschriften von Cohnheim) nehmen sie oft eine violette Farbe an, bevor noch andere Elemente davon gefärbt werden. Am besten werden sie jedoch an dünnen Epithelialplatten studirt, welche nach längerer Maceration gewöhnlich sehr leicht von den unterliegenden Schichten sich ablösen. Es erweist sich dann jedes solche Loch als von einer Areola umgeben, die sich durch grössere Durchsichtigkeit von der Umgebung auszeichnet und etwas uhrglasförmig über dem Niveau derselben gewölbt ist (Taf. IV Fig. 2*a*). Der Durchmesser der Löcher wechselt nicht unbeträchtlich; die Minima und Maxima meiner Messungen sind resp. 0·0064 und 0·0198 ^{mm}. Die Löcher sind meistens, wie bei der Untersuchung macerirter und zerzupfter Präparate bald erhellt, zwischen je zwei Epithelialzellen gelegen, deren einander zugekehrte Ränder dann Einschnitte besitzen, welche einem grössern oder kleinern Theile des Loches entsprechen (Taf. IV Fig. 2*b*), nicht selten aber gehört letzteres nur einer einzigen Zelle (Taf. IV Fig. 2*c*) an, durch welche es wie ausgehauen ist.

Bei der Untersuchung frischer oder macerirter Präparate oder dünner Verticalschnitte von Zungen, die in Holzessig gehärtet waren, erweisen sich diese Löcher bald als den Spitzen eigenthümlicher Gebilde entsprechend, deren Form, Bau und vermuthete physiologische Bedeutung mich bewegen, für sie den Namen „Geschmackszwiebel“ oder „Geschmacksknospen“ vorzuschlagen. Taf. IV Fig. 1, die nach einem Holzessigpräparate gezeichnet ist, zeigt ihre gewöhnliche Anordnung beim Kalbe. Sie nehmen, insoweit ich bis jetzt gesehen habe, in den Pap. vallat. stets nur den Hals der Papille bis an den Rand der oberen Fläche ein und kommen also in derselben Gegend vor, wo die oben erwähnten Leistchen auftreten.

Innerhalb der oberflächlichsten Schichten platter Zellen besteht das Epithel auf der obern Fläche der Papille sowie am Halse zwischen den Geschmackszwiebeln aus Zellen, die im allgemeinen polygonal oder würfelförmig gestaltet, feinkörnig und mit einem oder zwei runden oder ovalen Kernen, welche ein oder mehrere Kernkörperchen bergen, versehen sind. Die Umrisse dieser Zellen sind sehr fein, so dass die Grenzen der einzelnen Zellen nur mit Schwierigkeit [102] erkannt werden können. Es nehmen diese Zellen oft sehr sonderbare Formen an mit hervorragenden Vorsprüngen und scharfen Ecken oder mit feinen Stacheln und Riffen („Stachel-" und „Riffzellen" M. Schultze). Taf. IV Fig. 2*fghi* stellt einige solche dar, und dieselbe Taf. IV Fig. *de* zwei andere den äussern Schichten angehörende Formen, wahrscheinlich aus der unmittelbaren Umgebung der Geschmackszwiebeln. Diejenigen Zellen, welche die tiefste Schicht des Epithels bilden und unmittelbar auf der Schleimhaut selbst stehen, sind überall ausgezogen cylindrisch oder kolbenförmig.

Die Geschmackszwiebeln. Diese Gebilde werden, wie schon oben erwähnt, nur am Halse, d. i. an demjenigen Theile der Papille, welcher am Ringgraben unmittelbar angrenzt, gefunden, und scheinen dort in den zwischen den Leistchen vorkommenden rinnenförmigen Vertiefungen ihren eigentlichen Platz zu haben. Sie sitzen mit einem schmäleren Halse unmittelbar auf der Schleimhaut selbst, schwellen in dem äussern Theile des Epithels kolbenförmig an, um rasch zugespitzt in oder dicht innerhalb der an der Oberfläche des letztern vorkommenden Löcher zu endigen. Es sind diese Gebilde von ziemlich complicirtem Bau und bestehen aus wenigstens zwei verschiedenen Arten von Elementen, nämlich theils aus modificirten Epithelialzellen, theils aus eigenthümlichen stäbchenförmigen Organen, welche aller Wahrscheinlichkeit nach als Nervenendgebilde aufzufassen sind.

Jene, die man „Stütz-" oder „Deckzellen" nennen könnte, sind länglich, platt, und machen, einander dachziegelförmig deckend, den äusseren und grössten Theil jeder Geschmackszwiebel aus (siehe Taf. IV Fig. 5*a*, Präparat aus der Zunge des Menschen mit Jodserum behandelt). Nach oben laufen diese Zellen in schmale Spitzen aus, welche gegen das in der äussersten Schicht des Epithels befindliche Loch convergiren; nach unten dagegen werden sie zu langen, feinen, oft verästelten Fäden verjüngt, die, in macerirten und zerzupften Präparaten untersucht, bald mit andern cellulären Elementen sich verbindend, bald in die Schleimhaut eindringend, wo sie dem weiteren Verfolgen sich entziehen, gesehen werden (Taf. IV Fig. 5*b* vom Menschen und Taf. IV Fig. 6 vom Kalbe). In verhältnissmässig frischem Zustande untersucht, erscheinen sie sehr blass, mit äusserst schwachem Umrisse und gewöhnlich mit einem ovalen Kerne versehen; nach längerer Maceration dagegen werden sie wie geschrumpft, meistens mehr oder weniger gebogen, mitunter fast eingerollt, und die [103] Umrisse nehmen an Schärfe zu. In diesem Zustande ist oft von dem Kerne nichts zu sehen, dagegen sieht man zuweilen an seiner Stelle eine grössere, runde oder ovale, scharf begrenzte Höhle oder Vacuole (blasenförmig degenerirter Kern?).

Es umgeben und bekleiden nun diese Zellen, ganz wie die Kelchblätter einer Blumenknospe, das Innere der Geschmackszwiebel, so dass letztere dadurch vollkommen gedeckt wird; nur sehr schwer und nur durch eine viel Geduld in Anspruch nehmende Präparation mit Nadeln ist man im Stande, sich eine Vorstellung davon zu verschaffen. Bei dieser Behandlung werden die Geschmackszwiebeln nicht selten in ihrem Zusammenhange isolirt; öfter jedoch findet man mehrere von den erwähnten „Deckzellen" mit ihren Spitzen oder mit den centralen, fadenförmigen Fortsätzen quastenförmig zusammenhängen, und die von ihnen umgebenen Theile werden dann meistens isolirt in der Nähe angetroffen. Diese letzteren bestehen theils aus blass feinkörnigen, sehr schwach begrenzten, kernführenden Zellen, welche rund, oval oder spindelförmig sind, theils aus eigenthümlichen Organen, die ich als die Homologa der von Key beim Frosche beschriebenen „Geschmackszellen" betrachten muss.

Diese zeichnen sich von den umgebenden Gebilden durch ihren eigenthümlichen, matten Glanz aus und bestehen aus einem dickeren, ovalen, kernförmigen Theil (Zellenkörper) und aus zwei davon entspringenden Ausläufern, von denen der eine nach aussen gegen die Spitze der Geschmackszwiebel läuft und beim Kalbe cylindrisch, stäbchenförmig ist, der zweite in der Gestalt eines langen, feinen Fadens in die unterliegende Schleimhaut eindringt (Taf. IV Fig. 3). Bei der Untersuchung im frischen Zustande oder nach einer kurzen Maceration in Jodserum erscheint das ganze Gebilde fast vollkommen homogen, aber nach längerer Maceration wird der peripherische, stäbchenförmige Fortsatz durch eine deutliche Linie von dem jetzt stärker lichtbrechenden und glänzenden Zellenkörper abgegrenzt. Es scheint übrigens der erwähnte Fortsatz von den angewandten Flüssigkeiten sehr leicht angegriffen zu werden, so dass er nach längerer Einwirkung nicht selten, mehr oder weniger verändert, aufgebläht (Taf. IV Fig. 3*b*) oder theilweise zerfallen angetroffen wird; die Zersetzung nimmt dann anscheinend stets in dem peripherischen Ende derselben ihren Anfang, von wo sie allmählich nach dem mehr widerstandsfähigen Zellenkörper oder Kerne fortschreitet. Diesen letzteren [104] habe ich stets homogen gefunden ohne Spur von Körnern oder anderen Gebilden, welche als dem von Key in den Geschmackszellen des Frosches beobachteten glänzenden Kernkörperchen entsprechend gedeutet werden konnten. In einem Präparate, welches nach Maceration in der $^1/_{50}\,^0/_0$ Chromsäurelösung mit sehr verdünnter Kalilauge behandelt war, konnte ich um den stark lichtbrechenden Kern eine dünne, sehr blasse Schicht beobachten (wahrscheinlich die Spur einer in geringer Menge vorkommenden Zellensubstanz); ausserdem war hier auch der Kern gegen den centralen Ausläufer deutlich abgegrenzt, was sonst nicht der Fall zu sein scheint (Taf. IV Fig. 3*c*). Die Länge des peripherischen Ausläufers habe ich zwischen 0·012 und 0·025 ^{mm} variirend gefunden.

Der centrale Fortsatz ist ein feiner Faden, der gewöhnlich hier und da, ohne jedoch regelmässig varicös zu sein, mit kleinen, stark lichtbrechenden Anschwellungen besetzt ist, und oft, wenn er in bedeutenderer Länge erhalten wird, schliesslich in einen dickeren (bis 0·0015 ^{mm}) gleichfalls stark lichtbrechenden und glänzenden Theil übergeht, welcher allen Anschein trägt, abgerissen zu sein. Es hat dieser Faden in frischen Präparaten denselben matten Glanz wie die oben beschriebenen Theile der Geschmackszelle und gleicht vollkommen dem Axencylinder eines Nervenfadens; die soeben erwähnten Anschwellungen dagegen erinnern durch ihre optischen Eigenschaften sehr lebhaft an Nervenmark. Nicht selten trifft man solche centrale Ausläufer mit kurzen, deutlich abgerissenen Zweigchen versehen, welche nach aussen gerichtet sind.

In so weit ich nach den unvollständigen Untersuchungen, die ich bis jetzt über diesen Gegenstand beim Menschen angestellt habe, urtheilen kann, sind diese Gebilde bei ihm wesentlich derselben Natur; doch scheint hier der peripherische Ausläufer, mit der geringeren Länge der Geschmackszwiebeln übereinstimmend, kürzer und am Ende etwas zugespitzt zu sein (Taf. IV Fig. 4 *a b*).

Es durfte wohl, in Betracht der eigenthümlichen Form, des Aussehens und des Fundortes der soeben beschriebenen Organe, kaum ein Zweifel darüber obwalten können, dass sie den stäbchenförmigen Elementen, welche an anderen Orten als die Endorgane der specifischen Sinnesnerven aufgefunden worden sind, entsprechen; dagegen begegnet die Erforschung ihrer näheren Anordnung in den Geschmackszwiebeln sowie die Darlegung ihres Zusammenhanges mit den in der unterliegenden Schleimhaut reichlich vorkommenden Nerven [105] sehr grossen

Schwierigkeiten. Die erste Frage betreffend kann ich jetzt nur so viel sagen, dass die Geschmackszellen in den oben beschriebenen Geschmackszwiebeln eingeschlossen sind. Dies wird einerseits durch solche Präparate bewiesen wie dasjenige, welches Taf. IV Fig. 7 darstellt, andererseits aber auch durch dünne Verticalschnitte von Holzessigzungen, wo es zuweilen gelingt, in der Mitte der Geschmackszwiebeln das fragliche, zwar etwas veränderte, jedoch durch seinen Glanz leicht erkenntliche Gebilde aufzufinden. Dass sie ferner in jenen eine solche Stellung einnehmen, dass die Enden ihrer stäbchenförmigen Ausläufer den Löchern des Epithels entsprechen, wird dadurch dargethan, dass man in macerirten Präparaten nicht selten solche Stäbchen aus den Löchern etwas herausragend findet, was jedoch im vollkommen frischen und unveränderten Zustande nicht der Fall zu sein scheint.

Die Zahl der in jeder Geschmackszwiebel eingeschlossenen Geschmackszellen betreffend wage ich mich nicht bestimmt auszusprechen. In einigen Fällen hat es mir ziemlich bestimmt erscheinen wollen, dass nur eine da war, aber in anderen habe ich ganz deutlich wenigstens zwei Stäbchen aus demselben Loche im Plattenepithel herausragen sehen. Es dürfte also wohl als wahrscheinlich angesehen werden können, dass die Zahl etwas wechselt, wofür auch spricht, dass sowohl die Geschmackszwiebeln wie die entsprechenden Löcher von ziemlich wechselnder Grösse sind.

Es ist schon oben bemerkt worden, dass die centralen Ausläufer in frischen Präparaten durch ihren eigenthümlichen matten Glanz an nackte Axencylinder lebhaft erinnern, ferner dass sie oft mit Anschwellungen (Varicositäten) von derselben lichtbrechenden Eigenschaft wie Myelin versehen sind, und schliesslich dass sie nicht selten in einen dickeren Theil von derselben Beschaffenheit übergehen. Auf Grund aller dieser Thatsachen scheint es mir wenigstens in dem höchsten Maasse wahrscheinlich, dass die Geschmackszellen als die directen Fortsetzungen der in dem unmittelbar unterliegenden Theile der Schleimhaut reichlich vorkommenden Nerven anzusehen sind, obwohl es, trotz wiederholter Versuche mit Zerzupfung von macerirten Präparaten, mir noch nicht gelungen ist, diesen Zusammenhang ganz unzweideutig zu demonstriren. Eine solche Untersuchung begegnet hier sehr grossen Schwierigkeiten, welche durch die bedeutende [106] Festigkeit des Gewebes sowie durch die reichlich vorkommende Menge von zweifelsohne dem Bindegewebe angehörenden Zellen und Kernen, welche die Nerven verdecken, bedingt wird.

Die Nerven.

Die gröbere Anordnung der Nerven in den Papillis vallatis ist an Holzessigpräparaten ziemlich leicht zu studiren, noch besser aber an dünnen, frischen Zungen entnommenen Verticalschnitten, die mit Chlorgold behandelt worden sind. Bei der Anwendung dieser Methode muss man jedoch früh untersuchen (am zweiten oder dritten Tage), weil nach längerer Zeit auch bei nur kurzem (5—10 Min.) Verweilen in der gehörig verdünnten ($^1/_4$ höchstens $^1/_2$%) Chloridlösung und nachheriger Aufbewahrung in essigsäurehaltigem Wasser andere Gebilde als die Nerven, z. B. Bindegewebskörperchen, Epithelien und Blutgefässe gefärbt werden. Auch dünne, mit verdünnter Kalilauge behandelte Schnitte zeigen viele Einzelheiten sehr deutlich.

In jede Papille treten gewöhnlich mehrere getrennte Nervenstämme ein, deren einer von grösserer Dicke in der Mitte und mehrere feinere näher der Peripherie. Diese Stämme lösen sich sogleich in eine grosse Zahl von Aesten auf, die mit einander ein sehr reiches Geflecht bilden, von welchem einfache Nervenröhren oder feinere aus nur wenigen solchen bestehende Stämmchen theils nach den Seiten ausstrahlen und als markhaltige Fasern bis in die äussersten Schichten der Schleimhaut verfolgt werden können. Theilungen von Primitivfasern sind hierbei nicht selten. Zuweilen sieht man einzelne Nervenfäden Anfangs nach oben gegen den Rand der oberen Fläche gehen, um sich dann plötzlich schlingenförmig umzubiegen und nach unten, der Seite des Halses entlang, zu verlaufen. An dieser Stelle findet man oft an frischen, mit Kali behandelten Verticalschnitten eine grosse Menge von quer abgeschnittenen Nervenfasern zwischen den senkrecht verlaufenden, und zwar scheint hier ein zweites dicht unterhalb des Epithels gelegenes Geflecht zu entstehen, von welchem schliesslich die feinsten Fäden nach den Geschmackszwiebeln ausgehen. Bei der Zerzupfung dünner, mit einer feinen Scheere diesem Theile der Papille entnommener Stückchen werden sowohl zahlreiche Nervenprimitivfasern (von 0·0024 bis 0·0032 ^{mm} Durchmesser), deutlich doppelt conturirt und mit ovalen Kernen versehen, angetroffen, als auch feinere aus zwei bis vier Primitivröhren [107] bestehende Stämmchen. In den wenigen Fällen, wo ich ihren am meisten peripherischen Theil isolirt zu haben glaube, sah ich sie allmählich etwas dünner werden, schliesslich in einen einfachen oder gabelförmig getheilten Faden von demselben Aussehen wie die centralen Ausläufer der Geschmackszellen übergehen (Taf. IV Fig. 8 *a b*).[1]

Auf Grund des oben Mitgetheilten muss ich als das Wahrscheinlichste annehmen, dass in den Papillis vallatis des Kalbes (und des Menschen) die Geschmacksnerven, nachdem sie in den äussersten Schichten der Schleimhaut ihre Markscheide verloren, als nackte Axencylinder sich bis in die Geschmackszwiebeln hinauf fortsetzen, und dabei in eine kleinere Zahl von Aesten, welche in die Geschmackszellen direct übergehen, zerfallen. Ob nun diejenigen Geschmackszellen, welche in dieser Weise von demselben Nervenfaden getragen werden, einer oder mehreren Geschmackszwiebeln angehören, oder ob beide Fälle stattfinden können, das wage ich noch nicht zu entscheiden.

Bei einem Vergleiche mit denjenigen Resultaten, zu welchen Key bei seiner Untersuchung von den Geschmackswärzchen der Froschzunge gekommen ist, muss man in der oben beschriebenen Anordnung vieles Uebereinstimmende, aber auch einiges Abweichende finden. Insbesondere gilt letzteres vom Zusammenhange zwischen den Nerven und den centralen Ausläufern der Geschmackszellen. Beim Frosche nämlich lösen sich die Axencylinder, nachdem sie aus ihrer Markscheide ausgetreten sind, in eine grosse Zahl „feinster varicöser Fäden" auf, welche an ihren Enden die Geschmackszellen tragen; beim Kalbe dagegen scheint die Verbindung der Nerven mit den Geschmackszellen — nach den centralen Ausläufern dieser zu urtheilen — durch etwas dickere, nur spärlich und unregelmässig varicöse Fäden von demselben Aussehen wie Axencylinder vermittelt zu werden.

Die Papillae fungiformes des Kalbes betreffend, so haben die unvollständigen Untersuchungen, welche ich darüber angestellt habe, wenigstens so viel ergeben, dass auch an diesen Papillen — obwohl [108] viel spärlicher und unregelmässiger — Geschmackszwiebeln und Geschmackszellen vorkommen können, mit dem sonderbaren Unterschiede jedoch, dass, da diese Gebilde an den Papill. vallat. eine bestimmte, gut begrenzte Zone — die dem Ringgraben zugekehrten und von

[1] In einem Falle sah ich einen deutlich doppeltconturirten, kernhaltigen Nervenfaden durch eine sehr körnige Masse, in welcher zahlreiche Kerne eingebettet waren, mit drei von der Umgebung isolirten Geschmackszwiebeln zusammenhängen, aber das Präparat wurde leider zerstört bei einem unvorsichtigen Versuche, dasselbe in eine für genauere Beobachtung und Abzeichnung vortheilhaftere Lage zu bringen.

dem Walle gewissermaassen geschützten seitlichen Abhänge der Papille — einnehmen, so werden sie an den pilzförmigen Wärzchen ohne Ordnung zwischen den secundären Papillen der oberen freien Fläche zerstreut gefunden, wie dies schon aus dem Betrachten eines dünnen, dem Scheitel einer solchen Papille entnommenen Horizontalschnittes, welcher die den Geschmackszwiebeln entsprechenden Löcher des Epithels zeigt, bald erhellt.

Vorstehender Aufsatz, zu welchem die Untersuchungen in der Mitte des Monats Juni d. J. beendet waren, ist die Uebersetzung einer Mittheilung in schwedischer Sprache, die im September gedruckt wurde. Später habe ich Gelegenheit gehabt, eine vorläufige Mittheilung über denselben Gegenstand aus dem Anatomischen Institute zu Bonn von Dr. G. Schwalbe zu sehen;[1] ich finde darin zu meiner Freude, dass der genannte Forscher im Wesentlichen zu denselben Resultaten gekommen ist. Die Untersuchungen, welche während des ganzen Sommers unterbrochen werden mussten, habe ich seit September wieder aufgenommen und erlaube mir hier nachträglich, deren hauptsächlichste Ergebnisse ganz kurz mitzutheilen.

Die oben beschriebenen Geschmackszwiebeln und Geschmackszellen kommen bei allen von mir untersuchten Säugethieren — Schaf, Schwein, Hund, Pferd, Kaninchen, Ratte — vor, und zwar nicht nur [109] in den Papillis vallatis, sondern auch in den pilzförmigen Papillen, in den letzteren stets an der oberen freien Fläche. Es scheint jedoch ein ziemlich ausgeprägter Unterschied zwischen den einzelnen Thierarten zu herrschen, indem bei einigen, z. B. dem Schaf, Kalb, Mensch, bei weitem nicht alle pilzförmigen Papillen mit Geschmackszwiebeln versehen, dagegen bei anderen — Kaninchen, Ratte — die

[1] *Arch. f. mikr. Anatomie* III. S. 504. Bei der Veröffentlichung dieser Arbeit im Archiv f. mikr. Anatomie fügte M. Schultze folgende Anmerkung hinzu: Zur Feststellung der vollkommenen Gleichzeitigkeit der Untersuchungen der Herren Dr. Lovén und Dr. G. Schwalbe und ihrer Unabhängigkeit von einander bemerke ich hier, dass die Separatabdrücke der schwedischen Abhandlung von Dr. Lovén nach Bonn abgesandt wurden, als die vorläufige Mittheilung von Dr. Schwalbe, welche Mitte October 1867 gedruckt worden, bereits versandt und in den Händen des Herrn Prof. Axel Key in Stockholm war. Früher hatten wir hier keinerlei Kenntniss von der Arbeit des Dr. Lovén. Die ausführliche Abhandlung von Dr. Schwalbe wird im nächsten Hefte des Archivs erscheinen. M. Schultze.

genannten Gebilde auf jeder von mir untersuchten Papilla fungiformis gesehen worden sind. Besonders schön ist die Anordnung bei der Ratte, wo jede der kleinen und niedrigen Papillae fungiformes in der Mitte der oberen Fläche eine Einsenkung trägt, in welcher das Loch für eine verhältnissmässig grosse, fast runde Geschmackszwiebel sich befindet.

Die beiden letztgenannten Thiere — Ratte und Kaninchen — weichen auch darin von den übrigen ab, dass die Geschmackszwiebeln in den Papillis vallatis nicht nur an dem seitlichen Abhange der Papille selbst, sondern auch an der entsprechenden Fläche des Walles vorkommen, und zwar scheinen sie, wenigstens beim Kaninchen, um die im Grunde des Ringgrabens befindlichen Oeffnungen der grossen Schleimdrüsen besonders dicht gehäuft zu sein.

Erklärung der Abbildungen auf Tafel IV.

Fig. 1. Senkrechter Schnitt durch eine mittelgrosse Papilla vallata vom Kalbe, die Anordnung der „Geschmackszwiebeln“ an den Seiten der Papille zeigend. Die Nerven halb schematisch nach Holzessig- und Chlorgoldpräparaten eingezeichnet.

Fig. 2. *a* Dünne Platte von dem äusseren Theile des Epithels mit den Löchern, welche den Spitzen der Geschmackszwiebeln entsprechen; *b c* isolirte Epithelialzellen, welche diese Löcher begrenzen oder von denselben durchbohrt werden; *d* bis *i* verschiedene Zellenformen des Epithels. Kalb.

Fig. 3. Geschmackszellen von den Papillis vallatis des Kalbes.

Fig. 4. Eben solche Zellen von denselben Papillen des Menschen.

Fig. 5. *a* Geschmackszwiebeln von einer Papilla vallata des Menschen; *b* „Deckzellen“.

Fig. 6. Deckzellen verschiedener Form von den Papillis vallatis des Kalbes.

Fig. 7. Deckzellen mit einer Geschmackszelle unvollkommen isolirt; vom Kalbe.

Fig. 8. Nerven in nackte Axencylinder auslaufend von den Papillis vallatis des Kalbes.

Die Figuren sind mit Ausnahme von Nr. 1 im Allgemeinen mit Anwendung von Hartnack's Okular Nr. 1 und Objectiv Nr. 9 gezeichnet; Fig. 3*a* mit Okular Nr. 1 und Immersionslinse Nr. 10.

VI

Die Lymphbahnen der Magenschleimhaut

Vorläufige Mittheilung.

Nordiskt Medicinskt Arkiv II. Nr. 13. S. 1—6. 1870.

[1] Die Frage nach dem Ursprung der Lymphgefässe ist eine von denen, welche unausgesetzt im Vordergrund des Interesses stehen, und sie wird das thun, bis sie eine befriedigende Lösung gefunden hat. Jeder auch noch so geringe Beitrag zu einer solchen muss daher willkommen sein. Der Umstand, dass dieser von einem Organ geliefert wird, welches in Bezug auf seine Lymphbahnen erwiesenermaassen bisher mehr als die meisten anderen den gewöhnlichen Methoden zu deren Darstellung und Studium getrotzt hat, möge zur Entschuldigung für eine Mittheilung dienen, welche keinen anderen Zweck verfolgt, als in grösster Kürze über die bisher gewonnenen Resultate einer noch nicht abgeschlossenen Untersuchung zu berichten, deren Einzelheiten angemessener in einer besonderen, ausführlicheren und mit den nöthigen Abbildungen ausgestatteten Abhandlung Platz finden.

Es muss ohne Zweifel als eine eigenthümliche Thatsache betrachet werden, dass, während man in der letzten Zeit durch mehrere Untersuchungen, vorzugsweise von Teichmann, His und Frey, eine ziemlich vollständige Kenntniss von der Anordnung der Lymph- und Chylusbahnen in der Darmschleimhaut erlangt hat, die Untersuchung der sonst so ähnlich gebauten Schleimhaut des Magens bis jetzt verhältnissmässig nur sehr dürftige Resultate geliefert hat.

Dass die Lymphbahnen hier nicht wie im Dünndarm unmittelbar und ohne vorhergehende Präparation wahrgenommen werden können, ist von vornherein nicht besonders auffallend, da wir ja keine Ursache haben anzunehmen, dass in der Magenschleimhaut eine bemerkenswerthe Resorption von Fett erfolge, die durch das eigenthümliche, dadurch bewirkte Aussehen des [2] Inhaltes der Chyluskanäle diese selbst merkbar machen könnte; dagegen ist es schwer einzusehen, warum diese Kanäle, wenn sie in der eigentlichen Schleimhaut des Magens überhaupt vorkommen, sich nicht ebenso gut wie die entsprechenden in der Dünndarmschleimhaut mit gefärbten Injectionsmassen füllen lassen sollten. Alle Versuche, andere Lymphbahnen in der Magenschleimhaut darzustellen als die schon von Fohmann[1] durch Quecksilberinjection nachgewiesenen, scheinen jedoch als vollständig misslungen angesehen werden zu können. Nicht einmal Teichmann war im Stande, in dieser Beziehung etwas Wesentliches zu dem schon früher Bekannten hinzuzufügen.

Dieses war darauf beschränkt, dass im Magen ausser dem subperitonealen Lymphnetz nur zwei Netze von Lymph- oder Chylusbahnen vorkommen, nämlich ein submucöses mit gröberen Kanälen und weiteren Maschen unmittelbar ausserhalb der Muskelhaut der Mucosa und ein zweites innerhalb der genannten Haut unter den blinden Enden der Pepsindrüsen. In der eigentlichen Schleimhaut, d. h. zwischen den genannten Drüsen, sind bisher, so viel ich weiss, keine Lymphbahnen durch künstliche Füllung oder durch unmittelbare Beobachtung nachgewiesen worden. Die einzige Angabe, welche ich in dieser Beziehung habe finden können, ist eine von A. Kjellberg[2] an einem pathologisch veränderten Magensack gemachte Beobachtung.

Was den Dünndarm betrifft, so ist es durch die Untersuchungen von Teichmann[3] bekannt, dass nicht bloss die Zotten mit künstlich füllbaren Chylusräumen versehen sind, sondern dass solche auch in der eigentlichen Schleimhaut zwischen den Lieberkühn'schen Drüsen Netze bilden, die bei gewissen Thieren, z. B. dem Schaf, insbesondere um die im Dünndarm vorkommenden einzelnen solitären oder zu Peyer'schen Plaques gehäuften lymphoiden Follikeln ausserordentlich zahlreich sind. Im Dickdarm dagegen sind die Lymphbahnen nach den Untersuchungen von Frey[4] verhältnissmässig spärlicher als im Dünndarm, doch kommen sie bei verschiedenen Thieren in etwas verschiedener Anordnung vor und zwar bis gegen die Oberfläche der Schleimhaut unmittelbar unter dem eigenthümlichen, gröberen Capillarnetz, von welchem die zwischen den Drüsen herablaufenden Venen ihren Ursprung haben.

[3] Schon im Anfang des Jahres 1869 gelang es mir einige Male, im Magen von Kindern und im *antrum pylori* von Kaninchen durch Einstich Lymphbahnen darzustellen in dem zwischen den Pepsin-

---

[1] *Mémoire sur les vaisseaux lymphatiques de la peau, des membranes muqueuses, séreuses, du tissu nerveux et musculaire.* Bonn 1840.

[2] *Studier i läran om lymfkärlens ursprung. Upsala Universitets Årsskrift för år 1862.*

[3] *Das Saugadersystem.* Leipzig 1861.

[4] *Ueber Lymphgefässe der Colonschleimhaut. Zeitschr. f. wiss. Zool.* Bd. XII. S. 336. 1862.

drüsen befindlichen Gewebe. Seitdem haben derartige Injectionen ziemlich befriedigende Resultate auch in der Magenschleimhaut des erwachsenen Menschen und des Hundes geliefert. Die Ergebnisse dieser Untersuchungen sind im Wesentlichen folgende.

Beim Menschen besteht das in der Submucosa unmittelbar ausserhalb der Brücke'schen Muskelhaut gelegene Lymphnetz aus meistens sehr weiten Kanälen, die in Bezug auf ihren Durchmesser ausserordentlich (von 0·023 bis 0·45 ^{mm} und mehr) wechseln, so dass es hierdurch ein ziemlich unregelmässiges Aussehen bekommt, mit Maschenräumen, die bald weiter, bald enger als die umgebenden Kanäle sind. Durch kurze, verhältnissmässig enge, die Brücke'sche Muskelhaut meistens schräg durchsetzende Stämme steht dieses Netz mit einem zweiten in der Schleimhaut unter den Pepsindrüsen gelegenen — dem subglandulären — in Verbindung. Die Röhren dieses letzteren sind im Allgemeinen feiner (0·025 bis 0·1 ^{mm} Durchmesser) mit engeren Maschen und liegen nicht so vollkommen in derselben Ebene, so dass sie nicht selten zwei bis drei in einander übergehende Schichten zu bilden scheinen. Von diesen Schichten kann die tiefste theilweise in der Muskelhaut gelegen sein.

Aus dem subglandulären Netze entstehen nun zahlreiche — oft mehrere mit einem gemeinsamen Ursprungsstamme — zwischen den Drüsen mehr oder weniger geradlinig aufsteigende Lymphräume, die ich interglanduläre Lymphsinus benennen möchte. Bei ihrem Austreten aus dem subglandulären Netze sind diese Räume gewöhnlich enger, werden allmählich weiter, zeigen nicht selten recht ansehnliche Ausbuchtungen und stehen hier und da durch quer- oder schräglaufende Aeste mit einander in Verbindung. In der Nähe der Schleimhautoberfläche endigen sie gewöhnlich mit einer kolbenförmigen Anschwellung, in vielen Fällen sieht man sie dagegen Schlingen bilden, indem sie nach einer plötzlichen Umbiegung nach der Tiefe der Schleimhaut zurückkehren; endlich kommt es nicht selten vor, dass sie, nachdem sie die freie Oberfläche fast erreicht haben, hier durch feinere oder gröbere, zuweilen ziemlich lange Kanäle mit einander in Verbindung treten und auf diese Weise ein oberflächliches Netz mit sehr weiten Maschen bilden. Dabei ist jedoch zu bemerken, dass es mir nur einmal im *antrum pylori* von einem sechsmonatlichen Kinde gelungen ist, das fragliche Netz in einer Ausdehnung von einigen Quadratlinien zu füllen. [4] In diesem Falle bildeten die aufsteigenden Lymphsinus in der Nähe der Schleimhautoberfläche Erweiterungen von bis 0·12 ^{mm} im Durchmesser, während die Verbindungsäste 0·02 bis 0·05 ^{mm} maassen.

Beim Hunde sind die tieferen Netze schon von Teichmann beschrieben und abgebildet. Aus dem oberflächlicheren von diesen (dem subglandulären) entstehen, wie beim Menschen, interglanduläre Lymphsinus, die ziemlich eng (0·02 bis 0·03 ^{mm}) beginnend, allmählich weiter werden (0·04 bis 0·1 ^{mm}) und gewöhnlich verfolgt werden können bis zur Oberfläche der Schleimhaut unmittelbar unter dem die Drüsenmündungen umgebenden, gröberen (venösen) Capillarnetz. Hier endigen sie entweder kolbenförmig oder zerfallen in ein paar kurze, zackige Aeste, welche sich zwischen die genannten Capillaren hineinschieben, oder auch durch horizontale Verbindungskanäle mit ihren nächsten Nachbarn in Connex treten. Gewöhnlich haben diese interglandulären Sinus etwas unebene, gebuchtete oder in feine Zacken auslaufende Begrenzungslinien, und häufig kann man solche Zacken sich ganz deutlich in die Ausläufer aus den sogen. „Bindegewebskörperchen" fortsetzen sehen, so wie sie, bei Anwendung gewisser Behandlungsmethoden, besonders beim Hunde, in dem zwischen den Pepsindrüsen liegenden Gewebe besonders deutlich hervortreten, sofern dieses nicht, was zuweilen geschieht, von lymphoiden Zellen infiltrirt ist. In einigen Präparaten habe ich unzweideutige derartige Ausläufer mit allen Uebergängen zu vollständigen Netzen injicirter „Bindegewebskörperchen" von der Injectionsmasse gefüllt erhalten, welche letzteren dann, je nach dem verschiedenen Füllungsgrade, sich mehr oder weniger bedeutend erweitert zeigen und in solchem Zustande unzweifelhaft als mit einander zusammenhängende, zwischen den Bindegewebsfibrillen liegende „Spalträume" (Ludwig) erscheinen, in denen die eigentlichen Bindegewebszellen eingeschlossen liegen. Auf Flächenschnitten der Schleimhaut, wo die Pepsindrüsen also quer durchschnitten sind, sieht man diese injicirten Spaltenräume in concentrischen Schichten die genannten Drüsen unmittelbar umgeben, und zwischen ihnen erblickt man, mit Ausnahme der Stellen, wo eine durchschnittene Arterie oder Vene zum Vorschein kommt, nur ganz feine Bindegewebsbalken.

Ist einmal an solchen Injectionspräparaten die Aufmerksamkeit auf diese Anordnung gelenkt worden, so ist es oft sehr leicht, das Wesentlichste davon auch an dünnen Flächenschnitten nicht injicirter in gewöhnlicher Weise in Alkohol gehärteter Magenschleimhäute zu erkennen. Es zeigt sich nämlich an solchen Schnitten, welche nur in Glycerin untersucht werden, dass das Bindegewebe um die Drüsenquerschnitte concentrische Ringe oder Lamellen bildet, zwischen welchen Kerne [5] eingestreut liegen. In den Zwischenräumen der einzelnen Drüsen oder Drüsengruppen, wo also mehr oder weniger solche Ringe zusammenstossen, finden sich nicht selten eckige Lücken, deren Form ausschliesslich durch die begrenzenden Ringsysteme bestimmt wird. Es sind diese Lücken entschieden nichts anderes, als die in Folge der durch das Härten bewirkten Schrumpfung des Gewebes offenstehenden Querschnitte der oben beschriebenen interglandulären Lymphsinus, welche ohne allen Zweifel keine selbstständigen Wände haben.

Diesem Allen zufolge muss man, wie mir scheint, annehmen, dass die Lymphbahnen der Magenschleimhaut einem System von communicirenden Lücken oder Spaltenräumen in dem die Drüsen unmittelbar umgebenden Bindegewebe entstammen. Dieses System von Cavitäten, welche in leerem Zustande, sowie wenn die dazwischen liegende Bindesubstanz durch Einwirkung von gewissen Reagentien, wie Säuren u. s. w., aufgequollen ist, als sternförmig anastomosirende „Bindegewebskörperchen" (Virchow) erscheinen, entleert sich unmittelbar in die mitten in den Zwischenräumen zwischen den Drüsen liegenden grösseren Behälter, die wir als interglanduläre Lymphsinus kennen gelernt haben, und die in die tiefste Schicht der Schleimhaut hinabsteigen, wo sie in die oben beschriebenen subglandulären und submucösen Lymphkanalnetze einmünden; erst diesem letzteren entstammen die eigentlichen, mit Klappen und eigenen Wänden versehenen Lymphgefässe.[1]

In der Magenschleimhaut des Hundes werden nicht selten die unter der Bezeichnung lenticuläre Drüsen auch vom Ventrikel des Menschen längst bekannten solitären Follikel angetroffen, und man hat oft Gelegenheit, recht lehrreiche Reihen von deren verschiedenen Entwicklungsformen zu sehen. Soviel ich beobachtet habe, beginnen sie stets oberhalb der Brücke'schen Muskelhaut als kleine, zuerst etwas diffuse Infiltrationen von lymphoiden Zellen in dem subglandulären Bindegewebe, nehmen allmählich an Grösse zu, wobei sie die angrenzenden Pepsindrüsen nach den Seiten drängen und eine schärfere Begrenzung erhalten, ohne dass man sagen kann, dass eine eigentliche Membran sich um sie entwickele, und erstrecken sich in ihrem am meisten ent-

---

[1] Es dürfte nicht ohne Interesse sein, hier die Aufmerksamkeit auf die — übrigens schon von Kölliker beschriebenen, wiewohl von anderen mit Unrecht geleugneten — Bündel von glatten Muskelzellen zu richten, welche, beim Hunde wenigstens, in bedeutender Menge von der Brücke'schen Muskelhaut in die Zwischenräume zwischen den Drüsen und um die interglandulären Sinus herum bis zur Oberfläche der Schleimhaut aufsteigen. Die Zusammenziehungen dieser kleinen Muskeln können nämlich nicht ohne grossen Einfluss auf die gehörige Entleerung und Fortschaffung der durch Transsudation von den Blutcapillaren oder Absorption von aussen in die Lymphräume der Schleimhaut hineingekommenen Flüssigkeit sein.

wickelten Zustande [6] bis hinauf an die Schleimhautoberfläche in Form einer etwas blässeren, konischen Verlängerung, auf welcher das Epithel unmittelbar ruht. Auf gut gelungenen Injectionspräparaten habe ich sie — wie in den Därmen — von ziemlich weiten Lymphsinus umgeben angetroffen, von welchen aus die Injectionsmasse,[1] ohne dass bei der Injection irgend welche Gewalt hätte angewandt werden müssen, fast constant in deren Inneres eingedrungen war und hier diffus zwischen den lymphoiden Zellen lag.

[1] Diese hat in meinen bisherigen Versuchen aus Richardson's blauer Fällung mit Wasser und etwas Glycerin bestanden.

VII

Einige Beobachtungen über den Einfluss des Herzschlages auf den im Brustkasten herrschenden Druck

Nordiskt Medicinskt Arkiv II. Nr. 19. S. 1—6. 1870.

[1] In einer Versuchsreihe über das gegenseitige Verhalten der Respiration und Circulation ist meine Aufmerksamkeit auf eine eigenthümliche und, wie es scheint, ganz constante Erscheinung gelenkt worden, welche für das Verständniss der Herzthätigkeit nicht ohne Bedeutung sein dürfte.

Die Methode, welche ich zur graphischen Registrirung von Puls und Respiration angewandt habe, ist eine Modification derjenigen, welche in letzter Zeit besonders durch Marey und Donders einen hohen Grad von Verwendbarkeit und Zuverlässigkeit erreicht hat, und deren Princip bekanntlich ist, die in eine Rohrleitung eingeschlossene Luft zur Uebertragung der Bewegungen zu benutzen, welche man auf den rotirenden Cylinder des Kymographions aufgezeichnet zu erhalten wünscht. Zur Aufschreibung der Bewegungen der Brustwand benutzte ich in Ermangelung des Marey'schen Pneumographen einen einfachen Apparat, welcher principiell mit dem allbekannten König'schen Stethoskop übereinstimmt und von Donders seine gegenwärtige Form erhalten hat. Derselbe besteht aus einer uhrglasförmigen Metalldose, deren weite Oeffnung durch zwei Kautschukhäutchen geschlossen ist, zwischen denen Luft oder noch besser Wasser eingeführt werden kann, wodurch den Häutchen der Grad von Spannung ertheilt wird, den man in dem besonderen Falle für geeignet findet. Auf diese Weise ist die in [2] der Metalldose eingeschlossene Luft von der äusseren durch ein „Luftkissen" („Luchtkussen" wie Donders dies nennt) abgesperrt, dessen Elasticität mit der grössten Leichtigkeit nach der Stärke der Einwirkungen abgepasst werden kann, welche seine Aussenseite treffen. Von der Dose geht ein Rohr aus, welches mittels eines Kautschukschlauches ihre Höhle mit einem Marey'schen Kardiographen verbindet. Die Druckveränderungen der im Apparate eingeschlossenen Luft setzen einen langen, leichten Schreibhebel in Bewegung und zwar so, dass der Hebel aufwärts geht, wenn der Luftdruck in der Dose steigt und umgekehrt. Wenn ein solches Luftkissen durch einen um den Körper gespannten Riemen an der Brustwand angebracht wird, ist es klar, dass der Luftdruck im Kardiographen und also auch der Schreibhebel und die davon gezeichnete Curve bei jeder Ausdehnung des Brustkastens, also bei der Inspiration, steigen, bei jedem Zusammenfallen dagegen sinken werden. Es lässt sich leicht einsehen, dass dieser Apparat ebenso gut wie Marey's Pneumograph zur Aufzeichnung der Respirationsbewegungen benutzt werden kann; doch muss man dabei beachten, dass hier der Inspiration der aufsteigende Curvenschenkel und der Exspiration der absteigende entspricht, wogegen im Pneumographen das Verhalten das umgekehrte ist.

Den Radialis- und Carotispuls habe ich durch ein etwas verändertes Luftkissen aufzeichnen lassen, welches mit einem Wasser-

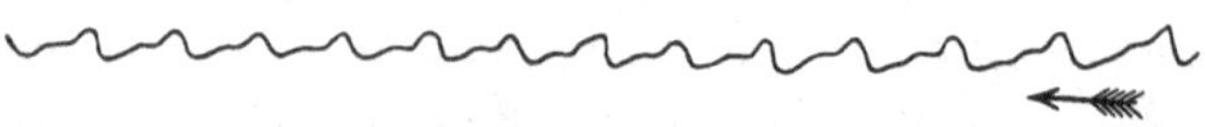

Fig. 1.

manometer mit Schwimmer und Schreibapparat in Verbindung gesetzt wurde — letzteres nur darum, weil mir augenblicklich nur ein Kardiograph zu Gebote stand. Die Curven, welche dieses Manometer ge-

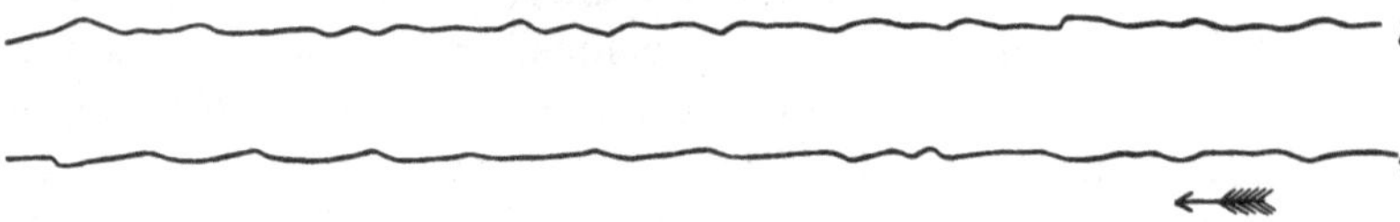

Fig. 2.

zeichnet hat, sind zwar klein, für den vorliegenden Zweck aber völlig ausreichend, da es sich nur darum handelte, die Zeit der Ankunft der Pulswelle in der Arteria radialis oder Carotis zu bestimmen.

Bei der Betrachtung einer Respirationscurve, erhalten mit Hilfe des oben kurz beschriebenen Apparates, findet man, dass in derselben gewöhnlich auch die Herzschläge recht deutlich durch kleine Wellen bezeichnet sind; prüft man diese genauer, so zeigt es sich dass denselben Einsenkungen der Brustwand entsprechen. Um die Erscheinung völlig rein darzustellen, müssen indess die Respirationsbewegungen so vollständig wie möglich durch das Zurückhalten des Athems eliminirt werden. Man erhält dann, wenn die Herzthätigkeit einigermaassen kräftig ist, eine Curve von dem Aussehen, wie *br.* auf den Figg. 1 und 2 (die erstere von C. L., die letztere von G. R.); *rad.* bezeichnet den Radialispuls. Die Curven sind bei der

Wiedergabe so gestellt, dass auf jeder die Punkte, die synchronisch sind, vertical unter einander stehen; [3] auch dürfte zu bemerken sein, dass sie, wie die Pfeile andeuten, von rechts nach links fortlaufen.

Es ist deutlich zu sehen, dass jedem Pulsschlag (d. h. Herzsystole) eine Senkung in der oberen Curve — folglich ein Einsinken der Brustwand entspricht. Noch bestimmter wird dies durch Fig. 3 (von C. L.) erwiesen, wo der Cylinder sich mit grösserer Schnelligkeit bewegt hat und zugleich die in Viertelsecunden eingetheilte Zeit unterhalb der Pulscurve durch ein mit einem Elektromagneten verbundenes Metronom aufgezeichnet worden ist. Man ersieht daraus deutlich, dass das Einsinken des Brustkastens ein wenig ($^1/_{14}$—$^1/_{16}$ Sec.) vor dem Radialispuls beginnt, woraus folgt, dass es mit der Kammersystole synchronisch sein muss.

Worauf beruht diese Einziehung der Brustwand, welche, nebenbei gesagt, überall zu verspüren ist, wo diese eine bedeutendere Beweglichkeit besitzt, also ebenso gut auf der rechten wie auf der

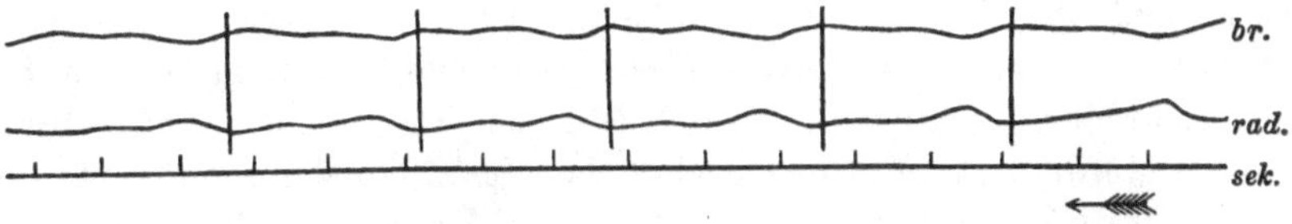

Fig. 3.

linken Seite? Am nächsten liegt unzweifelhaft die Annahme, dass die Ursache dieser Erscheinung keine andere sein kann, als dass bei der Zusammenziehung der linken Herzkammer eine grössere Blutmenge durch die Arterien aus dem Brustkasten herausgeworfen wird, als durch die Venen dahin zu fliessen vermag, was natürlich verminderten Druck in der Brusthöhle und Zusammenpressen ihrer Wand durch den stärkeren äusseren Luftdruck zur Folge haben muss.

Ist diese Erklärung richtig, dann müssen offenbar auch die Lungen gleichzeitig erweitert werden und, falls die Glottis offen ist, sich wie bei einer schwachen Inspiration verhalten. In dieser Beziehung giebt es in der Litteratur einige Beobachtungen, die jedoch einander [4] vollständig widersprechen. So hat Bamberger im 9. Bande von Virchow's Archiv, S. 345, einen Versuch mitgetheilt, der eigentlich zum Studium der Herzbewegungen angestellt war. Dabei bemerkte er bei einem Kaninchen mit geöffnetem Brustkasten, dass der durch die unbeschädigte Pleura sichtbare freie Rand der linken Lunge bei jeder Herzsystole vom Herzen gleichsam vorwärts gezogen wurde —

eine Beobachtung, welche natürlich für das Verhalten der ganzen Lunge nichts beweist, und von der der erwähnte Forscher auch auf die vorliegende Frage keine Anwendung gemacht hat. Eine andere Beobachtung, welche bestimmter für die oben dargestellte Hypothese spricht, ist dagegen von Voit in der Zeitschrift für Biologie Bd. 1 S. 390 veröffentlicht worden. Er fand nämlich während einiger Respirationsversuche, bei denen Müller'sche Wasserventile benutzt wurden, dass die Wassersäule in deren Röhren bei zurückgehaltenem Athem synchronisch mit den Herzschlägen stieg und sank und zwar in einer Weise, dass er den Schluss daraus ziehen musste, der Luftdruck in den Lungen sinke während jeder Systole, um während der Diastole wieder zu steigen.

Erst als die Untersuchungen, welche ich über diese Frage angestellt habe, fast beendet waren, erfuhr ich, dass die Erscheinung, welche ich im Vorhergehenden geschildert habe, nämlich das Einsinken des Brustkastens synchronisch mit der Herzsystole, bereits früher in Donders' Laboratorium zu Utrecht von Terné van der Heul beobachtet und von ihm in seiner Abhandlung: *„De invloed der respiratie phasen op den duur der hartsperioden“* (Onderzoekingen gedaan in het Physiologisch Laboratorium der Utrechtsche Hoogeschool 1867—1868) erwähnt worden ist. Er untersuchte das Verhalten der Lungenluft, indem er mittels eines Kautschukschlauches Mund oder Nase mit dem Kardiographen verband, natürlich bei zurückgehaltenem Athem und unter Verschluss aller anderen Respirationsöffnungen ausser der mit dem Kardiographen communicirenden. Die Curven, welche er auf diese Weise erhielt, zeigten indessen ein dem von mir beobachteten ganz entgegengesetztes Verhalten, denn die Curve des Kardiographen stieg gleichzeitig mit der Herzsystole, anstatt zu sinken.

Bei meinen unter Benutzung derselben Methode angestellten Versuchen bin ich indessen zu demselben Resultat wie Terné van der Heul gekommen und habe also einen, wie man ihn nennen könnte, „positiven Lungenpuls“ synchronisch mit dem Herzschlag erhalten, ausgenommen in einem Falle (bei Dr. G. R.), wo — obgleich nur bei der Exspirationsstellung des Brustkastens — der erwartete „negative Lungenpuls“ mit voller Deutlichkeit erschien. An mir selbst war es nicht möglich, in irgend einer Stellung des Brustkastens etwas anderes als positiven Puls zu erhalten, [5] obgleich bei mir das Einsinken des Brustkastens bei der Herzsystole ungewöhnlich deutlich ist.

Aus diesem allen ergibt sich indess, dass es beim Menschen auf Schwierigkeiten stösst, reine Resultate hinsichtlich des Verhaltens der Lungenluft zu erhalten, da man dem störenden Einfluss einer Menge von schwer oder gar nicht berechenbaren Factoren unterworfen ist, die nicht beseitigt werden können. Unwahrscheinlich dürfte es übrigens auch nicht sein, dass pathologische Veränderungen der einen oder anderen Art hierbei wirksam sein und diese so merkwürdige Verschiedenheit zwischen ungleichen Individuen verursachen können.

Es ist also nur durch Versuche an Thieren, bei welchen man durch Vergiftung mit Curare alle störende Einwirkung der quergestreiften Muskeln vollständig ausschliessen kann, möglich, eine bestimmte Antwort auf diese Frage zu erhalten. Daher habe ich einige solche Versuche an Kaninchen mit, wie mir scheint, vollkommen befriedigendem Resultat angestellt. Die Anordnung war kurz folgende. Von der Trachealcanüle und innerhalb des Ventiles, welches die künstliche Respiration

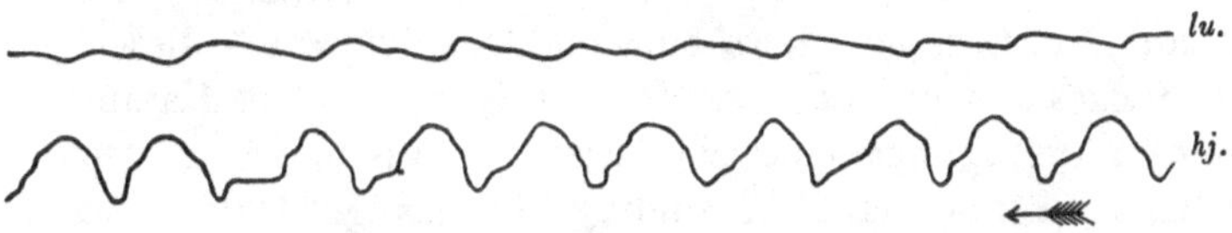

Fig. 4.

regulirt, ging ein Seitenrohr aus, welches durch einen mit einer Klemme abgesperrten Kautschukschlauch mit dem Kardiographen in Verbindung stand. Zwischen dem Seitenrohr und dem Ventil war die Tracheal-

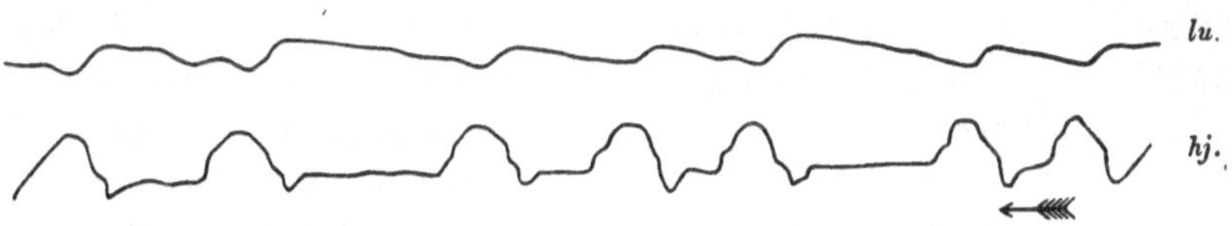

Fig. 5.

canüle mit einem Hahn versehen, wodurch die Lungenluft nach Belieben mit dem Athmungsventil in Communication versetzt oder davon abgesperrt werden und in letzterem Falle durch Oeffnen der genannten Klemme mit dem Kardiographen in Verbindung gesetzt werden konnte. Die Herzbewegungen wurden durch einen zu diesem Zweck construirten höchst einfachen Apparat von leichten Hebeln registrirt, mittels welcher eine ins Herz hineingestochene Acupuncturnadel die Bewegungen dieses Organes auf einen Schreibarm übertrug, der sie mit befriedigender Genauigkeit auf den bewegten Cylinder des Registrirapparates zeichnete.

Das Ergebniss dieser Versuche ist aus den Figg. 4 und 5 ersichtlich, wo *lu.* die Curve der Lungenluft und *hj.* die des Herzens bezeichnet. Ein Blick auf [6] diese Zeichnungen sagt uns sofort, dass der

Luftdruck in den Lungen gleichzeitig mit der Systole des Herzens plötzlich sinkt, um während der Diastole wieder allmählich zu steigen — letzteres ohne Zweifel zufolge und zugleich mit dem nun in immer grösserer Menge einströmenden Venenblut. Besonders deutlich ist dieses Phänomen, wenn bei länger unterbrochener Respiration die Herzschläge langsamer werden wie in Fig. 5. Dass die oben gegebene Erklärung der Pulsbewegungen des Brustkastens mit dem wirklichen Verhalten übereinstimmt, dürfte also ausser allem Zweifel sein.

Es ist indessen klar, dass die nun beschriebene Erscheinung — das Sinken des Luftdruckes im Cavum thoracis gleichzeitig mit jeder Zusammenziehung der Herzkammern — nicht ohne Bedeutung für die Circulation und besonders für das Einströmen des venösen Blutes in die Vorhöfe und die grossen Venen der Brusthöhle sein kann. Es scheint mir nämlich, als ob es eine nothwendige Folge dieses Sinkens des Luftdruckes sein müsste, dass eine mit der Systole der Kammern synchronische „Ansaugung" oder ein negativer Puls in den grossen Venen stattfinden müsste — eine Ansaugung, die das gehörige Wiederfüllen des Herzens mit Blut wesentlich befördern müsste. Einen solchen mit den Herzschlägen isochronen, negativen Puls habe ich auch in einem Falle ausserordentlich deutlich in der Vena jugularis externa eines Kaninchens beobachtet, und es kann keinem Zweifel unterliegen, dass der unter anderen von Weyrich (*De aspiratione cordis,* cit, in Ludwig's und Funke's Handbüchern) beobachtete „mit der Vorhofdiastole" gleichzeitige, negative Venenpuls seinen Grund in dem nun geschilderten Verhalten gehabt hat, welches mir die einzige annehmbare Form darzustellen scheint, unter welcher ein „Ansaugen des Herzens" *(Aspiratio cordis)* angenommen werden kann und muss.

VIII

Einige Untersuchungen über die vitale Mittellage der Lungen

Nordiskt Medicinskt Arkiv IV. Nr. 2. S. 1—22. 1872.

Hierzu Tafel V

[1] Das Luftvolumen, welches von einem gesunden Menschen bei gewöhnlicher, regelmässiger Athmung gewechselt wird, ist, wie bekannt nur ein kleiner Theil von derjenigen Luftmenge, die bei dem kräftigsten Ein- und Ausathmen in die Lungen eingezogen bezw. aus denselben ausgetrieben werden kann (Hutchinson's „vital capacity") und mittels des Spirometers sich direct bestimmen lässt. Auch nach der angestrengtesten Ausathmung enthalten die Höhlungen der Athmungsorgane immer noch eine bedeutende Luftmenge, die mit unseren gegenwärtigen Hülfsmitteln nicht direct bestimmt, sondern nur annähernd berechnet werden kann (Hutchinson's „residual air"). Man betrachtet im Allgemeinen (und wir können bis auf Weiteres an dieser Vorstellung festhalten) die Grenzen, welche den Umfang der Vitalcapacität bestimmen, nämlich einerseits die tiefste Einathmung, andererseits die vollkommenste Ausathmung bei einem und demselben Individuum im normalen Zustande als verhältnissmässig fest und unverrückbar; anders verhält es sich aber mit den Grenzen desjenigen Volumens (das Athmungsvolumen), welches bei der normalen Athmung gewechselt wird. Schon die oberflächlichste Untersuchung und die tägliche Erfahrung belehren uns, dass dieses Volumen in Bezug auf seine Grösse bedeutenden Veränderungen unterworfen ist durch den Einfluss theils äusserer Umstände, theils auch der physiologischen Zustände des Organismus selbst, welche innerhalb der Grenzen des Normalen bedeutend wechseln können; es ist aber leicht einzusehen, dass noch nicht alle Möglichkeiten von Veränderungen, welche das in Frage stehende Volumen erleiden kann, erschöpft sind, wenn man [2] nur seine Grösse in Betracht zieht. Da der Spielraum der Lungenbewegungen (die vitale Capacität) so gross, der Umfang der normalen Athmung dagegen verhältnissmässig so klein ist, so muss es ja schon von vornherein als wahrscheinlich erscheinen, dass die Lage, welche die Lungen bei der letzteren annehmen, d. h. ihr relativer Füllungsgrad, in dem einen Falle näher der einen Grenze der Vitalcapacität liegen kann als in einem anderen, oder mit anderen Worten, dass, ungefähr dieselbe Grösse der

einzelnen Athemzüge vorausgesetzt, die Lungen bei einem und demselben Individuum in dem einen Falle bedeutend mehr gefüllt bezw. ausgedehnt sein können wie in einem anderen, sowie dass auch bei verschiedenen Menschen ein habitueller Unterschied in dieser Beziehung stattfinden kann. Da nun, wie die schönen Untersuchungen von Donders dargethan haben, die in den extrapulmonalen Theilen des Brustkastens obwaltenden Druckverhältnisse, von welchen die Blutströmung, vor allem in den grossen Blutadern, so kräftig beeinflusst wird, von der grösseren oder kleineren Ausdehnung der Lungen wesentlich bestimmt werden, so liegt es klar auf der Hand, dass eine zuverlässige Schätzung der Ungleichheiten, die sich in dieser Beziehung geltend machen können, von dem grössten Interesse in physiologischer, sowie in pathologischer Hinsicht sein müssen.

Bis jetzt ist jedoch diese Frage nur sehr wenig beachtet worden. Dass die Aufmerksamkeit einmal darauf gelenkt worden ist, verdanken wir Panum, welcher den Begriff von der „vitalen Mittellage der Lungen“ in die Wissenschaft eingeführt hat.

Die Methode, von welcher Panum bei seinen Versuchen Gebrauch machte, war in ihren Hauptzügen die folgende.[1] Ein gewöhnliches, leicht bewegliches und gut äquilibrirtes Spirometer wurde oben auf dem Luftbehälter mit einer Schreibvorrichtung versehen, mittels welcher die Athemzüge auf einem hohen Cylinder von weisser Pappe aufgezeichnet wurden. Wenn nun die vitale Mittellage der Lungen bestimmt werden sollte, wurde der Mund der Versuchsperson mittels eines passenden, luftdicht schliessenden Mundstückes mit dem Luftrohre des Spirometers verbunden, während eine Klemme (oder auch Fingerdruck) die Nase verschloss, so dass die Athmung nur durch den Mund stattfinden konnte. Zuerst wurde in gewöhnlicher Weise die vitale Capacität der Lungen bestimmt. Nachdem hierauf die Spirometerglocke mit reiner, frischer Luft fast gefüllt worden war, wurde nach einer möglichst tiefen Ausathmung [3] so viel Luft aus derselben eingeathmet, als nöthig war, um die Athmung in der natürlichsten und bequemsten Weise fortzusetzen; die in der Glocke des Spirometers eingeschlossene Luft wurde dabei fortwährend ein- und ausgeathmet. Nach einigen Athemzügen konnte man immer beobachten, dass die Athemzüge gleich gross wurden, und dass die Schreibeinrichtung gleichmässig stieg und sank, entsprechend einem ganz bestimmten Abschnitt

[1] P. L. Panum, *Untersuchungen über die physiologischen Wirkungen der comprimirten Luft. Arch. f. d. ges. Physiol.* Bonn 1868. I. S. 151, sowie *Erindringsord til Foreläsninger over det vegetative Livs Functioner.* Kjöbenhavn 1869. 3dje Hefte. S. 91.

der Spirometerskala. Die Mitte zwischen den beiden Theilstrichen der Spirometerskala, innerhalb welcher die Athmungen schliesslich sich bewegten, bezeichnet Panum als die vitale Mittellage der Lungen. Vergleicht man nun diesen Punkt der Spirometertheilung mit demjenigen, der vor dem Anfang der Einathmung abgelesen worden war, mithin der tiefsten Exspirationsstellung entsprach, so wird dadurch der Abstand der vitalen Mittellage von der tiefsten Exspirationsstellung bestimmt. Hiernach wurde in entsprechender Weise der Abstand der vitalen Mittellage von der tiefsten Inspirationsstellung dadurch bestimmt, dass man, nachdem die Luft des Spirometers erneut worden war, nach der möglichst tiefen Einathmung in den auf ungefähr 2—3000 ^{ccm} eingestellten Luftbehälter ausathmete und dann die Athmung fortsetzte, bis der Behälter sich zwischen den beiden Punkten, welche die vitale Mittellage bestimmen, auf und nieder bewegte. Um die in dieser Weise mit demselben Resultat mehrmals wiederholten Bestimmungen zu controliren, wurde der Abstand der vitalen Mittellage von der tiefsten Exspirationsstellung zu dem Abstand der Mittellage von der tiefsten Inspirationsstellung addirt. Die Summe musste dann annähernd der vitalen Capacität der Lungen gleich sein.

Gestützt auf seine nach der angegebenen Methode angestellten Versuche glaubt Panum als Regel aufstellen zu können, dass in stehender Stellung mit mehr gefüllten Lungen geathmet wird als in liegender oder sitzender, und in liegender Stellung in der Regel mit weniger gefüllten Lungen als in sitzender. Daneben fand er, dass die vitale Mittellage bei verschiedenen Individuen grosse Schwankungen zeigt, sowie dass sie sich dem Inspirationsmaximum nähert, d. h. dass man mit mehr gefüllten Lungen athmet während der Einwirkung eines höheren Luftdruckes (wie in einem medico-pneumatischen Apparat) als unter normalen Verhältnissen.

Wenn man die von Panum benutzte Methode, wie sie von ihm selbst beschrieben ist, näher prüft, kann es nicht entgehen, dass dieselbe mit mehreren Unvollkommenheiten behaftet ist, welche ohne Zweifel in hohem Grade die Zuverlässigkeit der von ihm erlangten Resultate beeinträchtigen müssen. Als eine solche [4] Unvollkommenheit muss bemerkt werden, dass die Versuchsperson durch ein verhältnissmässig langes Rohr aus demselben, nicht sehr grossen Luftbehälter einathmen, bezw. in denselben ausathmen muss. Die ersten Athemzüge nach der tiefsten Ein- oder Ausathmung sind immer mehr oder weniger unregelmässig, und bei den folgenden fängt die Einwirkung der chemischen Veränderung der eingeschlossenen Luftmenge an, auf die Form und

Grösse der Athemzüge sich merkbar geltend zu machen — eine Veränderung, die allmählich bis zu wirklicher Dyspnoe gesteigert wird. Ueberdies bringt die von Panum angewandte Versuchsanordnung den Uebelstand mit sich, dass die Versuchsperson selbst mit seiner Aufmerksamkeit den Versuch verfolgen muss und die Resultate desselben sehen kann — ein Umstand, der, wie die Erfahrung zeigt, in hohem Grade die Athmungsweise beeinflusst.

Dass das Athmungsvolum in der Tabelle,[1] welche die Panum'schen Versuchsresultate darstellt, nicht angegeben worden ist, muss auch als ein Mangel betrachtet werden, der eine richtige Schätzung derjenigen Veränderungen verhindert, welche die vitale Mittellage der Lungen bei diesen Versuchen erlitten hat. Denn es muss ja leicht geschehen können, dass, wenn, wie dies im Allgemeinen angenommen wird, die Austreibung der Luft bei der gewöhnlichen Ausathmung keine wesentliche Muskelthätigkeit in Anspruch zu nehmen braucht, sondern hauptsächlich durch die Elasticität der Lungen- und der Brustwandungen bewerkstelligt wird, die Exspirationsstellung bei Versuchen in verschiedener Körperstellung ziemlich unverändert bleibt, obwohl die Inspirationsstellung, wenn die Athemzüge tiefer oder flacher werden, sich sehr bedeutend verschiebt. Da nun die vitale Mittellage als derjenige Punkt bezeichnet wird, der auf der Spirometerskala in der Mitte zwischen der Inspirations- und der Exspirationsstellung liegt, so muss dieselbe in einem solchen Falle sich auch in der einen oder anderen Richtung bewegen; eine solche Verschiebung kann aber dann natürlicher Weise nicht dieselbe Bedeutung haben, wie in einem anderen Falle, wo die Exspirationsstellung sich gleichzeitig verändert hatte. Falls z. B. die Vitalcapacität in einem Versuche zu 4000 ^{ccm} bestimmt worden ist, und der Abstand der vitalen Mittellage vom Inspirationsmaximum = 2300 ^{ccm} und vom Exspirationsmaximum = 1700 ^{ccm} bei einer Athmungsgrösse von 300 ^{ccm} beträgt, so wird in einem anderen Versuche mit der Athmungsgrösse = 600 ^{ccm}, aber mit unveränderter Exspirationslage, der Abstand der vitalen Mittellage vom Inspirationsmaximum = 2150 ^{ccm} und vom Exspirationsmaximum = 1850 ^{ccm}. Das Verhältniss derjenigen beiden Zahlen, welche die vitale Mittellage angeben, wird in dem ersten Falle wie 135 : 100 und im zweiten wie 116 : 100 — [5] ein Unterschied, der bedeutend grösser ist als bei mehreren von Panum's Versuchen, ohne dass man berechtigt wäre, die Veränderung einer anderen Ursache als dem veränderten Athmungsvolumen zuzuschreiben. Hiermit soll jedoch keineswegs gesagt sein, dass die Exspirationslage, wenn das

[1] *Archiv f. d. ges. Physiol.* I. S. 156.

Athmungsvolumen vermehrt bezw. vermindert wird, in der Wirklichkeit immer oder gar für gewöhnlich unverändert bleibt; dass sich jedoch dieselbe oft viel weniger verändert als die Inspirationslage, davon habe ich bei meinen nach einer anderen und, wie ich hoffe, zuverlässigeren Methode angestellten Versuchen mehrere Beispiele gesehen. So fand ich z. B. bei einer und derselben Person an einem Vormittag und in derselben Körperstellung (sitzend) das Athmungsvolumen im ersten Versuche = 387 ccm, im zweiten = 597 und im dritten = 725, während der Abstand der Exspirationslage vom Inspirationsmaximum im ersten Versuche = 2517 ccm, im zweiten = 2563, im dritten = 2611, und der Abstand der Inspirationslage vom Inspirationsmaximum im ersten Versuche 2141 ccm, im zweiten 1969, im dritten 1891 betrug. Hier hatte das Athmungsvolumen vom ersten bis zum dritten Versuche sich um 338 ccm vergrössert, aber die Exspirationslage (insofern solches aus diesen Zahlen geschlossen werden kann) nur über 94 ccm verschoben; die Inspirationslage dagegen über 250 ccm. Die Vitalcapacität war im ersten Versuche 4230 ccm, im dritten 4277 ccm.

Bei einer genaueren Prüfung der Zahlen, welche in der von Panum mitgetheilten Tabelle verzeichnet sind, ergibt sich, dass diejenigen Werthe, die durch Summiren von denjenigen Zahlen, welche den Abstand der vitalen Mittellage vom In- und Exspirationsmaximum angeben, erhalten werden, bei den verschiedenen Körperstellungen nicht nur von der direct beobachteten Vitalcapacität, sondern auch von einander oft sehr bedeutend abweichen. Auch dieser Umstand muss, wie leicht einzusehen, das Endresultat wesentlich beeinflussen und folglich die Zuverlässigkeit der von Panum gezogenen Folgerungen vermindern.

Sowohl die Wichtigkeit der vorliegenden Frage, wie auch die Einwendungen, die mit Recht gegen die von Panum angewandte Methode gemacht werden können, mahnten mich, theils seine Versuche nach einem grösseren Maassstabe zu wiederholen, theils auch, wenn möglich, ein anderes Versuchsverfahren für die Bestimmung der vitalen Mittellage zu ersinnen, welches mit den oben gerügten Nachtheilen weniger behaftet wäre.

Aus dem oben Angeführten geht deutlich hervor, dass die in Anwendung gezogene Methode, um unzweideutige Ausschläge zu liefern, mehreren Forderungen genügen muss, welche in den bis jetzt angewandten Respirationsapparaten [6] entweder gar nicht oder nur ganz unvollkommen beachtet worden sind.

Die Hauptbedingung für die Brauchbarkeit des Apparates ist, wie ersichtlich, die, dass mit demselben eine genügend genaue Aufzeichnung von vollkommen normalen Athembewegungen in jeder Körperstellung erhalten werden kann. Um dieser Forderung zu genügen, muss:

1. die Aufzeichnung der Athembewegungen womöglich geschehen, ohne dass die Versuchsperson etwas davon weiss oder wenigstens, ohne dass ihre Aufmerksamkeit dabei in Anspruch genommen zu werden braucht;

2. während des ganzen Versuches für eine hinreichende Zufuhr vollkommen reiner Einathmungsluft gesorgt werden;

3. der Apparat den Athmungsbewegungen einen möglichst kleinen Widerstand entgegensetzen.

Für die Aufzeichnung der Athmungen habe ich das sinnreiche und vollkommen zweckmässige Verfahren Panum's benutzt, welches darauf hinausläuft, eine Spirometerglocke ihre Bewegungen mittels einer an derselben befestigten Schreibvorrichtung auf der Trommel eines Kymographions aufzeichnen zu lassen. Um auf diese Weise zuverlässige Curven zu erhalten, ist es unbedingt nothwendig: 1. dass die Glocke sehr gut äquilibrirt ist (am zweckmässigsten durch ein Gegengewicht, welches an einer über ein excentrisches Rad laufenden Schnur hängt), so dass dieselbe, ihrer Beweglichkeit ungeachtet, in jeder Stellung still steht; 2. dass durch einen zweckmässig angebrachten Reibungswiderstand die nach kräftigen und sehr schnellen Bewegungen etwa entstehenden Eigenschwingungen möglichst vernichtet werden, und 3. dass die Spirometerglocke in jeder Höhe denselben Flächenschnitt besitze, so dass jede Längeneinheit ihrer Höhe einer bestimmten Raumeinheit ihres Inhalts entspricht.

Werden diese Bedingungen erfüllt, dann können mit einer solchen Vorrichtung sehr zuverlässige Curven erhalten werden, welche, indem sie die Bewegungen der Spirometerglocke abbilden, gleichzeitig die Volumenveränderungen der in derselben eingeschlossenen Luftmenge wiedergeben.

Es ist jedoch, wie leicht einzusehen, ganz unmöglich, mit einer solchen Vorrichtung für die beständige Erneuerung der eingeathmeten Luft zu sorgen, insbesondere weil es, um den übrigen Forderungen zu genügen, nothwendig ist, verhältnissmässig lange Rohrleitungen, in welchen die Luft ja bald untauglich wird, anzuwenden. Deswegen benutzte ich bei meinen Versuchen zwei Spirometer (ausserordentlich gut gearbeitet vom hiesigen Mechaniker Sörensen) von genau derselben Grösse (etwa 12000^{ccm}) und Kaliber (20^{cm}); [7] jedes von denselben war an dem oberen Rande der Glocke mit einer Schreibvorrichtung versehen, welche auf die 30^{cm} hohe Trommel desselben Kymographions die Bewegungen der

Glocke aufzeichnete. Das eine von den Spirometern ist zu Anfang des Versuches gefüllt und enthält die Luft, welche eingeathmet werden soll, das andere dagegen ist leer und dazu bestimmt, die Ausathmungsluft zu empfangen. In dieser Weise erhält man von den beiden Spirometern zwei zusammengehörige Curven, von welchen die eine, treppenförmig sinkend, den Einathmungen entspricht, die andere dagegen, treppenförmig steigend, die Ausathmungen darstellt. Aus diesen Curven können nun durch Messung und Rechnung die für die Bestimmung der vitalen Mittellage nothwendigen Werthe leicht gewonnen werden, aber sie können auch — und dies ist zweckmässiger — gepaust und so zusammengesetzt werden, dass sie eine zusammenhängende Curve bilden, welche die Volumveränderungen der Lungen während des Versuches wiedergibt. Die absteigenden Theile dieser Curve entsprechen dann natürlicher Weise den Einathmungen und die aufsteigenden den Ausathmungen. Um dieses zu bewirken, lässt man jedes Spirometer gleich vor oder gleich nach dem Versuch eine verticale Linie aufzeichnen, und eine solche wird auch auf dem dünnen und durchsichtigen Pauspapier gezogen. Das Pausen selbst wird nun in der Weise ausgeführt, dass die verticale Linie des dünnen Papiers beim Pausen einer Einathmungsbewegung genau über die vom Inspirationsspirometer gezeichnete gelegt wird, beim Pausen einer Ausathmungsbewegung dagegen über die vom Exspirationsspirometer gezogene. In dieser Weise wird es mit Benutzung der von den Spirometern gezeichneten Normalen immer möglich, dem Pauspapier die richtige Lage zu geben, so dass jeder Theil der erhaltenen Curve genau die richtige Lage erhält sowohl in Bezug auf die Normale, wie auf die Abscisse.[1]

Um die beiden Spirometer für den angegebenen Zweck verwenden zu können, war es nothwendig, ein Athmungsventil zu ersinnen,

[1] Es wird bekanntlich angenommen, dass die ausgeathmete Luft, zur Temperatur und Feuchtigkeit der eingeathmeten reducirt, einen etwas geringeren Raum einnimmt wie diese, was davon abhängen soll, dass der absorbirte Sauerstoff einem grösseren Volumen entspricht als die ausgeschiedene Kohlensäure. Da nun bei der von mir angewandten Methode die Ausathmungsluft auf dem Wege durch die lange Röhrenleitung zum Exspirationsspirometer in der That annähernd dieselbe Temperatur und Feuchtigkeit wie die in dem Inspirationsspirometer eingeschlossene annimmt, so würde hierdurch ein Fehler entstehen, welcher sich in zu kleinen Ausathmungshebungen der Curve kundgeben muss, wodurch diese im Ganzen allmählich sinken würde. Es ist jedoch leicht einzusehen und wird auch durch die Erfahrung bestätigt, dass dieser Fehler bei der kurzen Dauer der Versuche so klein wird, dass er unberücksichtigt bleiben kann.

[8] welches zugleich einen luftdichten Schluss sichert und der Athmung keinen nennenswerthen Widerstand entgegensetzt. Die von Ludwig und W. Müller angegebenen Quecksilber- oder Wasserventile konnten nicht benutzt werden, da sie sich nicht für jede beliebige Körperstellung eignen. Nach mehreren mehr oder weniger glücklichen Versuchen bin ich bei einer Construction stehen geblieben, welche mir alle berechtigten Ansprüche gut zu erfüllen scheint.

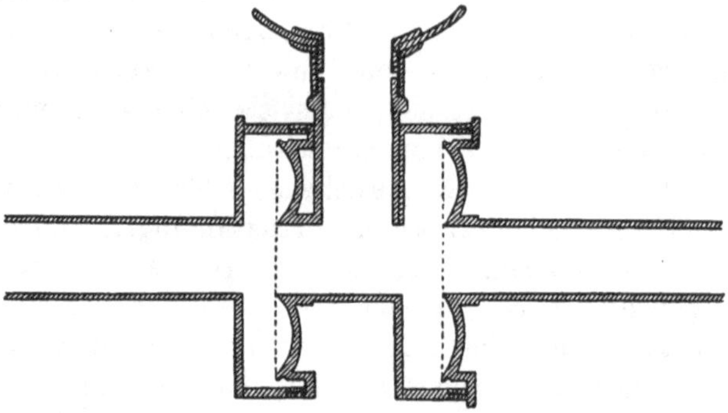

Fig. 1.

Die Zusammensetzung des Ventils dürfte ohne weitläufige Beschreibung deutlich aus der Fig. 1 hervorgehen, welche einen Längsschnitt davon in halber natürlicher Grösse darstellt. Die Vorrichtung besteht aus zwei runden Dosen aus Messing (wahrscheinlich noch besser aus einem weniger wärmeleitenden Stoff), welche je eine Membran (in der Figur gestrichelt bezeichnet) einschliessen und mit einander fest vereinigt sind durch ein T-Rohr, an dessen längerem Schenkel das Mundstück angebracht ist. Dieses ist eine elliptische Scheibe von dickem Gummi und schliesst vollkommen luftdicht, wenn sie zwischen Lippen und Zähne eingeschoben wird. Die grösste Schwierigkeit bei der Construction dieser Ventilvorrichtung war die, eine Membran zu finden, die zugleich die genügende Festigkeit, Geschmeidigkeit und Glätte besass. Nach mehreren misslungenen Versuchen mit Kautschukmembranen verzichtete ich auf diese Substanz und fand schliesslich in der dünnen Haut, welche von Goldschlägern verwendet und deshalb „Goldschlägerhäutchen“ genannt wird, das trefflichste Material für meinen Zweck. Das Goldschlägerhäutchen wird aus dem Bauchfellüberzug der Gedärme grösserer Thiere bereitet. Es ist in dem Zustande, wie es im Handel vorkommt, vollkommen untauglich, bekommt aber durch eine sehr einfache Behandlung die erwünschten Eigenschaften. Zu diesem Zweck wird das [9] Häutchen zuerst in reines, einige Male gewechseltes Wasser gelegt, um den Leimstoff, womit es durchtränkt ist, herauszuziehen, und dann in Glycerin bis zur vollkommenen Durchtränkung. Darauf nimmt man das Häutchen wieder heraus, befreit es durch Pressen zwischen Filtrirpapier vom überschüssigen Glycerin, hängt es zum Trocknen an einem warmen Orte auf, und dann ist es zum Gebrauch fertig. In dieser Weise bereitet behält das Goldschlägerhäutchen Jahre lang seine Geschmeidigkeit; in demjenigen Ventil, durch welches die Einathmungsluft hereinströmt, kann folglich dieselbe Membran ohne weitere Behandlung benutzt werden, bis sie durch Reibung zerstört wird; im Ausathmungsventil dagegen, wo sie bei lange fortgesetzter Athmung durch Condensirung von Wasserdampf mit Wasser durchtränkt wird, genügt es, dieselbe nach jedem Versuch und nachdem das Wasser mittels Filtrirpapier entfernt worden ist, mit einigen Tropfen Glycerin zu befeuchten, um sie in brauchbarem Zustand zu erhalten.

Der Widerstand, welchen diese Vorrichtung der Athmung entgegensetzt, kann mit vollem Recht als verschwindend klein bezeichnet werden, auch ist der „schädliche Raum" dieser Ventile, wie ersichtlich, auf ein Minimum reducirt. Die Athmung durch dieselben kann mehrere Stunden fortgesetzt werden ohne anderes Unbehagen, als dass der Mund und die Zunge, wie gewöhnlich bei der Athmung durch den Mund, etwas trocken werden. Beim Versuch wird die Nase durch eine passende Klemme verschlossen und die Ventilvorrichtung nebst den beiden mit derselben verbundenen Schläuchen in einer über dem Scheitel befestigten Bandage getragen. Die beiden letztgenannten Schläuche, welche (wie überhaupt alle Rohrleitungen des Respirationsapparates) volle 2 ^{cm} im Lichten messen und so lang sind, dass die grösste Freiheit der Körperbewegungen ermöglicht wird, setzen die Ventile mit zwei Hähnen in Verbindung, die in der Weise vereinigt sind, dass sie gleichzeitig und in gleicher Ausdehnung gedreht werden (Fig. 2). Durch zwei andere Schläuche stehen diese Hähne mit den Spirometern in Verbindung. Jeder Hahn ist mit drei Bohrungen versehen (Fig. 3); in dieser Weise können die Ventile nach Belieben und ohne dass die Versuchsperson, die beim Versuch dem Apparat den Rücken zuwendet, davon weiss, mit der äusseren Luft oder mit den beiden Spirometern in Verbindung gebracht werden. Die Zuflussröhren derselben sind gleichfalls mit Dreiwegehähnen versehen, wodurch die Spirometer geleert bezw. gefüllt werden können, ohne dass man nöthig hat, die übrigen Theile des Apparates zu berühren.

[10] Ist die Aufgabe jetzt, den Abstand der vitalen Mittellage der Lungen vom Ein- und Ausathmungsmaximum aus zu bestimmen, so

lässt man anfangs die Versuchsperson eine Zeit lang (z. B. 5 bis 10 Minuten) in der gewünschten Körperstellung durch die Ventile athmen, während die Hähne so gestellt sind, dass die Lungen der

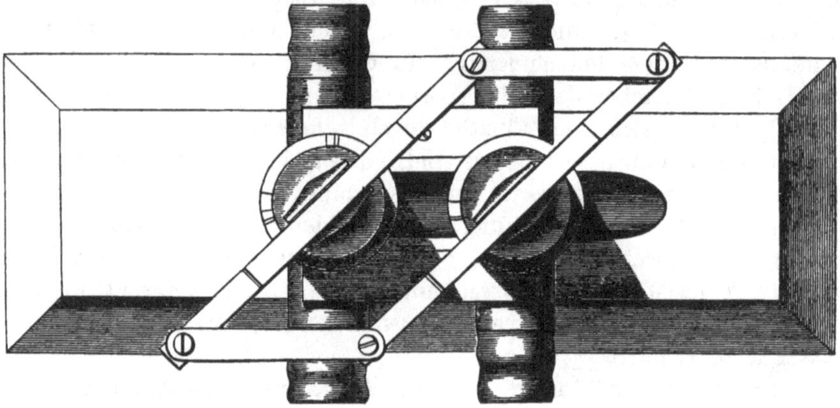

Fig. 2.

Person mit der äusseren Luft in offener Verbindung stehen. Nach dieser Zeit und wenn man annehmen kann, dass die Athmung vollkommen natürlich geworden ist, werden diese Hähne plötzlich so gedreht,

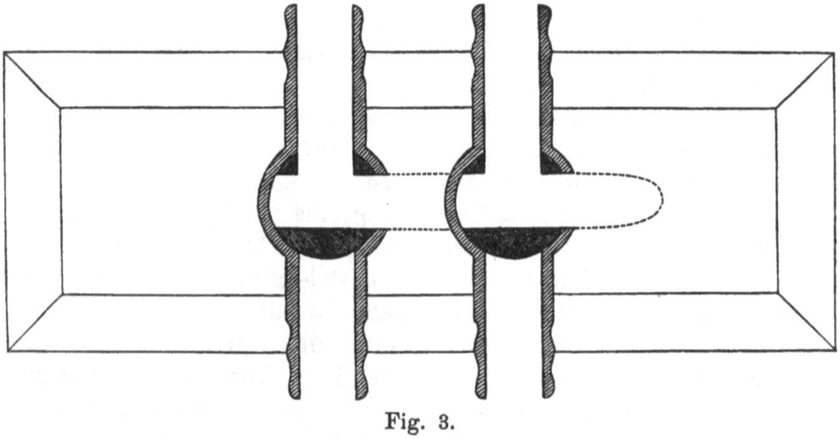

Fig. 3.

dass die Lungen der Versuchsperson [11] mit den Spirometern in Verbindung gebracht werden, deren Schreibvorrichtungen jetzt auf der Trommel des mittlerweile in Gang gesetzten Kymographions ihre Bewegungen aufzeichnen. Nachdem in dieser Weise einige vollkommen regelmässige Athemzüge aufgezeichnet worden sind, lässt man die Versuchsperson so tief wie nur möglich Athem holen und unmittelbar darauf wieder möglichst vollständig ausathmen, worauf die Athmung wieder ruhig fortgesetzt wird. Falls die Geschwindigkeit des Kymographions eine nur mässige ist, können in dieser Weise auf demselben Papier unmittelbar nach einander mehrere Curven gewonnen werden, welche später in der angegebenen Weise gepaust und zusammengesetzt das zuverlässigste und anschaulichste Bild von dem Abstand der normalen Athmungslage der Lungen von den Grenzen der Vitalcapacität geben.

In solchen Fällen, wo es erwünscht war, eine genaue Bestimmung vom Verhältniss der Athemzüge und ihrer einzelnen Phasen in Bezug auf die Zeit zu erhalten, verband ich mit dem Kymographion eine zeitmessende Vorrichtung, bestehend aus einem Metronom, das bei jedem Schlage einen elektrischen Strom öffnet und schliesst und dadurch einen kleinen Elektromagneten in Bewegung setzt; dieser ist mit einer Schreibvorrichtung versehen, welche auf dem Papiere des Kymographions jeden Schlag des Metronoms aufzeichnet, wodurch man nach Belieben eine hinreichend genaue Registrirung von ganzen, halben oder viertel Secunden erhalten kann.

Nach dieser Methode habe ich nun eine grosse Anzahl von Versuchen an mehreren gesunden Personen angestellt. Bald machte ich jedoch die Erfahrung, dass diejenigen Ergebnisse, die dabei gewonnen wurden, im höchsten Grade wechselvoll waren, und dieses nicht nur in Bezug auf das Verhältniss verschiedener Körperstellungen, sondern auch sogar an demselben Individuum in derselben Körperstellung bei mehreren unmittelbar nach einander, sowie unter möglichst gleichen Umständen angestellten Versuchen.[1] Als Beispiel mag folgende Tabelle (s. S. 198) dienen, welche die Ergebnisse einiger an einer und derselben Versuchsperson, Herrn G. R., wiedergibt. Diejenigen Versuche, die dasselbe Datum tragen, sind alle in derselben Sitzung mit nur wenig Minuten Pause zwischen je zwei gemacht. Die Vitalcapacität des Herrn G. R., nach der gewöhnlichen Methode direct bestimmt, wechselte in stehender Stellung zwischen 4155 und 4430 ^{ccm} (Mittel aus 10 Bestimmungen 4322 ^{ccm}), in sitzender zwischen 4080 und 4340 ^{ccm} (Mittel aus 9 Bestimmungen 4214 ^{ccm}).

[13] So viel kann man jedoch aus den Versuchen lernen, die nach der eben angegebenen Methode an verschiedenen Individuen angestellt wurden, dass bei diesen ein oft sehr ausgesprochener Unterschied in Bezug auf die vitale Mittellage sich geltend macht; insbesondere scheint das Alter in dieser Beziehung einen mächtigen Einfluss auszuüben und

[1] Meine Versuche haben hauptsächlich nur die stehende und sitzende Körperstellung berücksichtigt.

[12] Tabelle I.

Versuchs-Nummer Versuchsperson Datum				Vital-capacität	Der Abstand der vitalen Mittellage v. Insp.-Max.	Der Abstand der vitalen Mittellage v. Exspir.-Max.	Verhältniss dieser Zahlen, die letztere = 100	Das mittlere Volumen der Athemzüge	Die Anzahl der Athmungen in der Minute	Körperstellung	Bemerkungen
				ccm	ccm	ccm					
9.	G. R.	28./XII.	1870	4061	2260	1801	125 : 100	467	13·7	sitzend	
10.	„	28./XII.	1870	4108	2090	2018	103 : 100	574	16·3	stehend	
11.	„	28./XII.	1870	4144	2162	1982	109 : 100	445	17·8	„	
12.	„	24 /I.	1871	4123	2350	1773	132 : 100	600	12·4	sitzend	
13.	„	24./I.	1871	4107	2082	2025	102 : 100	577	12·1	„	
14.	„	24./I.	1871	4215	2258	1957	115 : 100	615	13·5	„	
15.	„	24./I.	1871	4275	2417	1858	130 : 100	544	13·0	„	
16.	„	26./I.	1871	4230	2324	1906	121 : 100	387	18·3	„	
17.	„	26./I.	1871	4040	2266	1774	127 : 100	597	15·2	„	
18.	„	26./I.	1871	4277	2251	2026	111 : 100	725	13·7	„	
19.	„	26./I.	1871	4154	2227	1927	115 : 100	700	13·5	stehend	
20.	„	26./I.	1871	4277	2290	1987	115 : 100	640	13·5	„	
21.	„	26./I.	1871	4260	2142	2118	101 : 100	473	13·0	„	
22.	„	26./I.	1871	4270	2126	2144	99 : 100	500	11·6	sitzend	
23.	„	26./I.	1871	4307	2129	2178	97 : 100	565	11·4	„	Die Kleider zugeknöpft und ziemlich straff angezogen.
24.	„	26./I.	1871	4077	2353	1724	136 : 100	418	14·8	„	
25.	„	26./I.	1871	4246	2090	2156	96 : 100	588	12·6	„	

zwar in der Weise, dass die Mittellage der Lungen in jüngeren Jahren dem Exspirationsmaximum viel näher liegt als im vorgeschritteneren Alter (siehe Tab. II S. 202). Die grosse Unbeständigkeit der Ergebnisse von an demselben Individuum angestellten Versuchen macht es jedenfalls augenscheinlich, dass man auf diese Weise, in Bezug auf die Hauptfrage, vom Einfluss der Körperstellung auf die vitale Mittellage der Lungen, zu keinen bestimmten Schlussfolgerungen kommen kann. Ausserdem drängt sich hier unwillkürlich eine Betrachtung auf, die, falls sie sich als gut begründet erweist, ohne Zweifel der ganzen Bestimmungsweise einen grossen Theil ihres Werthes raubt. Es lässt sich nämlich fragen: können die Grenzen der Vitalcapacität wirklich als so fest betrachtet werden, dass man sie als Maass für die vitale Mittellage der Lungen benutzen kann. Diese Grenzen werden ja einerseits bestimmt von der Kraft des Muskelapparates, durch welchen die tiefste Ein- und Ausathmung bewerkstelligt wird, anderseits von den Widerständen, welche der genannte Muskelapparat zu überwinden hat, aber es wäre ja denkbar, dass die Widerstände in den verschiedenen Körperstellungen bei gleichbleibender Kraft des Muskelapparates sehr verschieden sein können. So wäre es z. B. nicht unmöglich, dass die Widerstände, wenigstens in Bezug auf das Herabsinken des Zwerchfelles, in der aufrechten Stellung grösser sind als in der bequemen, sitzenden. In jener ist die Bauchhaut mehr gespannt und leistet deshalb dem erwähnten Herabsteigen des Zwerchfelles einen grösseren Widerstand, als in dieser, wo sie schlaff ist u. s. w. Falls nun die Kraft der Einathmungsmuskeln unverändert bleibt — wie man es bei unmittelbar nach einander angestellten Versuchen wohl annehmen darf — so muss ja, wie leicht einzusehen, derjenige Punkt der Spirometerskala, welcher die tiefste Inspirationslage anzeigt, in der sitzenden Stellung niedriger liegen, wie in der stehenden. Auch die Ausathmung könnte sich ebenso verhalten, wodurch es erklärlich wäre, dass die Vitalcapacität in den beiden Körperstellungen gleich gross sein kann. Es wäre also möglich, dass die beiden Maxima, der Exspiration sowie der Inspiration, in der sitzenden Stellung tiefer herabsinken, in der stehenden dagegen höher hinaufrücken.

Wenn die Sache sich so verhält, dann wird die Frage eine viel verwickeltere, denn eine Veränderung der vitalen Mittellage der Lungen [14] (in der angegebenen Weise durch ihren Abstand von der tiefsten Ein- und Ausathmungslage bestimmt) könnte dann also in dreifacher Weise entstehend gedacht werden — entweder dadurch, dass die genannte Mittellage wirklich sich verschiebt bei gleichbleibenden Ein- und Ausathmungsmaxima, oder dadurch, dass die letzteren sich bei gleichbleibender Mittellage verschieben, oder endlich dadurch, dass alle drei in ungleicher Ausdehnung sich verschieben.

Hat man einmal die Möglichkeit einer solchen Annahme eingeräumt — und so viel ich sehen kann, steht ihr nichts entgegen — dann wird das Vertrauen zu den Ergebnissen, welche nach der oben beschriebenen Versuchsweise gewonnen werden, wesentlich beeinträchtigt, und es wird nothwendig, sich nach einer besseren Methode umzusehen.

Glücklicher Weise bietet der von mir benutzte Apparat einen Ausweg, die Veränderungen der vitalen Mittellage ganz unabhängig von der Lage der In- und Exspirationsmaxima anschaulich zu machen und dadurch gleichzeitig eine sehr wünschenswerthe Controle für die Panum'sche Bestimmungsweise zu erhalten. Ich bin dabei in folgender Weise vorgegangen: Nachdem die Versuchsperson z. B. in sitzender Stellung eine Zeit lang durch die oben beschriebenen Ventile geathmet hat, dreht man die Hähne um, ohne dass dieselbe es merkt, und lässt die Spirometer einige (5 oder mehrere) normale Athemzüge aufzeichnen. Darauf lässt man die Versuchsperson aufstehen, währenddem ihre Athemzüge ununterbrochen von der Vorrichtung aufgezeichnet werden. Darnach werden die Hähne wieder umgedreht, das Einathmungsspirometer wird gefüllt und das Ausathmungsspirometer geleert, und man wiederholt den Versuch nach einigen Minuten, jetzt aber in der umgekehrten Ordnung und zwar so, dass die zuerst aufgezeichneten Athemzüge der stehenden Körperstellung angehören, worauf die Person veranlasst wird, sich wieder niederzusetzen.

Die in der angegebenen Weise gewonnenen Curven müssen nun deutlich und bestimmt darthun, ob der Füllungsgrad der Lungen bei dem Wechsel der Körperstellung sich verändert hat. Sinkt nämlich die Curve bei derjenigen Stelle, die dem Uebergang von einer Körperstellung zur anderen entspricht, und fährt sie darnach fort, eine niedrigere Mittelhöhe einzunehmen als bei den ersten Athemzügen, so wird ja dadurch bewiesen, dass die Lungen während der zweiten Hälfte des Versuches mehr gefüllt gewesen sind, als während der ersten, und das so gewonnene Ergebniss wird noch mehr erhärtet, wenn der folgende Gegenversuch ein entgegengesetztes Verhalten anzeigt. Um nun gleichzeitig die Zuverlässigkeit der Panum'schen Bestimmungsweise zu controliren, habe ich in den meisten Fällen, nachdem die beiden eben genannten Curven gewonnen waren, in derselben Sitzung die vitale Mittellage in ihrem Verhältniss zu den Grenzen der Vitalcapacität [15] nach der oben beschriebenen Methode bestimmt. Falls beide Versuchsweisen in derselben Richtung gehende Ausschläge lieferten, so musste dies als sehr günstig für die Panum'sche Bestimmungsweise betrachtet werden; widrigenfalls wäre man berechtigt, die oben dargestellten Einwendungen als gut begründet anzunehmen. Um die Untersuchung nicht unnöthiger Weise weitläufig und verwickelt zu machen, beschränkte ich mich bei der grossen Anzahl von Versuchen, die ich nach der soeben beschriebenen Methode angestellt habe (an 15 Personen verschiedenen Geschlechts und in einem Alter von 9 bis 61 Jahren), auf die stehende und sitzende Stellung.

Die Ergebnisse dieser Versuche zeigen nun, dass die vitale Mittellage der Lungen beim Wechsel der Körperhaltung sehr oft einer grösseren oder kleineren Veränderung unterliegt. Auch diesmal hat sich diese Veränderung, wo sie vorkam, als sehr wechselnd erwiesen, sowohl dem Grade als der Richtung nach,[1] und zwar so, dass an einigen Personen oder an derselben Person bei einigen Versuchen der Uebergang von der stehenden Körperstellung zur sitzenden von einer Steigung der Curve begleitet wurde, was anzeigte, dass die betreffende Person in jener Stellung mit mehr gefüllten Lungen als in dieser geathmet hatte; an anderen Personen oder an derselben Person bei anderen Versuchen war aber das Gegentheil der Fall. Auch diejenigen Resultate, welche die beiden gleichzeitig angewandten Methoden ergeben haben, sind gleichfalls wenig übereinstimmend bezw. oft entgegengesetzt gewesen. Als Beispiel gebe ich die umstehende Tabelle, welche die Ergebnisse von Versuchen an sieben Personen verschiedenen Geschlechts und Alters umfasst. An jeder Person sind vier Versuche angestellt worden, und die Nummer der letzteren gibt an, in welcher Ordnung sie mit einigen Minuten Pause auf einander gefolgt sind. Wie leicht zu ersehen, bedeutet der Inhalt der dritten und vierten Spalte die Veränderung der Athemcurve beim Wechsel der Körperstellung. Eine Steigung deutet natürlicher Weise an, dass die Person in der zweiten Hälfte des Versuches mit weniger gefüllten Lungen geathmet hat, eine Senkung dagegen, dass die Lungen in der zweiten Hälfte des Versuches mehr ausgedehnt waren. Wo diese Veränderung mehr als 100 ccm betrug, ist solches besonders bemerkt worden.

Diese Thatsachen sind freilich sehr wenig ermunternd für die Hoffnung, durch eine von den beiden Versuchsweisen das Gesetz zu finden, nach welchem die verschiedenen Körperstellungen die vitale Mittellage der Lungen beeinflussen. Als Ersatz enthalten sie eine

[1] Bei den wenigen Versuchen, die ich mit Uebergang von liegender Stellung zur sitzenden oder vice versa angestellt habe, sind die Resultate constanter (obwohl auch hier nicht ohne Ausnahmen) in Uebereinstimmung mit den von Panum mitgetheilten ausgefallen.

[16] Tabelle II.

Versuchsperson Datum	Versuchsnummer	Die Körperstellung wird während des Versuches von der sitzenden zur stehenden verändert	Die Körperstellung wird während des Versuches von der stehenden zur sitzenden verändert	Versuchsnummer	Vitalcapacität ccm	Der Abstand der vitalen Mittellage vom Inspirationsmaximum ccm	Der Abstand der vitalen Mittellage vom Exspirationsmaximum ccm	Das Verhältniss dieser Zahlen, die letztere = 100	Körperstellung
P. R., Knabe, 13 Jahre,	1	keine Veränder.		3	2325	1595	730	218:100	sitzend
14./XI 1871	2		Senkung 150 ccm	4	2290	1685	605	278:100	stehend
H. L., Frau, 28 Jahre,	1	Senkung 150 ccm		3	3075	1700	1375	124:100	sitzend
27./V. 1871	2		Steigung 115 ccm	4	2840	1625	1215	133:100	stehend
H. S., Knabe, 13 Jahre,	1	Senkung 125 ccm		3	2090	1550	540	278:100	sitzend
19./XI. 1871	2		keine Veränder.	4	2050	1400	650	215:100	stehend
G. S., Knabe, 9 Jahre,	1	keine Veränder.		3	1400	1025	375	273:100	sitzend
19./XI. 1871	2		keine Veränder.	4	1420	910	510	178:100	stehend
M. L., Diener, 61 Jahre,	1	keine Veränder.		3	3100	1245	8 55	67:100	sitzend
30./V. 1871	2		unbed. Senkung	4	3240	1495	1755	85:100	stehend
L. F., Dienstmagd, 20 Jahre,	1	unbed. Senkung		3	2650	1600	1050	157:100	sitzend
28./V. 1871	2		keine Veränder.	4	2700	1650	1050	159:100	stehend
J. B., stud. med., 25 Jahre,	1	unbed. Steigung		3	4530	2720	1810	150:100	sitzend
26./V 1871.	2		unbed. Steigung	4	4275	2800	1475	190:100	stehend

kräftige Aufforderung, durch fortgesetzte Versuche womöglich herauszufinden, ob möglicher Weise andere Ursachen einen kräftigeren Einfluss [17] auf die vitale Mittellage ausüben und, falls dem so ist, welcher Art diese Ursachen sind, sowie durch welche Vorrichtung ihr Einfluss ausgeübt wird.

Bisher sind wir stillschweigend von der Annahme ausgegangen, dass die Veränderungen der vitalen Mittellage der Lungen einem directen mechanischen Einflusse zugeschrieben werden müssen. Es liegt ja z. B. sehr nahe anzunehmen, dass in solchen Körperstellungen, die der Einathmung günstigere Bedingungen bieten, mit mehr gefüllten Lungen geathmet wird, als in denjenigen Stellungen, welche den Einathmungsbewegungen einen grösseren Widerstand entgegensetzen u. s. w. Dass auch Panum dieser Meinung ist, kann unter anderem daraus geschlossen werden, dass er die von ihm beobachtete Erscheinung — nämlich dass in der comprimirten Luft mit mehr gefüllten Lungen geathmet wird — in der Weise zu erklären sucht, dass das Herabsteigen des Zwerchfells in Folge der Compression der Darmgase erleichtert werde.

Die eben erwähnte Annahme scheint indess bei der Betrachtung der Ergebnisse, welche meine oben angeführten Untersuchungen an die Hand gegeben haben, auf recht grosse Bedenken zu stossen. Wenn nämlich eine jede der verschiedenen Körperstellungen constant eine bestimmte mechanische Anordnung veranlasst, die für die Ein- und Ausathmung entweder förderlich oder hinderlich ist, so muss natürlich beim Uebergange von der einen Stellung zur anderen eine Veränderung in der vitalen Mittellage der Lungen constant eintreten, und zwar muss dieselbe in der Richtung gehen, welche die durch die verschiedenen Körperstellungen bestimmten mechanischen Anordnungen anweisen.

Indessen haben die Versuche, wie oben erwähnt, durchaus nicht die verlangte Regelmässigkeit gezeigt, und es liegt daher unzweifelhaft die Vermuthung recht nahe, dass es ausser den oben erwähnten Umständen andere sind, welche auf die vitale Mittellage der Lungen einen Einfluss ausüben.

Um womöglich diese wichtige Frage zu entscheiden, habe ich eine Reihe von Versuchen nach derselben Methode, wie die zuletzt beschriebenen, ausgeführt, aber unter Benutzung von solchen Körperstellungen, welche in Betreff der von ihnen hervorgerufenen mechanischen Anordnungen in scharf ausgesprochenem Gegensatz zu einander stehen, und wo also der Uebergang von der einen zur anderen schlagende Resultate ergeben musste. Als solche sind mir einerseits die aufrechte, stehende oder sitzende Stellung mit hochgetragenem Kopfe [18] und sonst möglichst bequemer Haltung, anderseits dagegen stehende oder sitzende Stellung mit herabgebeugtem Kopf und möglichst kräftig vornüber gebogenem Rumpf erschienen. Es dürfte nämlich als selbstverständlich anzunehmen sein, dass die letztgenannten Stellungen durch das sie begleitende Zusammendrücken des Bauches und mittelbar auch des Brustkastens der Einathmung recht bedeutende Hindernisse in den Weg legen und also zu einer Athmung mit weniger gefüllten Lungen als bei der bequemen stehenden oder sitzenden Stellung zwingen, wo die Verhältnisse wohl als günstiger für das Herabsteigen des Diaphragmas und die Erweiterung des Brustkastens zu betrachten sind. Auch bei dieser Untersuchung habe ich, um eine gewünschte Controle zu erhalten, jedem Versuch einen Gegenversuch in umgekehrter Ordnung folgen lassen.

Die Ergebnisse dieser Versuche waren in hohem Grade überraschend. Obwohl man, wie oben erwähnt, Ursache hatte zu erwarten, dass die Athmungscurve beim Uebergang von einer bequemen sitzenden oder stehenden Stellung in eine stark vornübergebeugte steigen und in einer höheren Lage so lange verbleiben würde, als die letztere Stellung beibehalten wurde, ist wider Erwarten umgekehrt in der grossen Mehrzahl der Fälle das Gegentheil eingetroffen. Die Versuchsperson athmete in den meisten Fällen in der stark zusammengedrückten Stellung mit besser gefüllten Lungen als in der bequemen. Beispiele davon zeigen die Curven 1 und 2 auf der beigefügten Tafel V. Man sieht hier deutlich, wie die vorher regelmässig in einer gewissen Höhe laufende Athmungscurve von dem Punkt (auf dem Bilde mit * bezeichnet), welcher der Veränderung der Stellung von bequemer stehender oder sitzender zu stark vornübergebeugter entspricht, mehr oder weniger schnell sinkt und dann auf einem bedeutend niedrigeren Niveau als vor dem Stellungswechsel fortläuft. Der Niveauunterschied hat in solchen Fällen bis zu $^1/_5$ der ganzen Vitalcapacität der Versuchsperson betragen können. Auch bei den Gegenversuchen ist in den meisten Fällen dasselbe Ergebniss erhalten worden (siehe die Curven Nr. 4, 5 und 8 auf Tafel V).

Es dürfte schwer, ja geradezu unmöglich sein, solche Erscheinungen mit der Annahme in Verbindung zu bringen, dass die vitale Mittellage der Lungen ausschliesslich davon bestimmt werde, was man als äussere mechanische Verhältnisse bezeichnen könnte. Hierbei muss freilich bemerkt werden, dass unter den Versuchen, welche ich nach der zuletzt angegebenen Methode gemacht habe, nicht alle dasselbe Resultat ergeben haben, denn bei einigen wenigen trat entweder gar keine auffallendere Veränderung in der Mittellage der Lungen oder auch eine Veränderung in entgegengesetzter Richtung zu der eben geschilderten ein. Solche Ausnahmen dürften indessen keineswegs die Folgerung beinträchtigen können, welche man bei Betrachtung der [19] oben erwähnten Versuchsergebnisse, wie mir scheinen will, nothwendig ziehen muss, dass nämlich die Veränderungen, welche die vitale Mittellage der Lungen erleidet, nicht ausschliesslich, noch in erster Linie dem directen Einfluss der Veränderungen zuzuschreiben sind, die durch den Uebergang von der einen Körperstellung zur anderen in den äusseren Bedingungen für die Athmungsbewegungen hervorgerufen werden. Die in Frage stehenden Erscheinungen machen vielmehr den Eindruck, als wären sie eine Aeusserung der Thätigkeit einer Regulationseinrichtung, durch welche die vitale Mittellage der Lungen unbewusst dem jeweiligen Bedarf des Körpers angepasst werde.

In dieser Hinsicht sind solche Curven wie Taf. V Nr. 3 und 4 von dem allergrössten Interesse. In Nr. 3 (einem der oben erwähnten Ausnahmefälle) war die Körperstellung bei Beginn des Versuches aufrecht und bequem, bei * wurde diese während einer Ausathmung plötzlich gegen eine stark vornübergebeugte gewechselt. Die Zusammenpressung, welche Brust und Bauch hierbei erfuhren, ist in der verlängerten und sehr wesentlich vergrösserten Ausathmung deutlich ausgesprochen, welche die Curve hoch über ihr ursprüngliches Niveau hinauftreibt. Unmittelbar darnach beginnt indessen die Mittellage sich allmählich wieder auf ihr ursprüngliches Niveau zu senken, und es ist wenigstens wahrscheinlich, dass sie, wenn der Versuch hätte länger fortgesetzt werden können, zuletzt noch weiter herabgesunken wäre. In Nr. 4 Taf. V dagegen beginnt der Versuch in sitzender, stark vornübergebeugter Stellung (den Kopf zwischen die Knien hinabgedrückt), bei * wird diese während der Einathmung gegen eine bequeme, sitzende, mit aufrechtem Rumpf und hochgetragenem Kopf gewechselt. Die Folge davon ist die, dass die Curve plötzlich bedeutend unter die ursprüngliche Mittellage sinkt; sie steigt aber unmittelbar darnach allmählich zu einer Mittelhöhe, welche zeigt, dass die Lungen zu Ende des Versuches ungefähr 220 ^{ccm} Luft weniger als vor der Veränderung der Körperstellung enthielten.

In den beiden letztgenannten Fällen ist das plötzliche Steigen oder Sinken der Curve ohne Zweifel dem rein mechanischen Einflusse der veränderten Körperstellung zuzuschreiben; ihr darauf eintretendes gradweises Sinken oder Steigen dürfte dagegen als von der Wirkung einer hypothetischen Regulationseinrichtung herrührend zu betrachten sein, durch welche die Versuchsperson unwillkürlich gezwungen wurde, in Nr. 3 Taf. V mit mehr, in Nr. 4 mit weniger gefüllten Lungen zu athmen.

Ist man einmal durch solche Erscheinungen, wie die nun erwähnten, dazu geführt worden, die Wahrscheinlichkeit einer besonderen Regulationseinrichtung anzunehmen, so drängt sich von selbst und ganz natürlich [20] die Frage nach dem Zweck einer solchen Einrichtung auf, denn wenn man auch — in der Physiologie wie in anderen Zweigen der Naturforschung — teleologischen Betrachtungen keine directe Beweiskraft beimessen kann, so stellen sie sich doch so natürlich und ungezwungen dar und geben oft so nützliche Winke, dass sie darum in gewissen Grenzen als berechtigt betrachtet werden müssen. Wendet man nun eine solche Betrachtung auf die vorliegende Frage an, so liegt die Zweckmässigkeit einer Einrichtung zur Regulirung der vitalen Mittellage der Lungen offen zu Tage. Wenn man sich nämlich auf der einen Seite an den grossen Einfluss erinnert, den der Grad der Entfaltung der Lungen auf den Blutstrom in den grossen Venen ausübt, und auf der anderen Seite bedenkt, dass die Bedingungen für denselben wesentlich von einer Menge Umständen beeinflusst werden können, unter welchen die verschiedenen Körperstellungen ohne Zweifel eine wichtige Rolle spielen, und dass ein Hinderniss für den regelmässigen Strom in diesen Venen sowohl auf die für die normale Thätigkeit des Herzens nöthige gleichmässige Blutzufuhr zum rechten Vorhof, als auch (durch die Venae jugulares) auf die Kreislaufsverhältnisse innerhalb der wichtigsten nervösen Centralorgane einen mächtigen Einfluss ausüben muss, so erscheint in der That eine solche Regulationseinrichtung, durch welche den genannten schädlichen Einwirkungen einigermaassen entgegengewirkt werden könnte, als in hohem Grade zweckmässig, ja nöthig. Wenn eine solche Betrachtung für berechtigt gehalten wird, bietet es keine grosse Schwierigkeit, eine Erklärung des auf den ersten Blick so räthselhaften Umstandes zu finden, dass eine Person in stark vornübergebeugter und zusammengedrückter Körperstellung mit gefüllteren Lungen athmet als in einer aufrechten und freien. In der ersteren Stellung sind ohne Zweifel die Bedingungen für einen freien Blutstrom in den grossen Venen viel weniger günstig, als in der letzteren; eine stärkere Entfaltung der Lungen (durch das Sinken der Athmungscurve angedeutet) kann dann als ein in hohem Grade geeignetes Mittel betrachtet werden, um durch Vermehrung der Ansaugung im Brustkasten den hemmenden Einfluss aufzuheben, welchen die Körperstellung ausübt.

Es dürfte wohl kaum nöthig sein, noch einmal darauf hinzuweisen, dass diese Betrachtungen nicht anders als ein völlig hypothetischer

Versuch zur Erklärung der in Rede stehenden Erscheinungen zu erachten sind — eine Erklärung, die indessen, so viel ich sehen kann, auf richtigen physiologischen Gründen ruht und also die Richtung weiterer Versuche zur Erörterung dieser Frage dürfte andeuten können.

[21] Einige solche habe ich auch unter dem Einflusse der oben dargestellten Betrachtungen ausgeführt. Diese wurden nach der zuletzt beschriebenen Methode angestellt, die Versuchsperson behielt aber während des ganzen Versuches eine bequeme stehende oder sitzende Stellung bei, und die Veränderung wurde ausschliesslich auf die Haltung des Kopfes beschränkt. Ich ging dabei von der Voraussetzung aus, dass, falls diese Betrachtungen richtig wären, eine Veränderung in der Haltung des Kopfes (von aufrecht zu stark herabgebeugt oder umgekehrt), als in wesentlichem Maasse auf den Blutstrom in den Venae jugulares einwirkend, nicht ohne Einwirkung auf die Mittellage der Lungen sein müsse.

Die Resultate dieser Versuche entsprachen auch der gemachten Voraussetzung. Mit wenigen Ausnahmen übte die Kopfhaltung einen oft sehr bedeutenden Einfluss auf die Mittellage der Lungen aus und zwar in solcher Richtung, dass die Versuchsperson bei herabgebeugtem Kopf mit gefüllteren Lungen athmete, als wenn der Kopf aufrecht gehalten wurde. Beispiele davon geben die Curven Taf. V Nr. 6, 7 und 9.

Die ausgesprochene Veränderung in der Mittellage der Lungen scheint mir hier unmöglich dem directen Einfluss der so unbedeutenden und auf das Volumen des Brustkastens wahrscheinlich gar nicht einwirkenden Veränderung der Körperhaltung zugeschrieben werden zu können. Als eine hierher gehörige Erscheinung dürfte auch zu bemerken sein, dass bei völlig unveränderter Körperstellung gewonnene Athmungscurven nicht selten recht bedeutende Erhebungen und Senkungen zeigen, ohne dass man irgend welche Veränderung in den äusseren Bedingungen für die Athmungsbewegungen als wahrscheinliche Ursache davon angeben könnte.

Alle diese Thatsachen müssen ohne Zweifel als kräftige Stützen für die oben ausgesprochene Ansicht betrachtet werden, dass die vitale Mittellage[1] der Lungen in wesentlichem Grade von anderen Ursachen bestimmt wird als von äusseren, für die Athmungsbewegungen günstigen oder ungünstigen mechanischen Anordnungen, welche von den verschiedenen Körper-

[1] Dass hier von den Veränderungen in der vitalen Mittellage (bestimmt als die Mitte zwischen Ein- und Ausathmung) abzusehen ist, welche eine directe Folge der verschiedenen Tiefe der Athemzüge sind, geht aus der ganzen vorhergehenden Darstellung hervor (siehe S. 190).

stellungen direct geschaffen werden, obgleich damit natürlich nicht geleugnet werden soll, dass auch diese in der erwähnten Hinsicht eine wichtige Rolle spielen können. Es kann indessen kein Zweifel darüber bestehen, dass eine vollständige Aufklärung der vorliegenden Frage nicht durch solche Versuche wie die hier beschriebenen und überhaupt nicht durch Untersuchungen an Menschen zu erhalten ist, sondern die vielseitigere und directere [22] Prüfung verlangen, welche nur an Thieren möglich ist. Nur durch eine solche kann man eine bestimmte Kenntniss von der Natur der Regulationseinrichtung der vitalen Mittellage der Lungen erhalten, deren Vorhandensein die im Vorhergehenden besprochenen Versuchsresultate wenigstens in hohem Grade wahrscheinlich machen, wie von den Organen, durch welche deren Einfluss sich geltend macht. Dass die in Frage stehenden Erscheinungen wesentlich von dem Nervensystem beeinflusst sind, wird ausser von anderen Umständen auch von deren in hohem Grade wechselnder Beschaffenheit angedeutet.

Erklärung der Abbildungen auf Tafel V.

Die Athmungscurven nach dem S. 193 beschriebenen Verfahren construirt. Inspiration nach unten, Exspiration nach oben.

Alle Curven sind von rechts nach links zu lesen.

* Bezeichnet den Augenblick, wo die Körperstellung der Versuchsperson verändert wurde.

Fig. 1 und **2**, siehe den Text, S. 204.
Fig. 3, siehe den Text, S. 205, 206.
Fig. 4, siehe den Text, S. 204—206.
Fig. 5, siehe den Text, S. 204.
Fig. 6, siehe den Text, S. 207.
Fig. 7, siehe den Text, S. 207.
Fig. 8, siehe den Text, S. 204.
Fig. 9, siehe den Text, S. 207.

IX

Die Lymphbahnen der Magenschleimhaut

Nordiskt Medicinskt Arkiv V. Nr. 26. S. 1—27. 1873.

Hierzu Tafel VI—VIII

[1] In einer vor drei Jahren veröffentlichten kurzen Mittheilung[1] berichtete ich über die Ergebnisse einiger Untersuchungen über die Lymphbahnen in der Magenschleimhaut vorzugsweise beim Menschen und beim Hunde. Seitdem sind diese Untersuchungen fortgesetzt und auf verschiedene Thierarten ausgedehnt worden. Dabei sind nicht nur die bereits früher mitgetheilten Resultate noch mehr bestätigt, sondern auch verschiedene neue gewonnen worden, welche mir von hinreichend grossem Interesse zu sein scheinen, um ihre Veröffentlichung zu rechtfertigen. Die angestellten Versuche sind zwar nicht bei allen von mir untersuchten Thierarten gelungen, doch dürfte dies die Zuverlässigkeit der positiven Resultate, die bei anderen gewonnen worden sind, in keiner Weise verringern. Wer sich mit Untersuchungen über die Lymphgefässe und besonders mit deren Darstellung durch artificielle Injection beschäftigt hat, weiss ohne Zweifel aus eigener Erfahrung, mit welchen grossen Schwierigkeiten dieser Zweig der Forschung verbunden ist, und besonders muss dies mit dem Organ der Fall sein, welches der Gegenstand der vorliegenden Darstellung ist. Trotz ausdauernder Bemühungen scheint nämlich die Magenschleimhaut bisher allen Versuchen getrotzt zu haben, mit der Schärfe und Unzweideutigkeit, welche die heutige histologische Forschung verlangt, die Anwesenheit von präformirten Bahnen für den Lymphstrom in dem Gewebe darzuthun, welches die Drüsen umgibt, die den nach der Masse, wie der functionellen Bedeutung wichtigsten Bestandtheil dieser Schleimhaut bilden.

Sappey (*Traité d'anatomie descriptive.* Tome 3ème, S. 123. Paris 1857) beschreibt zwar die Lymphgefässe des Magens als mit „feinen Wurzeln" *(par des radicules déliées)* [2] aus der Drüsenschicht der Schleimhaut entstehend. „Diese steigen dann," fährt er fort, „in den Zwischenraum zwischen die Drüsen hinab und dringen in die Submucosa hinein, wo sie ein Netz mit sehr engen Maschen bilden." Da Sappey indess, wie aus seiner

[1] Siehe oben S. 169.

Darstellung des Lymphgefässsystemes im Allgemeinen deutlich hervorgeht, bei den Untersuchungen, welche der eben citirten Beschreibung zu Grunde liegen, Quecksilberinjection benutzt hat, dürfte man annehmen können, dass er sich nicht auf Verticalschnitten der Schleimhaut von der Lage der in Rede stehenden Wurzeln im Verhältniss zu den Elementen der Schleimhaut überzeugt hat. Es kann daher mit gutem Grunde in Zweifel gezogen werden, ob die feinen Wurzeln, welche Sappey beobachtet hat, wirklich in dem zwischen den Drüsenröhren vorkommenden Gewebe gelegen haben und zwar um so mehr, als die Beschreibung sonst gar nicht auf die Anordnung passt, welche die Lymphgefässe in der Magenschleimhaut des Menschen bei meinen Untersuchungen gezeigt haben. Wahrscheinlich bestehen Sappey's „*radicules déliées*" aus Zweigen des Netzes, welches sich unter oder um den Grund der Schleimhautdrüsen unmittelbar nach innen von der von Brücke zuerst beschriebenen Muskelhaut ausbreitet, welche die Schleimhaut gegen die Submucosa begrenzt. So scheint seine Beschreibung auch von Teichmann aufgefasst worden zu sein, welcher in seinem prachtvollen Werk über das Lymphgefässsystem (Das Saugadersystem, Leipzig 1861, S. 76) das Verhalten der in Frage stehenden Gefässe im Magen mit folgenden Worten schildert: „Die Chylusgefässe des Magens bilden Netze, welche, wie Fohmann, Arnold und Sappey richtig angeben, in zwei auf einander liegenden Schichten ausgebreitet sind. Eine von diesen, die oberflächliche Schicht (nach der Bezeichnung der genannten Autoren), liegt in der Schleimhaut unterhalb der Labdrüsen, die andere, die tiefe Schicht, liegt zwischen der Schleimhaut und der Tunica muscularis. Beide Gefässschichten sind durch den Brücke'schen Muskel der Mucosa von einander getrennt. Es ist auffallend, dass die Chylusgefässe in dem ganzen Raum zwischen den Labdrüsen durchaus fehlen. Die Angabe selbst ist aber unbedingt richtig!"

Die einzige unzweideutige Beobachtung von Lymphbahnen in der Magenschleimhaut zwischen den Drüsen, welche meines Wissens veröffentlicht worden ist, ist von A. Kjellberg mitgetheilt (*Studier i läran om lymfkärlens ursprung. Upsala Universitets Årsskrift* 1862). Bei einer Section erhielt er einen Magen zur Untersuchung, welcher dem unbewaffneten Auge ein recht eigenthümliches Aussehen darbot. Seine Schleimhaut war gleich wie von einem feinen weissen Pulver bestreut, sodass [3] sie der Schleimhaut eines Darmes etwas ähnelte, dessen Villi gut mit Fett gefüllt sind. Die mikroskopische Untersuchung zeigte auch „die Schleimhaut von einer Masse durchzogen, welche bei durchfallendem Licht schwarz, bei auffallendem Licht weiss erschien, und die weder bei Zusatz von Kali, Natron, Salzsäure noch Essigsäure, wohl aber nach Einwirkung von Aether verschwand. Es war also keinem Zweifel unterworfen, dass diese Masse Fett darstellte. Am reichlichsten war dasselbe in dem oberflächlichsten Theil der Schleimhaut abgelagert, wo es fast wie eine dicke Schicht erschien; weiter unten in der Schleimhaut trat es in Bindegewebskörperchen ähnelnden Bildungen auf, welche sich in der Submucosa in ein Netz zusammenzusetzen oder überzugehen schienen, das zum grossen Theil die hier befindlichen Gefässe umspann.“ — Durch horizontale Schnitte durch die Schleimhaut überzeugte sich Kjellberg, dass das Fett überall in den Zwischenräumen der Drüsen belegen war. „Es lag hier,“ sagt er, „theils in länglichen, theils in verästelten Figuren, welche gleich beim ersten Blick viel Aehnlichkeit mit Bindegewebskörperchen zeigten. Nach erneuten Untersuchungen musste ich auch annehmen, dass sie, wenn nicht gerade Bindegewebskörperchen, wenigstens mit Ausläufern versehene Zellen waren. Ich überzeugte mich ferner davon, dass diese Zellen in der Schleimhaut unter einander anastomosirten und in der Tiefe derselben in ein Netz übergingen, welches sich in der Submucosa vorfand, und das seinerseits wieder in wirkliche Röhren oder Kanäle überzugehen schien.“

Trotz zahlreicher Nachforschungen bei Sectionen und Thierversuchen gelang es Kjellberg nicht, einen zweiten solchen Fall zu finden, und der von ihm beschriebene beruhte also ohne Zweifel auf einer sehr seltenen pathologischen Veränderung der Schleimhaut, was in gewissem Grade seine Beweiskraft hinsichtlich der physiologischen Verhältnisse verringern muss. Meiner Ansicht nach ist es indess in hohem Grade wahrscheinlich, dass das beobachtete Fett zum grössten Theil in präformirten Bahnen abgelagert war, obgleich diese nach Kjellberg's Auffassung in der eigentlichen Schleimhaut keine rohrförmigen Kanäle gebildet haben, sondern am nächsten mit einem Netz von anastomosirenden Bindegewebskörperchen (in Virchow's Sinne) zu vergleichen gewesen sein würden. Wenn man die beigefügte Zeichnung betrachtet, kann man sich indess nicht der Vorstellung erwehren, dass diese verästelten, oft ziemlich langen Figuren in der That unvollständig und ungleichmässig gefüllten Kanälen entsprochen haben, besonders wenn das interglanduläre Gewebe mit Essigsäure oder einem anderen Reagens behandelt gewesen war, das eine Aufschwellung desselben hervorgerufen hatte.

Ich habe mich absichtlich bei der von Kjellberg gemachten Beobachtung so lange aufgehalten, weil sie nicht [4] die Aufmerksamkeit erregt zu haben scheint, welche sie meiner Ansicht nach unzweifelhaft verdient hat. Man hat sich ausschliesslich an die negativen Resultate der angestellten Injectionsversuche gehalten, so dass die Ansicht von der völligen Abwesenheit der Lymphgefässe in der drüsenführenden Schicht der Magenschleimhaut nahezu ein Glaubensartikel geworden ist, der auch in die wichtigsten neueren Hand- und Lehrbücher der Anatomie und Histologie (Henle, Luschka, Quain-Sharpey, Kölliker, Frey u. A.) übergegangen ist.

Die hier unten mitgetheilten Beobachtungen setzen es hoffentlich ausser allen Zweifel, dass die Magenschleimhaut durchaus nicht eine solche Ausnahmestellung hinsichtlich des Vorkommens von präformirten Lymphbahnen einnimmt, im Gegentheil wird man finden, dass sie bei mehreren Thieren im Reichthum an solchen mit der Schleimhaut der übrigen Abtheilungen des Verdauungstractus wetteifern kann. Von der Existenz dieser Lymphbahnen habe ich mich mit Gewissheit bei dem Menschen (Kindern und Erwachsenen), dem Hunde, der Katze, dem Kaninchen, Schaf und Kalb überzeugt. Bei dem Schweine ist es mir trotz mehrerer Versuche bisher nicht gelungen, durch Injection Lymphbahnen in dem zwischen den Drüsen der Magenschleimhaut vorkommenden Gewebe darzustellen, aber zufolge des negativen Resultates ihr Vorhandensein bei diesem Thier zu verneinen, wäre ohne Zweifel durchaus nicht berechtigt. Die Methode, deren man sich bei einer solchen Injection bedienen muss, bringt es selbst mit sich, dass ein glücklicher Zufall in einem einzigen Augenblick eine vielleicht auf Hunderte von misslungenen Versuchen gegründete Ansicht umwerfen kann.

Von der Existenz der Lymphbahnen in der Magenschleimhaut kann man sich nicht auf andere Weise überzeugen als durch deren Füllung mittels Injection gefärbter Massen, denn ein solcher Fall, wie der oben angeführte, von Kjellberg mitgetheilte, wo sie durch eine natürliche Füllung mit körnigem Fett zu erkennen waren, dürfte zu den grössten Seltenheiten gehören. Bei meinen Untersuchungen habe ich in den meisten Fällen die gewöhnliche, kaltfliessende blaue Injektionsflüssigkeit benutzt — eine Fällung von Eisenvitriol und rothem Blutlaugensalz mit Wasser; in der letzten Zeit habe ich zu dieser Flüssigkeit etwas Ueberosmiumsäure hinzugesetzt, was mir von grossem Vortheil für die nachfolgende mikroskopische Untersuchung des Gewebes erschienen ist, weil durch diesen Zusatz der sonst unvermeidlichen und in so hohem Grade hinderlichen Quellung des Bindegewebes in bedeutendem Maasse vorgebeugt wird. Die Ueberosmiumsäure filtrirt bei der Injection in das umgebende Gewebe hinaus und härtet dasselbe, wodurch auch der Vortheil erlangt wird, dass die injicirten Kanäle [5] und Gefässe nicht so leicht zusammenfallen. Wenigstens ist es mir erschienen, als ob die auf diese Weise dargestellten Injectionspräparate schöner gewesen wären und sich besser erhalten hätten als andere.

Auch die entsprechende Fällung von Kupfervitriol und Blutlaugensalz (Kupfercyanürcyanid) habe ich einige Male benutzt und zwar mit grossem Vortheil. Ihre Farbe ist indess nicht so schön und intensiv wie die der blauen Fällung, vor welcher sie doch den Vorzug hat, dauerhafter zu sein.

Was übrigens die Injectionstechnik selbst betrifft, so ist diese von der einfachsten Art gewesen. Ich habe stets die gewöhnliche Einstichmethode mit einer Pravaz'schen Spritze mit möglichst feiner, spitziger Kanüle benutzt. Anstatt der gewöhnlichen stählernen Kanülen kann man sehr wohl gläserne anwenden, die man selbst in wenigen Augenblicken anfertigen kann und die auf geeignete Weise am Mundstück der Spritze befestigt werden. Die gläsernen Kanülen sind zwar zerbrechlich, der Verlust einer solchen ist aber von keiner Bedeutung, da er sofort wieder ersetzt werden kann. Die Spitze der Kanüle wird auf einem gewöhnlichen Wetzstein schräg abgeschliffen und ist dann sofort zum Gebrauch fertig.

Von der grössten Bedeutung für die Erzielung eines glücklichen Resultates ist die Stelle, wo der Einstich gemacht wird. Unzählige Versuche haben mich von der Schwierigkeit, um nicht zu sagen Unmöglichkeit überzeugt — mir wenigstens ist es nie gelungen — die Lymphbahnen der eigentlichen Schleimhaut durch Einstich an der äusseren, serösen Oberfläche des Magens zu füllen; auf diese Weise erhält man recht oft schöne Injectionen von den in der Muskelhaut liegenden Netzen, niemals aber werden dabei die Lymphkanäle der Schleimhaut und nur höchst selten die der Submucosa gefüllt. Um dieses Ziel zu erreichen, scheint es absolut nothwendig zu sein, den Einstich von innen in die Schleimhaut selbst zu machen. Kommt man, selbst wenn der Einstich auf diesem Wege gemacht wird, mit der Kanülspitze noch so wenig durch die Brücke'sche Muskelhaut, was leicht durch den Widerstand zu erkennen ist, den diese Schicht gegen das Vordringen der Kanüle leistet, so füllen sich in den meisten Fällen nur die kolossalen Spaltenräume in der so lockeren und dehnbaren Submucosa; bisweilen kann man indess auf diese Weise das submucöse Netz injicirt erhalten, nicht aber die Lymphbahnen der Schleimhaut. Es ist also nötig, dass die Spitze der Injectionskanüle innerhalb der Schleimhaut stehen bleibt.

Aber auch unter Beobachtung dieser Vorsichtsmaassregeln ist man durchaus nicht eines glücklichen Erfolges gewiss. Wie bei den entsprechenden Versuchen an der Darmschleimhaut scheint auch hier die Thierart [6] einen grossen Einfluss auszuüben. Meiner Erfahrung nach gelingt eine Injection der Lymphbahnen der Schleimhaut beim Schaf und Kalb am leichtesten, weniger leicht dagegen bei dem Menschen, dem Hunde, der Katze und dem Kaninchen.

Bei dem erwachsenen Menschen besteht das ausserhalb der Brücke'schen Muskelhaut in der Submucosa liegende Lymphnetz aus im allgemeinen recht weiten Kanälen, welche jedoch sehr bedeutend im Durchmesser wechseln (von 0·023 bis 0·45 ^{mm}), so dass es hierdurch ein recht unregelmässiges Aussehen erhält, mit Maschen, welche bald weiter, bald enger sind, als die umgebenden Kanäle (siehe Taf. VII Fig. 6). Mittels kurzer, durch die erwähnte Muskelhaut meist etwas schräg aufsteigender Stämme steht dieses Netz mit einem anderen unter den Drüsen in der Schleimhaut selber liegenden in Verbindung, welches wir das subglanduläre nennen wollen. Dessen Kanäle sind feiner (0·025 bis 0·1 ^{mm}), dichter und liegen nicht so ganz in derselben Ebene, wie die des ersteren, sondern bilden nicht selten zwei oder drei, unmerklich in einander übergehende Schichten, von denen die tiefste zum Theil ihre Lage in der Muskelhaut selbst zu haben scheint. Oft erscheint dieses Netz auf gelungenen Injectionspräparaten ausserordentlich reich und füllt sich nicht selten in grosser Ausdehnung; seine obersten Maschen umspinnen schon die blindsackförmigen Drüsenenden.

Der Theil des lymphatischen Apparates, welcher das die Drüsen umgebende Gewebe durchzieht, zeigt bei verschiedenen Subjecten und auch in verschiedenen Theilen desselben Magens eine etwas wechselnde Anordnung. Die folgende Darstellung darf daher nur als dem gewöhnlichsten Verhalten entsprechend aufgefasst werden, so wie ich es beobachtet habe; zu deren weiterer Erklärung sei auf Taf. VI Fig. 3 verwiesen. Von dem subglandulären Netze gehen zahlreiche — häufig mehrere mit einem gemeinsamen Ursprungsstamm — zwischen den Drüsen einigermaassen gerade oder gewunden aufsteigende Kanäle aus, für welche ich die Bezeichnung interglanduläre Lymphsinus vorschlage. Sie sind gewöhnlich an ihrem Ursprung am schmälsten, erweitern sich allmählich nach oben und sind sehr oft mit recht bedeutenden Ausbuchtungen versehen, wodurch deren Form und Durchmesser ausserordentlich verschieden werden. Durch horizontal oder schräg verlaufende Verbindungsäste stehen sie bald spärlich, bald recht reichlich mit einander in Verbindung und enden in verschiedener Entfernung von der Oberfläche der Schleimhaut. Dies geschieht bald mit einer kolbenförmigen Anschwellung, bald wieder bilden sie Schlingen, indem sie nach einer plötzlichen Umbiegung gegen die

Tiefe der Schleimhaut zurückkehren; endlich ereignet es sich auch bisweilen, [7] dass sie nahe der Oberfläche durch feinere oder gröbere, oft recht lange Kanäle sich mit einander verbinden und auf solche Weise eine Art oberflächlichen Netzes mit sehr weiten unregelmässigen Maschen bilden. In bedeutenderer Ausdehnung habe ich indess beim erwachsenen Menschen dieses Netz unter normalen Verhältnissen nicht darstellen können, wohl aber einmal in einer durch Krankheit veränderten Magenschleimhaut. Diese hatte im Allgemeinen eine ungewöhnlich feste Consistenz und zeigte im Fundus wie in den angrenzenden Theilen eine schiefergraue Farbe. Im Antrum pylori und besonders in der Nachbarschaft des Pylorus selbst war die Farbe viel heller, ja fast ganz weiss, stellenweise mit einem Aussehen von festem Bindegewebe. An einer solchen Stelle füllte sich in der Schleimhaut in recht grosser Ausdehnung ein sehr dichtes, oberflächliches Netz von weiten Kanälen, die in der Richtung der Längenaxe des Magens ausgezogene Maschen bildeten. Bei der Untersuchung an Verticalschnitten zeigte die Schleimhaut eine hochgradige Hyperplasie des Bindegewebes mit Atrophie der Drüsen, welche theilweise zu fast unkenntlichen, hier und da stark pigmentirten, rundlichen Massen mit überall eingesprengten cystenähnlichen Bildungen zusammengeschrumpft waren. Lymphbahnen von der verschiedensten Form und Grösse durchzogen das zwischen den Drüsenresten in grosser Mächtigkeit auftretende Bindegewebe und setzten sich nach unten in ein sehr reiches, submucöses Netz fort.

Bei Kindern gelingen die Injectionsversuche verhältnissmässig leichter. In dem Magen eines einige Monate alten Kindes erhielt ich im Antrum pylori das oberflächliche Netz in einer Ausdehnung von einigen Quadratlinien recht vollständig gefüllt (siehe Taf. VII Fig. 7). Die aufsteigenden interglandulären Lymphsinus bildeten hier an der Oberfläche der Schleimhaut rundliche Anschwellungen von bis $0{\cdot}12^{mm}$ im Durchmesser, während die langen Verbindungsäste $0{\cdot}02$ bis $0{\cdot}05^{mm}$ maassen. Uebrigens zeigen beim Kinde die in der eigentlichen Schleimhaut vorkommenden Lymphkanäle fast noch grössere Variationen in Form und Durchmesser als bei den Erwachsenen; einige solche Formen sind in Taf. VI Fig. 5 dargestellt.

Bei dem Einstich in das Antrum pylori werden nicht selten auch die Chylusbahnen im obersten Theile des Duodenums gefüllt, wie auch die Lymphkanäle im unteren Theile der Speiseröhre oft beim Einstich in den angrenzenden Theil der Magenschleimhaut injicirt werden. Die nächste Umgebung des Pylorus ist beim Kinde wenigstens durch eine äusserst reiche Entwicklung des Lymphapparates mit grossen, weiten, gebuchteten Lymphbahnen ausgezeichnet, welche bis zum freien Rande der die Valvula pylorica bildenden Schleimhautfalte hinaufsteigen.

[8] Der Hund. Die tiefliegenden Lymphbahnen — die submucösen und subglandulären — sind bereits in Teichmann's prachtvollem Werk beschrieben und abgebildet. Das submucöse Netz, welches hier unmittelbar unter der Brücke'schen Muskelhaut liegt, ist einfach, nicht ganz so dicht wie bei dem Menschen, und besteht aus im Allgemeinen recht weiten Stämmen, welche jedoch höchst bedeutend im Durchmesser variiren. Während die schmäleren Verbindungsäste auf ungefähr 0·08 mm heruntergehen, messen die weiteren 0·14 bis 0·20 ja bis 0·28 mm. Das subglanduläre Netz ist mehr oder weniger deutlich mehrschichtig und umgibt die unteren Enden der Schleimhautdrüsen. Der Durchmesser der Kanäle wechselt hier zwischen 0·02 und 0·10 mm. Von den obersten der Schleifen, welche dieses Netz bildet, steigen (siehe Taf. VI Fig. 4) die interglandulären Sinus zwischen die Drüsen im Allgemeinen fast gerade hinauf und in recht regelmässigen (ungefähr 0·2 mm) Abständen von einander. Sie sind in den meisten Fällen etwas schmäler (0·01 bis 0·025 mm) an ihrem Ursprung, werden nach oben dicker (0·035 bis 0·07 mm) und erreichen meist nahezu die Oberfläche der Schleimhaut unmittelbar unterhalb der dieselbe kennzeichnenden gröberen (venösen) Capillaren. Ihre Wände sind hier und da ausgebuchtet, und in gewissen Fällen, besonders wenn der Injectionsdruck stärker gewesen war, zeigen sie zahlreiche vorspringende Stacheln und Spitzen, die sich in das umgebende Gewebe verlieren und den Uebergang zu einem anderen System von Lymphräumen bilden, wovon weiter unten die Rede sein kann. Die interglandulären Lymphsinus enden gegen die Oberfläche der Schleimhaut entweder mit einem blinden kolbenartig aufgeschwollenen Ende oder mit ein paar kurzen, in Spitzen auslaufenden Zweigen, welche sich zwischen die genannten Blutcapillaren hineinschieben oder auch mit ihren Nachbarn durch horizontal oder bogenförmig laufende Aeste in Verbindung treten.

Bei der Einstichinjection in die Schleimhaut des Labmagens beim Kalbe wird nur ausnahmsweise, und auch dann in sehr geringer Ausdehnung, ein weitmaschiges, submucöses Netz von im Allgemeinen weiten (0·08 bis 0·35 mm), gebauchten Kanälen gefüllt, von welchen die abführenden, mit Klappen versehenen Gefässe ihren Ursprung nehmen. Das subglanduläre Netz, welches sich unmittelbar oberhalb der Membrana muscularis mucosae ausbreitet und sich ebenfalls in verhältnissmässig geringer Ausdehnung füllt, ist einfach und besteht aus Kanälen, deren Durchmesser im Allgemeinen nur ungefähr 0·01 bis 0·06 mm beträgt. Die interglandulären Sinus steigen von diesem

Netze gerade gegen die Oberfläche der Schleimhaut auf und enden auf etwas verschiedene Weise in dem eigentlichen Pepsindrüsen führenden, mit grossen, beständigen Falten [9] versehenen Theile des Labmagens und im Antrum pylori, dessen Schleimhaut fester und fast glatt ist. An der letzteren Stelle laufen diese Sinus fast unverästelt gegen die Oberfläche der Schleimhaut fort und enden dort gewöhnlich mit kolbenartig aufgeschwollenen oder in kurze Aeste auslaufenden Enden, welche nur spärlich mit einander in Verbindung stehen. In der erstgenannten Region dagegen (siehe Taf. VI Fig. 2) theilen sich die interglandulären Kanäle schon in ungefähr der halben Höhe der Schleimhaut in mehrere von einander divergirende Aeste, welche um die Drüsenmündungen ein ausserordentlich reiches, dicht an der Oberfläche der Schleimhaut gelegenes Netz von gewundenen, ungefähr 0·05 bis 0·08 ^{mm} im Durchmesser messenden Kanälen bilden. Oft füllt sich dieses Netz in bedeutender Ausdehnung, während die tiefer liegenden nur in geringem Grade injicirt werden. Bei stärkerem Druck zeigen diese Kanäle überall die bei den interglandulären Lymphbahnen des Hundes erwähnten Ausbuchtungen und Spitzen, welche, wie weiter unten gezeigt werden soll, den Anfang der das ganze interglanduläre Gewebe durchziehenden Lymphräume bilden, die als der eigentliche Ursprung der nun beschriebenen Kanäle betrachtet werden müssen.

Zufolge der Leichtigkeit, womit sich das oberflächliche Lymphnetz füllt, und der relativen Spärlichkeit der Lymphbahnen in den tieferen Schichten der Schleimhaut zeigt eine gelungene Injection der Schleimhaut des Kalbsmagens in der betreffenden Region auf Verticalschnitten ein charakteristisches Aussehen, das insofern an dasjenige erinnert, welches eine Veneninjection von demselben Organ kennzeichnet, als auch dort ein oberflächliches Netz von Capillaren sich in Stämme leert, die zwischen die Drüsen hinabsteigen. Eine Verwechslung zwischen Lymphbahnen und Venen dürfte jedoch hier nicht in Frage kommen können, da die oberflächlichen Lymphbahnen leicht an ihrem bedeutend grösseren Durchmesser und an ihren gebuchteten Conturen zu erkennen sind. Ausserdem füllen sich nicht selten gleichzeitig mit den Lymphbahnen auch die venösen Gefässe mehr oder weniger vollständig, und in solchen Fällen ist es natürlich leicht, sich von der Verschiedenheit der beiden Systeme und deren Unabhängigkeit von einander zu überzeugen.

Die Schleimhaut im Labmagen des Schafes zeichnet sich — vorzugsweise im Antrum pylori — durch einen ausserordentlichen Reichthum an verhältnissmässig leicht injicirbaren Lymphbahnen aus, weshalb auch der Schafmagen als das geeignetste Objekt zur Demonstration dieser Bildungen betrachtet werden kann. Auch hier füllt sich bei Stichinjection in die Schleimhaut das submucöse Netz nur äusserst unvollständig; die Abfuhr erfolgt hauptsächlich fast direct durch ableitende Lymphgefässe. Dagegen ist das subglanduläre [10] Netz ausserordentlich reich und zeichnet sich durch die in hohem Grade (0·1 bis 0·15 ^{mm} oder mehr) variirende Weite der dasselbe bildenden Lymphbahnen aus, welche oft lange Strecken weit die Blutgefässe paarweise begleiten.

Wie beim Kalbe, so ist auch beim Schafe die Anordnung der oberflächlichen Lymphbahnen in der eigentlichen Pepsindrüsenregion und im Antrum pylori etwas verschieden; ausserdem zeigt diese Anordnung in dem an den Pylorus zunächst grenzenden Theil eine ausgesprochene Eigenthümlichkeit, welche eine besondere Aufmerksamkeit verdient.

In der Pepsindrüsenregion ist der tiefere Theil der Schleimhaut oberhalb des subglandulären Netzes, ebenso wie beim Kalbe, verhältnissmässig arm an Lymphbahnen, indem die interglandulären Lymphsinus nur sehr spärlich mit einander in Verbindung stehen und erst ganz nahe an der Oberfläche der Schleimhaut ein ziemlich reiches Netz bilden, das sich beim Schafe jedoch nur selten in einer bedeutenderen Ausdehnung füllt. Dieses Netz, dessen Kanäle recht gebuchtet und gewunden sind, bildet eine einfache, längs der Oberfläche ausgebreitete Schicht, welche folglich im Vergleich mit dem entsprechenden Netz beim Kalbe nur eine geringe Mächtigkeit zeigt. In Folge dessen wird auf dem Vertikalschnitt der Gegensatz zwischen dem Reichthum der Oberfläche an Lymphbahnen und der Armuth der tiefer liegenden Schichten daran noch augenfälliger als beim Kalbe, besonders da dessen Schleimhaut in jüngerem Alter bedeutend dünner als die des erwachsenen Schafes ist.

In dem an die Pepsindrüsenregion grenzenden Theil des Antrum pylori erweist sich dagegen die Schleimhaut auf einem Verticalschnitt in allen ihren Schichten ausserordentlich reich an Lymphbahnen. Das subglanduläre Netz bildet oft 2 bis 3 Schichten, die verticalen interglandulären Sinus stehen überall in der reichlichsten Verbindung mit einander, und das oberflächliche Netz entsendet oft kurze, blind endigende Ausbuchtungen in die Plicae villosae, welche die Schleimhaut zwischen den Drüsenmündungen bildet.

In der nächsten Nachbarschaft des Pylorus selbst ist der Reichthum der Schleimhaut an Lymphbahnen vollkommen ebenso gross, wie in dem eben erwähnten Theil des Antrum pylori, deren Anordnung aber zeigt hier ein anderes und recht charakteristisches Gepräge, wovon

Taf. VI Fig. 1 eine Vorstellung geben soll. Hier sind es vorzugsweise die interglandulären Sinus, welche eine grossartige Entwicklung erreicht haben. Sie stehen dicht zusammen, verbinden sich nur spärlich mit einander, schwellen in der Mitte der Schleimhaut nicht selten zu einem [11] Durchmesser von 0·18 mm oder darüber an und verzweigen sich in zwei oder drei fast gerade aufsteigende Aeste, welche mit bedeutendem, aber sehr wechselndem Durchmesser bis hinauf in die Nachbarschaft der Oberfläche der Schleimhaut laufen, wo sie mit mehr oder weniger zahlreichen, kurzen, fast fingerähnlichen Ausläufern enden, ohne ein oberflächliches Netz zu bilden.

Die verschiedenen Typen der Anordnung der Lymphbahnen in der Schleimhaut des Schafmagens, welche hier beschrieben worden sind, sind nicht von einander scharf getrennt, sondern gehen auf der Grenze der besonderen Regionen durch zahlreiche Zwischenformen in einander über.

Bei dem Kaninchen scheint das Verhalten der Lymphbahnen in der Magenschleimhaut, nach den wenigen einigermaassen vollständigen Injectionspräparaten zu urtheilen, die ich habe erhalten können, am meisten mit dem der zuletzt geschilderten Thiere übereinzustimmen. Das submucöse Netz füllt sich bei Injection mittels Einstichs in die dünne Schleimhaut nur ganz unvollständig; das subglanduläre dagegen ist recht reich entwickelt. Die interglandulären Lymphsinus messen ungefähr 0·02 bis 0·05 mm im Durchmesser und theilen sich gewöhnlich in zwei oder drei Aeste, welche im Antrum pylori wenigstens bis zur Oberfläche der Schleimhaut hinaufsteigen und dort Anschwellungen bis zu 0·1 mm im Durchmesser bilden. Diese schieben sich dann hinauf in die für diese Region des Magens charakteristischen Plicae villosae, und von ihnen gehen Verbindungsäste in verschiedenen Richtungen nach dem angrenzenden Lymphsinus, wodurch ein deutlich entwickeltes, oberflächliches Netz entsteht.

Eine Untersuchung des Lymphgefässsystems der Magenschleimhaut darf nicht bei den eben beschriebenen Kanälen stehen bleiben, denn wie viele verschiedene Ansichten von dem eigentlichen Ursprung der Lymphgefässe es auch geben mag, so dürfte man doch nunmehr mit nur wenigen Ausnahmen allgemein darin einig sein, dass diese Kanäle nicht der Ort für die erste Bildung der Lymphe sein können. Wir berühren hier eine der am schwersten zu lösenden Fragen in der ganzen Histologie, die zu einer ausserordentlich umfangreichen Literatur Veranlassung gegeben hat, worin die allerverschiedensten Ansichten ausgesprochen worden sind. In einer solchen Darstellung, wie dieser, dürfte indess ein näheres Eingehen auf die geschichtliche Entwicklung der Lehre von dem Ursprung der Lymphgefässe nicht von nöthen sein, besonders da dieser Gegenstand mit hinreichender Vollständigkeit in den meisten grösseren Hand- und Lehrbüchern der Anatomie, Histologie und Physiologie behandelt ist. Ich beschränke mich daher darauf, einen möglichst genauen Bericht von dem zu geben, was ich selbst beobachtet habe, unter Vermeidung aller Kritik anderer Ansichten [12] über den Ursprung der Lymphgefässe, was ich um so mehr unterlassen kann, als das Organ, von welchem diese Abhandlung handelt, in dieser Hinsicht nur ganz nebenbei untersucht worden ist.

Eine Abhandlung, welche sich mit der Frage nach dem Ursprung der Lymphgefässe beschäftigt, kann es eigentlich nicht vermeiden, die Lehre von dem Bau des Bindegewebes zu berühren, denn wohl alle dürften darin einig sein, dass die eigentliche Quelle für die Lymphe in diesem Gewebe zu suchen ist. Es ist indess nicht meine Absicht, diesen schwierigen Gegenstand anders als nur insoweit zu berühren, als es für das richtige Verständniss der übrigen Darstellung absolut nothwendig ist, und ich verzichte um so lieber darauf, als meine Untersuchungen sozusagen nur gelegentlich diese Richtung nahmen, und die Frage überdies Gegenstand einer gründlichen und allseitigen Behandlung von so competenten Forschern, wie es Axel Key und G. Retzius sind, mit deren bisher veröffentlichten Ansichten (siehe deren *„Studier i nervsystemets anatomi“*, *Nordiskt Medicinskt Arkiv*, Bd. IV, Nr. 21 und 25) ich mich in allem Wesentlichen einverstanden erklären muss, gewesen ist.

Wir sind bisher bei der Darstellung des Verhaltens der Lymphbahnen in der Magenschleimhaut von den dickeren Stämmen und Sammelröhren (dem submucösen Netz) zu den in dem Schleimhautgewebe selbst eingelagerten, subglandulären und interglandulären Bahnen mit den sich in die letzteren ausleerenden, bei verschiedenen Thieren mehr oder weniger deutlich entwickelten und injicirbaren oberflächlichen Netzen fortgeschritten. Wir wollen nun auf diesem Wege weitergehen und untersuchen, ob nicht durch die benutzte Injectionsmethode noch andere Auskünfte zu erhalten sind.

Schon im Vorhergehenden ist angedeutet worden, dass die Resultate einer Stichinjection in die Magenschleimhaut nicht immer den nun erwähnten ganz gleich sind, und besonders ist dies beim Hunde der Fall, dessen Magenschleimhaut hauptsächlich das Material gebildet hat, auf welches die nun folgende Darstellung gegründet ist. In gewissen Fällen erhält man bei einer solchen Injection, besonders im Antrum pylori, in recht bedeutender Ausdehnung Lymphbahnen mit der Anordnung gefüllt, wie sie Taf. VI Fig. 4 zeigt, und nichts anderes. In anderen Fällen dagegen tritt während der Injection, auch bei ganz schwachem Druck, auf einem ziemlich beschränkten und von der Umgebung scharf begrenzten Gebiete in der nächsten Umgebung um die Einstichöffnung eine so vollständige Infiltration des Gewebes ein, dass dasselbe von der benutzten Injectionsmasse eine intensive Farbe annimmt und dabei zugleich anschwillt, so dass diese Partie sich etwas [13] über das Niveau der Umgebung erhebt. Auch in solchen Fällen wird in der Umgebung des so infiltrirten Gebietes nicht selten die eben erwähnte isolirte Injection der in Taf. VI Fig. 4 abgebildeten interglandulären Lymphsinus und des subglandulären Netzes angetroffen; ausserdem breitet sich fast constant, vorausgesetzt, dass mit der Injection lange genug fortgesetzt wird, die Masse in dem submucösen Lymphnetz weiter aus und strömt durch die klappenführenden Gefässe ab. In den meisten Fällen, wo der Druck nicht allzu stark gewesen, beschränkt sich die erwähnte Infiltration auf die Schleimhaut selbst, in anderen dagegen füllt sich auch ein grösserer oder kleinerer Theil des lockeren submucösen Gewebes.

Der erste Gedanke bei einem solchen Resultat der Injection war der, dass ein Extravasat vorlag, und dass das Präparat folglich als misslungen zu betrachten wäre. Da indessen bei wiederholten Versuchen diese — ich kann sie nicht besser bezeichnen — begrenzten „Injektionsödeme" bei gewissen Thieren so constant auftraten und sich in die Lymphgefässe der Submucosa entleerten, wurde ich zu einer näheren Untersuchung des Verhaltens veranlasst — einer Untersuchung, welche meiner Ansicht nach unwiderruflich darthat, dass das vermeintliche Extravasat fast ohne Ausnahme eine Injection der eigentlichen Lymphwurzeln in dem interglandulären Gewebe der Schleimhaut darstellt. Unter fortgesetzten Versuchen fand ich ferner, dass beschränktere „Extravasate" von vollkommen gleicher Beschaffenheit auch an solchen Stellen auftraten, welche vom Einstichpunkte mehr oder weniger entfernt lagen. Taf. VII Fig. 10 zeigt eine solche Infiltration von beschränktem Umfang vom Antrum pylori eines Hundes. Der weite, mit knotigen Ausbuchtungen versehene und bis zur Oberfläche der Schleimhaut aufsteigende interglanduläre Lymphsinus ist hier ungefähr in der Mitte der Schleimhaut schräg durchschnitten, und von derselben hat sich ein ausserordentlich reiches System von netzförmig verbundenen, von der Injectionsmasse stärker oder schwächer ausgespannten Kanälen gefüllt, welche sich ohne Unterbrechung in die verzweigten, sternförmigen Gebilden fortsetzen (das Präparat war mit Essigsäure behandelt worden), welche unter dem Einfluss der Virchow'schen Lehre als Bindegewebskörperchen betrachtet wurden. Eine vollständigere derartige Infiltration — ebenfalls vom Antrum pylori beim Hunde — auf einem Horizontalschnitt durch die oberen Schleimhautschichten wird in Taf. VIII Fig. 11 stärker vergrössert wiedergegeben. Es erscheint mir bei der Betrachtung der constanten und gut begrenzten Formen, in welchen dieses „Injectionsödem“ auftritt, unmöglich etwas anderes anzunehmen, als dass die Injectionsflüssigkeit in ein System von präformirten Räumen eingedrungen ist, welche [14] das ganze interglanduläre Gewebe durchziehen, und die bald als mehr oder weniger regelmässige cylindrische Kanäle, bald als mehr rissige Spaltenräume, bald wieder als grössere sinusartige Cavitäten auftreten — letzteres hauptsächlich in unmittelbarer Nähe der Drüsenwände. Eine solche Injection in die eigentliche Pepsindrüsenregion zeigt Taf. VIII Fig. 12, welche, unter schwächerer Vergrösserung gezeichnet, einen Horizontalschnitt der tieferen Schleimhautschichten wiedergibt. In den Knotenpunkten zwischen den Drüsengruppen sind hier die Durchschnitte der interglandulären Sinus zu sehen, welche in dieser Region der Schleimhaut die Venen meist scheidenförmig umgeben.

Um eine klare Vorstellung von dem Verhalten dieser Lymph- oder Safträume zu dem Gewebe, in welchem sie vorkommen, zu erlangen, sind indess Injectionsversuche allein nicht genügend. Sie schliessen nicht völlig die Möglichkeit künstlichen Entstehens aus, indem die Injectionsmasse die besonderen Elemente des Gewebes aus einander gedrängt und ihre festen Partikeln in Räumen zurückgelassen hat, welche möglicher Weise nur durch den bei der Injection verwandten Druck entstanden sind. Es ist folglich nöthig, die mittels Injection erhaltenen Resultate durch Anwendung anderer Methoden zu controliren. Eine solche bietet sich von selbst, wenn man der benutzten Injectionsflüssigkeit eine Lösung von Ueberosmiumsäure zusetzt. Man findet dann stets in der nächsten Umgebung der Region, in welcher die festen Partikeln der Injectionsmasse sich abgelagert haben, eine breitere oder schmälere Zone, wo die in Frage stehenden Räume nur in schwachem Grade von der osmiumhaltigen Flüssigkeit ausgedehnt sind, die zugleich das Gewebe härtet und seine Aufquellung verhindert. Dünne Schnitte einer so behandelten Schleimhaut zeigen dann in einem Theile des Präparates das Saftraumsystem mehr oder weniger vollständig gefüllt von der gefärbten Masse, während dasselbe in anderen Theilen desselben Präparates nur schwach ausgedehnt und von der filtrirten Flüssigkeit gehärtet ist. Dadurch ist es leicht, sich von der Identität der mit Farbe gefüllten Räume mit den leeren zu überzeugen; die letzteren lassen ausserdem eine genaue Untersuchung der feinsten Structurverhältnisse des sie begrenzenden Gewebes zu, wie man auch, an der Grenze des injicirten Gebietes, Gelegenheit hat, alle Uebergänge zwischen dem Theile des Schleimhautgewebes zu beobachten, in welchem die Lymphräume zufolge der mechanischen und chemischen Einwirkung der Injectionsflüssigkeit geöffnet sind, und zwischen dem übrigen von der Injection unberührten Theil, wo sie zusammengedrückt sind.

[15] Endlich gibt es eine Weise, diese Räume auch ohne Injection darzustellen — und zwar oft in überraschender Schönheit und Deutlichkeit — nämlich durch Einfrieren der unmittelbar nach dem Tode des Thieres herausgenommenen Magenschleimhaut. Sobald diese genügende Festigkeit erhalten hat, werden möglichst dünne Schnitte daraus hergestellt und diese, noch gefroren, in eine halbprocentige Lösung von Ueberosmiumsäure gelegt. Dadurch wird das Gewebe beim Aufthauen sogleich gehärtet, und die je nach dem verschiedenen Zustand der Schleimhaut mehr oder weniger ausgedehnten Safträume behalten ihre Form unverändert bei.

Die Anordnung dieser Lymphräume ist in den beiden Regionen der Magenschleimhaut (der eigentlichen Pepsindrüsenregion und dem Antrum pylori) etwas verschieden und wechselt ausserdem je nach der Tiefe, in welcher die Schleimhaut vom Schnitte getroffen worden ist. Taf. VIII Fig. 13 ist eine möglichst naturgetreue Zeichnung von einem dünnen Horizontalschnitt aus den tieferen Schichten der Schleimhaut in der Pepsindrüsenregion des Hundemagens, und Taf. VIII Fig. 15 stellt einen solchen Schnitt durch die tieferen Schichten der Schleimhaut im Antrum pylori dar — in beiden Fällen nach Injection mit einer osmiumsäurehaltigen Masse.

Auf einem solchen Präparat, wie es Taf. VIII Fig. 13 zeigt, findet man die durchschnittenen Röhren der Pepsindrüsen in Form von Rosetten, welche mehr oder weniger regelmässig sind, je nachdem der Schnitt mehr oder weniger vollkommen senkrecht deren Längenaxe getroffen hat. Die Mitte einer jeden solchen Rosette, zunächst der Lichtung des Rohres, wird von Heidenhain's „Hauptzellen" aufgenommen, welche durch ihre verschiedene Färbung gegen die grösseren, runden, zu Folge der Einwirkung der Osmiumsäure gewöhnlich etwas gelblichen Pepsinzellen (Heidenhain's „Belegzellen") abstechen, welche die inneren Zellen kranzförmig umgeben und auf dem Contur des Drüsenrohres starke Ausbuchtungen bilden. Bei Anwendung stärkerer Vergrösserung ($^3/_7$—$^3/_9$ Hartnack) kann man sich nicht selten von der Anwesenheit eines die ganze Rosette umschliessenden, feinen Contur überzeugen, welcher die sogenannte *membrana propria* des Drüsenrohres darstellt. Die einzelnen Rosetten (= die Querschnitte der Drüsenröhren) sind zu 3 bis 8 in Gruppen gesammelt, welche durch dickere oder dünnere Zwischenwände aus Bindegewebe von einander getrennt sind, und von diesen werden Septa auch zwischen die einzelnen Drüsenröhren gesandt. Jede solche Gruppe entspricht im Allgemeinen den Drüsenröhren, welche in eine gemeinsame Oeffnung auf der Oberfläche der Schleimhaut ausmünden, und die also als Zweige einer und derselben Drüse betrachtet werden können. Der Deutlichkeit wegen können wir die mächtigeren Gewebemassen zwischen den Drüsengruppen als [16] das interglanduläre und die eben erwähnten Septa als das intra- oder endoglanduläre Gewebe bezeichnen.

Das interglanduläre Gewebe zeigt eine deutliche lamellose Structur, welche die oben genannten Gruppen concentrisch umgibt. Diese Schichtung wird dadurch noch ausgesprochener, dass die im Gewebe vorkommenden Zellen und Kerne auf einem solchen Schnitte in mehr oder weniger regelmässigen Reihen in derselben Richtung, wie die Lamellen selbst, um die Gruppen concentrisch geordnet sind. Auf den Stellen, wo drei oder mehrere solche Lamellensysteme zusammenstossen, entstehen Zwischenräume, deren Form je nach der Anzahl der zusammenstossenden Systeme und je nach dem verschiedenen Grade wechselt, in welchem das Gewebe durch das Eindringen der Injectionsflüssigkeit ausgedehnt worden ist. Jeder dieser Räume wird fast ganz constant von einer der zwischen die Drüsen hinabsteigenden Venen, welche verhältnissmässig weit, aber sehr dünnwandig sind, eingenommen. Die Querschnitte dieser Venen füllen indess die erwähnten Räume nicht vollständig aus, sondern es befindet sich zwischen der Venenwand und der äusseren Begrenzung der Lücke ein grösserer oder kleinerer leerer Raum, welcher bald das Gefäss vollkommen ringförmig umgibt, bald durch von der Venenwand ausgehende dünne Häutchen in mehrere Abtheilungen getheilt ist, bald wieder nur einen grösseren oder kleineren Theil der Peripherie des Gefässes umfasst; in letzterem Falle erscheint dieses dann an der den Raum begrenzenden Wand befestigt. Diese Lücken sind Durchschnitte von wirklichen perivasculären Lymphräumen, welche in dieser Region der Magenschleimhaut die von mir oben beschriebenen interglandulären Lymphsinus zu repräsentiren scheinen. Auch um die hier und da in den Zwischenräumen zwischen den Drüsen vorkommenden Arterien und kleineren Venen finden sich solche perivasculäre Räume vor, obgleich sie nicht so stark wie die eben beschriebenen Räume um die grösseren Venen sind. In anderen Theilen des Präparates findet man diese perivasculären Lymphbahnen von der gefärbten Injectionsmasse (Taf. VIII Fig. 13) oft isolirt gefüllt, der Form nach (im Querschnitt) mehr oder weniger vollkommen kreisrund, und man kann sich dann, falls das Präparat dünn genug und mit Carmin gut gefärbt ist, mit grösster Bestimmtheit von dem oben geschilderten Verhalten dieser Lymphräume zu den Venen überzeugen, welche bald längs der Lymphraumwand zusammengedrückt liegen, bald in deren Mitte sternförmige Figuren bilden, bald wieder den Raum gleichsam in zwei gleich oder ungleich grosse Abtheilungen trennen. Von diesen perivasculären Sinus gehen nun andere Lymphbahnen aus, welche in dem interglandulären Gewebe laufen und die genannten Sinus mit einander verbinden. Diese Bahnen sind bald einfach, bald laufen sie zu zwei oder drei neben einander her.

[17] Zwischen jeder Drüse (Gruppe von Drüsenröhren) und der nächsten Lamelle des interglandulären Gewebes wird auch ein solcher Raum gebildet — ein periglandulärer Lymphraum, welcher mit den eben beschriebenen Räumen in Verbindung steht und durch die zwischen den einzelnen Drüsenröhren eindringenden Septa in Abtheilungen von sehr variirender Form und Ausdehnung gespalten wird. Ausser von diesen Septa werden die periglandulären Räume hier und da auch von äusserst feinen, in Glycerin kaum erkennbaren Balken und Häutchen durchzogen, welche in den Fällen, wo die Räume von der Injectionsmasse vollständig gefüllt sind, fast vollständig verdeckt werden. Nur durch den wiederholten Vergleich zwischen solchen Stellen, welche nur von der klaren Flüssigkeit ausgedehnt worden sind, und solchen, welche von der gefärbten Masse gefüllt sind, kann ein vollständiger Ueberblick über die verwickelte Anordnung dieser Räume erhalten werden. Man findet dann, dass ausser den nun genannten periglandulären Räumen, welche oft in grosser Ausdehnung die Drüsen umgeben, in die intraglandulären Septa mit den in diesen laufenden Capillaren auch intraglanduläre Lymphräume hineindringen, welche die einzelnen Drüsenröhren mehr oder weniger vollständig umgeben und sich gewöhnlich zwischen diese letztgenannten und die sie umspinnenden Blutcapillaren drängen. Bei einer Injection füllen sich nur ausnahmsweise alle diese Räume, doch erhält man zuweilen in einem und demselben Präparat alle Uebergänge zwischen dem vollständigen Injectionsödem, wo das ganze Gesichtsfeld, mit Ausnahme von den Querschnitten der Drüsenröhren, den dünnen

Häutchen zwischen den Lymphräumen, wie der Querschnitte von grösseren und kleineren Blutgefässen, von der gefärbten Injectionsmasse angefüllt erscheint — und der unvollständigeren Injection, bei welcher nur die interglandulären Lymphsinus gefüllt werden. Es ist hauptsächlich in der Tiefe der Schleimhaut, wo das eben genannte vollständige Oedem angetroffen wird, die Zwischenformen treten dann gewöhnlich in den höher liegenden Schichten der Schleimhaut auf.

Etwas abweichend ist die Anordnung der Lymphräume in dem Theil der Schleimhaut, wo die „Magenschleimdrüsen" vorkommen, d. h. im Antrum pylori. Diese Drüsen haben bei dem Hunde, besonders in der Nähe des Pylorus, eine recht eigenthümliche Form. Deren oberster Theil, sofern er überhaupt zu diesen Drüsen gezählt werden darf, besteht aus weiten (ungefähr 0·15 ^{mm} im Durchmesser) cylindrischen oder gebuchtet trichterförmigen Einsenkungen der Schleimhaut, welche auf ihrer Innenseite mit einem Cylinderepithel von derselben Beschaffenheit bekleidet sind, wie das, welches die ganze Oberfläche der Schleimhaut bedeckt. [18] Diese Einsenkungen erstrecken sich oft bis zur Hälfte der Schleimhauthöhe und tiefer, und in ihr abgerundetes unteres Ende münden mit scharfer Begrenzung die eigentlichen, viel schmäleren (ungefähr 0·04 ^{mm}) und in ihren unteren, blinden Enden gewöhnlich etwas kolbenförmig erweiterten Drüsenröhren zu 3 bis 4 ein. Deren kurz cylindrische oder konische Epithelzellen unterscheiden sich im Aussehen und in ihrem Verhalten zu den Farbstoffen sehr scharf von denen der Mündungstrichter und stimmen mehr mit den „Hauptzellen" der Pepsindrüsen überein. Die Begrenzung der Drüsenröhren gegen das umgebende Gewebe ist immer recht stark ausgesprochen, und deren mit Kernen versehene „Membrana propria" sind gewöhnlich sehr deutlich.

Das interglanduläre Gewebe ist in dieser Region der Magenschleimhaut viel mächtiger; die in demselben verlaufenden Lymphkanäle oder Safträume bilden auch ein viel reicheres und dichteres Netzwerk (Taf. VIII Fig. 11). In dem oberen Theile der Schleimhaut erweisen sich diese Kanäle auch hier bei Flächenschnitten hauptsächlich concentrisch um die Mündungstrichter der Drüsen herum angeordnet und stehen in reichlichster Verbindung sowohl mit einander als mit den interglandulären Sinus, welche hier die Venen nicht so constant umschliessen, sondern häufig selbstständig, obwohl gewöhnlich in deren nächster Nachbarschaft laufen. Die periglandulären Lymphräume sind am stärksten — und oft höchst bedeutend — entwickelt um den unteren Theil der Mündungstrichter der Drüsen, wo gewöhnlich eine recht tiefe Einschnürung zwischen diesen und den eigentlichen Drüsenröhren entsteht.

Einige solche Lymphräume sind auf Taf. VIII Fig 11 theilweise von der Injectionsmasse gefüllt zu sehen; Taf. VII Fig. 9 gibt eine möglichst naturgetreue Zeichnung des Lymphraumes einer mit Osmiumsäure behandelten und dann mit blauem Anilin gefärbten gefrorenen Magenschleimhaut.

In den tieferen Schichten der Schleimhaut bilden die interglandulären Lymphkanäle gleichfalls ein äusserst reiches Netzwerk zwischen den Gruppen, in welchen die Drüsenröhren gesammelt sind; die jede Gruppe umschliessenden periglandulären Lymphräume sind jedoch im Allgemeinen nicht so deutlich entwickelt, wie in der Pepsindrüsenregion, wogegen jedes besondere Drüsenrohr von einem sehr deutlichen und oft recht weiten Lymphraum umgeben wird. Zur näheren Beleuchtung des Gesagten sei auf Taf. VIII Fig. 15 verwiesen — eine Zeichnung von einem dünnen Horizontalschnitt aus dem tieferen Theil der Schleimhaut im Antrum pylori, in der nächsten Nachbarschaft eines durch eine osmiumsäurehaltige Injectionsmasse erzeugten „Injectionsödems."

[19] In dem obersten Theil der Schleimhaut zunächst ihrer Fläche ist die Anordnung der Lymphräume unregelmässiger, und das Gewebe zeigt hier auf solchen Präparaten, wo diese Räume auf die eine oder andere Weise ausgespannt sind, ein ausgeprägt cavernöses Aussehen. Taf. VIII Fig. 14, welche einen in schräger Richtung geführten Schnitt einer gefrorenen Schleimhaut wiedergibt, dürfte hiervon eine bessere Vorstellung geben, als es die weitläufigste Beschreibung vermöchte.

Von besonderer Wichtigkeit dürfte es sein, hier die Aufmerksamkeit darauf zu richten, dass diese Lymphräume sich bis zur Oberfläche der Schleimhaut erstrecken, so dass man sagen kann, dass das Cylinderepithel der letzteren unmittelbar auf der äusseren Wand der oberflächlichsten Lymphräume ruht, welche hier die Rolle der Membrana propria der Schleimhaut übernimmt. Dieses Häutchen ist ausserordentlich dünn, hier und da mit Kernen versehen, und stimmt vollkommen mit den Häutchen überein, welche die übrigen Lymphräume begrenzen. Auf nicht-injicirten Präparaten habe ich vergeblich nach solchen Porenkanälen gesucht, welche Heiberg (*Nord. Med. Ark.* Bd. 4, Nr. 6) in der dickeren Membrana propria beschrieben hat, die in der Nasenhöhle die eigentliche Schleimhaut von ihrem Epithel trennt. Ich kann indess nicht umhin, hier eine Beobachtung zu erwähnen, welche, nach meiner Ueberzeugung wenigstens, das Vorhandensein solcher Poren im höchsten Grade wahrscheinlich macht. Diese Beobachtung wurde auf einem Flächenschnitt aus der obersten Schicht einer auf oben angegebene Weise injicirten Magenschleimhaut gemacht, wo die oberflächlichsten Lymphräume unmittelbar an der Membrana propria der Mündungstrichter ausserordentlich gut gefüllt waren. Im Allgemeinen wurde die Injectionsmasse vom genannten Häutchen mit einem vollkommen gleichmässigen, scharfen Contur begrenzt, auf einer Stelle aber war dieser mit einer Menge zahlreicher kurzer und feiner Fortsätze besetzt, welche die Membran etwas schräg zu durchdringen schienen, auf einer anderen Stelle war die Masse durch die Membran hindurchgesickert, hatte sich unterhalb der Epithelzellen zu einer dünnen Schicht ausgebreitet und einen Theil der Zellen recht intensiv diffus gefärbt. Von einer Berstung war keine Spur zu sehen, vielmehr war die Lage der einzelnen Elemente völlig unverrückt. Diese Infiltration des Epithels nahm, wie erwähnt, nur einen Theil der Zellen ein, welche die Oeffnung eines der quer durchschnittenen Mündungstrichter umgaben, und man konnte sich also mit vollkommener Sicherheit davon überzeugen, dass die Epithelschicht keine andere Veränderung als die erwähnte erlitten hatte, und besonders, dass das Epithel nicht in merklichem Grade von seiner Unterlage abgehoben worden war, noch dass die Zellen aus einander gesprengt worden waren. Da man die gefärbten Zellen nur im Profil betrachten konnte, war es dagegen unmöglich, bestimmt zu [20] entscheiden, ob die gefärbte Masse die Substanz der Zellen selbst durchdrungen hatte, oder ob sie möglicher Weise nur in der zusammenhaltenden „Kittsubstanz“ abgelagert war. Ohne der angeführten Beobachtung, als allzu allein dastehend, volle beweisende Kraft beilegen zu wollen, muss ich doch, da sie, soviel ich finden kann, keine andere Deutung zulässt, darin einen kräftigen Grund für die Annahme sehen, dass die „Membrana propria“ der Magenschleimhaut und ihr Epithel selbst feste Substanzen in äusserst feiner Vertheilung durchdringen lässt. Für diese Annahme spricht auch Kjellberg's oben angeführte Beobachtung, und überdies ist es ja eine bekannte Thatsache, die auch ich an jungen Hunden bestätigt fand, dass bei jungen, saugenden Thieren nicht selten eine Infiltration von molekularem Fett in den Epithelzellen der Magenschleimhaut stattfindet. Die Frage, in welcher Weise die feinen Fettkörner die Zellenschicht durchwandern, um in die darunter liegende Schleimhaut zugelangen, dürfte dagegen noch nicht einmal hinsichtlich der Villi des Dünndarmes, wo die Erscheinung doch so constant auftritt und verhältnissmässig leicht zu untersuchen ist, ihre endliche Lösung gefunden haben.

Es erübrigt noch, über meine Ergebnisse hinsichtlich des Baues des Gewebes, welches die oben beschriebenen Lymphbahnen und Lymphräume begrenzt, zu berichten. Aus der vorhergehenden Darstellung dürfte deutlich hervorgehen, dass wir das zwischen den Drüsen der Magenschleimhaut vorkommende Gewebe als hauptsächlich aus Häutchen mit in verschiedenen Theilen etwas wechselnder Anordnung bestehend zu betrachten haben. Diese Häutchen bilden, wie man auf dünnen Schnitten injicirter oder gefrorener Schleimhäute beobachten kann, Wände für ein das ganze Gewebe durchziehendes System von Cavitäten, welche bald die Form von mehr cylindrischen Kanälen, bald von Scheiden- und Spaltenräumen zeigen, welche die Blutgefässe, die Drüsengruppen und die einzelnen Drüsenröhren umgeben. Da diese Cavitäten, wie dies bei Benutzung der gewöhnlichen Untersuchungsmethoden fast immer der Fall ist, leer und die Scheidewände zwischen ihnen mehr oder weniger aufgequollen sind, werden sie nur durch diejenigen Kerne mit davon ausgehenden verästelten und zusammenlaufenden Linien erkennbar, welche unter dem Einfluss der Virchow'schen Lehre als Bindegewebskörperchen bezeichnet worden sind. Sind dagegen die Lymphräume ausgedehnt, und wird die Bindesubstanz der Scheidewände durch gewisse Reagentien, vor allem Osmiumsäure, verhindert aufzuquellen, so sieht man, dass diese Häutchen und Balken nur ganz dünn sind. An solchen Präparaten, welche nach Osmiumbehandlung mit Carmin oder noch besser mit rothem oder blauem Anilin gefärbt worden sind, kann man sich dann [21] gewöhnlich mit Leichtigkeit davon überzeugen, dass die zahlreichen Kerne unmittelbar an die Höhle der Lymphräume selbst grenzen, in welche sie sich oft hineinschieben (Taf. VIII Fig. 14), wie davon dass diese Kerne untereinander durch ein System von Linien verbunden werden, welche die die Lymphräume unmittelbar begrenzenden Conturen bilden und die meiner Ansicht nach den optischen Ausdruck einer äusserst dünnen Schicht darstellen. Diese Schicht nimmt, besonders bei Behandlung mit Anilin, eine stärkere Färbung an und zeigt dadurch einen bestimmten Unterschied von der eigentlichen Bindesubstanz. Auf solchen Stellen, wo die Zwischenwände etwas dicker sind, wie gewöhnlich dort, wo sie die interglandulären Sinus und die periglandulären Lymphräume begrenzen, kann man sich meist davon überzeugen, dass die wenig oder gar nicht gefärbte Zwischensubstanz auf beiden Seiten von solchen kernführenden, stärker gefärbten Schichten eingefasst wird; wo aber die Wände sehr dünn sind, scheint diese Zwischensubstanz vollständig fehlen zu können, und dann kann man nicht mehr als eine solche Schicht unterscheiden, welche dann allein das ganze Häutchen bildet. Was die Form der Kerne betrifft, so ist sie im Allgemeinen die gewöhnliche: von der Oberfläche gesehen oval, im Profil spindelförmig; sie wechselt aber je nach der Form der Lymphräume etwas. Von einer umgebenden Protoplasmazone sind nur selten schwache Andeutungen zu sehen.

Was die Natur dieser kernführenden Schicht betrifft, so kann ich die Ueberzeugung nicht unterdrücken, dass sie als ein Zellenhäutchen derselben Art zu betrachten ist wie die, welche Key und Retzius unter anderem bei den Hirn- und Rückenmarkshäuten[1] beschrieben haben. Wahrscheinlich ist die Schicht durch Zusammenschmelzung von Häutchenzellen entstanden, deren Protoplasma zu einer verhältnissmässig resistenten (elastischen?) Substanz verwandelt worden ist. Sie ist nicht überall gleich dick; stets am mächtigsten zunächst den Kernen, nimmt sie in grösserer Entfernung von ihnen an Dicke ab, diese Abnahme aber erfolgt wahrscheinlich nicht gleichförmig, sondern es werden hier und da nach verschiedenen Richtungen laufende band- oder faserähnliche Verdickungen gebildet, welche mit solchen aus den Nachbarzellen kommenden zusammenfliessen und dadurch ein gemeinsames, die ganze Wand stützendes System von Stäben oder Balken bilden.

Wie leicht einzusehen, ist es sehr schwer, solche Häutchen in grösserer Ausdehnung isolirt zu erhalten; dies wird durch Beschaffenheit des Gewebes mit seinen in allen Richtungen verlaufenden, um die Lymphräume sich biegenden und mit einander [22] zusammenhängenden Häutchen und Balken verhindert. Darum gibt auch das sonst so vortheilhafte Zerzupfen gehärteter Präparate mittels der Nadel nur äusserst unbefriedigende Resultate, welche überdies mit dem grössten Misstrauen zu betrachten sind, denn ohne Zweifel sind die spindelförmigen, mit verästelten Ausläufern versehenen oder auf andere Weise geformten, zellenartigen Bildungen, die auf solche Weise isolirt werden, zum grössten Theil nur losgetrennte, mehr oder weniger gemisshandelte Stücke der genannten Zellenhäutchen. Von einer recht wichtigen Sache kann man sich jedoch durch diese Methode überzeugen, nämlich von den elastischen Eigenschaften dieser Häutchen, welche nicht selten durch das Zusammenrollen der Stücke angedeutet werden, wenn sie von ihrer Umgebung losgelöst werden.

Eine Frage, welche wohl mit einigen Worten berührt zu werden verdient, ist die nach den die Drüsenröhren unmittelbar umgebenden Häutchen, welche von Alters her Membranae propriae *(basement mem-*

---

[1] Leider ist es mir bisher nicht gelungen, durch Behandlung mit salpetersaurem Silberoxyd auf diesen Häuten die charakteristische „Endothel"-Zeichnung zu erhalten. Ich bin indess überzeugt, dass fortgesetzte Versuche ein besseres Resultat ergeben werden.

branes) genannt worden sind. In der eigentlichen Pepsindrüsenregion sind diese Häutchen wegen der Ausbuchtungen, welche die grossen runden Pepsinzellen (Belegzellen) auf den Wänden der Drüsenröhren verursachen, beim Hunde wenigstens verhältnissmässig schwer zu untersuchen. Im Antrum pylori dagegen kann man, besonders auf dünnen, nach den oben angegebenen Methoden gefertigten Horizontalschnitten, sich mit der grössten Bestimmtheit von der Anwesenheit eines sowohl die Mündungstrichter wie jedes einzelne Drüsenrohr unmittelbar umschliessenden, kernhaltigen Häutchens überzeugen, das denjenigen, welche die nächste Begrenzung der Lymphräume bilden (Taf. VII Fig. 9), vollkommen ähnlich ist. Dasselbe ist also in Bezug auf diese letztere in gewisser Beziehung als den „visceralen“ Blättern der serösen Häute (z. B. Pericardii) entsprechend zu betrachten und wird ausserdem in den grösseren Lymphräumen mit dem „parietalen“ Blatte durch zerstreute, äusserst dünne Häutchen und Balken verbunden, die selbst auch nicht selten Kerne enthalten.

Aus dem Angeführten geht deutlich hervor, in welcher Weise wir, meiner Ansicht nach, die Frage zu beantworten haben, ob die Lymphwege der Magenschleimhaut selbständige Wände besitzen oder nicht. Die Wände sind in dem Sinne selbständig, dass die die Lymphwege zunächst umgebende Schicht sich in chemischer und physikalischer Hinsicht von der eigentlichen Bindesubstanz unterscheidet, unselbständig aber insofern, als diese Schicht mit dem übrigen Gewebe vollkommen zusammenhängt und mit ihm verbunden ist. Und dies, wie im Allgemeinen das Verhalten der Lymphräume zu den Blutgefässen und Drüsen, scheint mir in physiologischer Hinsicht von der grössten Bedeutung zu sein. Wie man sich den Ursprung der Lymphgefässe auch vorstellen mag, stets werden es die Blutgefässe sein, wo wir [23] die Quelle der Lymphe oder vielleicht richtiger des Gewebesafts (der Parenchymflüssigkeit), wenn wir nämlich den Namen Lymphe auf den Inhalt der eigentlichen Lymphgefässe beschränken, zu suchen haben. Ebenso kann nach den Ergebnissen, die hauptsächlich durch die Untersuchungen Ludwig's und seiner Schüler erzielt sind, kein Zweifel mehr darüber herrschen, dass der Druck, unter welchem das Blut in den kleinsten Arterien und Capillargefässen steht, die ursprüngliche Triebkraft bildet, welche nicht bloss, durch Filtration, die Lymph- oder Safträume des Parenchyms füllt, sondern auch durch den Druck, der hierdurch in diesen Räumen entsteht und stets in directem Verhältniss zum Druck in den genannten Blutgefässen stehen muss, die filtrirte Flüssigkeit nach dem Orte des kleinsten Druckes — den Lymphgefässen und den grossen Venen — treibt. Es erscheint mir unbestreitbar, dass eine solche Saftströmung völlig unmöglich sein müsste, wenn die Wände der Lymphräume und Lymphkanäle („Lymphwurzeln“) nicht sozusagen eins mit dem umgebenden Gewebe wären, denn im entgegengesetzten Falle würden diese Wände unter dem Einfluss des ausserhalb derselben herrschenden Druckes unbedingt zusammengedrückt werden.

Die Lymphe, welche durch die mit Klappen versehenen Gefässe die Schleimhaut verlässt, hat gewiss nicht dieselbe Zusammensetzung, wie die Flüssigkeit, welche in den Lymphräumen aus den Blutgefässen ausgeschwitzt wird; sie hat ohne Zweifel verschiedene durchgreifende Veränderungen erlitten. Die feinsten Capillargefässe, in welchen der stärkste Druck herrscht, und welche die nächste Fortsetzung der Arterien bilden, umspinnen bekanntlich die Drüsen. Sie kommen jedoch im Allgemeinen nicht in unmittelbare Berührung mit diesen, sondern die Flüssigkeit — wahrscheinlich verdünntes Blutplasma minus etwas Eiweiss — welche unter diesem hohen Druck aus den Gefässen herausfiltrirt, sammelt sich in den die Drüsen unmittelbar umgebenden Lymphräumen. Die Drüsenröhren baden folglich in dieser Flüssigkeit, sie bildet, um mit Claude Bernard zu sprechen, das innere Medium, in welchem die Drüsenzellen leben. Aus ihr holen sie das Material zu ihrer Absonderung, was natürlich nicht stattfinden kann, ohne dass die Zusammensetzung der Flüssigkeit verändert wird. Auf ihrem Wege nach dem submucösen Netz kommt sie ferner mit den zwischen den Drüsen absteigenden dünnwandigen Venen in nächste Berührung — so in den perivasculären Lymphräumen, welche besonders in der Pepsindrüsenregion diese Gefässe umgeben, wie im Allgemeinen in den interglandulären und subglandulären Bahnen. In diesen Venen ist der Blutdruck verhältnissmässig niedrig und die Stromgeschwindigkeit gering — [24] alles Umstände, welche eine lebhafte Diffusion zwischen dem Inhalt der Blutgefässe und der Lymphwege befördern; die Lymphe erleidet hierdurch weitere, wahrscheinlich recht bedeutende Veränderungen in ihrer Zusammensetzung, bevor sie die eigentlichen Lymphgefässe erreicht.

Eine besondere Aufgabe dürfte den oberflächlichen Lymphräumen zukommen, welche unmittelbar an das Flächenepithel der Schleimhaut stossen. Hier sind, wie leicht einzusehen ist, viele Umstände vorhanden, welche eine nicht unbedeutende Aufnahme von Nährstoffen aus dem Mageninhalt ermöglichen müssen. Die die Drüsenmündungen umspinnenden gröberen (venösen) Capillaren spielen in dieser Beziehung zwar auch eine Rolle, die hauptsächlichste Absorption aber dürfte doch hier, wie in den Villi des Dünndarmes, durch diese Lymphräume besorgt werden, welche sich in das oberflächliche Netz oder in die interglandulären Sinus ergiessen. Als Beförderungsmittel für die auf solche Weise aufgenommene Flüssigkeit dürften die wenigstens beim Hunde äusserst zahlreichen Bänder und Bündel von glatten Muskelfasern nicht übersehen werden, welche von der Brücke'schen Muskelhaut in den Wände der die Drüsen zunächst umgebenden Lymphräume bis hinauf in die oberen Schleimhautschichten steigen.

Im Vorhergehenden ist nichts von den bisweilen unerhört zahlreichen „lymphoiden" Zellen gesagt worden, welche sich in dem interglandulären Gewebe der Magenschleimhaut eingestreut vorfinden. Dies ist darum geschehen, weil diese Zellen, wenn sie in grösserer Menge vorkommen, die Untersuchung des Gewebes fast unmöglich machen, und man muss daher zu diesem Zwecke solche Theile davon aufsuchen, wo sie fehlen oder nur spärlich auftreten. So viel ich habe finden können, sind sie stets in den Lymphräumen abgelagert. Kommen sie nur spärlich vor, so liegen sie oft ganz frei in diesen, so z. B. nicht selten in den perivasculären und periglandulären Lymphräumen. In grösster Menge häufen sie sich gewöhnlich in den tieferen Schichten der Schleimhaut unter und zwischen den Drüsenböden. Woher sie kommen, ob durch Proliferation der Häutchenzellen der Lymphräume oder durch Auswanderung aus den Gefässen, habe ich nicht feststellen können, halte jedoch ersteres in hohem Grade für unwahrscheinlich, da ich nie Andeutungen von einer solchen Proliferation gesehen habe. Aus solchen Infiltrationen von lymphoiden Zellen entstammen wahrscheinlich die in der Schleimhaut bald so spärlich und bald so reichlich auftretenden „lenticulären Drüsen". Sie sind wahrscheinlich nichts Anderes als solche Infiltrationen, welche durch eine spätere Entwicklung von einer [25] stärkeren Bindegewebsschicht um sie herum abgekapselt worden sind. Sie werden von in solchem Falle gewöhnlich recht weiten Lymphkanälen umgeben, welche zum subglandulären Netz gehören, und bei der Injection desselben werden sie fast ausnahmslos von der Injectionsmasse diffus gefüllt. Ich kann mir nichts anderes vorstellen, als dass eine Communication zwischen ihnen und diesen Lymphbahnen stattfindet. So z. B. war auf einem Verticalschnitt von der Magenschleimhaut einer Katze, wo das subglanduläre Netz und verschiedene der interglandulären Lymphsinus injicirt waren, eine ganze Reihe solcher mehr oder weniger von der blauen Injectionsmasse gefüllter lenticulärer Drüsen zu sehen, obgleich an keiner anderen Stelle des Präparates die geringste Spur eines Extravasats vorhanden war.

Bei dem Hunde, wie bei der Katze, hat man häufig Gelegenheit, die ganze Entwicklungsreihe von der einfachen Infiltration bis zu der von der Umgebung scharf begrenzten, gegen die Oberfläche der Schleimhaut mit einer konischen, zapfenförmigen Verlängerung aufsteigenden, vollkommen ausgebildeten „Drüse“ zu verfolgen. Die übrigen Elemente der Schleimhaut erscheinen hierbei in der nächsten Nachbarschaft mehr oder weniger atrophirt und gleichsam von dem andrängenden Neukömmling zur Seite geschoben. Taf. VII Fig. 8 zeigt eine solche Bildung aus einem Hundemagen mit injicirten subglandulären Lymphbahnen.

Juli 1873.

Erklärung der Abbildungen auf Tafel VI—VIII.

Tafel VI.

Fig. 1. Verticalschnitt der Schleimhaut im Antrum pylori vom Schaf mit injicirten Lymphbahnen. *a* Muskelschicht der Schleimhaut; *b* das subglanduläre Lymphnetz; *c* interglanduläre Lymphsinus.

Fig. 2. Verticalschnitt der Schleimhaut im Labmagen des Kalbes, die Pepsindrüsenregion. *a*, *b* und *c* wie in der vorhergehenden Figur; *d* das oberflächliche Lymphnetz; *e* Blutgefässe.

Fig. 3. Magenschleimhaut von einem erwachsenen Menschen, die Pepsindrüsenregion, Verticalschnitt. *a*, *b*, *c* und *e* wie im Vorhergehenden; *d* Andeutungen eines oberflächlichen Netzes von Lymphbahnen; *f* das submucöse Lymphnetz.

Fig. 4. Magenschleimhaut vom Hunde, Antrum pylori, Verticalschnitt. Bezeichnung wie in den vorhergehenden Bildern.

Fig. 5. Magenschleimhaut von einem Kinde, Verticalschnitt. *a*, *b*, *c*, *d*, *e*, *f* wie im Vorhergehenden; *g* mit Klappen versehene abführende Lymphgefässe in der Submucosa.

Alle Zeichnungen sind unter Anwendung von Hartnack Obj. 4, Ocul. 3 hergestellt. Fig. 4 etwas verkleinert.

Tafel VII.

[26] **Fig. 6.** Magenschleimhaut von einem erwachsenen Menschen mit injicirten Lymphbahnen, obere Fläche nach oben. In der rechten unteren Hälfte des Bildes ist das submucöse Lymphnetz allein dargestellt, in der linken oberen ausserdem das subglanduläre Netz mit hier und dort hervorragenden interglandulären Sinus. Bei *a* ein klappenführendes Lymphgefäss. Hartnack Obj. 2, Ocul. 3.

Fig. 7. Das oberflächliche Lymphnetz in der Magenschleimhaut von einem Kinde, Antrum pylori. Bei *a* das obere stark aufgeschwollene Ende eines interglandulären Lymphsinus. Im Hintergrunde schimmern Theile der tiefliegenden Netze hervor. Hartnack Obj. 4, Ocul. 3.

Fig. 8. „Lenticuläre Drüse" in der Magenschleimhaut vom Hunde mit injicirten subglandulären Lymphbahnen, Verticalschnitt. *a* Muskelschicht der Schleimhaut, wovon Bündel von Muskelzellen zwischen den Pepsindrüsen aufsteigen. Hartnack Obj. 4, Ocul. 3.

Fig. 9. Horizontalschnitt durch den oberen Theil der Schleimhaut im Antrum pylori des Hundes. In der Mitte des Bildes ist, quer durchschnitten, einer der weiten Drüsentrichter, umgeben von seinem periglandulären Lymphraum, zu sehen. *a* Blutgefäss. Behandlung: Gefrierung, Osmiumsäure, blaues Anilin. Hartnack Immers. Obj. 10, Ocul. 3.

Fig. 10. Vom Antrum pylori vom Hunde, Stichinjection, Verticalschnitt. Ein schräg durchschnittener interglandulärer Sinus (*c*), von welchem sich ein reiches System von netzartig verbundenen Lymphbahnen gefüllt hat, welche sich unmittelbar in die sternförmigen Bildungen fortsetzen, die als Bindegewebskörperchen betrachtet worden sind. *a* Muskelschicht, *b* Lymphbahnen, zu dem subglandulären Netz gehörend, *d* Venen. Hartnack Obj. 5, Ocul. 3.

Tafel VIII.

Fig. 11. Horizontalschnitt durch die oberen Schichten einer mittels Einstichs injicirten Schleimhaut vom Antrum pylori vom Hunde. „Injectionsödem". Unmittelbar bis zu den Drüsenquerschnitten sind theilweise gefüllte periglanduläre und bei *a* ein perivasculärer Lymphraum zu sehen. Hartnack Obj. 7, Ocul. 3.

Fig. 12. Horizontalschnitt durch den unteren Theil der Schleimhaut in der Pepsindrüsenregion des Magens vom Hunde. In den Knotenpunkten zwischen den Drüsengruppen sind hier und da durchschnittene interglanduläre Lymphsinus zu sehen, welche hier Scheiden um die Venen bilden. Hartnack Obj. 4, Ocul. 3.

Fig. 13. Horizontalschnitt durch den unteren Theil der Schleimhaut in der Pepsindrüsenregion des Hundemagens, Stichinjection mit osmiumsäurehaltiger Injectionsmasse. *a* injicirter, *b* leerer, interglandulärer (perivasculärer) Lymphsinus, *c* periglandulärer Lymphraum. Hartnack Obj. 7, Ocul. 3 (zusammengeschobener Tubus).

Fig. 14. Schiefer Schnitt durch den oberflächlichsten Theil der Schleimhaut im Antrum pylori vom Hunde. Schnitt aus einem gefrorenen Magen, noch gefroren mit Osmiumsäure behandelt. Hartnack Obj. 7, Ocul. 3.

[27] **Fig. 15.** Horizontalschnitt durch den tieferen Theil der Schleimhaut im Antrum pylori vom Hunde in nächster Nachbarschaft von einem mittels osmiumsäurehaltiger Injectionsflüssigkeit erzeugten „Injectionsödems". *a* Venen. Hartnack Obj. 9, Ocul. 3.

X

Ueber das Capillarelectrometer und das Quecksilbertelephon

Nordiskt Medicinskt Arkiv XI. Nr. 14. S. 1—36. 1879. Erschien auch in *Karolinska Instituts festskrifter till Köbenhavns Universitets jubileum.*

[1] Im Jahre 1873 berichtete Lippman[1] über einige Versuche, die einen von ihm gefundenen bemerkenswerthen Zusammenhang zwischen der Capillardepression des Quecksilbers bei Berührung mit verdünnter Schwefelsäure und der electromotorischen Wirkung an der Berührungsfläche betrafen. Diese Versuche führten ihn zu dem Schluss, dass die Capillaritätsconstante (Oberflächenspannung) unter solchen Umständen eine constante Function der electromotorischen Kraft der Polarisation an der Berührungsfläche ist. Auf Grund dieses gesetzlichen Verhältnisses zwischen der Capillaritätsconstante und der electromotorischen Wirksamkeit construirte er ein Instrument, das „Capillarelectrometer", zum Nachweis und auch zur Messung von sehr schwachen electromotorischen Kräften. Dieser Apparat, so wie er vom Mechaniker Jung in Heidelberg angefertigt wurde, bestand aus einem ungefähr 1^m langen, an dem einen Ende zu einer feinen Capillarspitze ausgezogenen, senkrecht stehenden Glasrohr, dessen feine Spitze in ein ebenfalls verticales Reagenzglas tauchte. Letzteres enthielt auf einer Schicht von Quecksilber verdünnte Schwefelsäure bis zu einer solchen Höhe, dass die feine Spitze des Rohres unter dem Niveau der letzterwähnten Flüssigkeit stand, ohne jedoch mit dem Quecksilber in directe Berührung zu kommen. Das lange Rohr wurde mit Quecksilber gefüllt, und durch den Druck der hohen Säule, eventuell von einem [2] positiven Luftdruck unterstützt, wurde etwas davon durch die enge Spitze gepresst, so dass die beiden Quecksilbermassen — die in dem langen Rohre und die auf dem Boden des Reagenzglases — durch die saure Flüssigkeit in leitende Verbindung mit einander kamen. Jede war mit einem Platindraht verbunden, der in eine Polschraube endete. Wenn die beiden Polschrauben mittels eines Leitungsdrahtes verbunden wurden und der Strom durch das Electrometer also geschlossen wurde, nahm der Quecksilbermeniscus eine von dem von oben her wirkenden Druck bestimmte,

---

[1] *Beziehungen zwischen den capillaren und electrischen Erscheinungen.* Poggendorff's *Annalen d. Physik und Chemie.* Bd. 149. S. 546.

constante Lage in der Capillarröhre ein und konnte dort durch ein horizontal gestelltes Mikroskop beobachtet werden. Wenn nun eine Electricitätsquelle in die Leitung eingesetzt wurde, sodass der dadurch erzeugte Strom in der Richtung von der unteren Quecksilbermasse zur oberen ging, so veränderte der Meniscus augenblicklich seine Lage und bewegte sich nach oben; die Grösse dieser Verschiebung stand in einem bestimmten Verhältniss zu der in der Strombahn wirkenden electromotorischen Kraft. Als Maass dafür wurde der mittels eines Luftcompressors erzeugte Gegendruck benutzt, der erforderlich war, um den Quecksilbermeniscus in seine ursprüngliche durch das Haarkreuz des Mikroskopoculars gekennzeichnete Lage zurück zu bringen.

Das neue Instrument besass unzweifelhaft mehrere Eigenschaften, welche in Bezug auf seine Anwendung beim Studium der electrischen Erscheinungen in dem lebenden Organismus grosse Hoffnungen erweckten. Unter diesen Eigenschaften sei in erster Linie die ausserordentliche, fast als momentan zu bezeichnende Geschwindigkeit seiner Ausschläge hervorgehoben — ein Vorzug vor der so trägen Magnetnadel, der für die Electrophysiologie um so mehr bedeutungsvoll ist, als es sich hier ja sehr oft darum handelt, äusserst schnell verlaufende Schwankungen des electrischen Zustandes zu verfolgen. In solchen Fällen gibt selbst die empfindlichste und leichtbeweglichste Galvanometernadel nur eine ganz unvollständige Vorstellung von dem Spiel der Kräfte, welche, in Intensität und Richtung unaufhörlich wechselnd, auf sie wirken, und übrigens kann diese [3] Vorstellung nicht durch die unmittelbare Beobachtung gewonnen werden, sondern muss aus einer ganzen Reihe Einzelbeobachtungen mit Hülfe von mehr oder weniger verwickelten Versuchsanordnungen synthetisirt werden.

Dennoch ist es dem Capillarelectrometer nicht gelungen, seitens der Physiologen grössere Aufmerksamkeit auf sich zu lenken. Ausser Kunkel[1], welcher das Instrument bei einer pflanzenphysiologischen Untersuchung benutzt hat, ist meines Wissens Marey[2] der einzige der über die Resultate dessen Anwendung beim Studium der schnellen electrischen Schwankungen bei verschiedenen Organen des Thier-

[1] *Ueber electromotorische Wirkungen an unverletzten lebenden Pflanzentheilen* in *Arbeiten des Botanischen Instituts in Würzburg*. Bd. 2. S. 1. 1878.

[2] *Travaux du Laboratoire de M. Marey*. Année 1877. S. 1. *Sur la décharge electrique de la torpille*, wie in *La méthode graphique*. Paris 1878. S. 326, wo eine Abbildung von Lippman's Instrument mitgetheilt wird.

körpers berichtet hat. Dabei hat er auch auf dessen grosse Bedeutung für solche Untersuchungen hingewiesen und sogar eine Methode angegeben, um die so flüchtigen Ausschläge des Instrumentes graphisch zu registriren.

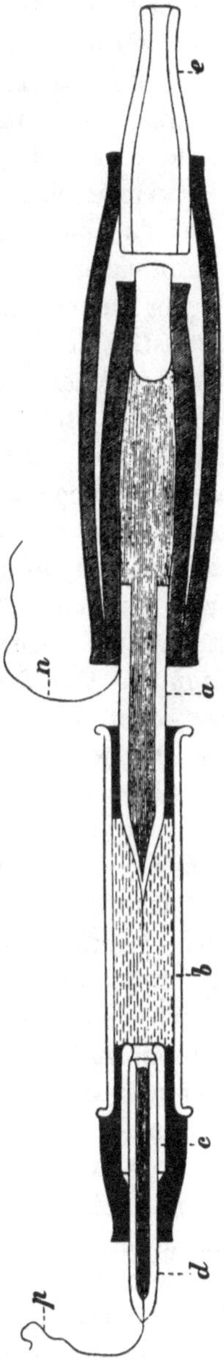

Fig. 1.

Als ich 1874 bei einem Besuch des Herrn Prof. Kühne in Heidelberg Gelegenheit hatte, den damals ganz neuen Apparat zu sehen, war ich von dem wunderbaren Schauspiel des Tanzes der Quecksilbersäule im Rhythmus mit einem in bedeutender Entfernung davon pulsirenden Froschherzen so gefesselt, dass ich ein solches Instrument für das physiologische Laboratorium des Carolinischen Institutes kaufte. Bald kam ich aber zu der Erkenntniss, warum es nicht eine grössere Anwendung gefunden hatte. Die wichtigste Ursache dürfte ohne Zweifel seine etwas schwerfällige, unbequeme Construction sein in Verbindung mit der hochgradigen Zerbrechlichkeit, welche schon das erste Aufstellen sehr lästig macht. Nachdem das Instrument endlich, nicht ohne Missgeschick, aufgestellt war, kam es trotz aller Vorsicht beim Gebrauch sehr leicht in Unordnung — mit einem Wort, es gab so viele Widerwärtigkeiten bei seinem Gebrauch, dass ich immer mehr von seiner Benutzung Abstand nahm. Ein anderer Nachtheil, welcher vielleicht auch dazu beigetragen hat, die allgemeinere Anwendung des Instrumentes zu verhindern, dürfte darin liegen, dass die Theorie desselben [4] nicht so ausgearbeitet ist, wie die der bisher benutzten electro-physiologischen Methode, welche durch die unermüdliche Arbeit eines du Bois-Reymond und Anderer einen so hohen Grad von Schärfe und Zuverlässigkeit erhalten hat.

Wenn ich mir nun erlaube, die Aufmerksamkeit der Fachleute wieder auf das Capillarelectrometer zu lenken, welches, wie mir scheint, es verdient, bei electro-physiologischen Untersuchungen mehr benutzt zu werden, als bisher der Fall gewesen ist, muss ich gleich die Bemerkung voran schicken, dass ich nicht beabsichtige, eine Theorie für das Instrument zu entwickeln. Der Zweck dieses kleinen Aufsatzes ist nur der, eine einfache, leicht anzufertigende und, wie mir scheint, bequeme Form desselben bekannt zu machen und in Kürze die Resultate einiger damit gemachter Versuche mitzutheilen, welche mir nicht ganz ohne Interesse zu sein scheinen.

Die wesentlichen Bestandtheile dieses kleinen Instrumentes (siehe Fig. 1, welche einen idealen Durchschnitt in natürlicher Grösse zeigt) sind das zu einer Capillarspitze ausgezogene Glasrohr *a*, welches wie das daran befestigte dickwandige, an seinem anderen Ende durch ein Stück von einem Glasstab geschlossene Kautschukrohr mit Quecksilber gefüllt ist. In Verbindung mit dem Quecksilber steht der Platindraht *n*, welcher den negativen Pol des Electrometers bildet. Die feine Spitze und ein Theil des Rohrkörpers *a* sind mit feinem Siegellack mit einem weiteren dünnwandigen Glasrohr *b* verkittet, dessen Mündungen durch Umbiegung des Randes, wie bei gewöhnlichen Reagenzgläsern verstärkt sind. Dieses äussere Rohr darf nicht allzu
[5] schmal sein (in dem beschriebenen Exemplar hat es einen äusseren Durchmesser von 7^{mm}), weil dann das mikroskopische Bild des Quecksilbermeniscus wegen der Spiegelung und Brechung in den stark gekrümmten Oberflächen nicht scharf genug wird. Zu demselben Zwecke und damit auch die stärksten Vergrösserungen verwendet werden können, wird beim Einfügen des Capillarrohres in das weitere Rohr darauf geachtet, dass die feine Spitze gegen die Wand des äusseren Rohres federt und auf einer gewissen Strecke dicht an der Wand anliegt. Bei meinem Instrument kann sogar Hartnack's Immersionslinse Nr. 10 sehr gut benutzt werden und gibt ein vollkommen scharfes und deutliches Bild des Quecksilbermeniscus. Das äussere Rohr ist mit verdünnter Schwefelsäure (5—10 Vol.-Proc.) oder auch einer fast gesättigten Lösung von Magnesiumsulfat gefüllt. So viel ich bisher habe beobachten können, macht das Electrometer bei Benutzung von Magnesiumsulfatlösung vielleicht nicht ganz so grosse Ausschläge bei stärkeren Strömen, wie wenn die verdünnte Säure zur Anwendung kommt, das Instrument aber geräth bei solchen stärkeren electromotorischen Einflüssen weniger leicht in Unordnung, und für die Anfertigung, wie auch für die Haltbarkeit des Instrumentes ist es ohne Zweifel vortheilhafter, die indifferente Flüssigkeit anzuwenden. Uebrigens ist es möglich und sogar wahrscheinlich, dass man eine noch geeignetere Flüssigkeit wird ausfindig machen können, bisher aber habe ich noch keine Veranlassung gefunden, in dieser Hinsicht Versuche anzustellen, da das Magnesiumsulfat, welches ich nur

eine kürzere Zeit benutzt habe, so gute Resultate gegeben hat, dass ich damit zufrieden gewesen bin.

In die Mündung des äusseren Rohres *b* ist ein ungefähr $1 \cdot 5^{cm}$ langes schmäleres Glasrohr *c* ebenfalls mit Siegellack gekittet; dessen in das weitere Rohr hineinragende Ende ist an seinem Rande etwas zugeschmolzen und dadurch ein wenig verengt. In das Rohr *c* ist ein noch schmäleres Glasrohr *d* hineingeschoben, welches bis zum äusseren Ende mit Quecksilber gefüllt ist, wo ein Platindraht *p* — der positive Pol des Electrometers — eingeschmolzen ist und mit dem im Rohr eingeschlossenen Quecksilber in leitender Verbindung steht.

[6] In Betreff der Anfertigung des Instrumentes, welche in dem bescheidensten Laboratorium ohne Schwierigkeit erfolgen kann, dürften noch einige Bemerkungen nöthig sein. Am Wichtigsten ist das Capillarrohr. Leider fehlen uns noch hinreichende theoretische Gründe für die zweckmässigste Wahl des Durchmessers und für die Form der feinen Spitze, und man muss sich also mit den Ergebnissen begnügen, welche die praktische Erfahrung ergeben haben. Was nun zuerst den Durchmesser betrifft, so beträgt derselbe bei meinem Instrument zunächst der Spitze $0 \cdot 010^{mm}$. Ich habe zwar noch feinere Rohre versucht, habe aber keinen Vortheil dabei gefunden. Eine andere Eigenschaft dieses Rohres aber, welche mir von ebenso grosser Bedeutung zu sein scheint, ist dessen Konicität. Wenn nämlich das Capillarrohr allzu cylindrisch, d. h. gleich dick ist, so werden die Ausschläge freilich etwas grösser, sie sind aber nicht so schnell und, was schlimmer ist, der Nullpunkt ist nicht fix — mit andern Worten, der Quecksilbermeniscus kehrt nach einer Excursion nicht genau zu der früheren Gleichgewichtslage zurück. In dem Instrument, welches dieser Beschreibung zu Grunde liegt, ist, wie oben erwähnt, der Durchmesser des Capillarrohres an der Spitze $0 \cdot 010^{mm}$, $1 \cdot 2^{mm}$ von da misst er $0 \cdot 14^{mm}$. Leider ist es nicht möglich, im Voraus zu bestimmen, wie das Rohr sich bei der Ausziehung gestalten wird, und viel hängt dabei von einem glücklichen Zufall ab, indess hat die Erfahrung gewisse Vorsichtsmaassregeln gelehrt, welche in den meisten Fällen zum Ziele führen. Am besten ist es mir hierbei erschienen, das Rohr erst auf gewöhnliche Weise bis zu einem gewissen Grade auszuziehen, und dann über einer sehr schwachen Flamme, ohne das Rohr in Rothglühhitze zu bringen, die Operation, sobald das Glas weich geworden, durch eine plötzliche Ziehung zu vollenden. Natürlich wird dies viele Male misslingen, bei einiger Uebung aber gewöhnt man sich ziemlich bald daran, das Richtige zu finden.

Nachdem nun das Rohr ausgezogen und, wenn nöthig, verkürzt worden ist, wird es, wie oben erwähnt, in das weitere Rohr eingekittet, in dessen anderes Ende das kleine Rohrstück *d* eingefügt worden ist. Danach wird es mittels einer feinen Pipette mit Quecksilber gefüllt, das Kautschukrohr wird darüber geschoben und sicher zugebunden, nachdem zuvor in das [7] Quecksilber ein Platindraht hineingeführt worden ist, wobei es gewöhnlich nöthig sein dürfte, die Verbindung durch Bestreichen mit einem Lackfirniss oder mit Canadabalsam völlig luftdicht zu machen. Am besten wäre es ohne Zweifel, den Platindraht in die Glasröhre einzuschmelzen, da man aber nicht immer darauf zählen kann, dass die darauf folgende Ausziehungsoperation gelingt, habe ich darauf verzichtet und den Platindraht ganz einfach zwischen dem Kautschukrohr und dem Glase liegen lassen. Nachdem dieses bewerkstelligt worden ist, wird mit der Pipette noch mehr Quecksilber in das Kautschukrohr gefüllt, so dass dieses voll wird. Alsdann wird in dessen Mündung ein passendes, am Ende schmäleres Stück eines Glasstabes hineingeführt und sicher verschlossen. Ist der Glasstab vorher mit etwas Glycerin angefeuchtet worden, so kann derselbe dann wie ein Piston in das Kautschukrohr hineingeschoben werden und dadurch eine Compression auf das Quecksilber ausüben, welche dasselbe durch das feine Capillarrohr treibt. Hierzu ist, wenn das Rohr sehr fein ist, ein ziemlich bedeutender Druck erforderlich. Nachdem das Quecksilber auf diese Weise bis einige Millimeter von der Spitze getrieben worden ist, wird das äussere Rohr *b* mittels einer feinen Pipette mit verdünnter Schwefelsäure oder der oben erwähnten Magnesiumsulfatlösung vollständig gefüllt. Das Kautschukrohr wird nun mit den Fingern oder einem Compressor zusammengedrückt, so dass die Luft aus dem Capillarrohr vollständig herausgetrieben wird und ein Quecksilbertropfen an dessen Spitze erscheint. Wird dann der Druck aufgehoben, so zieht sich die Quecksilbersäule schnell zurück, und der von demselben vorher eingenommene Raum im Capillarrohr wird anstatt dessen mit der im äusseren Rohre befindlichen Flüssigkeit gefüllt. An dem Rohr *c* wird nun ein kurzer Schlauch befestigt, welcher gleichfalls mit einer der genannten Lösungen gefüllt wird; durch denselben und das Rohr *b* wird bis zu der etwas verengerten inneren Mündung des letzteren, ohne dass Luft hineintreten darf, das vorher fertiggestellte, mit Quecksilber gefüllte Rohr *d* geschoben, der freie Theil des Schlauches wird an dieses befestigt, und der ganze wesentliche Theil des Capillarelectrometers ist fertig. Das Rohr *c* wie das zuletzt genannte Kautschukrohr haben den Zweck, einen bequemen und schnellen Wechsel der Flüssigkeit im Rohre *b* zu ermöglichen, falls sich dies nach einigem Gebrauch des [8] Instrumentes als nothwendig erweisen sollte. Dabei wird die Bindung am Rohr *d* gelöst, das Rohr wird herausgezogen, die Flüssigkeit mittels einer feinen Pipette gewechselt, worauf das genannte Rohr wieder hineingeschoben und befestigt wird.

Die übrige Ausstattung des Instrumentes kann natürlich auf verschiedene Weise ganz nach Belieben gemacht werden. Ich halte es indess für angebracht, hier kurz zu erwähnen, wie ich dabei verfahre. Fig. 2 (in halber natürlicher Grösse) gibt in dieser Hinsicht Aufschluss, und viel dürfte zu deren Erklärung nicht hinzuzufügen sein. Auf einer festen Platte aus Ebonit (Kammmasse,

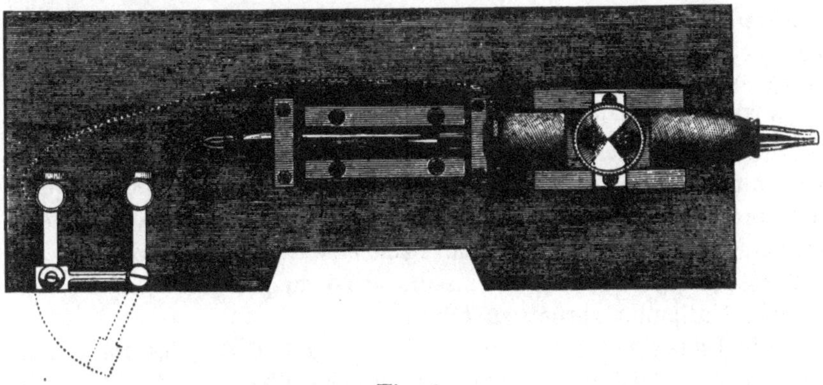

Fig. 2.

Hartgummi) 19·5 ^{cm} lang und 7 ^{cm} breit, welche mitten auf der einen Längsseite zum Zwecke des Anbringens auf den Objecttisch des Mikroskopes mit einem Ausschnitt versehen ist, ist zum Durchlassen des Lichtes eine dem Rohre *b* (siehe Fig. 1) in Breite und Länge entsprechende Oeffnung angebracht. Ueber dieser Oeffnung ist das erwähnte Rohr derart befestigt, dass der freie Theil des Quecksilberrohres *a* und der herausragende Theil des Rohres *c* auf halbkreisförmig ausgeschnittenen Querstücken ruhen, wo sie durch entsprechend geformte Oberstücke festgehalten werden. Auf den Seiten wird das äussere dünnwandige Rohr von zwei in gleicher Höhe mit dessen oberer Fläche emporstehenden Stücken (wie die eben erwähnten aus Ebonit) geschützt. Sie dienen zugleich dazu, das von den Seiten einfallende Licht abzusperren, welches das mikroskopische Bild des dicht an der Rohrwand [9] liegenden Capillarrohres weniger scharf und deutlich machen würde. Rechts in Fig. 2 ist die Compressionseinrichtung zu sehen, welche aus zwei auf beiden Seiten des mit Quecksilber gefüllten Kautschukrohres emporstehenden Stücken aus Ebonit besteht, über welche ein quergehendes Stück aus Messing mittels zwei Schrauben befestigt ist. Durch dessen Mitte läuft eine Schraube, welche auf eine zwischen dessen unterem Ende und dem Kautschukrohr liegende lose Ebonitplatte wirkt. Beim Zudrehen der Schraube drückt sie das Kautschukrohr zusammen und gestattet dadurch die Einstellung des Quecksilbermeniscus auf den gewünschten Punkt. Wie in Fig. 1 zu sehen ist, ist dieses Rohr von einem äusseren, dünnwandigen und lose anliegenden Kautschukrohr umgeben, welches auf seiner äusseren Seite mit einer Verstärkung aus Seidenstoff versehen ist und ein Stück weiter als das innere Rohr mit seinem Glaspfropfen nach aussen reicht und um ein kurzes, nach aussen schmäleres Glasrohr luftdicht gebunden ist. Das äussere Kautschukrohr ist ausserdem um das innere an der Stelle, wo dieses an das Quecksilberrohr befestigt ist, luftdicht festgebunden. Diese Anordnung ist zu dem Zwecke getroffen, genaue Messungen mit dem Instrument zu ermöglichen. Zu dem Ende verbindet man das herausragende Glasrohr mittels eines Kautschukrohres mit einem Luftcompressionsapparat und einem Manometer, an welchem die Compressionsdrucke abgelesen werden, welche nöthig sind, um nach einem Ausschlage des Electrometers den Quecksilbermeniscus in seine ursprüngliche Lage d. h. auf den Nullpunkt zurück zu führen.

Die beiden Poldrähte von den Röhren *a* und *d* enden in je einer der beiden doppelten Polschrauben, welche links auf der Fig. 2 zu sehen sind. Hierbei ist der vom Rohr *a* kommende Draht unter die Platte geleitet, auf deren unterer Seite er in einer Aushöhlung ruht. Die beiden Polschrauben stehen mit einem Schlüssel zum Oeffnen und Schliessen der Strombahn durch das Electrometer in Verbindung. Wenn der Schlüssel offen ist und die Polschrauben mit einer Electricitätsquelle verbunden sind, geht der Strom durch den Apparat, wenn aber der Schlüssel geschlossen wird, bildet er eine so gute Nebenleitung, dass sie jede Einwirkung auf die Lage des Quecksilbermeniscus im Capillarrohr verhindert.

[10] Wenn das Instrument gebraucht werden soll, wird es mittels zwei kleiner Schraubzwingen auf den Objecttisch eines gewöhnlichen, mit einem Okularmikrometer versehenen Mikroskopes befestigt und so eingestellt, dass die Spitze und der zunächst daran liegende Theil des Capillarrohres sich im Gesichtsfelde befinden und von den Mikrometertheilungen gedeckt werden. Darauf wird das Quecksilber durch Drehung der Compressionsschraube vorgetrieben,

so dass der Meniscus bei einem gewissen Punkt in der Nähe der Spitze, z. B. 5—10 Theilstriche von dort, verbleibt; dieser Punkt ist dann der Nullpunkt des Instrumentes. Will man sehr genau sein, so muss dieser Punkt natürlich verschieden für die verschiedenen Vergrösserungen sein, die zur Anwendung kommen, und im Verhältniss zu ihnen gewählt werden; da aber die Mikrometertheilungen, welche zunächst der Spitze liegen, ohne erheblichen Fehler als gleichwertig betrachtet werden können, dürfte man bei den verschiedenen Vergrösserungen, welche in Frage kommen, in den meisten Fällen dieselben Theilstriche, von der Spitze als Nullpunkt gezählt, benutzen können.

In Bezug auf die Einstellung des Nullpunktes hat die nun beschriebene Compressionsvorrichtung einen Nachtheil, auf welchen hinzuweisen hier nöthig sein dürfte. Wegen der in gewissem Maasse unvollkommenen Elasticität des Kautschuks tritt gewöhnlich nach der Einstellung des Quecksilbermeniscus auf den gewünschten Punkt eine Nachdehnung ein, welche verursacht, dass der Meniscus wieder eine grössere oder kleinere Zahl Theilstriche zurückgeht. Man muss es sich deshalb zur Regel machen, die Beobachtung erst dann zu beginnen, wenn er seine bestimmte Lage definitiv eingenommen hat. Hierbei ist es vortheilhaft, den Schlüssel zu öffnen und mittels einer Electricitätsquelle, z. B. durch Reibung einer Siegellackstange, die dem einen Pol des Instrumentes genähert wird, während man den anderen mit dem Finger berührt, einige Ausschläge hervorzurufen. Geht der Meniscus, wenn der Schlüssel jetzt wieder gedreht wird, nicht vollständig auf den Nullpunkt zurück, so muss die Schraube wieder benutzt werden und zwar so lange, bis der Nullpunkt thatsächlich fix geworden ist.

Bei Anwendung des Capillarelectrometers muss man im Allgemeinen darauf achtgeben, den Schlüssel des Instrumentes nicht längere Zeit offen zu lassen, sondern man soll denselben ab und zu schliessen, damit im Apparat möglicher Weise entstandene Polarisationsladungen ausgeglichen werden können. [11] Selbst bei dieser Vorsichtsmaassregel geschieht es fast immer, wenn das Electrometer eine Zeit lang gebraucht worden ist, dass sich die Quecksilbersäule nicht mit derselben Leichtigkeit wie früher bewegt, sie haftet sich so zu sagen fest, die Ausschläge werden kleiner und erfolgen nicht so schnell. Kurz, die Empfindlichkeit scheint bedeutend verringert zu sein. Ich getraue mir nicht, bestimmt zu entscheiden, worauf dies eigentlich beruht, mir aber ist es vorgekommen, als ob die Ursache zum Theil wenigstens darin zu suchen sei, dass der Theil des Capillarrohres, welcher vom Quecksilber gefüllt wird, nicht genügend angefeuchtet ist, weil die Flüssigkeit geneigt ist, sich nach dem von Quecksilber freien Theil dieses Rohres wegzuziehen. Dieser Uebelstand kann indess dadurch beseitigt werden, dass man bei geschlossenem Schlüssel mit Hülfe der Compressionsschraube das Quecksilber sich einige Male weit zurückziehen lässt und es dann wieder vorpresst, was darum auch während der Pausen eines Versuches dann und wann ausgeführt werden muss. Um das Instrument in gutem Zustande zu erhalten, muss man ausserdem nach jedem Versuche den Schlüssel sorgfältig schliessen und durch Zurückdrehen der Compressionsschraube den Druck so viel als möglich zu verringern suchen. Versäumt man letzteres, so dass die Quecksilbersäule längere Zeit in der Nähe der Capillarrohrspitze verbleibt, so hängt sie gewöhnlich das nächste Mal, wenn das Instrument benutzt werden soll, so fest, dass bei schwachen Strömen gar keine Ausschläge erhalten werden. Ist dies eingetroffen und geht das Quecksilber nicht zurück, obgleich der Druck so viel vermindert wird, als es die Compressionsschraube gestattet, so muss zu der Siegellackstange oder, wenn auch dies nicht hilft, zu einem ganz kleinen Daniell'schen Element gegriffen werden, um die Quecksilbersäule zurück zu treiben, so dass das Capillarrohr gut angefeuchtet wird, bevor der Versuch beginnt. Es versteht sich von selbst, dass man das so empfindliche Instrument vor der Einwirkung stärkerer Stapelströme oder heftiger Inductionsschläge mit der grössten Sorgfalt schützen muss, denn die Folge davon ist Electrolyse und Entwicklung von Wasserstoff oder Abscheidung von Quecksilberoxyd, je nach der Richtung des Stromes, und das Instrument kann dadurch für immer verdorben oder wenigstens so beschädigt werden, [12] dass man es nur mit grossem Zeitverlust und vielerlei Widerwärtigkeiten wieder in Ordnung bringen kann. Das Maximum der Stromstärke, welche das Capillarelectrometer ohne Gefahr vertragen kann, ist nach meinem Dafürhalten ein Meidinger Stapel, falls Magnesiumsulfatlösung zur Anwendung kommt. Wenn dagegen verdünnte Schwefelsäure benutzt wird, ist auch dies zu viel. Man muss also, wenn stärkere Electricitätsquellen zur Anwendung kommen, durch Benutzung eines Rheochordes dafür sorgen, dass sich nur ein Zweigstrom durch das Electrometer entladen darf. Auch muss man, wenn die Stromrichtung der zu untersuchenden Electricitätsquelle bekannt ist, stets dafür sorgen, dass der Strom durch das Instrument von dessen positivem Pol p nach dem negativen n geht (siehe Fig. 1), weil in diesem Fall der Ausschlag in der Richtung von der Spitze und nach dem Rohr hinauf erfolgt. Im entgegengesetzten Falle würde das Quecksilber aus dem Capillarrohr hinausgetrieben werden, was natürlich zu vermeiden ist.

In Bezug auf die Bedeutung der Ausschläge, welche das Capillarelectrometer angibt, findet man bald, dass sie mit denjenigen des Galvanometers nicht direct zu vergleichen sind. Für die Ausschläge des Electrometers ist es eigentlich nur die Tension der Electricität, welche eine Bedeutung hat, deren Quantität scheint dagegen keinen Einfluss darauf auszuüben. Daher ist auch, um ein Beispiel anzuführen, der Ausschlag für einen ganz kleinen Daniell'schen Stapel aus einem Zinkdraht und einem Kupferdraht eben so gross, wie für einen grossen Meidinger'schen. Auch der Widerstand in der Leitung hat, practisch genommen, keine Bedeutung, denn ein kleines Daniell'sches Element ruft vollkommen eben so grosse Ausschläge hervor, wenn ein Widerstand von 100000 Siemens'schen Einheiten in der Leitung ist, wie ohne denselben. Letzteres beruht natürlich darauf, dass der innere Widerstand im Electrometer ausserordentlich gross ist, wesshalb die äusseren Widerstände in der Leitung im Vergleich dazu in den meisten Fällen als verschwindend klein zu betrachten sind. Diese Eigenschaft des Capillarelectrometers bringt einerseits bei electrophysiologischen Untersuchungen den Vortheil mit sich, dass der Widerstand in den unpolarisirbaren Electroden, mit welchen man von den [13] Geweben des Thierkörpers ableitet, kaum in Betracht kommt, anderseits erfordert er aber eine sorgfältige Isolation der Präparate, so dass Nebenleitungen, durch welche sich vorhandene electrische Tensionsdifferenzen ausgleichen können, so viel als möglich vermieden werden.

Eine Folge der oben erwähnten Eigenschaft des Electrometers ist dessen ausserordentliche Empfindlichkeit gegen statische Electricität. Davon kann man sich ganz einfach dadurch überzeugen, dass man eine geriebene Siegellackstange abwechselnd einem der Pole des Instrumentes nähert und von demselben entfernt, während der andere Pol mit der Erde in leitender Verbindung steht, z. B. mittels Verbindung mit einem Gas- oder Wasserleitungsrohr. Schon auf mehr als ein Meter Entfernung rufen die Bewegungen der Siegellackstange entsprechende Veränderungen der Quecksilbersäule hervor, und diese Empfindlichkeit kann in hohem Grade gesteigert werden, wenn der freie Pol des Instrumentes mit einer grösseren Metallplatte verbunden wird. In Bezug darauf kann ich nicht umhin, einen überraschenden Versuch zu erwähnen, welcher diese ausserordentliche Empfindlichkeit in schlagender Weise darthut. Wenn man, wie eben erwähnt, den einen Pol des Electrometers mit der Erde und den anderen mit einer senkrecht stehenden, isolirten Metallplatte verbindet (ich habe dazu eine Zinkblechplatte von 25 ^{cm} Durchmesser benutzt) und in einer Entfernung von einigen Zoll und parallel mit dieser einen Holzrahmen von ungefähr derselben Grösse, über welchen eine dünne Kautschuk- oder Guttaperchahäutchen gespannt ist, stellt und dann die Hand (oder einen andern mehr oder weniger leitenden Gegenstand) gegen dieses führt, so sieht man wie die Quecksilbersäule in genauer Uebereinstimmung mit den Bewegungen der Hand bewegt und oft weit ausserhalb des Gesichtsfeldes getrieben wird. Wird die Hand plötzlich bis zum Häutchen geführt, so wird gewöhnlich die Wirkung auf das Electrometer, wenigstens wenn verdünnte Schwefelsäure darin benutzt ist, so stark, dass eine heftige Electrolyse entsteht; wenn der Schlag in der Richtung vom positiven Pol des Instrumentes zum negativen erfolgt, kann dabei das Capillarrohr von Wasserstoffblasen sogar verstopft werden. Damit dieser Versuch gelinge, ist es natürlich nothwendig, dass das Häutchen freie Electricität enthält; es ist aber wunderbar, wie gering diese zu sein braucht, denn es ist fast unmöglich, [14] ohne besondere Vorsichtsmaassregeln den Eintritt der Erscheinung zu verhindern. Die geringste Berührung des Häutchens mit der Hand, wie beim Aufstellen des Apparates, ruft an ihr eine hinreichende Quantität freier Electricität hervor, um das Phänomen in seinem ganzen Glanz zu zeigen. Dies ist zwar überraschend, wenn man die Grösse der Ausschläge im Verhältniss zu der geringen Menge Electricität in Betracht zieht, die unter den gegebenen Umständen auf dem Kautschukhäutchen entwickelt gedacht werden kann, es kann aber keinem Zweifel unterworfen sein, dass hier ein Bindungsphänomen vorliegt, das sich unter Anwendung der gewöhnlichen Gesetze der statischen Electricität leicht erklären lässt.

Die auf dem Häutchen entwickelte Electricität ist, um die Bezeichnungsweise der dualistischen Hypothese zu gebrauchen, negativ. Wird der Rahmen mit seinem Häutchen der Metallplatte genähert, so wird das Quecksilber im Capillarrohr des Electrometers in der Richtung gegen den Pol verschoben, mit welchem die Platte verbunden ist. Wird nun der Rahmen in der Entfernung von einigen wenigen Zoll still gestellt und von der Zinkplatte ein leitender Körper dem Häutchen genähert, so wird das Quecksilber in entgegengesetzter Richtung verschoben. Im ersten Falle muss die negative Electricität des Häutchens bei dessen Annäherung die positive Electricität der Platte binden und dadurch nun ein Strom von solcher Electricität durch das Electrometer von dem Pol, der mit der Erde in leitender Verbindung steht, entstehen. Wenn dagegen ein Leiter dem stillstehenden Häutchen genähert wird, so wird ein Theil seiner negativen Electricität durch die positive Electricität des Leiters neutralisirt und diese dabei gebunden. In Folge dessen wird ein entsprechender Theil der positiven Electricität, welche zuvor an der Metallscheibe gebunden war, frei, nimmt seinen

Weg durch das Electrometer in die Erde und erzeugt einen Ausschlag in entgegengesetzter Richtung zu dem früheren. Wenn man anstatt eines Kautschukhäutchens eine Glasscheibe benutzt, welche mit Seide gerieben worden ist, so erhält man dasselbe Phänomen, die Ausschläge verlaufen aber nun natürlich in entgegengesetzter Richtung, da die Electricität des Glases positiv ist.

Verschiedene mit diesem einfachen Versuch verbundene Umstände könnten ein näheres Studium verdienen, doch damit will ich mich hier nicht aufhalten. Ich habe ihn nur als eine [15] Probe der grossen Empfindlichkeit des Capillarelectrometers gegen Ströme von hoher Tension angeführt, ich kann aber nicht unterlassen, einige Worte über einen hierher gehörigen Versuch hinzuzufügen, welcher dessen geringe Trägheit und die ausserordentliche Schnelligkeit seiner Ausschläge völlig beweisend darthut. Dieser Versuch besteht ganz einfach darin, dass man in die Nähe des Kautschukhäutchens eine Stimmgabel hält, welche in Vibration versetzt worden ist. Die Quecksilbersäule kommt dabei in die heftigsten Oscillationen, wegen ihrer Schnelligkeit ist es aber nicht möglich, mit dem Auge deren Rhythmus zu verfolgen, und der zuvor scharfe Contur des Meniscus löst sich in einen sich über mehrere Mikrometerstriche streckenden Nebel auf. Aus anderen Versuchen, welche an anderer Stelle mitgetheilt werden sollen, kann man indess mit voller Gewissheit schliessen, dass die Vibrationen völlig isochron mit denjenigen der Stimmgabel sind. Ueberdies lehren diese Versuche, dass Stromschwankungen von der grössten, bei electro-physiologischen Untersuchungen in Frage kommenden Schnelligkeit von einem guten Capillarelectrometer, wenn auch nicht ihrer Intensität oder Amplitude, so doch ihrem Rhythmus nach, vollkommen richtig wiedergegeben werden müssen. Die Trägheit des Quecksilbers spielt hierbei offenbar eine sehr geringe Rolle — gemeiniglich eine so kleine, dass sie in den meisten Fällen völlig vernachlässigt werden kann. Hinsichtlich der Wiedergabe der Form der Schwankungen muss indess die Trägheit der Quecksilbersäule, wie klein sie auch sei, in Betracht gezogen werden, denn die Rückkehr zum Nullpunkt von einem Ausschlage, oder, was man als Phase der sinkenden Energie bezeichnen könnte, ist offenbar etwas langsamer als der Ausschlag selbst oder dessen Phase der steigenden Energie. Indess betrifft diese Verlangsamung hauptsächlich nur den letzten Theil der ersteren Phase, wo die Quecksilbersäule sich bereits in der Nähe des Nullpunktes befindet. Marey ist es gelungen, mit Hülfe der Photographie die Ausschläge des Capillarelectrometers für Inductionsströme, welche bei

Oeffnung und Schliessung eines Stapelstromes entstehen, graphisch wiederzugeben und auf den von ihm mitgetheilten Curven sieht man den eben genannten Umstand deutlich ausgedrückt.

[16] Die ausserordentliche Empfindlichkeit des Capillarelectrometers gegen electrische Tensionsdifferenzen führt einen Uebelstand mit sich, den man bei dessen Anwendung bei electrischer Reizung nie ausser Betracht lassen darf, nämlich dessen ganz besondere Empfindlichkeit gegen unipolare Inductionswirkungen. Diese Empfindlichkeit geht in der That so weit, dass man sich oft nur mit der grössten Schwierigkeit bei der Anwendung stärkerer Inductionsströme als Reizungsmittel davor schützen kann, von den Ausschlägen des Instrumentes nicht irregeführt zu werden. Alle die Vorsichtsmaassregeln, welche in dieser Hinsicht für electrische Reizungsversuche vorgeschrieben sind, müssen daher aufs Sorgfältigste beachtet werden, aber nicht einmal sie führen stets zum Ziele.

Eine gewisse Beschränkung in der Verwendbarkeit des Capillarelectrometers bei physiologischen Untersuchungen ist die natürliche Folge seiner oben besprochenen Eigenschaften, besonders des ausserordentlich grossen, in ihm stattfindenden Widerstandes. Es eignet sich daher durchaus nicht für das Studium electrischer Ströme von niedriger Tension, wie z. B. der thermoelectrischen. Ein thermoelectrischer Motor, welcher auf einem empfindlichen Thermogalvanometer sehr bedeutende Ausschläge der Magnetnadel hervorruft, übt daher nicht die geringste oder eine kaum bemerkbare Wirkung auf das Capillarelectrometer aus.

Die Eigenthümlichkeiten des hier beschriebenen Instrumentes erwecken ganz von selbst die Hoffnung, dass mehrere in theoretischer Hinsicht äusserst wichtige Fragen aus dem Bereich der Physiologie der Muskeln und Nerven, wobei das Galvanometer in Folge seiner Trägheit und der stromprüfende Froschschenkel wegen seiner mangelnden Empfindlichkeit uns bisher im Stich gelassen haben, direct und unzweideutig mit seiner Hülfe beantwortet werden können. Unter diesen Fragen nimmt ohne Zweifel die von der Natur der natürlichen (d. h. nicht durch künstliche Reizmittel hervorgerufenen) tetanischen Muskelcontraction die erste Stelle ein, und ich gestatte mir, hier als ein Beispiel für die Anwendung des Capillarelectrometers in der Elektrophysiologie kurz die Resultate einiger Versuche mitzutheilen, welche ich mit dem [17] oben beschriebenen Instrumente in Bezug auf die eben erwähnte Frage angestellt habe, indem ich den ausführlicheren und mehr in Einzelheiten gehenden Bericht, zu welchem die fortgesetzten Versuche hoffentlich Veranlassung geben werden, auf eine andere Gelegenheit verschiebe.

Ein einzelner, hinreichend kräftiger Inductionsschlag, der einen Muskelnerven trifft, ruft bekanntlich im Muskel eine einzelne, schnelle Thätigkeitsäusserung — eine einfache „Muskelzuckung" hervor. Wird der Nerv von mehreren solchen Schlägen nach einander in so kurzen Intervallen getroffen, dass der Muskel während derselben nicht seine natürliche, dem Ruhezustande entsprechende Form wieder annehmen kann, so werden nach einem bestimmten von Helmholtz gefundenen Gesetze die einzelnen Zuckungen superponirt, und wird die Frequenz der Schläge über eine gewisse Grenze gesteigert, so schmelzen die Zuckungen zu einer für das Auge gleichmässigen, andauernden Zusammenziehung oder, wie man sagt, zu einem „Tetanus" zusammen. Gestützt auf diese Thatsachen lag die Annahme nahe, dass jede dauernde, d. h. tetanische Zusammenziehung derselben Natur sei, oder mit anderen Worten, dass sie, obschon für die gewöhnliche Betrachtung continuirlich, im Grunde genommen einen discontinuirlichen, von einer Reihe einzelner Reizungsimpulse hervorgerufenen Vorgang darstelle. Zunächst gilt dies von denjenigen pathologischen Formen der Muskelthätigkeit, welche im täglichen Leben als „Krampf" (tonischer Krampf) bezeichnet werden und von dem so häufig vorkommenden Krampf in einzelnen Muskeln zu dem von mehr oder weniger bekannten Krankheitsursachen oder von gewissen Giften — vor allem Strychnin — erzeugten „Starrkrampf" (Tetanus in gewöhnlicher Bedeutung) in Intensität und Ausbreitung variiren. Nun aber sind, wie ein jeder leicht finden wird, auch die gewöhnlichen willkürlichen Muskelcontractionen, wenigstens beim Menschen, keineswegs mit solchen einfachen Muskelzuckungen zu vergleichen, welche in Folge von einzelnen Inductionsschlägen oder von diesen ähnlichen Reizungsimpulsen entstehen, sondern ähneln ihrem Typus nach mehr der tetanischen Form der Muskelcontraction, obwohl ihre Intensität in den meisten Fällen weit geringer ist als die, welche den durch frequente Inductionsschläge von gewisser Stärke erzeugten Tetanus kennzeichnet. [18] Folgerichtig hielt es daher bereits Ed. Weber[1] für wahrscheinlich, dass nicht nur die verschiedenen Formen von tonischem Krampf, sondern auch die gewöhnlichen willkürlichen Muskelzusammenziehungen als discontinuirlich aufzufassen waren, indem sie von schnell nach einander folgenden Impulsen von den nervösen Centralorganen hervorgerufen wurden.

Diese Vorstellung ist trotz der von mehreren Seiten und auch in der letzten Zeit, besonders hinsichtlich der willkürlichen Contractionen, er-

[1] R. Wagner, *Handwörterbuch der Physiologie.* Artikel Muskelbewegung. 3. Bd. 2. Abthlg. S. 12.

hobenen Einwendungen ziemlich allgemein angenommen worden, obgleich zugegeben werden muss, dass die Beweise für diese Ansicht lange nicht genügend sind. Diese sind, abgesehen von der Berechtigung, die im Analogieschluss selbst liegen kann, hauptsächlich zweierlei Art — theils der „Muskelton" oder das mehr oder weniger bestimmbare musikalische Geräusch, das ein Muskel bei tetanischer Zusammenziehung hervorbringt, theils die Angaben des zur Erforschung von plötzlichen electrischen Schwankungen im Muskel (eine electrische Schwankung geht, wie wir wissen, unmittelbar jeder Zusammenziehung voran) bisher ausschliesslich benutzten physiologischen Rheoskopes, des „stromprüfenden Froschschenkels". Was den Muskelton betrifft, so dürfte man aus dem Umstande, dass ein Muskel bei directer oder indirecter Reizung mit rhythmisch intermittirenden Strömen einen dem Rhythmus der Reizung entsprechenden Ton gibt, — vorausgesetzt, dass dies als über jeden Zweifel erhaben betrachtet werden kann — nicht unbedingt zu dem Schluss berechtigt sein, dass der bei der natürlichen Zusammenziehung des Muskels erzeugte Ton einen Beweis dafür darstellt, dass die Impulse, welche die Zusammenziehung hervorrufen, den entsprechenden Rhythmus haben. Nachdem Wollaston zuerst die Aufmerksamkeit auf diese Erscheinung gelenkt hatte, wurde sie von Helmholtz[1] näher untersucht, welcher bei seinen ersten Studien über diesen Gegenstand in Uebereinstimmung mit Wollaston und Haughton den bei der willkürlichen Contraction gehörten Ton auf 36—40 Schwingungen in der Secunde schätzte. In einer späteren Mittheilung erklärte er indessen, dass dieser Ton nicht den wirklichen Schwingungen des Muskels entspräche, sondern deren ersten Oberton bilde, in Folge dessen die ersteren auf 18 bis 20 in der Secunde geschätzt wurden, und bei [19] einer noch späteren Untersuchung kam er zu dem Resultat, dass der gehörte Ton thatsächlich ein durch unregelmässige Erschütterung des Muskels im Ohr des Untersuchers hervorgerufener Resonanzton sei.[2] In solchem Falle dürfte, wie auch Hering[3] bemerkt, der hörbare Muskelton zwar beweisen können, dass die willkürlichen Contractionen nicht ganz gleichmässig verlaufen, man wäre aber nicht berechtigt, daraus auf einen gewissen Rhythmus bei den Impulsen zu schliessen, welche die Zusammenziehung an-

---

[1] Siehe Meissner's *Jahresbericht.* 1864. S. 441.

[2] Meissner's *Jahresbericht.* 1867. S. 485.

[3] Hering u. Friedrich, *Untersuchung des physiologischen Tetanus mit Hülfe des stromprüfenden Nervmuskelpräparates. Wiener Sitzungsberichte.* 1875. 3. Abth. S. 413.

regen. Endlich hat Brücke[1] die Aufmerksamkeit darauf gerichtet, dass der Muskel als eine elastische Masse möglicher Weise einen gewissen Ton geben kann, wenn auch die Impulse, welche ihn treffen, nicht rhythmisch sind.

Die Angaben des physiologischen Rheoskopes sind noch weniger geeignet, die Frage zu entscheiden. Es ist bekannt, dass, wenn der Nerv des stromprüfenden Froschschenkels auf einen Muskel gelegt wird, der mittels einzelner Inductionsschläge dazu gebracht wird, eine einfache Zuckung auszuführen, die dabei im Muskel erfolgende electrische Schwankung ein Reizmittel für den Nerven bildet; der Schenkel macht in Folge dessen ebenfalls eine einfache Zuckung, welche eine „secundäre“ (du Bois-Reymond) oder „inducirte“ (Matteucci) genannt wird. Wird dagegen der primäre Muskel durch intermittirende electrische Reizung in Tetanus versetzt, so verfällt der Schenkel gleichfalls in („secundären“) Tetanus, und man hält sich daher berechtigt, auf einen discontinuirlichen Contractionsvorgang zu schliessen, wenn der stromprüfende Froschschenkel, dessen Nerv auf einen erregten Muskel gelegt wird, nicht nur eine einfache Zuckung ausführt, sondern in wirklichen Starrkrampf verfällt. Nun stellt sich indessen die Sache in dieser Beziehung so, dass ein secundärer Tetanus gar nicht oder wenigstens nicht unzweideutig bei dem natürlichen Starrkrampf, welcher durch Strychninvergiftung[2] hervorgerufen wird, und niemals bei der willkürlichen Contraction beobachtet werden ist.

[20] Die Schwankungen im electrischen Zustand des Muskels, welche die einzelnen Contractionen einleiten, gleichviel, ob sie durch längere Zeiträume getrennt sind, oder wie beim Tetanus zusammenfliessen, müssten nun vom Capillarelectrometer offenbar noch deutlicher angegeben werden können als von dem stromprüfenden Froschschenkel, denn der Quecksilbermeniscus im Electrometer ist ganz gewiss mindestens ebenso leicht beweglich wie der Froschmuskel und besitzt ausserdem eine entschieden grössere Empfindlichkeit als dieser gegen schwache electrische Ströme, vorausgesetzt, dass diese eine hohe Tension haben, und solcher Art sind ja die Ströme, welche vom Nerven und Muskel abgeleitet werden. Ich habe deshalb das nun beschriebene Instrument einer Prüfung darauf unterworfen und will nun die erhaltenen Resultate kurz mittheilen.

Als nothwendige Vorprüfung habe ich zunächst in zahlreichen Versuchen die Fähigkeit des Capillarelectrometers untersucht, die

---

[1] Brücke, *Ueber willkürliche und krampfhafte Bewegungen. Wiener Sitzungsber.* 1877. 3. Abth. S. 266.

[2] Siehe Hering u. Friedrich, a. a. O. S. 423.

negative Schwankung im Wadenmuskel des Frosches bei Reizung mittels einzelner und tetanisirender Inductionsschläge anzugeben. Die Methode war folgende: Das Thier wurde auf einer dicken, mit isolirendem Ueberzug aus einer Mischung von Asphalt, Wachs und Guttapercha versehenen Korkplatte mit Nadeln sicher fixirt; dann wurde die Haut vom Unterschenkel abpräparirt, die Achillessehne unter dem Fuss durchschnitten und der Wadenmuskel von seiner Umgebung bis zum Knie abgelöst und mittels einer durch den Sehnenknorpel gestochenen starken Nadel ausgespannt. Mit anderen Nadeln wurde das Kniegelenk und der Oberschenkel so unbeweglich wie möglich befestigt. Darauf wurde der Plexus ischiadicus präparirt, dicht an seinem Ursprung durchschnitten und auf ein Paar Platinelectroden gelegt, welche auf gewöhnliche Weise mit einem du Bois-Reymond'schen Inductorium verbunden wurden. Bei den betreffenden Versuchen wurde der primäre Strom von einem Grenet'schen Elemente geliefert. Die Ableitung vom Muskel erfolgte durch kleine unpolarisirbare Electroden, deren Thonpfropfen durch schmale in 0·6 procentiger Kochsalzlösung aufgeweichte Streifen von Goldschlägerhaut oder feine, mit derselben Lösung durchtränkte Seidenfäden mit dem Muskel verbunden waren. Von diesen wurde der eine um den oberen Theil des Muskels und der andere um die Achillessehne gelegt. Bei Vorhandensein eines kräftigen Ruhestromes, der bei stärkerer Vergrösserung [21] den Quecksilbermeniscus häufig aus dem Gesichtsfelde führte, musste dieser natürlich durch Anwendung der Compressionsschraube wieder zum Nullpunkte zurückgebracht werden.

Aus diesen Versuchen geht hervor, dass das Capillarelectrometer durch einen deutlichen und schnellen Ausschlag die negative Schwankung im Muskel angibt, welche bei der Reizung seines Nerven mittels eines einzelnen Oeffnungsinductionsschlages entsteht, und zwar schon bei einer Entfernung von 30 bis 40 ^{cm} zwischen der secundären und primären Rolle. Erst bei einem etwas kleineren Rollenabstand wird auch die Wirkung des schwächeren Schliessungsschlages, in Uebereinstimmung mit dem, was bei directer Beobachtung des Muskels der Fall ist, sichtbar. Bei tetanischer Reizung kann man, bei langsam schwingender Feder, den Quecksilbermeniscus deutlich in demselben Rhythmus wie diese oscilliren sehen, und dabei werden die einzelnen Ausschläge superponirt, so dass der ganze Quecksilbermeniscus eine grössere oder geringere Strecke verschoben wird, je nach der Stärke der Reizung. In diesem Falle bleibt auch nach Aufhören der Reizung einige Augenblicke eine Nachwirkung bestehen, welche sich darin zu erkennen gibt, dass der Quecksilbermeniscus nicht unmittelbar, sondern nur allmählich zum Nullpunkt zurückgeht. Ist die angewandte Reizung sehr stark, wie bei über einander mehr oder weniger geschobenen Inductionsrollen, so werden die Ausschläge zwar noch grösser, sie sind aber nunmehr nicht zuverlässig, weil in solchem Falle unipolare Wirkungen auf das Electrometer kaum vermieden werden können.

Es ist nicht meine Absicht, auf Einzelheiten in Bezug auf die Grösse und Form der Ausschläge hier näher einzugehen; für den vorliegenden Zweck ist der Nachweis genügend, dass das Capillarelectrometer empfindlich genug ist, um einzelne negative Schwankungen im Muskel deutlich anzugeben, welche so schwachen Reizungen entsprechen, dass die davon hervorgerufenen Zusammenziehungen fast als minimale betrachtet werden können. Man durfte also begründete Hoffnung hegen, dass auch die electrischen Schwankungen bei der willkürlichen Contraction von diesem Instrument angegeben werden würden, und dass man dadurch eine festere [22] Grundlage für die Beurtheilung der wirklichen Natur dieser Contraction erhalten könnte. Diese Hoffnung wurde auch erfüllt.

Bevor ich zu einer Darstellung der Ergebnisse übergehe, die bei den zu diesem Zwecke gemachten Versuchen erhalten worden sind, dürfte es nöthig sein, einem Einwande zu begegnen, der vielleicht gegen die Deutung der beobachteten Erscheinungen erhoben wird. Man könnte nämlich die Bemerkung machen, dass der Muskel bei der beschriebenen Versuchsanordnung, obwohl stark gespannt, doch nicht ganz unbeweglich war, und dass dabei die geringe, in den meisten Fällen kaum bemerkbare Verschiebung der Electroden die Ursache der im Electrometer beobachteten Stromschwankungen sein könnte. In dieser Hinsicht dürfte es genügen zu erwähnen, dass man durch Berührung mit einem Glasstabe unendlich viel stärkere Verschiebungen der Electroden verursachen kann, ohne dass sich die Lage des Quecksilbermeniscus dabei verändert, wie auch, dass die Ausschläge ganz ebenso deutlich selbst in den Fällen sind, wo der Muskel so stark gespannt worden war, dass er als unbeweglich bezeichnet werden konnte.

Die Versuchsanordnung bei der Untersuchung der willkürlichen Contraction ist äusserst einfach. Nachdem das Versuchsthier auf eben beschriebene Weise auf der Korkplatte befestigt worden ist, wird die Haut am Unterschenkel abpräparirt, der Wadenmuskel abgelöst und mittels einer durch seine Sehne gestochenen starken Stahlnadel ausgespannt, die unpolarisirbaren Electroden werden angelegt und mit den Polschrauben des Electrometers wie vorher verbunden. Darauf wird der Schlüssel des Instrumentes geöffnet, der vorhandene Ruhestrom unter Anwendung der Compressionsschraube compensirt, und die Beobachtung kann beginnen. Wenn der Versuch an einem Frosch stattfindet, so entsteht hierbei eine Schwierigkeit, indem es oft schwer ist, selbst durch recht schmerzhafte Eindrücke, bei diesem Thier, wenn es auf solche Weise festgenagelt ist, zusammenhängende willkürliche Bewegungen hervorzurufen. Die Zusammenziehungen, welche gewöhnlich auftreten, sind einfachen Muskelzuckungen zu ähnlich und also den willkürlichen Bewegungen bei dem Menschen zu unähnlich, als dass man von ihnen irgend welche Schlüsse hinsichtlich des Verlaufes dieser letzteren ziehen könnte. [23] Die Ausschläge stimmen auch in den meisten Fällen mit den oben beschriebenen überein, bestehen aus plötzlichen Verschiebungen des Quecksilbermeniscus über eine grössere oder geringere Anzahl Scalentheile, und nur ausnahmsweise und sehr flüchtig sieht man denselben bei ungewöhnlich kräftigen Zusammenziehungen einige Oscillationen machen, deren Rhythmus kaum deutlich aufzufassen ist.

Besser eignet sich für diese Versuche die gewöhnliche Kröte. Dieses Thier beantwortet unter den gegebenen Verhältnissen viel sicherer als der Frosch selbst schwächere Eindrücke mit Muskelbewegungen, und diese stimmen in ihrem Typus mit denen des Menschen mehr überein. Der Wadenmuskel der Kröte ist zwar kurz und dick und seiner Form nach für physiologische Versuche nicht so geeignet wie der ihres lebhafteren Verwandten, er ist aber kräftig, und seine Eigenschaft, kein Hüpfmuskel mit plötzlichen Zuckungen zu sein, bildet hierbei einen Vortheil, welcher die Nachtheile gut aufwiegt. Auch konnte ich, trotzdem die Thiere, welche mir zur Verfügung standen, sehr klein und von der Hungerkur eines langen Winters abgemagert waren, mich ganz bestimmt davon überzeugen, dass die willkürlichen Contractionen von oscillirenden Schwankungen in dem electrischen Zustand des Muskels begleitet sind. Der Quecksilbermeniscus wurde längere oder kürzere Strecken je nach der wechselnden Stärke der Zusammenziehung verschoben, während der ganzen Zeit aber war dieselbe in einer sehr deutlichen oscillirenden Bewegung. Was den Rhythmus oder das Tempo der Oscillationen betrifft, so ist es natürlich nicht möglich, denselben mit voller Genauigkeit nur mit dem Auge zu bestimmen — ja man würde a priori geneigt sein, es für unmöglich zu halten, selbst nur annäherungsweise eine solche Bestimmung zu machen, wenn nämlich die Zahl der Schwingungen, wie aus Helmholtz's Versuchen hervorgehen würde, bei dem Frosche 16 bis 18 Schlägen in der Secunde entspräche, denn so schnelle Schwingungen können nicht mit dem Auge verfolgt werden. Aus dem, was ich in dieser Beziehung bisher beobachtet habe, bin ich zu der Ansicht gekommen, erstens, dass die Oscillationen nicht immer demselben Rhythmus folgen, wohl aber, dass dieser bei jedem besonderen Grade der Energie [24] der Zusammenziehung nahezu constant erscheint und zwar so, dass der erstere direct proportional zur letzteren ist, zweitens, dass der Rhythmus nicht so schnell ist, wie man sich bisher vorgestellt hat, denn auch bei den energischsten Contractionen können die Oscillationen sehr wohl vom Auge verfolgt werden. Ich habe durch gleichzeitiges Hören eines Metronomes, welches vier Schläge in der Secunde schlug, und mittels Nachahmung der Oscillationen durch Fingerbewegungen versucht, zu einer approximativen Schätzung ihrer Frequenz zu kommen, und so viel ich habe finden können, ist derselbe bei einer recht kräftigen Contraction in maximo gewiss nicht viel höher als acht in der Secunde. Dieses Ergebniss, so unerwartet es auch erscheinen mag, wird in sehr überzeugender Weise von dem Verhalten der negativen Schwankung beim Strychnintetanus bestätigt. Wird bei einem solchen Versuch ein kräftiger Frosch benutzt, so hat man im Gesichtsfelde des Mikroskopes ein Schauspiel, welches unter Berücksichtigung des damit verbundenen Interesses wohl ein ausserordentlich fesselndes genannt werden kann. Im Anfang, beim Eintritt der Vergiftung, wo nur noch die Reflexerregbarkeit gesteigert ist, ruft jede plötzliche Berührung des Thieres unfehlbar einen plötzlichen Ausschlag des Quecksilbermeniscus hervor; diese Ausschläge werden immer grösser, so dass sie bei Anwendung von starker Vergrösserung über das halbe Gesichtsfeld und weiter gehen können; darauf sind auf der Höhe jedes solchen Ausschlages einige wenige Oscillationen zu sehen und endlich, wenn ein völlig entwickelter tetanischer Anfall ausbricht, kann man viele Secunden die Quecksilbersäule grosse, regelmässige Oscillationen machen sehen, deren Rhythmus im Anfang des Anfalles und wenn der Krampf seine Höhe erreicht hat, ungefähr acht in der Secunde zu entsprechen scheint, allmählich aber an Schnelligkeit abnimmt und mit den langsamen, kräftigen Stössen endet, welche das Aufhören eines solchen Anfalles charakterisiren. Während das Electrometer diesen heftigen, rhythmischen Ausladungsstrom im Muskel angibt, erscheint dieser dem Auge unbeweglich, fest zusammengezogen, und nur die schärfste Betrachtung vermag auf seiner spiegelnden Fläche ein schwaches Flimmern zu verspüren.

Ein weiterer, unzweideutiger Beweis dafür, dass die nun genannten Oscillationen des Quecksilbermeniscus wirklich Innervationsschwankungen im Muskel entsprechen und nicht als abhängig von [25] dessen Bewegungen gedeutet werden können, ist daraus zu entnehmen, dass ganz entsprechende Oscillationen, obgleich viel schwächer, vom Nerven selbst erhalten werden. Um diese interessante Erscheinung zu beobachten, wird der Nervus ischiadicus bis hinauf zu dessen Ursprung präparirt, abgehoben und über die Thonpfropfen der unpolarisirbaren Electroden gelegt oder durch Fadenschlingen mit ihnen verbunden. Mittels darunter geschobener Stücke aus Kautschuk oder Guttapercha und Fixation des Beckens werden unstatthafte Berührungen mit dem übrigen Körper während des tetanischen Anfalles verhindert. Die Erscheinung ist, wie eben erwähnt, wesentlich dieselbe wie bei der Ableitung vom Muskel, obgleich schwächer und nicht so sicher eintretend, was ja auch in Anbetracht des schnellen Sinkens der Erregbarkeit des Nerven, nachdem derselbe frei präparirt worden ist, und auch darum nicht unerwartet erscheinen kann, dass ja nur ein Theil der Fasern des Nervenstammes, nämlich die motorischen, die Ausschläge im Electrometer hervorrufen, während die übrigen, eine Nebenleitung bildenden, dieselben nur schwächen. Es braucht gewiss kaum hinzugefügt zu werden, dass auch die negative Schwankung im Nerven, welche von einem einzelnen Inductionsschlag hervorgerufen wird, vom Electrometer deutlich angegeben wird. Es ist hierbei leicht, die Verwechslung mit den Erscheinungen des Electrotonus zu vermeiden, denn so lange die Ausschläge bei Oeffnung und Schliessung des primären Stromes dieselbe Richtung haben, kann man sicher sein, dass sie von der negativen Schwankung im Nerven herrühren. Auf dieselbe Weise kann man sich auch davor schützen, von unipolaren Wirkungen irregeleitet zu werden. Schwerer und in vielen Fällen vielleicht unmöglich ist dies bei tetanischer Reizung, weshalb eine solche niemals anders als mit mässig starken Inductionsströmen angewandt werden darf.

Aus dem hier Ausgeführten dürfte man ersehen, dass das Capillarelectrometer ohne Zweifel geeignet ist, bei solchen electrophysiologischen Untersuchungen, wo ein empfindlicher und leicht beweglicher Indicator für schnelle electrische Stromschwankungen nöthig ist, grosse Dienste zu leisten, und dass es auf diesem Gebiete kaum von einem andern bisher erfundenen Instrument ersetzt werden kann. Die vorgeschlagene Construction ist einfach, lässt sich von jedem, der nur einige manuelle Fertigkeit besitzt, [26] leicht herstellen und auch repariren, falls das Instrument aus dem einen oder andern Grund nicht functionirt. Es ist ausserdem, besonders wenn es in etwas kleineren Dimensionen[1] ge-

[1] Bei den meisten der oben erwähnten Versuche habe ich ein viel kleineres, schon vorigen Sommer angefertigtes Electrometer benutzt, welches im Ganzen nicht mehr als 13^{cm} in der Länge und $4 \cdot 5^{cm}$ in der Breite misst.

fertigt wird, sehr leicht transportabel; es kann bequem auf Reisen mitgenommen werden und ist ohne vorhergehende, mehr oder weniger mühevolle und zeitraubende Aufstellung stets zu sofortiger Anwendung fertig — alles Eigenschaften, welche nicht ganz unwichtig sind. Auch für den Unterricht und zu Demonstrationen eignet sich dieses Instrument sehr wohl, wenn das Bild der Quecksilbersäule auf einen Schirm in einem verdunkelten Zimmer projicirt wird, und dazu sind keine weitläufigen Vorbereitungen nöthig. Damit das Capillarelectrometer indess all den Nutzen für die Forschung zu bringen vermag, den es ohne allen Zweifel bringen kann, müssen seine Ausschläge graphisch registrirt werden können. Dies ist, wie im Vorhergehenden bereits erwähnt, schon geschehen, indem es Marey, dem unermüdlichen und erfindungsreichen Bearbeiter der so ausserordentlich fruchtbringenden, graphischen Methode, gelungen ist, durch Photographie die Angaben des Instrumentes wiederzugeben. Ob dies auch für so schnell auf einander folgende Oscillationen wie die, um welche es sich bei den electrophysiologischen Untersuchungen oftmals handelt, gelingen wird, ist natürlich unmöglich, schon jetzt zu entscheiden. Die Bilder, welche Marey in seiner oben angeführten Arbeit „*La méthode graphique*“ von den Ausschlägen des Capillarelectrometers für Inductionsströme mittheilt, scheinen zu grossen Hoffnungen zu berechtigen und fordern zu ernsten Versuchen auf.

Bei den Untersuchungen, welche zur Erfindung des Capillarelectrometers führten, fand Lippman, dass, wie ein electrischer Strom eine Verschiebung der Quecksilbersäule im Capillarrohr des Instrumentes hervorruft, so auch eine durch eine [27] andere Kraft bewirkte Verschiebung des letzteren einen electrischen Strom in der Richtung der Verschiebung erregt. Hiervon ist es eine nothwendige Folge, dass, wenn zwei Capillarelectrometer mit einander verbunden sind, so dass sie eine geschlossene Strombahn bilden, die Quecksilbersäule in dem einen einen Ausschlag macht, wenn in dem andern durch Drehung der Compressionsschraube in der einen oder andern Richtung dessen Quecksilbersäule vor- oder rückwärts geschoben wird. Wenn man diesen einfachen, durch seine Consequenzen aber wichtigen Versuch macht, wobei das eine Electrometer im Mikroskop beobachtet wird, während die Compressionsschraube des andern gedreht wird, findet man, dass die Bewegungen der beiden Quecksilbersäulen so übereinstimmend sind, dass es aussieht, als ob sie in directer Verbindung mit einander ständen, oder als ob man die Compressionsschraube des beobachteten Electrometers drehen würde, obgleich dies in der That mit der des andern stattfindet. Noch überraschender ist dieser Versuch in einer noch einfacheren Form. Ein feines Glasrohr von der Länge einiger Centimeter wird über der Lampe etwas ausgezogen, so dass in der Mitte eine Verengerung entsteht. Nun wird es mit Quecksilber gefüllt, und zwar so, dass ein ganz kleiner Tropfen verdünnter Schwefelsäure auf der verengten Stelle das Quecksilber in zwei Massen trennt. Dies wird am leichtesten auf folgende Weise ausgeführt. In eine kleine Glasschale wird auf den Boden etwas Quecksilber gegossen und darüber verdünnte Schwefelsäure. Wird nun das eine Ende des Rohres in das Quecksilber getaucht, so wird, während das Rohr durch die sauere Flüssigkeit geführt wird, durch die Capillarität eine gewisse Menge davon in's Rohr hinaufgezogen, und wenn man dann am andern Ende des Rohres saugt, füllt sich dies mit Quecksilber, ein Theil der verdünnten Säure aber, welche die Wände des Rohres feuchtet, sammelt sich stets in dessen engstem Theil; der Zweck ist also erreicht. Durch die Enden des Rohres wird je ein Platindraht ins Quecksilber hineingeführt, wonach die Enden zugeschmolzen oder noch besser mit Siegellack verkittet werden.

Ein solches Rohr ist im Grunde genommen dasselbe wie ein Capillarelectrometer, und seine Wirkung ist auch diesem analog. Wenn man die beiden Platinpole des Rohres durch Leitungsdrähte mit den Polen des Electrometers verbindet, hat man also wesentlich [28] dieselbe Anordnung wie vorher. In einer Hinsicht ist indess dieses Rohr, welches wir „Versuchsrohr" nennen wollen, dem Electrometer ungleich, nämlich darin, dass es für sehr kleine Bewegungen noch viel empfindlicher ist. Man sieht dies sofort, wenn man den Quecksilbermeniscus in dem mit dem Rohre verbundenen Electrometer betrachtet. Die geringste Berührung des Versuchsrohres ruft entsprechende Bewegungen oder Zitterungen in der Quecksilbersäule des Electrometers hervor, und es ist nicht möglich, dasselbe so still in der Hand zu halten, dass nicht unfreiwillige Bewegungen, z. B. die, welche durch den Pulsschlag verursacht werden, sich im Electrometer erkenntlich machen. Aber auch langsame Bewegungen haben die gleiche Wirkung, und vor allem übt die Drehung des Versuchsrohres in der Verticalebene um eine horizontale Axe, senkrecht zur Längenrichtung des Rohres, einen grossen Einfluss aus. Durch eine einfache Anordnung kann man eine solche Drehung zu Stande bringen, ohne dass die Zitterungen der Hand dabei einen Einfluss ausüben. Wenn nun das Versuchsrohr sehr langsam von der horizontalen in die verticale Stellung gedreht wird, so verschiebt sich der Quecksilbermeniscus im Electrometer in einer Richtung, welche das Vorhandensein eines electrischen Stromes vom unteren Ende des Versuchsrohres durch das Electrometer zum oberen anzeigt. Dieser Strom erreicht bei verticaler Stellung des Versuchsrohres sein Maximum. Wenn die Drehung nun fortgesetzt wird, geht der Meniscus zum Nullpunkt zurück und macht einen Ausschlag in entgegengesetzter Richtung mit einem neuen Maximum, das erreicht wird, wenn das Versuchsrohr die entgegengesetzte Verticalstellung einnimmt u. s. w. Jeder Stellung des Versuchsrohres zwischen den entgegengesetzten verticalen entspricht also, wenigstens wenn die Drehung nicht gar zu langsam erfolgt, eine gewisse Lage des Quecksilbermeniscus im Capillarelectrometer in positiver oder negativer Richtung. Wenn die Drehung unterbrochen wird, z. B. wenn sich das Rohr in der einen Verticalstellung befindet, steht der Meniscus des Electrometers erst eine kleine Weile in der Lage still, welche sie in Folge der Drehung eingenommen hat, beginnt aber dann, obgleich mit grosser Langsamkeit, nach dem Nullpunkt zurück zu kehren. Die Polarisationsladungen, welche bei der Drehung entstehen, können sich nämlich [29] nur mit der grössten Schwierigkeit durch die Strombahn ausgleichen. Wird der Schlüssel des Electrometers geschlossen, so erfolgt dies dagegen augenblicklich.

Wie entstehen nun diese Ladungen? Enthält das Versuchsrohr zwischen dem Quecksilber und den Rohrenden Luft, so ist es klar, dass eine Verschiebung des Quecksilbers in diesem Rohr stattfinden kann, und eine solche kann oft in solchen Fällen selbst mit dem blossen Auge beobachtet werden; dieselbe Erscheinung ist aber auch dann zu beobachten, wenn man beim Einführen und Einkitten der Platindrähte aufs Sorgfältigste dafür gesorgt hat, dass keine Luft hat eintreten können, so dass also das Rohr vollständig gefüllt ist. So z. B. rief ein Thermometerrohr von $0 \cdot 5^{mm}$ Lumen, welches auf der schmalsten Stelle nur ungefähr $0 \cdot 1^{mm}$ im Lichten maass, und in dem kein Luftraum bei der genauesten Prüfung zu entdecken war, bedeutende Ausschläge im Electrometer bei solchen Drehungen hervor, wie sie oben geschildert worden sind. Hier war offenbar wegen der Incompressibilität der Flüssigkeiten und der geringen Dehnbarkeit des Glasrohres keine erheblichere Massenverschiebung des Quecksilbers möglich. Die einzige Vorstellung, die ich mir von der Ursache der Erscheinung in diesem Falle machen kann, ist die, dass die beiden Quecksilbermenisken, welche den kleinen Tropfen verdünnter Schwefelsäure umgeben, bei den verschiedenen Stellungen des Versuchsrohres eine etwas verschiedene Form annehmen, so dass die obere mehr konisch, die untere dagegen mehr platt wird, und dass diese Veränderung der Berührungsflächen zwischen dem Quecksilber und der saueren Flüssigkeit zu der beobachteten Tensionsdifferenz den Anlass gibt. Jedenfalls müssen diese Bewegungen äusserst klein sein, und aus dem angeführten Versuche lernen wir wenigstens so viel, dass unendlich kleine Bewegungen der Quecksilbermenisken eines solchen Rohres hinreichende Tensionsdifferenzen verursachen, um verhältnissmässig bedeutende Ausschläge im Electrometer hervorzurufen. Wenn man statt des Electrometers unter dem Mikroskop ein solches Versuchsrohr betrachtet, welches durch Leitungsdrähte mit einem anderen Versuchsrohr verbunden ist, so findet man, dass die Quecksilbermenisken dieses Rohres Bewegungen zeigen, die denjenigen entsprechen, die dem anderen Rohre mitgeteilt werden.

[30] Auf Grund des nun Mitgetheilten liegt die Versuchung nahe, die betreffenden Erscheinungen dazu zu benutzen, um Schallvibrationen auf grosse Entfernungen zu übertragen. Auch theilte Breguet[1] vor ungefähr einem Jahre mit, dass dies ihm unter Anwendung des Principes, welches Lippman's Electrometer zu Grunde liegt, gelungen sei; es ist mir aber nicht bekannt, ob die von Breguet veröffentlichten Versuche den Impuls zu einer practisch verwendbaren Telephonconstruction gegeben haben. Ich gestatte mir daher, hier als Anhang zu dem Vorhergehenden eine Beschreibung eines von mir kurz nach der erwähnten Mittheilung construirten Quecksilbertelephons mitzutheilen, welches einfach und auch anwendbar ist und mehrere beachtenswerthe Eigenschaften zu haben scheint.

Bei den Versuchen, welche ich in dieser Richtung machte, ging ich von der Voraussetzung aus, dass es zur Erhaltung einer möglichst starken Schallwirkung nöthig wäre, in grösstmöglichstem Grade das todte Gewicht des Quecksilbers und Glases zu vermindern und auch den mittönenden Apparat so leicht wie möglich zu machen. Diese Voraussetzung wurde auch vollständig bestätigt, denn bereits der erste Versuch gab sehr befriedigende Resultate. In ihrer jetzigen Form wird die kleine Anordnung in Fig. 3 in einem idealen Durchschnitt (natürliche Grösse) wiedergegeben. Der wesentlichste Bestandteil ist ein ganz kurzes (höchstens 2 ^{cm}) und sehr feines, dünnwandiges Glasrohr, welches in der Mitte etwas verengert ist. Es ist mit Quecksilber gefüllt, das durch einen kleinen, im schmälsten Theil befindlichen Tropfen verdünnter Schwefelsäure in zwei gesonderte Massen abgetheilt ist. In jedes Ende ist ein sehr feiner Platindraht eingeführt und mit Siegellack festgekittet, wobei es für das Functionieren des Instrumentes nöthig ist, durch besondere Vorsichtsmaassregeln dem Lufteintritt vorzubeugen,

[1] *Comptes rendus*, 1878. Nr. 11 (18. März).

denn sonst geschieht es gewöhnlich bald, dass bei den Zitterungen, welchen das kleine Rohr ausgesetzt ist, eine Luftblase im engsten [31] Theil des Rohres auftritt und die Leitung oder wenigstens den Contact des Quecksilbers mit der Schwefelsäure unterbricht. Das Telephonrohr ist in verticaler Stellung mittels Siegellack auf der Mitte einer papierdünnen Scheibe aus Tannenholtz befestigt, und sein anderes Ende mittels eines feinen seidenen Fadens gegen das Querstück eines

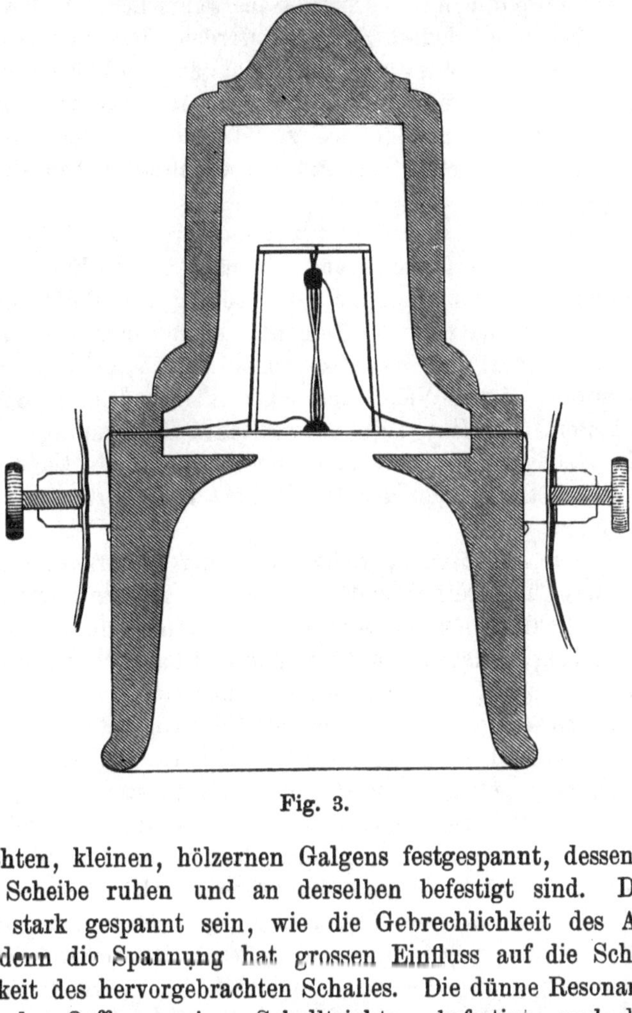

Fig. 3.

sehr leichten, kleinen, hölzernen Galgens festgespannt, dessen Stützen auf der Scheibe ruhen und an derselben befestigt sind. Das Rohr muss so stark gespannt sein, wie die Gebrechlichkeit des Apparates zulässt, denn die Spannung hat grossen Einfluss auf die Schärfe und Deutlichkeit des hervorgebrachten Schalles. Die dünne Resonanzscheibe ist über der Oeffnung eines Schalltrichters befestigt, und das Glasrohr wird von einem durch Schrauben mit dem Trichter zusammengefügten Deckel geschützt. Diese beiden Stücke sind aus trockenem

Tannenholz gedreht, und zwischen ihnen, oberhalb der Resonanzscheibe, [32] laufen die beiden Poldrähte aus, welche in zwei auf den Seiten des Schalltrichters befestigten Polschrauben enden.

Der kleine Apparat kann hinsichtlich seiner Wirkungen am ersten mit dem gewöhnlichen Bell'schen Telephon verglichen werden, er zeichnet sich aber durch einige Eigenthümlichkeiten aus, von denen die eine dessen practische Anwendung befördern, die andere aber dieselbe unter gewöhnlichen Verhältnissen wahrscheinlich beschränken dürfte. Hierbei muss jedoch bemerkt werden, dass mit dem Quecksilbertelephon meines Wissens nach nicht auf wirklichen Telephonleitungen Versuche angestellt worden sind, so dass das nun Anzuführende nur eine Vermutung ist, gestützt auf Versuche in kleinem Maassstabe und auf Vertrautheit mit der eigenthümlichen Beschaffenheit des Apparates.

Schon Breguet hat in der oben angeführten Mittheilung darauf hingewiesen, dass ein Telephon, construirt nach nun in Frage stehenden Princip, practisch genommen, sich unabhängig von Entfernungen erweisen muss. Ich habe mein Telephon auch einer diesbezüglichen Prüfung unterworfen und zwar so, dass in die Leitung Rheostate eingesetzt wurden, deren Widerstand schliesslich zu 100000 Siemens'schen Einheiten, ungefähr 1000 schwedischen Telegraphenmeilen entsprechend, gesteigert wurde. Dem ungeachtet konnte keine Verminderung in der Stärke oder der Deutlichkeit des übertragenen Schalls bemerkt werden.

Eine andere Eigenschaft, welche das nun beschriebene Telephon ebenso wie das Capillarelectrometer auszeichnet, ist dessen ausserordentliche Empfindlichkeit für die schwächsten Ströme, vorausgesetzt, dass sie eine hohe Tension haben. In dieser Hinsicht habe ich das Instrument in der Weise geprüft, dass ich dasselbe mit den Leitungsdrähten von einem in einem entfernten Zimmer stehenden Inductorium du Bois-Reymonds verband, dessen primärer Strom von einem kleinen Grenet-Elemente geliefert wurde, und dessen Interruptor aus einer Stimmgabel mit 457 ganzen Schwingungen in der Secunde bestand. Hierbei erwies es sich, dass der Stimmgabelton von dem im Telephon lauschenden Ohre noch deutlich aufgefasst werden konnte, als die secundäre Rolle sich in einer Entfernung von über 2 Meter (in einem Falle 2.80) von der primären befand — eine Empfindlichkeit, welche wohl unglaublich genannt werden kann und die wahrscheinlich nicht von irgend einem bisher bekannten Rheoscop erreicht wird. Diese Eigenschaft [33] dürfte wahrscheinlich gewisse Schwierigkeiten hinsichtlich der practischen Anwendung des Telephons bereiten, denn wenn es sich schon bei Benutzung des Bell'schen Telephones erwiesen hat, dass Signale durch Telegraphendrähte gesandt, welche sich in der Nähe der Telephonleitung befinden, auf den gehörten Schall störend wirken, so muss dies wahrscheinlich bei dem Quecksilbertelephon in noch höherem Grade der Fall sein.

Die ausserordentliche Empfindlichkeit dieses Instrumentes erregte ganz natürlich die Hoffnung, dass man mit demselben die negative Schwankung im Nerven und Muskel hören würde, da deren Stärke gewiss die schwächsten Inductionsströme, welche mit dem Quecksilbertelephon gehört werden können, bedeutend übertrifft. Auf jeden Fall schien dies für den durch intermittente electrische Reizung erzeugten Tetanus im Wadenmuskel des Frosches gelingen zu müssen, denn hierbei rufen ja die negativen Schwankungen bekanntlich secundären Tetanus in dem stromprüfenden Froschschenkel hervor, obwohl dieses Rheoskop in Bezug auf seine Empfindlichkeit nicht entfernt mit einem guten Quecksilbertelephon verglichen werden kann. Es muss ohne Zweifel merkwürdig erscheinen, dass meine in dieser Richtung angestellten Versuche bisher nur negative oder nicht einwandsfreie Resultate ergeben haben. Die Versuchsanordnung ist ungefähr dieselbe wie beim Studium der negativen Schwankung mittelst des Electrometers gewesen, jedoch mit dem Unterschied, dass die unpolarisirbaren Electroden nun mit einem Quecksilbertelephon verbunden wurden und das Inductorium, dessen Stromunterbrecher eine Stimmgabel von 457 Schwingungen in der Secunde war, sich in einem entlegenen Zimmer befand. Die Strombahn für die Inductionsströme bestand auf der einen Seite aus einem einfachen Leitungsdraht und auf der andern aus der Erde, wobei der eine Pol der secundären Rolle und die eine Reizelectrode mit der Gasleitung verbunden waren. Bei diesen Versuchen zeigte es sich, dass bei mässiger Stärke der Reizströme gar kein Schall im Telephon gehört werden konnte, trotzdem der Muskel sich im heftigsten Tetanus befand. Wurde dagegen die secundäre Rolle etwas über die primäre geschoben, so wurde der Stimmgabelton oft sehr deutlich gehört, und man hätte geneigt sein können anzunehmen, der gehörte [34] Schall rühre von den von der Reizung erregten electrischen Schwankungen im Muskel her. Angestellte Controlversuche aber zeigten in mehreren Fällen, dass dies nicht der Fall war, denn der Ton wurde ebenso gut gehört, auch wenn die Reizung bis zur völligen Ermüdung des Muskels getrieben wurde, oder wenn der Nervus ischiadicus zur Aufhebung seiner physiologischen Leitungsfähigkeit mit einem Faden gebunden wurde — ja er wurde noch gehört, wenn anstatt des Nerven und Muskels ein in Kochsalzlösung angefeuchteter, feiner, seidener Faden über die übrigens vollkommen von einander isolirten Reizungs- und Ableitungselectroden gelegt wurde. Bei allen diesen Versuchen wurde aufs Genaueste dafür gesorgt, dass nicht durch Berührung des Apparates oder der Polschrauben des Telephons eine unzugehörige Ableitung stattfand. Das Phänomen beruhte also ohne allen Zweifel auf unipolaren Wirkungen, vor welchen man sich bei so starker Reizung kaum schützen kann. Ich muss es daher leider unentschieden lassen, ob man bei dem Quecksilbertelephon das erstrebte Ziel erreichen kann; so viel scheint mir indessen klar zu sein, dass hier eine dunkle Sache vorliegt, welche eine eingehende Erforschung verlangt.

Die Tensionsdifferenzen, welche durch die Vibrationen des kleinen Glasrohres entstehen, wenn man in den Schalltrichter spricht oder singt, sind verhältnissmässig nicht unbedeutend. Ein gutes Capillarelectrometer zeigt sie sehr deutlich, und ein Froschpräparat beantwortet sie mit heftigen Zuckungen oder Tetanus. Wie mit dem Bell'schen Telephon kann man auch mit dem Quecksilbertelephon in ausserordentlich schlagender Weise die verschiedene Klangfarbe der Vocale demonstriren, indem der Froschmuskel verschiedene Vocale ganz verschieden beantwortet, obgleich man versucht, ihnen dieselbe Intensität zu geben. Selbst verhältnissmässig so unbedeutende Verschiedenheiten wie zwischen den beiden Formen des schwedischen *ö* (in „*böra*" und „*dö*") werden aufs Deutlichste angegeben — das erstere gehört zu den kräftigsten, das letztere dagegen zu den am wenigsten wirkungsvollen Vocalen.

XI

Ueber die Natur der willkürlichen Muskelcontractionen

Nordiskt Medicinskt Arkiv. XIII. Nr. 5. S. 1—8. 1881.

[1] Trotz der zahlreichen und sorgfältigen Untersuchungen über die Erregung der Nerven und Muskeln, welche von hervorragenden Forschern vorgenommen worden sind, muss man leider eingestehen, dass die Ergebnisse dieser Untersuchungen — wie wichtig und interessant sie auch sind — noch sehr viel zu wünschen übrig lassen, so bald es gilt, sie zur Erklärung der alltäglichsten Erscheinungen im lebenden, unverletzten Organismus anzuwenden.

Unter diesen tritt uns in erster Linie die gewöhnlichste und am meisten in die Augen fallende Aeusserung der Thätigkeit des Nerven- und Muskelsystemes entgegen — die willkürliche Muskelcontraction. Ueber deren wirkliche Natur schweben wir noch in einer bedenklichen Ungewissheit, und es braucht wohl nicht besonders angedeutet zu werden, dass das Gleiche von den vielfachen pathologischen Abarten der Muskelthätigkeit gilt.

Nach Feststellung der Thatsache, dass eine Reihe hinreichend dicht auf einander folgender Reizungen eines Muskelnerven (z. B. durch Inductionsschläge) den Muskel in eine continuirliche Zusammenziehung — einen Tetanus — versetzt, der ebenso lange währt wie die Reizung, vorausgesetzt, dass diese nicht bis zur Ermüdung des Muskels getrieben wird, lag die Vermuthung nahe, dass alle continuirlichen Muskelzusammenziehungen — und solche sind ja unter den vom Willen hervorgerufenen die gewöhnlichsten — auch eine Reihe dicht auf einander folgender Impulse zur Ursache haben müssten. Diese [2] Ansicht von der Natur der willkürlichen Contraction, als auf einer discontinuirlichen Reizung beruhend, wurde ziemlich allgemein herrschend, obschon sich gewichtige Stimmen dagegen erhoben. Die Beweise für die erwähnte Anschauung waren indessen und sind immer noch ausserordentlich schwach; auch wird fortwährend ab und zu eine entgegengesetzte Lehre vertreten, dass nämlich die genannten Contractionen nicht mit dem auf künstlichem Wege hervorgerufenen Tetanus zu vergleichen sind, sondern eine Contractionsform sui generis bilden, beruhend auf einem Innervationsmodus, den wir bei unseren Versuchen nicht nachahmen können. Der wesentlichste Grund, auf welchen sich die letztere Ansicht stützt, ist der Umstand, dass man beim künstlichen Tetanus einen secundären Tetanus erhält, während dies bei der willkürlichen Muskelzusammenziehung nicht eintrifft.

Die kräftigste Stütze für die erste Ansicht dagegen hat man in der als Muskelgeräusch oder Muskelton bezeichneten Erscheinung gesucht, die vom Ohr wahrgenommen wird, wenn man einen stark zusammengezogenen Muskel an sich selbst oder anderen auscultirt. Man hat bekanntlich sogar die Tonhöhe dieses Schalls bestimmen zu können vermeint, und der hervorragendste Forscher auf diesem Gebiete (Helmholtz) hat die Schwingungzahl des gehörten Tons zu 36 bis 40 Vibrationen in der Secunde bestimmt. Durch verschiedene Versuchsanordnungen hat er indess geglaubt, beweisen zu können, dass dieser Ton den ersten Oberton der wirklichen Schwingungszahl des Muskels darstellt, die folglich 18 bs 20 in der Secunde sein würde. In seiner letzten Mittheilung über diesen Gegenstand deutet er jedoch an, dass der genannte Muskelton einem eigenen Ton in unserem Gehörorgan entsprechen dürfte, ein Zusatz, durch welchen die ganze Beobachtung ihren Werth zu grossem Theil verliert. Zugegeben muss allerdings werden, dass der unter den genannten Verhältnissen gehörte Schall mehr einem Geräusch gleicht, in welchem, wie mir scheint, nur mit der grössten Schwierigkeit eine gewisse Tonhöhe erkannt werden kann. Indessen würde auf Grund dieses sogenannten Muskeltones die willkürliche Muskelzusammenziehung nicht nur als eine discontinuirliche, sondern als eine einem gewissen Zeitmaass der Reizungen folgende aufzufassen sein, d. h. sie würde auf einer von Reihe Impulsen beruhen, welche den Muskel 18 bis 20 Mal in der Secunde treffen.

In der letzten Zeit ist in dieser Frage von Brücke eine gewissermaassen vermittelnde Ansicht ausgesprochen worden. Von gewissen, bei sehr genauer Beobachtung unter besonderen Verhältnissen [3] erscheinenden Eigenthümlichkeiten in den langsamen willkürlichen Bewegungen ausgehend, hat er als das Wahrscheinlichste angenommen, dass deren scheinbare Continuität — denn auch er betont mit Bestimmtheit die Unwahrscheinlichkeit, dass sie wirklich continuirlich seien — darauf beruht, dass die Impulse von den Centralorganen nicht gleichzeitig alle Fasern des Muskels treffen, sondern im Gegensatz zu den rhythmisch wiederholten Salven, die von der andern Ansicht verlangt werden, einem Pelotonfeuer entsprechen. Dem Muskelton legt er keine Beweiskraft für einen bestimmten Rhythmus der Entladungen aus den Centren bei.

Vor ganz Kurzem haben Kronecker und Stanley Hall eine im

Berliner Laboratorium ausgeführte Untersuchung veröffentlicht, wonach es ihnen gelungen sein soll, objectiv zu beweisen, dass die durch die Centralapparate im Rückenmarke vermittelten motorischen Impulse beim Kaninchen eine Frequenz von unfähr 20 in der Secunde haben, was ausserordentlich gut mit dem von Helmholtz festgestellten Rhythmus übereinstimmen und also einen kräftigen Beweis für die erstgenannte strengere Lehre von der Rhythmik der willkürlichen Impulse bilden würde.

Aus dem Angeführten geht hervor, dass wir zwischen drei verschiedenen Ansichten über die Natur der willkürlichen Contractionen zu wählen haben: 1. diejenige, welche annimmt, dass sie wirklich continuirlich, d. h. auf einer gleichmässig fortlaufenden Innervation von den Centralorganen beruhend sind; 2. die streng rhythmische, welche annimmt, dass die Centralapparate — zunächst die im Rückenmarke — nur discontinuirlich und in einem für jede Thierart bestimmten Rhythmus ihre Impulse zu den Muskeln senden können, und 3. die Brücke'sche Ansicht, nach welcher die Entladungen zwar discontinuirlich sein sollen, aber keinem bestimmten Rhythmus folgen oder wenigstens nicht gleichzeitig in allen den Nervenfasern erfolgen, welche zu einem Muskel gehen. Ein unwiderleglicher Beweis ist für keine dieser Ansichten erbracht worden. Die Gründe, auf welche sich die erste stützt, sind fast ausschliesslich negativ; der Umstand, dass eine willkürliche Contraction bei gewöhnlichem Betrachten gleichmässig, continuirlich erscheint, ist kein Beweis, denn dasselbe ist ja auch mit dem künstlichen Tetanus der Fall.

Der Muskelton kann nicht als ein sicherer Beweis für die zweite Lehre angeführt werden — dazu ist dieser Ton zu unbestimmt, und wenn Helmholtz' letzte Auffassung desselben richtig ist, so kann sie höchstens nur angeben, dass die Muskelcontraction nicht ganz gleichmässig ist, aber nicht über einen bestimmten Rhythmus bei derselben entscheiden. [4] Der oben erwähnte Versuch von Kronecker und Stanley Hall scheint mir auch keinen unzweideutigen Beweis für diese Ansicht bilden zu können. Sie durchschnitten bei einem Kaninchen das verlängerte Mark oberhalb des Athmungscentrums, stachen ein Paar nadelförmige Electroden in das Rückgrat, reizten dann das Rückenmark mittels 42 Inductionsschlägen in der Secunde und fanden, dass ein über den Musculus extensor cruris gelegter leichter Hebel auf den rotirenden Kymographioncylinder 20 nicht sonderlich regelmässige Vibrationen in der Secunde zeichnete. Wenn man von anderen Bemerkungen gegen einen solchen Versuch absieht, muss man wohl zugeben, dass die gewaltsame Reizung, welche auf solche Weise dem Rückenmark zugeführt wurde, keinen Anspruch machen kann, eine Nachahmung der natürlichen zu sein. Man könnte aus ihrem Versuchsresultat möglicher Weise schliessen, dass die Centra des Rückenmarkes auch bei der stärksten Reizung nicht mehr als 20 Impulse in der Secunde aussenden können, weiter aber dürfte man nicht gehen können.

Gegen die Brücke'sche Lehre, die, wie es scheint, hauptsächlich entstanden ist, um der Schwierigkeit zu entgehen, die in der Abwesenheit des secundären Tetanus liegt, lässt sich, wie mir dünkt, einwenden, dass die von ihm angenommene Ungleichzeitigkeit der Impulse keine sichere anatomische noch physiologische Stütze hat. Die von ihm postulirte Ungleichzeitigkeit der Impulse würde sich auf die verschiedene Länge der Nervenbahnen zu demselben Muskel gründen. Eine solche Verschiedenheit würde sich dann schon im Rückenmarke geltend machen, denn bei directer Reizung eines motorischen Nervenstammes dicht an seinem Austritt wird keine darauf deutende Erscheinung bemerkt, und die Verschiedenheit, welche dann in Frage kommen kann, erscheint mir allzu unbedeutend, um hierbei eine Rolle zu spielen. An eine Ungleichzeitigkeit bei der Abgabe der Impulse von der Centralstation im Gehirn dürfte man wohl kaum denken können. Wohl kann die Fortpflanzungsgeschwindigkeit in den verschiedenen Fasern, die nach demselben Muskel ziehen, möglicher Weise aus dem einen oder anderen Grunde etwas verschieden sein, dies aber ist eine zufällige Complication und kann nicht zur Formulirung eines Gesetzes benutzt werden.

In einem Aufsatz „Ueber das Capillarelectrometer und das Quecksilbertelephon“, welcher in die Festschrift aufgenommen worden ist, welche das Carolinische Institut in Stockholm der Kopenhagener Universität bei ihrem 400jährigen Stiftungsfest überreichte (die Abhandlung XII in dieser Sammlung), theilte ich als ein Beispiel von der Anwendung des Capillarelectrometers bei der physiologischen Forschung in grösster Kürze einige Versuche mit, wo dieses Instrument für das Studium der electrischen Erscheinungen benutzt worden war, welche in den Muskeln [5] und Nerven bei der durch Reizung von den Nervencentren aus hervorgerufenen Thätigkeit erscheinen.

Aus diesen Versuchen geht hervor, dass das Electrometer bei einigermaassen kräftigen willkürlichen Contractionen des Wadenmuskels der Kröte, welche ihrer Form nach den gewöhnlichen, langsamen, willkürlichen Bewegungen bei dem Menschen sehr ähnlich sind, deutlich eine discontinuirliche Entladung angibt, wobei das Zeitmaass der Impulse zwar nicht in dem Sinne constant ist, dass es immer gleich wäre, wohl aber so, dass einer gewissen Energie der Contractionen ein bestimmter Rhythmus entspricht. Noch deutlicher zeigte sich dies bei Versuchen mit dem Strychnintetanus sowohl bei der Kröte wie beim Frosch. Als der Krampf auf seiner Höhe war, machte die Quecksilbersäule des Instrumentes bedeutende, ziemlich regelmässige Oscillationen von einem gewissen Rhythmus, und dieser wurde in dem Maasse langsamer, als der Krampf abnahm. Diese Ausschläge des Instrumentes können meiner Ansicht nach nur als ein Ausdruck der electrischen Schwankungen im Muskel aufgefasst werden, welche mit den Innervationsschwankungen Hand in Hand gehen, und wir können daher daraus den Schluss ziehen, dass sowohl kräftige und ausdauernde, willkürliche Contractionen wie auch der Strychnintetanus auf einer discontinuirlichen Reizung von den Centralorganen aus beruhen.

Hierbei ist der bemerkenswerthe Umstand beobachtet worden, dass die Frequenz dieser Entladungen, selbst wenn sie am grössten war, sich bedeutend langsamer erwies, als die gewöhnlich als constant angenommene, welche beim Frosch nach Helmholtz ungefähr 18 bis 20 in der Secunde sein sollte. So weit nach dem Aussehen unter dem Mikroskop zu urtheilen ist, kann die Frequenz bei dem heftigsten Strychninkrampf nicht höher als 10 in der Secunde sein, ja ich möchte sie zu nicht mehr als 8 bis 9 oder ungefähr zur Hälfte des nach der herrschenden Ansicht Geforderten veranschlagen. Mit dieser Beobachtung stimmt in bemerkenswerther Weise eine Angabe von du Bois-Reymond überein, worin er sagt, dass er beim Strychnintetanus in dem mit dem tetanisch zusammengezogenen Muskel in Berührung gebrachten, stromprüfenden Froschschenkel zwar keinen vollständigen secundären Tetanus, aber „eine nicht sehr gedrängte Reihe von Zuckungen“ gesehen habe.

Wenn dem so ist, wenn die Frequenz der Innervationen so gering ist, wie sollen wir dann erklären können, dass dennoch ein gleichmässiger Tetanus entstehen kann, da wir wissen, dass bei der Reizung des motorischen Nerven mittels Inductionsschlägen die Muskelcurve noch bei einer Reizungsfrequenz von 20 und sogar mehr in der Secunde nicht continuirlich, sondern wellenförmig verläuft? [6] Die am nächsten liegende Möglichkeit, diese Schwierigkeit zu lösen, scheint mir die Annahme zu sein, dass die Impulse, welche von den Centralorganen zu den Muskeln gesandt werden, in einem wesentlichen Punkt verschieden von denen sind, welche wir bei unseren Versuchen den Muskelnerven ertheilen. Hierbei würde man zuerst daran zu denken haben, ob es nicht möglich wäre, dass die Innervationswelle im Nerven bei der physiologischen Innervation eine, wenn man so sagen darf, längere Periode hat, oder mit anderen Worten, dass deren Curve, wenn man sich dieselbe graphisch dargestellt denkt, flacher, länger ausgezogen ist als bei der Nerventhätigkeit, die durch einen Inductionsschlag erzeugt wird.

Wenn die „negative Schwankung“ oder der „Actionsstrom“ im Nerven ein treuer Ausdruck des Innervationsverlaufes selbst ist — eine Annahme, zu der man gute Gründe hat — dann muss auch in der Form dieser Schwankung bei den willkürlichen Impulsen eine Abweichung von den Schwankungen zeigen, welche bei der gewöhnlichen künstlichen Reizung auftreten. Leider sind die ableitbaren electrischen Veränderungen im Nerven bei den willkürlichen Contractionen so schwach, dass sie kaum vom Electrometer angegeben werden können; es dürfte aber angenommen werden können, dass entsprechende Veränderungen im Muskel ihrer Form nach mit denen im Nerven übereinstimmen, und diese scheinen mir in der That eine bestimmte Verschiedenheit in der angedeuteten Richtung zu zeigen — obgleich es, wie leicht einzusehen ist, nicht leicht ist, in dieser Hinsicht zu einer bestimmten Ueberzeugung zu kommen.

Wir besitzen indessen auch aus dem Gebiet der künstlichen Reizung Erfahrungen darüber, dass der Verlauf der Innervation in dem motorischen Nerven, soweit man aus dem Verlauf der Muskelcontraction darauf schliessen darf, nicht immer der gleiche ist. Ich brauche in dieser Hinsicht nur an die langgezogenen Contractionsformen zu erinnern, welche bei der Abkühlung von einer Nervenstrecke auftreten, durch welche die Reizung hindurch gehen muss, an die Zuckungen, welche unter gewissen Umständen durch Oeffnung eines constanten Stromes hervorgerufen werden u. s. w..

Wenn die physiologischen Innervationen, gegenüber den durch künstliche Reizung erzeugten, sich durch die Langsamkeit ihres Verlaufes auszeichnen, dürfte es nicht so schwierig sein, zu verstehen, weshalb die willkürliche Muskelcontraction nicht einen secundären Tetanus erzeugen soll, denn die electrischen Schwankungen in dem „primären“ Muskel müssen, um den Nerven des „secundären“ Muskels erregen zu können, nicht nur hinreichende Stärke, sondern auch eine gewisse Steilheit haben.

[7] Bei der Annahme eines relativ langsamen Verlaufes der physiologischen Innervationen scheint mir auch keine weitere Schwierigkeit vorhanden zu sein, die Zusammenschmelzung der durch solche Innervationen erzeugten Muskelzuckungen zu einer scheinbar vollkommen gleichmässigen Zusammenziehung zu erklären, auch wenn ihre Frequenz nicht mehr als 8 in der Secunde beträgt, wie man in Folge meiner oben angeführten Beobachtungen annehmen müsste. Es ist nämlich

offenbar, dass die Zuckungen, je geringer die Frequenz der Impulse ist, durch Superposition um so eher zu einem gleichmässigen Tetanus zusammenschmelzen müssen, je langsamer der Verlauf der einzelnen Zuckungen ist.

Ein näheres Studium der bei den willkürlichen Contractionen im Muskel auftretenden Stromschwankungen, wie sie vom Capillarelectrometer angezeigt werden, zeigt indess auch andere Eigenthümlichkeiten. Diese sind zwar sehr schwer genau aufzufassen, da man bei der Beobachtung der so schnell verlaufenden Erscheinungen ausschliesslich auf das Auge angewiesen ist, und ich wage daher nur mit einer gewissen Reservation hier anzuführen, was ich gefunden zu haben glaube; die Sache aber scheint mir von ausserordentlich grossem Interesse zu sein und kann vielleicht den Ausgangspunkt zur Erklärung verschiedener pathologischer Störungen der Muskelthätigkeit, welche bisher jeglichem Versuch in dieser Hinsicht getrotzt haben, bilden.

Es ist bereits erwähnt worden, dass das Zeitmaass, welchem die electrischen Schwankungen im Muskel bei den willkürlichen Zusammenziehungen und beim Strychnintetanus folgen, nicht immer dasselbe ist, sondern in einem bestimmten Verhältniss zur Energie der Zusammenziehung variirt; diese Schwankungen aber scheinen auch ihrer Form nach bedeutend wechseln zu können, indem ihr Verlauf bald so zu sagen lebhafter, bald wieder träger ist. Diese Verschiedenheiten können kaum etwas andres als den Ausdruck einer bereits in den Nervencentren erfolgenden Regulation darstellen. Auf dem gegenwärtigen Standpunkt der Frage würde es zwar auf grosse Schwierigkeiten stossen und von wenig Nutzen sein, irgend welche Hypothesen aufzustellen über die Weise, wie eine solche Regulation stattfindet, oder über die Organe, durch welche sie bewirkt wird. Dagegen ist es sehr leicht, die Fälle zu erkennen, wo diese Regulation mangelhaft ist oder ganz fehlt.

Ein solcher Fall hat ein besonderes Interesse, weil er noch innerhalb des physiologischen Gebietes liegt — ich meine das eigenthümliche Zittern, welches in den zusammengezogenen Muskeln auftritt, [8] wenn man mit einer möglichst kräftigen Anstrengung einen Widerstand zu überwinden sucht. Es erschien mir von Interesse, zu untersuchen, ob das Zeitmaass dieses Zitterns einigermaassen constant ist. Ich habe daher mittels einer einfachen Anordnung bei mehreren Personen auf einen bewegten Kymographioncylinder die Oscillationen aufzeichnen lassen, welche entstehen, wenn man mit der grössten Anstrengung der Armmuskulatur versucht, eine sehr steife Feder aus Stahl zu biegen; dabei habe ich in der That eine beachtenswerthe Uebereinstimmung gefunden, indem sich die Frequenz der Oscillationen sehr constant und regelmässig auf 12 bis 13 in der Secunde gehalten hat.

Es erscheint mir daher nicht allzu gewagt, anzunehmen, dass diese regelmässigen Oscillationen in der That der Ausdruck der einfachen Muskelzuckungen sind, welche bei der heftigen Anstrengung des Innervationsmechanismus nicht so regulirt werden können, dass sie zu einem vollkommenen gleichmässigen Tetanus zusammenschmelzen, und wir würden also in ihnen ein objectives Zeichen von der discontinuirlichen Natur der Muskelcontraction und zugleich eine Angabe des maximalen Zeitmaasses der einzelnen Impulse beim Menschen haben.

Ein solches Zittern, das physiologisch bei einer starken Muskelanstrengung, besonders bei nervösen und muskelschwachen Personen, auftritt, charakterisirt, wie bekannt, mehrere pathologische Störungen der Muskelthätigkeit. Es ist wahrscheinlich, dass in solchen Fällen der regulirende Einfluss, durch welchen die Form der Impulse nach ihrer Intensität und Frequenz abgepasst wird, den rein excitirenden Kräften gegenüber zu schwach ist. In Folge dessen wird das Gleichgewicht gestört, welches wahrscheinlich die Bedingung für die gleichmässigen Muskelcontractionen ist, die für eine genaue Ausführung der vom Muskelsystem zu leistenden Arbeiten so nothwendig sind; die Bewegungen erhalten einen zuckenden, zitternden Charakter, und ihre Regulation erfolgt mit grösserer und fühlbarerer Anstrengung, die in vielen pathologischen Fällen jedoch sich ohnmächtig erweist.

Eine gegentheilige Erscheinung zeigt sich bei gewissen, besonders in letzter Zeit häufig beobachteten Zuständen, wo, wie z. B. beim Hypnotismus, eine erstaunliche Gleichmässigkeit der Contractionen so charakteristisch ist. Vielleicht sind in solchen Fällen die regulirenden oder hemmenden Einflüsse vorherrschend, und die Bewegungen erhalten in Folge dessen einen eigenthümlichen Charakter von Trägheit, während sie zugleich auffallend frei von Zittern und Zucken sind.

XII

Zur Frage von der Natur des Strychnintetanus und der willkürlichen Muskelcontraction

Centralblatt f. d. medicinischen Wissenschaften. 1881. Nr. 7.

Ich habe schon früher[1] mitgetheilt, dass es mit Hülfe eines von mir construirten einfachen Capillarelectrometers gelingt, diejenigen Actionsströme des Froschgastrocnemius nachzuweisen, die durch einzelne instantane Reizungen des Nerven erweckt werden. Es wurde dadurch möglich, ausser Zweifel zu stellen, dass die willkürlichen Contractionen, sowie der Strychninkrampf in der That discontinuirliche, rhythmische Processe sind. Ich fand nämlich, dass bei der Kröte, wo es leicht gelingt anhaltende willkürliche Contractionen zu erwecken (beim Frosch ist dies kaum möglich), die Ausschläge des Electrometers ganz deutliche Oscillationen zeigten, was in noch höherem Grade mit dem Strychninkrampf, sowohl bei dem genannten Thier, als auch beim Frosch der Fall war. Das Versuchsverfahren war ganz einfach. Das Thier wurde auf dem gut isolirten Froschbrett befestigt, die Haut vom Unterschenkel abgezogen, darauf der Gastrocnemius mittels einer starken, durch die Achillessehne gestochenen Nadel ausgespannt und so gut als möglich immobilisirt. Dem Muskel waren kleine unpolarisirbare Electroden, zur Verbindung mit dem Electrometer, angelegt. Zu Anfang der Vergiftung, im Stadium der einfach erhöhten Reflexerregbarkeit rief jede Berührung des Thieres einen plötzlichen Ausschlag der Quecksilbersäule des Instrumentes hervor. Diese Ausschläge wurden immer umfangreicher, so dass sie, mit stark vergrössernden (Hartnack Immers. No. 10) Linsensystemen betrachtet, nicht selten über das ganze Gesichtsfeld gingen. Danach erschienen auf der Höhe jedes solchen Ausschlages einige wenige Oscillationen, und schliesslich, wenn ein vollkommen entwickelter tetanischer Anfall ausbrach, sah man oft während mehrerer Secunden die Quecksilbersäule grosse, sehr regelmässige Oscillationen machen, welche allmählich an Frequenz abnahmen, um mit langsamen kräftigen Stössen zu endigen. Während dieses ganzen rhythmischen Entladungssturmes war der Muskel, dem Augenschein nach, unbewegt, fest contrahirt, und nur die genaueste

[1] Siehe oben S. 239.

Beobachtung liess Spuren von einem schwachen Flimmern der spiegelnden Oberfläche entdecken. Ganz entsprechende Ausschläge, obwohl freilich sehr viel schwächer, wurden unter den gleichen Umständen auch vom Nerven erhalten.

Was dabei als unerwartet auffiel, war der langsame Rhythmus dieser Oscillationen. Durch näherungsweise Schätzung wurde die Zahl derselben, auf der Höhe des Anfalles, zu etwa 8 in 1 Secunde bestimmt. Ungefähr dieselbe Zahl fand sich auch bei den kräftigsten willkürlichen Contractionen der Kröte und zwar konnte dabei ganz deutlich gesehen werden, dass die Frequenz in einer directen Beziehung zur Energie der Contractionen stand, so dass jene mit der Zu- und Abnahme dieser resp. stieg und fiel.

Da dieses Resultat den gewöhnlichen Vorstellungen, nach welchen die Frequenz der von den Centralorganen ausgesandten Impulse beim Frosch etwa 18 bis 20 Mal in der Secunde sein sollte (Helmholtz), allzu sehr zu widersprechen schien, liess ich es mir angelegen sein, dasselbe mittels einer anderen Methode zu prüfen. Bekanntlich hat man in den sog. Zuckungen resp. Tetanus des stromprüfenden Froschschenkels ein sehr zuverlässiges Mittel, die bei den Muskelcontractionen auftretenden Stromschwankungen anschaulich zu machen. Obwohl dieses Rheoscop in Bezug auf Empfindlichkeit mit einem guten Capillarelectrometer bei Weitem nicht wetteifern kann, hat es doch vor diesem den nicht genug zu schätzenden Vortheil, dass seine Angaben durch die graphische Methode leicht objectiv gemacht werden können. Es war mir freilich wohl bekannt, dass, mit Ausnahme einer vereinzelten und in der von mir gewünschten Richtung nicht verwerthbaren Angabe von du Bois-Reymond, gerade beim Strychninkrampf, nach Angabe der neuesten Autoren, secundäre Wirkungen, mit Ausnahme von einer Anfangszuckung, vermisst werden, aber es schien mir doch der Mühe werth, den Versuch noch einmal zu machen.

Es ist mir diesmal in einer grossen Anzahl von Versuchen gelungen, die schönsten secundären Zuckungen beim Strychnintetanus zu erhalten und zu verzeichnen. Ich construirte dazu eine Art von Doppelmyographion, in dessen feuchter Kammer die zwei Gastrocnemii eines kräftigen Frosches neben einander befestigt wurden, deren jeder auf einen durch ein federndes Charnier beweglichen Schreibhebel wirken und somit ihre Contractionen auf die berusste Trommel eines Foucault'schen Regulators zeichnen konnte. Der „primäre“ Muskel war durch seinen N. ischiadicus mit dem Körper resp. Rückenmark des Thieres in Verbindung; der Nerv des „secundären“ lag dem primären in der gewöhnlichen Weise an. Das Thier wurde mit einem

Tropfen concentrirter Strychninlösung vergiftet, und wenn angenommen werden konnte, dass die Giftwirkung eingetreten war, wurde der tetanische Anfall mittels schwacher Inductonsschläge durch die Armhaut hervorgerufen. In dieser Weise erhielt ich ganze Gruppen von secundären Zuckungen, deren Zahl sehr constant zwischen etwa 7·5 und 9 in der Secunde wechselte: also eine vollkommene Bestätigung der mit dem Electrometer gewonnenen Ergebnisse. Aber noch mehr. Auch die tetanische Curve des primären Muskels zeigte flache und niedrige, aber ganz deutliche Erhebungen, die demselben Rhythmus folgten. Bei der Kröte war die Zahl diese Erhebungen noch kleiner, nämlich nur etwa 6 in der Secunde.

Das eben Mitgetheilte scheint mich zu folgenden Schlüssen zu berechtigen:

1) dass der Strychninkrampf wirklich ein discontinuirlicher Process ist;

2) dass dies auch für die willkürlichen Contractionen, wenigstens bei der Kröte, gilt;

3) dass der Rhythmus der von den Centralorganen zu den Muskeln herablaufenden Impulse, wenigstens bei den genannten Thieren, viel (etwa die Hälfte) langsamer ist, als man sich gewöhnlich vorstellt.

Ich werde demnächst in einer ausführlicheren, mit Zeichnungen und Curven versehenen Abhandlung die Methode und die gewonnenen Resultate näher beschreiben.

XIII

Ueber den Muskelton bei electrischer Reizung sowie über einige in Zusammenhang damit stehende electrisch-akustische Erscheinungen

Archiv f. Anatomie und Physiologie. 1881. *Physiolog. Abtheilung.* S. 363—381.
Erschien auch in
Öfversigt af Kongl. Svenska Vetenskapsakademiens Förhandlingar. 1881. S. 37—59.

[363] Die in den Muskeln bei der Contraction entstehenden Geräusche haben schon seit geraumer Zeit die Aufmerksamkeit auf sich gelenkt, und sie sind auch in der physiologischen Forschung benutzt worden als Merkmale solcher in diesen Organen verlaufenden Vorgänge, welche nicht in anderer Weise der Beobachtung zugänglich gemacht werden konnten. So hat man, wie bekannt, das gewöhnliche bei einer kräftigen, willkürlichen Muskelcontraction hörbare Geräusch als einen der wichtigsten Gründe für diejenige Ansicht angewendet, nach welcher die willkürliche, scheinbar vollkommen stetige Muskelcontraction in der That discontinuirlich ist, d. h. hervorgebracht durch eine Reihe gesonderter Impulse von den Centralorganen. Und noch mehr. Da man in diesem Geräusch einen bestimmten und nahezu constanten Ton unterscheiden zu können glaubte, lag es auf der Hand, von diesem Tone, d. h. von seiner Schwingungszahl, auf den Rhythmus der in den Muskeln sich abspielenden Vorgänge zu schliessen. Nach der Auffassung von Haughton[1] sollte der von den Muskeln des Menschen unter den genannten Umständen gehörte Ton 30 bis 36 ganzen Schwingungen in einer Secunde entsprechen; Helmholtz[2] dagegen bestimmte ihn zu 36 bis 40 Schwingungen, aber der letztgenannte Forscher, der dieser Erscheinung eine nähere Untersuchung widmete, schloss von der Schwingungszahl derjenigen elastischen Körper, die von den tönenden Muskeln am leichtesten in Mitschwingung versetzt wurden, dass der wirkliche Vibrationsrhythmus des Muskels eine Octave [364] tiefer (d. h. 18 bis 20 in 1 Secunde) ist, der gehörte Ton mithin der erste Oberton der wirklichen Schwingung.

Eine Untersuchung, deren Ergebnisse ich an einem anderen Orte[3] mitgetheilt habe, hat mich jedoch überzeugt, dass die Schwingungszahl des Muskels bei der willkürlichen Contraction viel und wahrscheinlich noch etwa eine ganze Octave tiefer ist. In Anbetracht hiervon sowie auch der Beobachtung Helmholtz', dass das Muskelgeräusch

[1] Meissner's *Jahresbericht*. 1862. S. 447.
[2] *Ebenda*. 1864. S. 481; — und 1867. S. 485.
[3] Siehe oben S. 239.

einem Eigentone unseres Gehörorganes entspricht, dürfte man schwerlich berechtigt sein, von diesem undeutlichen und seiner Tonhöhe nach nur sehr schwer zu bestimmenden Geräusch bestimmte Schlüsse rücksichtlich der in den Muskeln verlaufenden Vorgänge zu ziehen.

Ganz anders verhalten sich diejenigen Geräusche, welche in den Muskeln entstehen, wenn diese letzteren durch intermittirende electrische Reizung in Thätigkeit versetzt werden. Auch dann verschmelzen bekanntlich die von den einzelnen Reizen erweckten Zusammenziehungen zu einer scheinbar stetigen Contraction, Tetanus, wenn die Reize einander nahe genug folgen. Zwar wechselt diejenige Frequenz der Reizstösse, welche um einen solchen Erfolg herbeizuführen nothwendig ist, bei verschiedenen Thieren und auch für verschiedene Muskeln desselben Thieres sehr bedeutend, aber im Allgemeinen kann gesagt werden, dass im Säugethiermuskel ein stetiger Tetanus schon bei einer Reizfrequenz von 20 bis 30 in 1 Secunde entsteht. Die Curve des tetanisirten Muskels zeigt dann keine Schwankungen mehr als Ausdruck der einzelnen Zuckungen, aus welchen die tetanische Zusammenziehung in solchen Fällen ganz sicher zusammengesetzt ist. Dass jedoch auch hier undulatorische Vorgänge im Muskel stattfinden, dürfte als bewiesen gelten können, weil der Säugethiermuskel bei einer weit gedrängteren Folge von Reizungen einen deutlichen Ton hören lässt, dessen Schwingungszahl von der Zahl der wirksamen Reize in der Zeiteinheit bestimmt wird.

Die akustischen Erscheinungen, die im Muskel bei dessen intermittirender Reizung entstehen, müssen folglich als ein wichtiges Mittel für das Studium der Eigenschaften der lebenden Muskelsubstanz angesehen werden. Speciell konnte man die Hoffnung hegen, mit der Hülfe dieser Erscheinungen entscheiden zu können, ob eine deutliche, d. h. durch einen entsprechenden Muskelton wahrnehmbare, oscilla, torische Thätigkeit in einem Muskel auch bei sehr frequenter Reizung hervorgebracht werden kann, ob die in dieser Beziehung etwa existirende obere Grenze, oder, mit anderen Worten, die maximale Frequenz mittels der gewöhnlichen Reizungsmethoden erreicht werden kann, und wie gross sie in diesem Falle ist.

Die in Bezug auf die erwähnten Fragen in der Literatur verzeichneten Erfahrungen sind, so weit mir bekannt, die folgenden:

[365] Helmholtz hörte von tetanisirten Froschmuskeln „spurweise“ einen Ton von 120 Schwingungen, von den Armmuskeln eines Menschen dagegen deutlich einen solchen von 240 Schwingungen, wenn der N. medianus mittels einer entsprechenden Zahl von Stromstössen erregt wurde.

Bernstein[1] konnte bei Reizung des N. ischiadicus vom Kaninchen (mit 748 Stromstössen in 1 Secunde) von den Wadenmuskeln des Thieres deutlich einen Ton von 748 Schwingungen hören, leise einen solchen von 933 Schwingungen bei entsprechender Reizfrequenz. Erreichten die erregenden Stösse eine Frequenz von 1056 in einer Secunde, so hörte er einen Ton, der eine Quinte oder eine Octave tiefer war.

Kronecker und Stirling[2] machten die Erfahrung, dass, wenn der Hüftnerv des Kaninchens mittels eines Inductionsapparates erregt wurde, dessen Interruptor eine König'sche Stimmgabel von 180 Vibrationen oder ein schnellschwingender Wagner'scher Hammer war, der erregende Ton mit allen seinen Klangeigenthümlichkeiten vom weissen Wadenmuskel gehört wurde. Dies letztere, oder die telephonartige Wiedergabe der Klangfarbe, wird auch von Bernstein betont; Kronecker und Stirling ziehen daraus den ganz consequenten Schluss, dass nicht nur der Grundton der erregenden Klangmasse, sondern auch die Obertöne den Muskel in entsprechende Schwingungen versetzen. Nach den letztgenannten Forschern rufen 22000 Reize in 1 Secunde einen ziemlich stetigen Tetanus in Froschmuskeln hervor. Wenn nun, wie Kronecker und Stirling es anzunehmen scheinen, obwohl sie es nicht mit ganz deutlichen Worten aussprechen, jeder einzelne von diesen ungeheuer dicht gedrängten Stromstössen als Reiz wirkt, dann sollte man freilich berechtigt sein, den Muskelelementen eine fast unbegrenzte Beweglichkeit beizumessen.

Da es mir wichtig schien, dieses Verhältniss näher zu untersuchen, stellte ich schon vor einigen Jahren eine Reihe von Versuchen in dieser Absicht an. Das Versuchsverfahren war wie folgt: Der N. ischiadicus eines Kaninchens wurde am Austritt aus dem Becken blossgelegt, unterbunden und abgeschnitten, und der peripherische Stumpf des Nerven in eine Reizröhre von Glas oder Gummi hineingezogen, welche mit zwei ringförmigen etwa 2 bis 3 ^{mm} von einander abstehenden Platinelectroden versehen war. Von diesen war die eine mittels einer langen Drahtleitung mit dem einen Pole der secundären Rolle eines Schlitteninductoriums mit Eisenkern verbunden, welches in einem entfernten Zimmer des Laboratoriums aufgestellt war, die zweite Electrode dagegen, sowie der zweite Pol des Inductoriums standen mit der Gasleitung, d. h. mit dem Erdboden in leitender Verbindung und [366] in dem so gebildeten Inductionskreise war ein Vorreiberschlüssel in der

[1] Pflüger's *Archiv* u. s. w. Bd. XI. S. 193.

[2] *Die Genesis des Tetanus*, in *Arch. f. Anat. u. Physiol. Physiol. Abth.* 1878. S. 19.

gewöhnlichen Weise als Nebenleitung eingefügt. Den inducirenden Strom lieferte ein Grenet's Chromsäure-Flaschenelement mittlerer Grösse, und als Stromunterbrecher fungirte eine electro-magnetische Stimmgabel von etwa 440 ganzen Schwingungen in der Secunde mit Platincontact. Die Rollen des Inductoriums waren meistens zur Hälfte oder ganz über einander geschoben — die reizenden Ströme mithin ziemlich kräftig. Der Muskelton wurde mit Hülfe eines auf die Haut der Wadengegend aufgesetzten Stethoskopes wahrgenommen.

Die Ergebnisse dieser Versuche waren sehr wechselnd. Bald konnte trotz des heftigsten Tetanus kaum ein Geräusch oder nur das gewöhnliche Muskelgeräusch wahrgenommen werden, bald hörte man dagegen einen deutlichen aber dumpfen Ton, bedeutend tiefer als derjenige der Stimmgabel, und schliesslich konnte man zuweilen den Stimmgabelton mit seiner leicht erkenntlichen metallischen Klangfarbe ganz deutlich hören. Insbesondere war dies letztere Ergebniss in hohem Grade überraschend — es war (wie Kronecker und Stirling bemerken) ganz so, „wie wenn die Zuleitungsdrähte Schallleiter gewesen wären" oder wie wenn man vor dem Ohre ein Telephon gehabt hätte. Aber noch überraschender war es, dass der Ton in diesen letzten Fällen gleich gut, ja noch besser vom gleichseitigen Hinterfusse gehört wurde. Da dieses mir doch etwas verdächtig vorkam, untersuchte ich andere Theile des Körpers und erstaunte sehr, den Ton mit derselben Deutlichkeit vom Hinterfusse der anderen Seite, von den Vorderfüssen und endlich am allerdeutlichsten von der Schwanzspitze zu vernehmen. Es war einleuchtend, dass der gehörte Ton gar nicht von etwaigen Muskelschwingungen, sondern von ganz anderen Ursachen herrührte. Wie leicht ersichtlich, hatte man dabei in erster Stelle an unipolare Entladungen zu denken, da die Inductionsströme, obwohl nicht übermässig stark, doch keineswegs als schwach zu bezeichnen waren. Aber in dieser Beziehung erschien es sonderbar, dass der Ton auch dann sehr gut gehört werden konnte, wenn man das Kaninchenbrett isolirte und das Tier, um aller Ableitung nach dem Körper des Horchenden vorzubeugen, auf's Sorgfältigste mit einer Gummihaut bedeckte, sowie auch, dass keine Zuckungen in anderen Muskeln bemerkt wurden, als in denjenigen, die Nerven vom erregten Nervenstamme erhielten. Es braucht wohl kaum ausdrücklich gesagt zu werden, dass ganz ähnliche Erfahrungen später auch am todten Thierkörper gemacht wurden.

Da es mir nicht bekannt war, dass dergleichen Erscheinungen vorher wahrgenommen waren, aber solche bei Versuchen über Muskeltöne in einzelnen Fällen möglicher Weise als Fehlerquellen sich eingeschlichen und zu falschen Schlüssen Veranlassung gegeben haben konnten, nahm ich eine [367] Reihe von Versuchen vor in der Absicht, wenn möglich die Bedingungen dieser electrisch-akustischen Erscheinungen zu erforschen. Ich werde deshalb zuerst über diese Untersuchung kurz berichten, um später die Erfahrungen mitzutheilen, die ich rücksichtlich des wahren Muskeltones bei intermittirender elektrischer Reizung gemacht habe.

Aus den oben erwähnten Beobachtungen am Kaninchen ging schliesslich, nach vielem Herumtasten, als nothwendige Bedingung für das Auftreten der fraglichen Erscheinung hervor, dass das Thier und der horchende Untersucher durch eine nicht zu dicke, nichtleitende Schicht von einander getrennt sein müssen Am stärksten klingt der Ton, wenn nur der eine von den Polen des Inductoriums mit dem Thierkörper in Verbindung steht und dieser von einer dünnen Gummihaut bedeckt ist, gegen welche das Ohr unmittelbar angelegt wird. Wenn aber zwischen dem Ohre und dem Thierkörper ein Stethoskop von nichtleitendem Stoff so angebracht wird, dass das Ohr gegen das Stethoskop gestützt wird, ohne dass irgend ein Theil des Körpers des Beobachters die trockene, haarbedeckte Kaninchenhaut berührt oder derselben sehr nahe ist, so wird gar kein Ton gehört. Dasselbe geschieht auch, wenn man die Haut an irgend einer Stelle des Thierkörpers abpräparirt und das Stethoskop an dem entblössten Theile so anbringt, dass die jenes fixirende Hand diesen leitend berührt. Am unversehrten Thier wird nämlich die für die Entstehung des Tones nothwendige isolirende Schicht von der trockenen Haarbekleidung gebildet, und der Ton erlischt deshalb auch, wenn die Haut nicht abpräparirt, sondern nur mit einer leitenden Flüssigkeit gut durchfeuchtet wird.

Nachdem die nothwendigen Bedingungen der Erscheinung bekannt waren, hatte es keine Schwierigkeit, dieselbe unter viel einfacheren Verhältnissen nach Belieben hervorzurufen. Nebenbei darf hier bemerkt werden, dass die jetzt zu beschreibenden Versuche, die sehr leicht zu improvisiren sind und eine deutliche Vorstellung von den in Frage stehenden Erscheinungen geben, mit derselben Anordnung in Bezug auf das Inductorium angestellt wurden wie die vorigen, mit dem alleinigen Unterschiede, dass jetzt anstatt der Erdbodenleitung eine zweite gewöhnliche Drahtleitung benutzt wurde. Ein solcher Versuch ist der folgende: Der eine von den Leitungsdrähten der secundären Rolle des Inductoriums wird an einer gewöhnlichen, mit einem isolirenden Handgriff versehenen Schwammelectrode (wie sie in der Electrotherapie gebraucht werden) festgeschraubt. Der Schwamm wird mit Salzlösung befeuchtet und mit einer dünnen Gummihaut überzogen. So zugerichtet entspricht er in der einfachsten Weise dem Thierkörper mit dessen nichtleitender Haarbekleidung. Der zweite Pol des Inductionsapparates kann mit dem Erdboden verbunden sein oder nicht; im ersteren Falle sind die Erscheinungen etwas stärker. Falls jetzt die durch die Schwingungen [368] der Stimmgabel erweckten Inductionsströme einigermaassen kräftig sind (bei über einander geschobenen Rollen), so bemerkt man, wenn der Schwamm dem Ohre vorsichtig genähert wird, im Augenblicke der ersten leisen Berührung, ein feines knisterndes Geräusch und empfindet ein schwaches, eigenthümlich prickelndes Gefühl, welches offenbar von feinen Funken, die nach dem Ohre hinüberschlagen, hervorgerufen wird. Wird aber jetzt der Schwamm gegen das Ohr fest angedrückt, so vernimmt man nichts derartiges, wohl aber hört man den Ton der Stimmgabel rein und klar mit allen Eigenthümlichkeiten seiner Klangfarbe und in erstaunender Stärke. Ja, man braucht nicht einmal den Schwamm dem Ohre anzulegen, denn der Ton kann sogar für umstehende Personen hörbar hervorgerufen werden, wenn man mit einem befeuchteten Finger die Gummibekleidung des Schwammes berührt.

Eine sehr überraschende Abänderung dieses Versuches ist die folgende: Man erfasse den einen von den Leitungsdrähten des Inductoriums, so dass derselbe in gut leitender Verbindung mit dem eigenen Körper ist, und bedecke sich das eine Ohr mit einer über den Kopf gelegten dünnen Gummihaut. Unter solchen Umständen hört man weder, noch fühlt man irgend etwas. Sobald aber eine zweite Person ihr Ohr dem mit Gummi bedeckten anlegt, bricht der Ton für beide klar und kräftig hervor. In dieser Weise kann mittels Zwischenlagerung von Gummi der Ton mit der gleichen Deutlichkeit von einer ganzen Reihe von Personen gleichzeitig gehört werden. Noch kräftiger wird der Ton, wie leicht einzusehen, wenn die beiden Personen im ersten Falle, oder die äussersten von der Reihe im zweiten, je einen Leitungsdraht vom Inductorium ergreifen. Natürlicher Weise muss in jedem Falle dafür gesorgt werden, dass keine leitende Berührung zwischen den verschiedenen Personen stattfindet.

Dem Versuch kann auch die folgende Einrichtung gegeben werden, die auch gestattet, einige andere Einzelheiten der erwähnten Erscheinungen zu demonstriren. Der eine Pol der secundären Rolle des — wie immer in einem entfernten Zimmer aufgestellten — Inductionsapparates wird mit einer isolirten Metallplatte (z. B. einer dünnen Scheibe von Zink- oder Eisenblech oder auch einem Staniolblatt) leitend verbunden. Wenn man jetzt, während die Stimmgabel schwingt, die Metallscheibe mit einem Finger berührt, so wird weder ein Ton gehört, noch irgend etwas empfunden, besonders wenn der Finger feucht ist oder der Scheibe fest angedrückt wird. Legt man aber über die Scheibe eine dünne Haut von Gummi oder einem anderen isolirenden Stoffe und berührt nun diesen mit dem befeuchteten Finger, oder noch besser, legt man über die isolirende Haut eine zweite Metallscheibe und berührt man diese letztere in derselben Weise, so wird der Ton in einem Abstande von mehreren Metern deutlich wahrgenommen. [369] Eine sehr bedeutende Intensität erlangt die Erscheinung, wenn man, bei der zuletzt beschriebenen Anordnung, die obere Scheibe mit dem zweiten Pole der secundären Rolle verbindet, so dass die beiden von einander isolirten Scheiben mit je einem Pole verbunden sind. Unter solchen Umständen klingt der Ton im ganzen Zimmer fast ebenso stark, wie wenn die tönende Stimmgabel selbst da wäre.

Es wurde soeben erwähnt, dass kein Ton wahrgenommen wird wenn man den Finger gegen eine Metallplatte drückt, die mit dem einen Pole des Inductoriums leitend verbunden ist. Ganz anders gehen aber die Dinge vor sich, wenn man die Platte mit dem Finger leicht reibt. Dann klingt der Ton ganz deutlich hervor und erlangt eine bedeutende Stärke, besonders wenn die Bewegungen des Fingers schnell ausgeführt werden. Gleichzeitig hat man — auch wenn die Oberfläche der Platte vollkommen glatt ist — die Empfindung eines Widerstandes, ganz wie wenn die Platte rauh wäre. Hat man den Versuch so eingerichtet, dass die Inductionsströme durch einen in den Stromkreis eingefügten Vorreiberschlüssel von der Platte nach Belieben abgeblendet werden können, so macht es, wenn man den Schlüssel schliesst, während die Reibung fortgesetzt wird, ganz den Eindruck, wie wenn die Oberfläche auf ein Mal plötzlich ganz eben und glatt würde, wobei zugleich der Stimmgabelton natürlicher Weise ebenso plötzlich schweigt. Eine nothwendige Bedingung für das Gelingen dieses Versuches ist die Trockenheit des reibenden Fingers, denn wird derselbe befeuchtet, oder ist er schon an sich feucht in Folge von lebhafter Hautthätigkeit, so kann der Ton in der angegebenen Weise nicht hervorgelockt werden. Am besten gelingt der Versuch bei Personen mit schwacher Hautthätigkeit und trockener Oberhaut, aber auch andere können ihn mit Erfolg anstellen, wenn die Finger mit etwas Fett eingerieben werden. Schliesslich darf bemerkt werden, dass es für das Gelingen der eben beschriebenen Versuche von keiner wesentlichen Bedeutung ist, ob der Körper des Experimentators durch besondere Einrichtung isolirt ist oder nicht, obwohl freilich die Erscheinungen kräftiger hervortreten, wenn derselbe mit dem Erdboden in gut leitender Verbindung steht.

Es wäre gewiss sehr leicht, viele andere Abänderungen dieser Versuche auszudenken; die oben beschriebenen dürften jedoch genügen, um die wesentlichen Bedingungen der in Frage stehenden Erscheinungen zu zeigen. Aus Allem, was angeführt ist, geht unzweideutig hervor, dass diese Erscheinungen von statischer Electricität herrühren müssen. Dafür spricht mit aller Bestimmtheit die Nothwendigkeit einer isolirenden Schicht zwischen demjenigen Leiter, der mit einem Pole des Inductionsapparates in Verbindung steht, und dem zweiten leitenden Körper (d. h. dem horchenden Beobachter), der von der Inductionselectricität beeinflusst wird. Auch bei dem [370] zuletzt beschriebenen Versuche muss diese Bedingung offenbar erfüllt sein, denn einerseits ist die trockene oder mit Fett eingeriebene Oberhaut fast nichtleitend, andererseits findet während der ununterbrochenen Bewegung des Fingers bei der Reibung der Metallscheibe sicher keine vollständige Berührung zwischen beiden statt.

Bei den einander schnell folgenden Oeffnungen und Schliessungen des primären Stromkreises werden an den beiden Polen der secundären Rolle in ebenso schnellem Wechsel entgegengesetzte electrische Spannungen erzeugt. An dem einen freien Pole — d. h. in den beschriebenen Versuchen in der Schwammelelectrode oder in der Metallscheibe — entsteht somit in dem einen Augenblicke positive Electricität von hoher Spannung, der im nächsten negative folgt, dann wieder positive u. s. w., und so geht es fort, so lange als die schwingende Stimmgabel den primären Strom abwechselnd öffnet und schliesst. Wird nun dem genannten Pole ein Leiter, wie der menschliche Körper, genähert, aber so, dass immer eine dünne nichtleitende Schicht zwischen den beiden sich befindet, so müssen in demjenigen Theile (dem Ohr oder dem Finger), der die isolirende Schicht berührt, nach den bekannten Gesetzen der Electricitätsvertheilung durch Influenz in ebenso schnellem Wechsel die entgegengesetzten electrischen Spannungen entstehen — mithin positive, wenn der Pol negativ electrisch, negative dagegen, wenn derselbe positiv electrisch ist. Bei der beschriebenen Anordnung müssen in der That die beiden durch die isolirende Schicht von einander getrennten Leiter dieselbe Rolle wie die Stanniolbelege eines Condensators spielen. In einem solchen können auch, unter wesentlich ähnlichen Verhältnissen wie die oben geschilderten, Töne hervorgebracht werden — ja, die Brauchbarkeit solcher Condensatoren für die Telephonie ist ja in der letzten Zeit ernstlich erwogen worden.

Ein Ton könnte unter den gegebenen Bedingungen als in dreierlei Weise hervorgerufen gedacht werden, nämlich: 1. durch wirkliche Entladung zwischen den entgegengesetzten electrischen Spannungen auf den beiden Seiten der dünnen isolirenden Schicht; 2. dadurch, dass der plötzliche Wechsel der electrischen Spannung die beiden Leiter in Schwingungen versetzt; 3. durch Schwingungen der isolirenden Schicht in Folge der Influenzwirkung.

Es dürfte nicht gerade leicht sein, zwischen diesen Möglichkeiten zu entscheiden. Da indessen diese Frage mit dem Gegenstande dieser Arbeit in keinem unmittelbaren Zusammenhange steht, habe ich es unterlassen, in dieser Richtung hinlänglich genaue und umfassende Untersuchungen anzustellen, doch glaube ich auf Grund meiner Beobachtungen die Ansicht aussprechen zu können, dass eine Entladung im gewöhnlichen Sinne des Wortes die Ursache der Erscheinung nicht ist. Freilich darf bemerkt [371] werden, dass bei einigen unter den oben beschriebenen Versuchen, wie auch schon erwähnt wurde, Zeichen einer solchen Entladung beobachtet werden, aber gerade in solchen Fällen hört man nicht den reinen Stimmgabelton, sondern derselbe ist dann mit prasselnden oder knisternden Geräuschen stark vermischt, welche schon an und für sich, auch wenn sie nicht zugleich mit der eigenthümlichen Tastempfindung vereinigt wären, deutlich angeben, dass eine Entladung stattfindet.

Die oben geschilderten akustischen Erscheinungen treten auch bei einer anderen Versuchsanordnung auf, welche, obwohl sie mit dem vorliegenden Gegenstande nicht direct zusammenhängt, der Vollständigkeit wegen hier mit erwähnt werden mag. Stellt man in einer Entfernung von einander von nur etwa einem halben Centimeter zwei metallene Scheiben auf, die mit je einem Pole der secundären Spirale des Inductionsapparates leitend verbunden sind, so wird kein Ton gehört, und dasselbe gilt natürlich auch für grössere Entfernungen. Wird aber jetzt eine über einen Holzrahmen ausgespannte dünne Haut von Gummi oder, noch besser, von Guttapercha (sogenanntes „Guttaperchapapier") zwischen den beiden Scheiben eingeschoben, so bricht der Ton oft in erstaunlicher Stärke hervor, auch wenn der Abstand der Scheiben viel grösser (30^{cm} und darüber) ist, und die Haut sich in der Mitte zwischen denselben befindet. Bei näherem Nachforschen findet man dann leicht, dass das Auftreten, bezw. Ausbleiben des Tones in diesem Falle davon abhängt, ob die Haut electrisch ist oder nicht, denn bleibt der Ton aus, so kann er augenblicklich einfach dadurch hervorgerufen werden, dass man die Haut mit der Hand ein wenig reibt — eine Operation, durch welche besonders das Guttaperchapapier stark electrisch wird und seine freie Electricität sehr lange beibehält. Der Ton kann übrigens auch gehört werden, wenn man nur eine

Scheibe benutzt und die electrisirte Haut in einem Abstand von einigen Centimetern davon aufstellt, so wie auch, wenn der Experimentator sich selbst in leitender Verbindung mit dem einen Pole der secundären Spirale setzt und die Haut seinem Ohre nähert. Auch diesem Versuch können eine Menge verschiedener Formen, die ich hier nicht zu beschreiben brauche, gegeben werden. Auch hier ist die Erklärung offenbar aus den Gesetzen der Electricitätswirkung durch Influenz abzuleiten.

Mit Rücksicht auf den Muskelton und auf die Bedeutung der beschriebenen Erscheinungen als mögliche Fehlerquellen bei Untersuchungen über jenen, könnte man wohl geneigt sein zu bemerken, dass solche Erscheinungen für ihr Zustandekommen sehr kräftige Inductionsströme und einen offenen Inductionskreis fordern, mithin niemals störend wirken können, wenn der Inductionskreis durch den Nerven geschlossen ist. In dieser Hinsicht habe ich einige Versuche angestellt, die unzweideutig beweisen, dass [372] der Stimmgabelton, obwohl verhältnissmässig schwach, von einer in der oben angegebenen Weise zugerichteten Schwammelectrode oder von der Metallplatte mit Hülfe eines Stethoskopes, auch dann deutlich gehört werden kann, wenn der Inductionskreis durch einen Nerven oder einen kurzen, in Salzlösung von 0·6 $^0/_0$ getränkten Faden geschlossen ist.

Wie kleine Spannungsdifferenzen in dieser Weise hörbar sind, lehrt am besten der folgende Versuch: Die beiden von der secundären Spirale herkommenden Leitungsdrähte werden in zwei auf eine isolirende Unterlage befestigte einige Centimeter von einander abstehende Klemmschrauben eingeklemmt, die mit einander durch einen mit Salzlösung getränkten Faden verbunden sind. Ein zweiter solcher Faden, den wir als den „Ableitungsfaden“ bezeichnen können, ist mittels einer Oese an dem ersten derartig befestigt, dass er längs desselben verschoben werden kann, und sein freies Ende wird mit der Metallscheibe oder mit der Schwammelectrode leitend verbunden. Gibt man nun dem Ableitungsfaden eine solche Lage, dass seine Oese sich sehr nahe an einer von den beiden Klemmschrauben befindet, so kann der Ton in der angegebenen Weise hörbar gemacht werden und hat eine verhältnissmässig nicht unbedeutende Intensität; wird aber der Ableitungsfaden allmählich gegen die Mitte des zwischen den Polschrauben ausgespannten Fadens verschoben, so wird der Ton immer schwächer und schweigt natürlich ganz, wenn die Mitte erreicht wird. Man bemerkt aber dabei, dass er, wenn auch schwach, in der That noch hörbar ist, wenn die Oese des Ableitungsfadens nur wenige Millimeter von der Mitte des zweiten Fadens entfernt ist.

Ein anderer Versuch derselben Art mag auch hier erwähnt werden: Wenn man die Zuleitungsdrähte der secundären Spirale des Inductionsapparates mit einer zweiten Rolle feinen Drahtes derartig verbindet, dass die Inductionsströme die Drahtwindungen derselben durchlaufen müssen, und legt nun das Ohr der Oberfläche der Rolle an, dann klingt der Ton ganz klar und deutlich aus derselben heraus. Dass er in diesem Falle nicht — oder wenigstens nicht wesentlich von molecularen Schwingungen herrührt, die durch die Ströme in den Drahtwindungen selbst erzeugt werden, geht daraus hervor, dass er noch viel stärker hervorgerufen werden kann in einer Schwammelectrode oder einer Metallscheibe, die mit dem einen Pole der letzterwähnten Rolle in leitender Verbindung steht. Eben so wenig kann die Ursache der hohen Spannungen an den Polen dieser Drahtrolle in der Länge des feinen Rollendrahtes und dem dadurch bedingten, verhältnissmässig nicht unbedeutenden Widerstande gesucht werden. Dies scheint mir dadurch bewiesen zu werden, dass, wenn man, bei im Uebrigen ganz identischer Anordnung, anstatt der Drahtrolle einen Rheostat von viel grösserem Widerstande einsetzt, keine Spur eines Tones vernommen [373] werden kann. Die Erscheinung rührt mithin ohne Zweifel von den Extraströmen her, die in den Drahtwindungen entstehen und die Rolle mit Rücksicht auf die soeben besprochene Wirkung gewissermaassen einem Halbleiter, wie einem Nerven oder einem feuchten Faden, vergleichbar machen.

Die mitgetheilten Erfahrungen scheinen mir zu beweisen, dass die geschilderten electrisch-akustischen Erscheinungen unter den gewöhnlichen Verhältnissen der Versuche über Muskeltöne in der That auftreten und zu Täuschungen möglicher Weise Veranlassung geben können. Offenbar ist solches im höchsten Grade zu befürchten, wenn die Stärke der erregenden Inductionsströme sehr bedeutend ist, wenn der Contact zwischen dem Nerven und den an demselben angelegten Electroden irgend wie mangelhaft ist, sowie auch, wenn diese letztere mehr als 2 bis 3 ^{mm} von einander abstehen. Andererseits geht aber aus den Versuchen hervor, dass es auch unter solchen Verhältnissen leicht ist, sich vor der angegebenen Irrthumsquelle zu schützen. Man braucht nämlich nur für genügend leitenden Contact zwichen dem horchenden Beobachter und dem Thierkörper zu sorgen, z. B. in der Weise, dass man die Haut des Thieres an der Stelle, wo man auscultiren will, mit Salzlösung gut durchfeuchtet und das Stethoskop so mit der Hand fixirt, dass vollkommene Berührung zwischen dieser und der feuchten Thierhaut stattfindet. Noch sicherer ist es natürlich, die Haut über den zu untersuchenden Muskeln zu entfernen und die Hand mit dem Stethoskope direct auf diese aufzusetzen. Wenn diese Vorsichtsmaassregeln gehörig beobachtet werden, können die in Frage stehenden Erscheinungen unmöglich auftreten, da ja dieselben als eine unerlässliche Bedingung ihres Entstehens die Gegenwart einer isolirenden Schicht zwischen dem Beobachter und dem Thiere fordern.

Bei den zahlreichen Versuchen, die ich angestellt habe, um einen Ton aus Froschmuskeln herauszulocken, bin ich auf eine andere Quelle von Tönen gestossen, welche möglicher Weise ebenfalls zu Täuschungen Veranlassung geben könnte. Vorweg muss ich bemerken, dass es mir nie gelungen ist, bei Reizung des Froschischiadicus in den Wadenmuskeln des Thieres irgend einen Ton zu hören, wie empfindliche Hülfsmittel für das Gehör ich auch anwenden mochte. In einigen von diesen Versuchen benutzte ich ein gewöhnliches Hughes'sches Mikrophon, zwischen dessen verticaler Holzplatte und einer kleinen von der Fussplatte des Instrumentes aufstehenden Säule der Muskel ausgespannt war, während der Nerv auf zwei in derselben Fussplatte befestigten Electroden ruhte. Obwohl ich die Stärke und Frequenz der Inductionsschläge innerhalb sehr weiter Grenzen wechselte, erhielt ich immer, trotz des heftigsten Tetanus des Muskels, nur negative Ergebnisse bis auf ein eben hörbares, der Tonhöhe nach nicht bestimmbares, sausendes Geräusch, das einige Male wahrgenommen wurde. Eben so unglücklich [374] war ich mit einer anderen Methode: Ueber die Haut eines gewöhnlichen Fadentelephons (von der Art, die in den letzten Jahren als Spielzeug so viel benutzt worden ist) wurde ein Galgen von Holz angebracht. Zwischen dem Querstücke desselben und einem in der Mitte der Haut befestigten Häkchen spannte ich den Muskel aus; der Nerv ruhte in diesem Falle auf zwei an dem einen von den Seitenstücken des Galgens angebrachten Electroden.

Ganz verschieden dagegen war der Erfolg, wenn ich den Muskel direct reizte mittels zwei, bezw. in das obere Ende und in die Achillessehne eingestochener Nadeln, die als Electroden dienten. Auch jetzt konnte freilich bei schwächeren Strömen, trotz kräftigem Tetanus, kein Ton wahrgenommen werden; dagegen wurde ein solcher sehr deutlich und mit beibehaltener Klangfarbe gehört, wenn die Ströme einigermaassen kräftig waren. Es zeigte sich aber bald, dass man auch in diesem Fall es nicht mit einem wirklichen Muskelton zu thun hatte, indem der gehörte Ton mit unverminderter Stärke forttönte, auch wenn der Muskel bis zu vollkommener Erschöpfung tetanisirt wurde — ja er konnte eben so deutlich gehört werden, sogar wenn der Muskel weggenommen und durch einen mit Salzwasser getränkten Faden ersetzt wurde. Offenbar also rührte der Ton, im Muskel wie im Faden, von

Schwingungen her, welche durch die Inductionsströme direct erzeugt wurden. Die Resultate aller dieser Versuche sind somit als vollkommen negativ zu bezeichnen. Weder bei directer noch bei indirecter Reizung konnte ich, unter solchen Verhältnissen, wo Fehlerquellen mit Sicherheit ausgeschlossen waren, irgend einen Ton von dem Wadenmuskel des Frosches hervorrufen.

Nachdem ich durch die Voruntersuchung, deren Ergebnisse im Vorhergehenden mitgetheilt worden sind, mich möglichst vor solchen Täuschungen sichergestellt hatte, die aus rein physikalischen, von den physiologischen Eigenschaften der Muskeln ganz unabhängigen Erscheinungen herstammen und welche denjenigen, der ihr Vorkommen und dessen Bedingungen nicht kennt, leicht irre führen können, ging ich zu der näheren Untersuchung des wahren durch intermittirende electrische Reizung erzeugten Muskeltones beim Kaninchen zurück. Aus Gründen, die leicht einzusehen sind, beschränkte ich mich dabei auf indirecte Reizung, d. h. auf Reizung des hoch oben durchschnittenen N. ischiadicus. Anfangs wurde die Aufmerksamkeit den in der Wadenmuskelgruppe entstehenden Geräuschen ausschliesslich zugewendet; in den späteren Versuchsreihen dagegen benutzte ich als Object hauptsächlich den M. tibialis anticus, der wegen seiner Lage und besonders wegen seiner Homogeneität gewisse Vorzüge vor der Wadenmusculatur besitzt. Diese letztere ist nämlich aus sowohl weissen wie rothen Muskeln zusammen gesetzt, welche, wie durch die schöne Entdeckung Ranvier's [375] bekannt geworden ist, hinsichtlich ihrer physiologischen Eigenschaften bedeutend von einander abweichen. Es dürfte dem zu Folge, wenn man reine Resultate haben will, nicht ganz zweckmässig sein, als Versuchsobject eine so complicirte Muskelmasse, wie die Wadenmusculatur des Kaninchens, zu wählen.

Die Versuchsanordnung war die Eingangs beschriebene, nur wurde nicht Erdbodenleitung, sondern eine doppelte Drahtleitung benutzt, und als Stromunterbrecher diente, anstatt der Stimmgabel, ein Stück einer Degenklinge, deren schwingender Theil mittels einer verschiebbaren Klemme länger oder kürzer, der Ton folglich nach Belieben tiefer oder höher gemacht werden konnte. Auch diese Vorrichtung, die im Wesentlichen nur eine Nachbildung des Bernstein'schen akustischen Stromunterbrechers ist, war mit Platincontact versehen. Der Unvollkommenheiten ungeachtet, die solchen Contacten immer ankleben, hat sich dieses einfache Instrument für die vorliegenden Versuche als sehr zweckmässig bewährt. Der Apparat ist, vorausgesetzt, dass der Contact einigermaassen federt, leicht in Gang zu setzen, und die durch denselben erzeugten Inductionsströme geben in einem Telephone Töne von genügender Gleichmässigkeit und Reinheit. Diese Töne besitzen ausserdem eine verhältnissmässig reiche metallische Klangfarbe — eine Eigenschaft, die, wie sich zeigen wird, hier vortheilhaft ist. Mittels dieser einfachen, improvisirten Vorrichtung konnte, obwohl mit einiger Schwierigkeit bei den allerhöchsten Tönen, eine Schwingungsfrequenz des Interruptors von über 1400 ganze Schwingungen in einer Secunde unterhalten werden, auch wenn die primäre Rolle des Inductionsapparates mit Eisenkern versehen war, und keine Nebenleitung für die im solchen Falle sehr starken Extraströme benutzt wurde.

Die Versuche, deren Ergebnisse ich jetzt mittheilen werde, waren hauptsächlich bestimmt, wenn möglich, die Antwort auf folgende zwei Fragen zu geben, nämlich 1. welchen Einfluss auf den Muskelton die verschiedene Stärke der reizenden Ströme ausübt, und 2. bis zu welcher höchsten Vibrationszahl ein solcher Ton noch hervorgerufen werden kann. Ueber die erste von diesen Fragen sind, so weit mir bekannt, keine speciellen Untersuchungen angestellt worden; die vorliegenden Mittheilungen derjenigen Forscher, die sich mit Versuchen über den Muskelton beschäftigt haben, zeigen im Gegentheile gerade in diesem Punkte bedenkliche Lücken, da es im Allgemeinen gar nicht möglich ist, sich auch nur Annäherungsweise eine Vorstellung von der angewendeten Stromstärke zu machen. Mit Rücksicht auf die zweite Frage dagegen sollte man, wie schon erwähnt wurde, nach den Angaben von Bernstein sowie von Kronecker und Stirling schliessen können, dass das Vermögen der Muskeln in tönende Schwingungen versetzt zu werden nahezu unbegrenzt ist.

[376] Da die bei den oben beschriebenen Versuchen gewonnene Erfahrung dazu mahnte, möglichst schwache Ströme anzuwenden, benutzte ich meistens das Inductorium ohne Eisenkern und begann im Allgemeinen die Versuche mit dem grössten Rollenabstande, bei welchem eine Contraction der Muskeln überhaupt sich einstellte. Ich wurde dabei überrascht zu finden, dass sobald nur die Reizung eine solche Stärke erlangt hatte, dass eben ein vollkommener Tetanus erzeugt wurde, auch der Ton mit der grössten Deutlichkeit gehört wurde, vorausgesetzt, dass irgend ein solcher bei der angewendeten Schwingungszahl überhaupt erzeugt werden konnte. Im Allgemeinen kann diese Stromstärke so definirt werden, dass der Rollenabstand bei Anwendung von einem mittelgrossen Grenet'schen Elemente im primären Kreise (das Inductorium ohne Eisenkern) etwa 15 bis 20 ^{cm}, je nach der Schwingungszahl des Interruptors, betrug. Erhöhte man jetzt die Stromstärke, so wurde der Ton nicht stärker, sondern im Gegentheil immer schwächer, und derselbe schwieg meistens völlig bei einer

grösseren, obwohl noch keineswegs sehr bedeutenden Intensität der Inductionsströme; an seiner Stelle konnte dann nur das gewöhnliche Muskelgeräusch mehr oder weniger stark gehört werden.

In solchen Fällen, wo die angewendete Vibrationszahl einigermaassen hoch war (etwa 330 bis 380 in einer Secunde), war der bei schwacher Reizung gehörte Ton fast immer deutlich eine Octave tiefer, als der Ton des Interruptors. Sehr oft aber nur, wenn die Vibrationszahl des Unterbrechers nicht zu hoch war, konnte dann der Muskelton, nachdem er bei allmählicher Steigerung der Stromstärke verschwunden war, bei noch weiterer Erhöhung derselben von Neuem hervorgerufen werden, und jetzt war er mit dem erregenden Tone unison. Wurde nachher die Reizung wieder auf diejenige Stärke vermindert, die sie im Anfange des Versuches inne hatte, so trat auch wieder die tiefere Octave mit derselben Deutlichkeit hervor, als vorher.

Das eben geschilderte Verhalten — das Auftreten der tieferen Octave mit verhältnissmässig bedeutender Intensität bei fast minimaler Reizung, das Verschwinden des Tones bei etwas stärkerer und die Rückkehr desselben in der Octave der Reizquelle bei noch stärkerer — habe ich, trotzdem dass die Resultate, wie bei derartigen Versuchen wohl nicht anders erwartet werden kann, nicht immer ganz constant waren, so oft beobachtet, dass ich nicht anstehe, dasselbe als die Regel zu betrachten. In einigen Fällen konnte ich bei mittelstarker Reizung sogar die beiden Octaven hören, bald gleichzeitig, bald mit einander abwechselnd. Eine ähnliche Erfahrung scheint auch Bernstein gemacht zu haben. Der genannte Forscher erwähnt ausserdem, dass er bei sehr grosser Reizfrequenz (1050 in 1 Secunde) von den Muskeln einen Ton gehört habe, der etwa eine Quinte niedriger war als derjenige des Unterbrechers, sowie auch in einigen Fällen, aber [377] nur bei dieser hohen Schwingungszahl, ausschliesslich die tiefere Octave. Der Vollständigkeit wegen muss noch zugefügt werden, dass ich ein paar Male von den contrahirten Muskeln ausnahmsweise einen Ton hörte, der nicht genau die tiefere Octave des erregenden war, sondern eine halbe oder ganze Tonstufe höher, und welcher mithin mit dem Ton des Interruptors eine scharfe Dissonanz bildete.

In Betreff der höchsten Schwingungszahl des Unterbrechers, bei welcher in den Muskeln ein deutlicher Ton gehört werden kann, bin ich nicht so glücklich gewesen, wie Bernstein. Niemals ist es mir gelungen, einen wahren Muskelton bei höherer Vibrationszahl des Unterbrechers zu vernehmen als (und dies nur ein einziges Mal) etwa 880 in 1 Secunde, entsprechend dem *a''* und hierbei gaben die Muskeln das *a'*, also die tiefere Octave deutlich an. Das Protocoll dieses Versuches mag hier mitgetheilt werden, da es eine gute Erläuterung des oben vom Einfluss der Stromstärke Gesagten gibt:

Rollenabstand in Centimetern	Resultat
15 ohne Eisenkern	Gewöhnliches Muskelgeräusch, unvollkommener Tetanus
14 „ „	Sehr deutlicher Ton, die tiefere Octave
10 „ „	Ton sehr schwach
0 „ „	Kein Ton
0 mit „	Kein Ton
14 ohne „	Ton sehr deutlich, die tiefere Octave

Ich habe mehrere höhere Schwingungszahlen bis auf *f'''* (1408 Schw.) wiederholt versucht, aber immer ohne etwas anderes als das gewöhnliche Muskelgeräusch zu hören, obwohl die Muskeln sich im heftigsten Tetanus befanden. Der höchste Muskelton, den es mir (aber nur in einem einzigen Falle) zu hören gelang, war das *f''* (704 Schw.) bei entsprechender Frequenz der Reizstösse.

Als Beispiel vom Verhalten des Muskeltones bei niederer Schwingungszahl des Interruptors mag folgender Versuch dienen:

Rollenabstand ohne Eisenkern in Centimetern	Resultat
16	Sehr deutlicher Ton, die tiefere Octave
0	Deutlicher Ton, Octave der Reizquelle
10	Schwacher Ton, Octave der Reizquelle
12	Ton kaum hörbar, unsicher
15	Sehr deutlicher Ton, die tiefere Octave

[378] Nachdem ich die Erfahrung gemacht hatte, dass der Muskelton verhältnissmässig am deutlichsten und stärksten bei schwacher Reizung auftritt, vorausgesetzt nur, dass diese einen wahren Tetanus hervorrufen kann, lag nahe, für diese Versuche das Telephon anzuwenden. Schon bei dem ersten Einführen des Bell'schen Telephons hatte man beobachtet, dass die in diesem Instrumente erzeugten Ströme genügende Intensität besitzen, um durch Reizung des N. ischiadicus einen kräftigen Tetanus im Wadenmuskel des Frosches zu erwecken,[1] und es war darum anzunehmen, dass es gelingen würde, mit Hülfe des Telephons auch den Hüftnerven des Kaninchens hinlänglich kräftig zu erregen.

[1] E. du Bois-Reymond, *Arch. f. Anat. u. Physiol. Physiol. Abth.* 1877. S. 575. 576.

Das Telephon hat vor den meisten Reizvorrichtungen den nicht unwesentlichen Vorzug, dass es keine Contacte besitzt und folglich von solchen Störungen, die bei festen Contacten nie ganz zu vermeiden sind, frei ist. Bei allen solchen Versuchen, wo es nicht auf eine genaue Abstufung der Stärke der erregenden Ströme ankommt, ist dieses Werkzeug deswegen als ein sehr werthvolles Hülfsmittel zu bezeichnen. Ich benutzte Anfangs ein grosses Telephon von Siemens und Halske in Berlin, aber nachdem es sich gezeigt hatte, dass ebenso gute, ja noch bessere Erfolge mit dem kleinen von mir construirten Quecksilbertelephon[1] erhalten werden konnten, wurde dies ausschliesslich gebraucht. Als Tonquelle kam bald die menschliche Stimme zur Anwendung, bald Pfeifen von verschiedener Construction — diese letzteren hauptsächlich um recht hohe Töne erzeugen zu können. Auch bei diesen Versuchen konnte kein Muskelton bei höherem „Erregungstone" als etwa *a''* von 800 Schw. in 1 Secunde erhalten werden, und auch hier wurde dann von den Muskeln die tiefere Octave gehört. Insbesondere machte ich viel Versuche mit einer sehr durchdringenden Gummizungenpfeife, die bei kräftigem Anblasen etwa *f'''* (1408 Schw.) gab, aber stets mit negativem Erfolg, trotz dem kräftigsten Tetanus der Muskeln.

Besonders interessant schien es mir, zu untersuchen, wie der Muskelton bei fortschreitender Veränderung der Tonhöhe des erregenden Tones sich verhalten möchte. Zu diesem Zwecke wurde von einer männlichen Stimme in das Telephon eine Scala von *g* (198 Schw.) zu *g'* (396 Schw.) hineingesungen. Dabei konnte von den Muskeln ganz deutlich die ganze Scala bis zum *c'* (264 Schw.) gehört werden; das *d'* war sehr undeutlich, *e'*, *fis'* und *g'* dagegen riefen wieder sehr deutliche Muskeltöne hervor, aber diese gehörten der tieferen Octave an. Solche Versuche wurden wiederholt mit verschiedenen Personen angestellt und ergaben immer dasselbe Resultat mit der alleinigen Abweichung, dass in ein paar Fällen der Umschlag in die tiefere Octave eine Tonstufe höher, d. h. bei *e'* anstatt *d'* geschah.

[379] Es bleibt noch übrig, eine wichtige Bemerkung hinsichtlich der Klangfarbe des von den Muskeln erzeugten Tones zu machen. Nach den Angaben von Bernstein, sowie auch von Kronecker und Stirling sollte der Muskelton nicht nur der Tonhöhe, sondern auch der Klangfarbe nach mit dem Tone des Interruptors vollständig übereinstimmen. Die Muskeln sollten sich, um mit den letztgenannten Forschern zu reden, wie „mittelmässige Telephone" verhalten. In dieser

[1] Siehe oben S. 370.

Hinsicht ist meine Erfahrung eine ganz andere gewesen. Sowohl bei Reizung mittels des Inductionsapparates mit schwingendem Unterbrecher, als bei Anwendung des Telephons war der Muskelton auffallend dumpf und klanglos. Ganz besonders schlagend waren in dieser Beziehung die Versuche mit dem Telephon, denn obwohl die menschliche Stimme und ebenso die benutzten Pfeifen sich durch eine sehr charakteristische Klangfarbe auszeichnen, so hatte auch in diesen Fällen das Muskelgeräusch fast den Charakter eines „einfachen Tones"; es wurde nur der Grundton oder dessen tiefere Octave wiedergegeben nicht aber die Obertöne.

In allen Versuchen hörte ich neben dem wahren Ton ein mehr oder weniger deutliches Nebengeräusch, welches dem gewöhnlichen Muskelgeräusche am meisten ähnlich war. Insbesondere war dies der Fall, wenn die Wadenmuskeln auscultirt wurden, und ist es deshalb möglich, dass dasselbe von dem rothen Bestandtheile dieser Muskelgruppe herrührte. Auch im M. tibialis anticus wurde das besagte Geräusch nicht ganz vermisst, aber auch hier konnte es möglicher Weise als von dem nahe gelegenen M. soleus herrührend angesehen werden. Eine bestimmte Ansicht in Bezug auf diese Frage wage ich indessen nicht auszusprechen. Wenn die Höhe des erregenden Tones diejenige Grenze überschritt, innerhalb welcher noch ein Muskelton hervorgerufen werden konnte, wurde dieses Geräusch immer gehört. Endlich darf nicht unerwähnt bleiben, dass dasselbe, ganz so wie der wahre Muskelton, bei starker Reizung schwächer wurde.

Unter den eben mitgetheilten Erfahrungen finden sich einige, die gewiss als ziemlich räthselhaft bezeichnet werden müssen. So vor allem die Thatsache, dass der Muskel in gewissen Fällen nicht den Ton der Reizquelle gibt, sondern die tiefere Octave derselben. Da dies vorzugsweise bei schwächerer Reizung geschieht, könnte man geneigt sein anzunehmen, dass in solchem Falle jeder zweite von den Reizen, welche dem Nerven zugeführt werden sollten, wegfällt bez. unwirksam ist. Offenbar aber kann die Ursache eines solchen Verhaltens nicht darin gesucht werden, dass etwa bei der schwächeren Reizung nur die Oeffnungsschläge wirksam sein sollten, denn jedes Hin- und Zurückgehen der Feder des Interruptors ruft ja sowohl eine Schliessung wie eine Oeffnung des primären Stromes hervor und folglich muss jede ganze Schwingung der Feder zwei Reize, nämlich einen [380] Schliessungs- und Oeffnungsschlag, erzeugen. Wenn jeder von diesen Beiden eine Schwingung der Muskelelemente bewirkte, sollte der Muskel mithin die höhere Octave des Interruptortones geben und im Fall die Schliessungsschläge als möglicher Weise unwirksam wegfallen, müsste der Muskelton jedenfalls dieselbe Tonhöhe wie diejenige des Unterbrechertones haben. Auch wenn die Intervalle zwischen Oeffnung und Schliessung einerseits sammt Schliessung und der folgenden Oeffnung andererseits sehr ungleich sind, wie es bei festen Contacten wahrscheinlich immer der Fall ist, muss unter allen Umständen jede ganze Schwingung wenigstens einen wirksamen Reiz liefern. Ebenso wenig scheint mir die Annahme einer solchen Unvollkommenheit der Unterbrechungsvorrichtung zulässig, dass nicht bei jeder Oscillation ein wahrer Contact zu Stande kommen sollte, denn es wäre unter einer solchen Voraussetzung gewiss als ein sehr eigenthümlicher Zufall zu betrachten, wenn gerade jeder zweite Contact ausbleiben sollte und dies nicht nur bei einer einzigen Schwingungszahl, sondern bei einer ganzen Reihe von solchen. In der Reizquelle ist folglich die Ursache der fraglichen Erscheinung gewiss nicht zu suchen, nicht einmal in denjenigen Versuchen, wo ein Inductionsapparat mit schwingendem Unterbrecher benutzt wurde, und offenbar noch weniger in denjenigen, wo das Telephon zur Anwendung kam. Es scheint mir also kein anderer Ausweg zur Erklärung möglich, als anzunehmen, dass die Erscheinung von einer Eigenschaft des lebenden, reizbaren Organes — Nerv oder Muskel — abhängt. Es würde indessen zu weit in das Gebiet der Hypothesen führen, hier auf eine Discussion der in dieser Hinsicht möglichen Annahmen einzugehen.

Als in hohem Grade sonderbar ist wohl auch die Erscheinung zu betrachten, dass eine Erhöhung der Stärke der erregenden Ströme eine Schwächung, ja sogar ein Verschwinden des Muskeltones fast ausnahmslos herbeiführte. Man könnte wohl geneigt sein, dies als eine Wirkung der Ermüdung aufzufassen, aber gegen eine solche Annahme spricht entscheidend die so oft gemachte Erfahrung, dass der Muskelton, beim Zurückgehen zu der niedrigeren Stromstärke, nach wiederholten Tetanisirungen mit stärkeren Strömen, wieder mit der ursprünglichen Intensität auftrat. In mehreren Fällen zeigte sich dieses Verhalten so regelmässig, dass man nach einigen Vorversuchen fast mit vollkommener Sicherheit vorhersagen konnte, bei welchem Rollenabstande man den Ton zu erwarten hatte oder nicht.

Bernstein will die Beobachtung gemacht haben, dass der Muskelton, wenn die Vibrationszahl der Reizquelle 300 bis 400 Schwingungen in 1 Secunde überschreitet, deutlich schwächer wird, was er mit der Dauer der negativen Stromschwankung der Muskeln (die etwa $^1/_{300}$ Secunde beträgt) in Zusammenhang bringt. Ohne Zweifel muss es a priori sehr plausibel [381] scheinen, dass ein gewisses Verhältniss zwischen der Dauer der negativen Schwankung und der Stärke des Muskeltones bei verschiedenen Reizfrequenzen bestehe. Ich muss aber gestehen, dass, obwohl meine Aufmerksamkeit speciell auf diesen Punkt gerichtet war, es mir niemals gelungen ist, eine irgendwie deutliche Abnahme der Stärke des Muskeltones bei dem Ueberschreiten einer gewissen Reizfrequenz mit Sicherheit unterscheiden zu können. Vielmehr schien mir die Intensität dieses Tones von anderen Momenten und vor allem, in der oben angegebenen Weise, von der Stromstärke bestimmt zu werden.

XIV

Ueber die Einwirkung von einzelnen Inductionsschlägen auf den Vorhof des Froschherzens

Akademisches Programm.

Nordiskt Medicinskt Arkiv. XVII. Nr. 2. S. 1—16. 1885. Erschien auch in den *Mittheilungen aus dem physiologischen Laboratorium des Carolinischen medico-chirurgischen Instituts in Stockholm.* Heft 4. S. 1—19. 1886.

[3] Diejenigen experimentellen Arbeiten, über welche im Folgenden berichtet wird, wurden schon im Jahre 1878 bis 1879 ausgeführt, und zwar unter meiner Leitung von meinem damaligen Assistenten, Herrn Dr. F. J. E. Westermark. Deren Veröffentlichung wurde aber bis auf Weiteres aufgeschoben in der Hoffnung, dass durch fortgesetzte Versuche unter Anwendung neuerer Methoden mehrere dunkle, mit den complicirten Innervationsverhältnissen des Herzens zusammenhängende Erscheinungen, welche bei unserer Untersuchung sich darstellten, aufgeklärt werden sollten. Es begegneten uns aber hierbei ausserordentliche Schwierigkeiten, welche im Verein mit anderen Umständen mich daran verhinderten, die Untersuchung nach dem ursprünglichen Plan fortzusetzen. Durch die neuen wichtigen Arbeiten von Gaskell, Heidenhain u. A. ist die Physiologie der Herzinnervation wieder in den Vordergrund getreten und sehr eingehend bearbeitet worden. Weil es angesichts solcher complicirten Fragen wichtig ist, jede wirkliche, wenn noch so unbedeutende Thatsache zu verwerthen, habe ich nicht länger die Veröffentlichung unserer Versuchsergebnisse, als kleinen Beitrag zu einer augenblicklich viel discutirten Frage, hinausschieben wollen.

In einer unter Ludwig's Leitung ausgeführten Untersuchung wies Bowditch[1] einige bis dahin nicht beobachtete Eigenthümlichkeiten betreffend die Erregbarkeit des Herzmuskels nach. Dabei benutzte er den niederen Theil der Herzkammer, die „Herzspitze", welche von Kaninchen-Blutserum ernährt und bei constantem Füllungsgrade er-

[1] Bowditch in Ludwig's *Arbeiten aus der physiologischen Anstalt zu Leipzig.* VI. 1876.

halten wurde. Dies Präparat, welches, wie bekannt, gewöhnlich keine spontanen Contractionen ausführt, wurde mit Inductionsströmen gereizt. Dabei stellte sich u. A. die ausserordentlich wichtige Thatsache heraus, dass die Zahl der Herzcontractionen unter gewissen [4] Bedingungen kleiner als diejenige der reizenden Inductionsschläge war. Unter diesen waren also einige unwirksam. Diese Erscheinungen wurden theilweise durch neue Versuche von Marey[1] aufgeklärt. Bei diesen zeichnete das in situ befindliche Herz mittels einer kleinen „Herzpincette" ihre Zuckungen auf eine rotirende Trommel, während dasselbe bei verschiedenen Phasen durch einzelne Inductionsschläge gereizt wurde. Dabei stellte es sich heraus, dass durch den Inductionsschlag zuweilen eine Extrazuckung ausgelöst wurde, zuweilen blieb aber die Reizung erfolglos. Diese Erscheinung zeigte sich davon abhängig, dass das Herz bei verschiedenen Phasen seiner Thätigkeit für die Reizung in verschiedenem Grade empfindlich und sogar während einer kürzeren oder längeren Periode gar nicht erregbar war. Bei schwacher Reizung war das Herz unerregbar während der ganzen Systole der Kammer; bei stärkerer Reizung wurde diese refractäre Periode immer mehr abgekürzt, und bei sehr starken Reizen wurde bei jeder Phase der Herzthätigkeit eine Extracontraction ausgelöst.

Die Methode Marey's litt aber unter dem Uebelstand, dass der Reiz nicht einmal approximativ auf einen bestimmten Punkt localisirt werden konnte, und es war also besonders bei stärkerer Reizung nicht möglich, eindeutige Schlüsse betreffend das Verhalten der verschiedenen Herzabschnitte zu ziehen. Es konnte nämlich sehr wohl möglich sein, dass bei grösserer Stärke des Reizes auch die Vorhöfe davon betroffen wurden, obgleich die Electroden nur mit der Kammer in Berührung standen, und dass also der Erfolg bei der für schwache Reize refractären Phase der Kammer eigentlich von einer Reizung der Vorhöfe abhängig war.

Weil diese Frage von fundamentaler Bedeutung für die Lehre von der Innervation des Herzens war, nahm mein damaliger Assistent, Hr. Hildebrand, auf meine Veranlassung und unter meiner Leitung eine Reihe diesbezüglicher Versuche vor, und zwar am Kaninchen, Aal und Frosch. Die Versuchsmethode stimmte im grossen und ganzen mit derjenigen von Marey überein, nur mit dem wesentlichen Unterschied, dass die Reizung nach Belieben an der Kammer oder am Vorhof geschehen konnte.

[1] Marey, *Travaux du Laboratoire.* II. 1876.

[5] Die Curven, welche in dieser Weise erhalten wurden, stellten freilich in erster Linie die Bewegungen der Herzkammer dar, man konnte aber aus denselben ohne Schwierigkeit auch das Verhalten des Vorhofes übersehen.

Die Ergebnisse Hildebrand's stimmen nicht in allem mit denjenigen von Marey überein und lassen sich in folgende Sätze zusammenfassen:

1. Bei Reizung der Kammer.

Gleichgültig, wo die Electroden an der Kammer angelegt wurden, war die Reizung während der ganzen Systole wirkungslos; sobald Diastole eingetreten war und während des grössten Theils der Pause, löste jede Reizung eine Extracontraction der Kammer mit nachfolgender verlängerter Pause aus.

2. Bei Reizung des Vorhofes.

Ebenso wie die Kammer sind auch die Vorhöfe während ihrer Systole für jede Reizung unempfindlich; während ihrer Diastole sind sie in einem Zeitabschnitt, welcher der Systole der Kammer entspricht, erregbar; die Vorhöfe machen eine Extrazuckung, welche ihrerseits eine Extrazuckung der Kammer hervorruft.[1]

Vollständig genau diejenige Phase der Vorhofscontraction, welche einem bestimmten Abschnitt der Kammercontraction entsprach, zu bestimmen, war jedoch bei der Methode Hildebrand's nicht möglich. In Folge dessen waren einige scheinbare Abweichungen von den eben angeführten Gesetzen nicht genau zu erklären. Es zeigte sich z. B. eine Reizung der Vorhöfe unwirksam eben im Beginn der Kammersystole — eine Erscheinung, welche nur in dem Falle mit den oben aufgestellten Regeln übereinstimmen würde, wenn es erlaubt wäre anzunehmen, dass die Vorhofssystole noch einen Augenblick nach dem Eintritt der Kammersystole bestehe. Am Ende der Vorhofsdiastole kam wieder eine Periode, wo die Reizung unwirksam war, entsprechend einem Theil derjenigen Zeit, während welcher die beiden Herzabschnitte in Ruhe sind. Den Anfang dieser Periode genau zu bestimmen war nicht möglich; zuweilen schien er mit dem Augenblick zusammenzufallen, wo die Kammersystole eben aufgehört hatte, zuweilen aber ein wenig später einzutreten.

[6] Uebrigens waren die Ergebnisse bei Reizung des Vorhofes

[1] Hildebrand, *Nordiskt Medicinskt Arkiv.* IX. Nr. 15. 1877.

ziemlich wechselnd. Unter den Umständen, welche in dieser Hinsicht einen Einfluss ausübten, spielte der Punkt, wo die Vorhöfe von den Electroden berührt wurden, die wesentlichste Rolle. Waren die Electroden in der Atrioventricularfurche oder in ihrer nächsten Nachbarschaft angelegt, so zeigte sich der Erfolg der Reizung nicht nur während der Kammersystole, sondern auch während des grössten Theils der Diastole, eine Erscheinung, welche Hildebrand geneigt war zu erklären als bedingt von directer Reizung der Kammer durch Stromschleifen. Wurden die Electroden dagegen ein wenig weiter davon, z. B. bei der Theilung des Bulbus aortae, zwischen den beiden Aortenwurzeln oder gegen den Sinus venosus angelegt, so schien die Reizung zuweilen während der ganzen Kammerdiastole unwirksam zu sein, zuweilen aber während eines grösseren oder kleineren Theils derselben wirksam, ohne dass es möglich war, eine bestimmte Ursache dieses Verhaltens anzugeben. Ferner geschah es ziemlich oft, dass bei Reizung des Vorhofes während der Kammersystole statt einer Extrazuckung mit nachfolgender verlängerter Pause, nur die letztere sich einstellte. Bei einem und demselben Versuche konnten beide Erscheinungen wechselweise eintreten.

Diese Unregelmässigkeiten können kaum ausschliesslich von den Eigenschaften der contractilen Substanz bedingt sein, sondern werden wahrscheinlich durch den Einfluss der einzelnen Herzabschnitte auf einander oder durch die Einwirkung der Herzganglien hervorgebracht. Um die Bedeutung und die Eigenschaften eines jeden Herzabschnittes festzustellen, ist es daher nothwendig, so weit möglich, den genannten Einfluss auszuschliessen.

Dies suchten wir, was den Vorhof betrifft, bei der vorliegenden Untersuchung dadurch herzustellen, dass wir den von der Herzkammer und von dem Venensinus möglichst vollständig isolirten Vorhof graphisch seine Zuckungen aufschreiben liessen, während derselbe mittels einzelner Inductionsschläge verschiedener Stärke gereizt wurde. Als Versuchsthier wurde nur der Frosch angewandt.

Um den Vorhof zu isoliren, wurde zuerst eine Ligatur in die Atrioventricularfurche gelegt. Hierdurch wurde jeder Einfluss von den hier gelegenen Bidder'schen Ganglien vermieden, sowie ein fester Punkt für die Befestigung des Präparates [7] erhalten. Dann wurden die Kammer und der Bulbus aortae so vollständig wie möglich abgeschnitten. Nach dem Anziehen der Ligatur füllt sich der Vorhof mit Blut und pulsirt fortwährend rhythmisch. Bei unseren ersten Versuchen liessen wir den Vorhof in der Weise seine Bewegungen registriren, dass er durch eine zweite, in der Grenze zwischen Sinus und Vorhof angelegte Ligatur vom Sinus getrennt und dann zwischen einer feststehenden Korkscheibe und einer dünnen Glasscheibe (einem kleinen runden Deckgläschen), die an dem um eine senkrechte Axe beweglichen Schreibhebel befestigt war, sanft eingeklemmt wurde. An der Korkscheibe waren da, wo sie mit dem Vorhof in Berührung kam, zwei feine Platinelectroden befestigt, welche in geeigneter Weise mit der secundären Rolle eines Schlitteninductoriums in Verbindung standen. Diejenige Kraft, womit das am Hebel befestigte Deckgläschen gegen den Vorhof drückte, konnte mittels eines zweckentsprechend befestigten Kautschukstreifchens geregelt werden. Die Anordnung entsprach also gewissermaassen den pincettartigen Vorrichtungen, deren Marey und Hildebrand sich bedient hatten; sie lieferte auch eine befriedigende Aufzeichnung der Bewegungen des Vorhofes. Dennoch musste diese Methode verlassen werden, weil der mit demselben Blut beständig gefüllte Vorhof verhältnissmässig bald ermüdete. Auch war es nach dieser Methode nicht möglich, mit der gewünschten Genauigkeit denjenigen Punkt zu bestimmen, wo die Electroden den Vorhof berührten, was, wie das Folgende zeigt, von grosser Bedeutung ist.

Bei den späteren Versuchen gingen wir in folgender Weise vor. Nachdem die erste Ligatur in der Atrioventricularfurche gelegt und die Kammer sowie der Bulbus abgeschnitten waren, wurde der Vorhof mittels einer Scheere einfach abgetrennt, wobei der Schnitt entweder (und dies war die Regel) unmittelbar über die Sinusgrenze oder auch ganz nahe unterhalb derselben, nie aber in die Grenze selbst gelegt wurde, weil im letzten Falle, wie bekannt, die spontanen rhythmischen Pulsationen für eine längere Zeit gewöhnlich ausbleiben. In den meisten Fällen stand also noch ein sehr kleiner Theil des Sinus im Zusammenhang mit dem Vorhof. Das Präparat wurde jetzt fixirt dadurch, dass die Atrioventricularligatur an einer in die Korkscheibe eingestochenen [8] starren Nadel und der zwischen den beiden Aortenwurzeln hervorragende Theil des Vorhofes unter Vermittlung eines darin gehakten feinen seidenen Fadens an dem Schreibhebel festgebunden wurde. Der sehr leichte Hebel war auch bei diesen Versuchen um eine senkrechte Axe beweglich, welche in derselben Korkscheibe wie die oben genannte Nadel befestigt war. Die Länge des Hebels betrug 24·5 ^{cm} und die Entfernung des Angriffspunktes der Vorhöfe von der Axe 9·5 ^{cm}. Die Zuckungen des Vorhofes wurden also 2·7 mal vergrössert auf eine um eine horizontale Axe bewegliche Trommel aufgezeichnet. Um das Präparat in geeigneter Weise auszuspannen und nach jeder Excursion den Hebel zur Ausgangsstellung zurückzuführen, war ungefähr 6 ^{mm} von der Axe ein elastischer Widerstand in Form eines sehr dehnbaren Kautschukstreifchens angebracht.

Als Reiz wurden ausschliesslich Oeffnungsinductionsschläge benutzt. Das Schlitteninductorium war von 2 Grove's oder 2 Grenet's Elementen gespeist. In der primären Strombahn befand sich ein electrisches Signal, welches an der Trommel den Augenblick der Reizung angab. Die Inductionsschläge wurden dem Präparate mittels feiner Insectennadeln, welche in ein Stückchen von einer dünnen Kautschukmembran in einer Entfernung von 1 ^{mm} von einander eingestochen waren, zugeführt. Die Spitzen der Nadeln ragten nur sehr wenig aus der Kautschukmembran hervor und waren andererseits an feinen Golddrähtchen, welche über einem Glasstab hingen, befestigt. Hierdurch erhielten die Electroden eine sehr grosse Beweglichkeit und konnten, ohne in nennenswerthem Grade gegen das Präparat zu drücken, allen Bewegungen desselben folgen. Die Schliessungsinductionsschläge wurden in gewöhnlicher Weise abgeblendet. Endlich wurde durch einen electromagnetischen Signalapparat, welcher in Verbindung mit einem Metronom stand, jede halbe Secunde an der Trommel markirt.

Die Curven, welche ein in der eben beschriebenen Weise hergestelltes Präparat zeichnete, zeigten das Aussehen wie die obere Reihe in Fig. 1. Die Curvenlinie steigt zuerst mit zunehmender, dann mit abnehmender Geschwindigkeit gegen die Spitze herauf und sinkt dann sehr steil zurück gegen die [9] Abscisse. Die ganze Contraction dauert ungefähr 0·5″, wovon circa 0·4″ dem aufsteigenden Theil gehört.

Die Zahl der Contractionen, welche von einem ganz frischen Vorhof, der keiner anderen Reizung als der bei der Präparation unvermeidlichen ausgesetzt gewesen war, betrug bei unseren Versuchen, obgleich ein wenig schwankend, in den meisten Fällen ungefähr 15 pro 1 Minute. Jede vollständige Revolution dauert also nicht weniger als 4″ — eine Periode, welche im Vergleich zu derjenigen des unbeschädigten Froschherzens bei gewöhnlicher Zimmertemperatur (1·4″) sehr lang ist. Welche Umstände es sind, die diese Verlangsamung der Schlagfolge bedingen, kann ich nicht angeben. Dass sie nicht von einer Ermüdung des Präparates herrühren, dürfte aus der bemerkenswerthen Thatsache hervorgehen, dass ein einziger Inductionsschlag in der Nähe des Venensinus, ja oft nur die alleinige

Berührung dieser Stelle mit den Electroden genügt, um eine andauernde Beschleunigung der Schlagfolge zu erzeugen. Diese Thatsache wird durch die beiden Curvenreihen in Fig. 1 veranschaulicht. Die obere Reihe wurde von einem vollkommen frischen Präparat [10] gezeichnet; die niedere von demselben Präparat, nachdem es zwei Mal gereizt worden war bei einem Rollenabstand von 6 cm. Hier ist die Schlagfolge doppelt so schnell als dort. In einzelnen Fällen

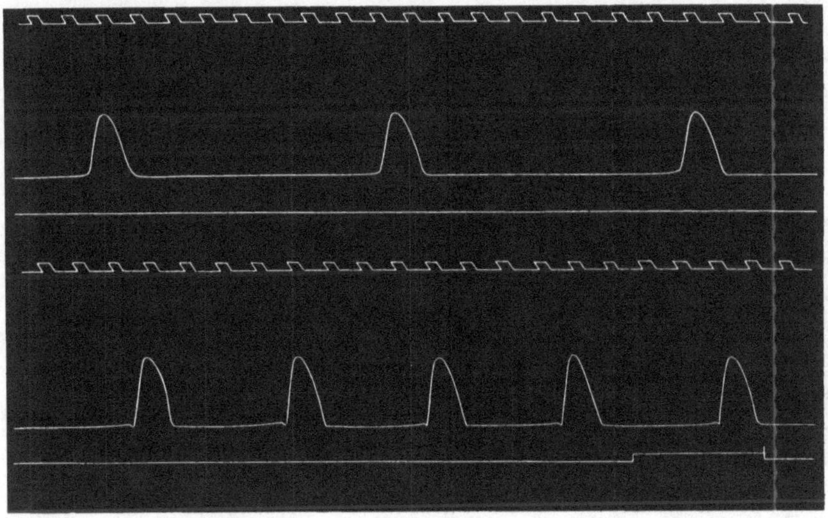

Fig. 1. Reizung bei 6 cm Rollenabstand in der Gegend des Venensinus. Alle Curven werden von rechts nach links gelesen. Die tiefste Linie bezeichnet den Augenblick der Reizung; die obere Linie gibt halbe Secunden an.

kann in dieser Weise eine noch beträchtlichere Acceleration erhalten werden.

Uebrigens ist die Stromstärke, welche nöthig ist, um eine deutliche Einwirkung auf die Musculatur des Vorhofes auszuüben, verhältnissmässig nicht gering. Im Allgemeinen haben wir keine Wirkung bei grösserem Rollenabstand als 13 cm (2 Grenet's oder Grove's Elemente in der primären Strombahn) erhalten können, und bei weniger reizbaren Präparaten ist eine Wirkung erst bei 10 bis 11 cm Rollenabstand erzielt worden. Diese Wirkung zeigt sich als eine Extracontraction mit nachfolgender, verlängerter Pause. Wenn man minimale Reize benutzt, tritt diese Erscheinung aber nur während einer genau bestimmten, sehr eng begrenzten Phase der Pulsation hervor, nur während des mittleren Theils der Vorhofsdiastole. Weder im Beginn noch am Ende dieser Phase konnten wir mittels einzelner minimaler Inductionsschläge irgend eine Wirkung erhalten. Erst bei einer Stromstärke, welche einem Rollenabstande von wenigstens 5 bis 8 ^{cm} entsprach, und welche als mässig oder, um mit Bowditch zu sprechen, „zureichend" zu bezeichnen wäre, war es möglich, alle die Erscheinungen, welche der isolirte Vorhof bei electrischer Reizung zu zeigen im Stande ist, hervorzulocken.

Als eine allgemeine Regel kann ausgesprochen werden, dass der Vorhof, wenn er während seiner Diastole mittels eines Oeffnungsinductionsschlages der eben bezeichneten Stärke gereizt wird, eine Extracontraction macht, nach welcher in den meisten Fällen eine mehr oder weniger verlängerte Pause folgt (Fig. 2). Dies gilt, gleichgültig

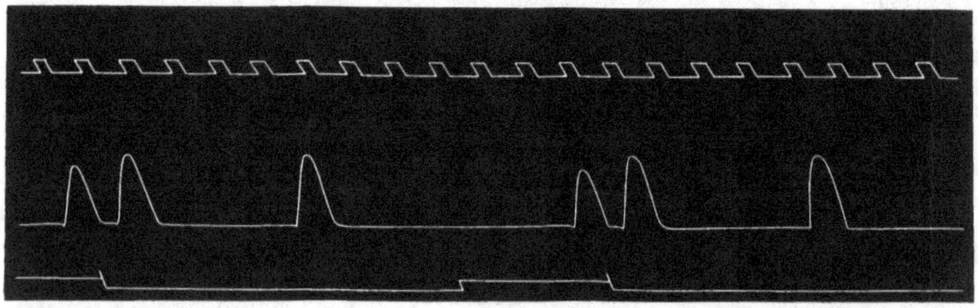

Fig. 2. Die Electroden an der Hinterseite der Vorhofsspitze. RA. = 8 ^{cm}.

wo die Electroden angelegt sein mögen, mit der einzigen Ausnahme von der Grenze zwischen Vorhof und Sinus, denn hier können auch andere Erscheinungen in Folge der Reizung auftreten.

Wenn wir bis auf Weiteres von der Reizung in der Nähe des Venensinus absehen, so haben die Versuche folgende Resultate ergeben:

Wenn ein Inductionsschlag der oben angegebenen Stärke den Vorhof trifft im ersten Beginn der Diastole oder, genauer, im Augenblick, welcher ungefähr der Mitte des absteigenden [11] Schenkels der Curve entspricht, d. h. circa 0·05″ nach dem Maximum der Contraction, so zeichnet das Präparat eine neue Contractionscurve, welche unmittelbar vom Ende der vorhergehenden normalen Curve ansteigt, niedrig, aber verhältnismässig gedehnt ist und von einer Pause, welche nicht länger als die gewöhnliche ist, gefolgt wird (Fig. 3). Dieser Zeitabschnitt ist, vom Maximum der Systole gerechnet, der früheste, bei welchem eine Extracontraction bei den angegebenen Versuchsbedingungen erhalten werden kann. Zuweilen ist aber die Reizung in diesem Augenblicke ohne Wirkung. Wenn die Reizung dagegen ein wenig später stattfindet, so zeigt sich unter gewissen Bedingungen eine höchst interessante Erscheinung. Man bekommt nämlich in diesem Falle eine doppelte Contraction, indem der Vorhof dann zwei Contractionen unmittelbar nach einander ausführt. Derjenige Zeitabschnitt, während dessen diese Wirkung erhalten werden kann, ist ausserordentlich kurz. Nach einer grossen Anzahl von Versuchen zu urtheilen, scheint diese Periode ungefähr 0·1″ nach dem Maximum der normalen Systole zu beginnen, und deren Dauer nur ungefähr 0·1″, oder, bei [12] weniger erregbaren Präparaten, vielleicht ein wenig, aber jedenfalls unbedeutend länger zu sein. In Folge der kurzen Dauer dieser „kritischen" Periode ist es Anfangs, bevor man die nöthige Uebung erlangt hat, sehr schwer,

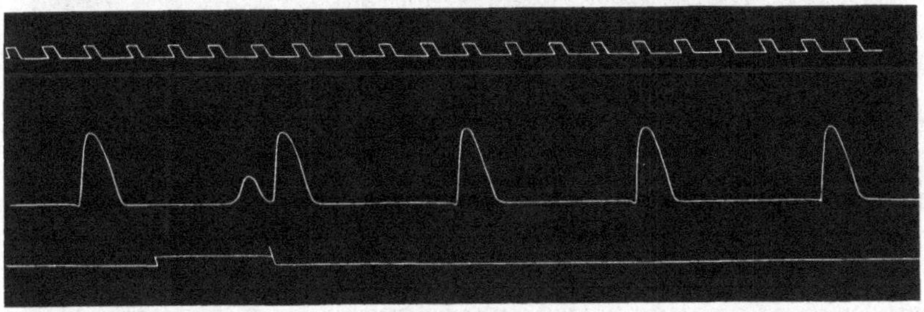

Fig. 3. Die Electroden an der Hinterseite der Vorhofsspitze. RA. = 8 cm.

den günstigen Augenblick der Reizung zu treffen, um die genannte Erscheinung hervorzurufen. Wenn die Reizung noch so kurz vor oder nach dem richtigen Zeitpunkt geschieht, bekommt man nur eine einfache Contraction.

Wenn die Reizung während des ersten Theiles des eben angegebenen Zeitabschnittes stattfindet, wird die erste Contractionscurve sehr niedrig und verhältnissmässig gedehnt, die zweite dagegen höher und spitzer; kommt die Reizung gegen das Ende der Periode, so werden alle beide Contractionen beträchtlich höher, wobei die erste zuweilen ein wenig kleiner als die zweite, zuweilen ebenso gross ist (Fig. 4). Die Zeit, welche zwischen den beiden Contractionen verstreicht, ist sehr schwankend. Einmal kann sie sogar 0·8″ oder mehr betragen, ein anderes Mal ist sie so kurz, dass die beiden Curven mehr oder weniger vollständig mit einander zusammenschmelzen (Fig. 5).

[13] In selteneren Fällen erhält man statt der eben beschriebenen doppelten Contraction drei nach einander folgende Contractionen (Fig. 6). Diese Erscheinung ist doch nur in solchen Fällen beobachtet worden, wo die Electroden in der Grenze zwischen Vorhof und Venensinus oder in ihrer nächsten Nähe gelegen sind, und auch dann nur ausnahmsweise.

Die oben beschriebenen doppelten Contractionen konnten hervor-

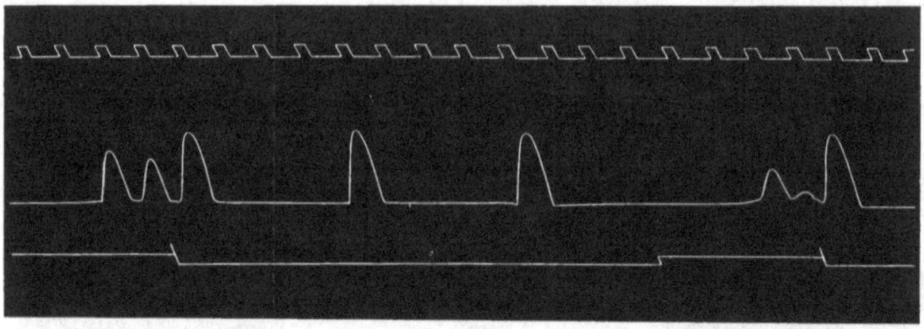

Fig. 4. Die Electroden an der Hinterseite der Vorhofsspitze. RA. = 8 cm.

gerufen werden, wo auch die Electroden angelegt waren; jedoch traten sie bei Reizung verschiedener Stellen verschieden leicht auf. An der

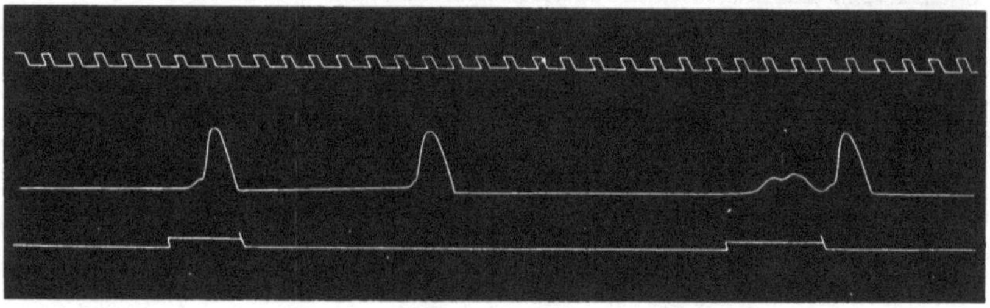

Fig. 5. Die Electroden an der Hinterseite der Vorhofsspitze. RA. = 6 cm.

Vorderseite des Vorhofes war es im Allgemeinen am schwierigsten, dieselben zu erhalten, und es wäre möglich, dass die Erscheinung auch in diesem Falle eigentlich von einer Reizung der Vorhofs-Sinusgrenze herrührte, denn es ist denkbar, dass Stromschleifen bis dahin sich ausgebreitet hatten, oder dass die Spitzen der Electroden möglicher Weise ein wenig tiefer als gewöhnlich in das Präparat hineingedrungen waren und in dieser Weise den genannten Punkt erreicht hatten. Die Richtigkeit dieser Annahme wird dadurch wahrscheinlich, dass, wenn die Electroden an der Vorderseite des Vorhofes angebracht waren, die doppelten Contractionen nur in dem Falle sich zeigten, wenn das Präparat schon lange in Gebrauch war oder schon viele [14] Reizungen erlitten hatte. Bei einem solchen Versuche zeigten sich die doppelten Contractionen erst, nachdem der Vorhof schon mehr als 60 Oeffnungsinductionsschläge verschiedener Stärke erhalten hatte. Die Electroden hatten also genügend Zeit, in das Präparat einzudringen. Waren die Electroden aber an der hinteren Seite oder am Seitenrand des Präparates angelegt, so zeigte sich in den meisten Fällen, unter den oben

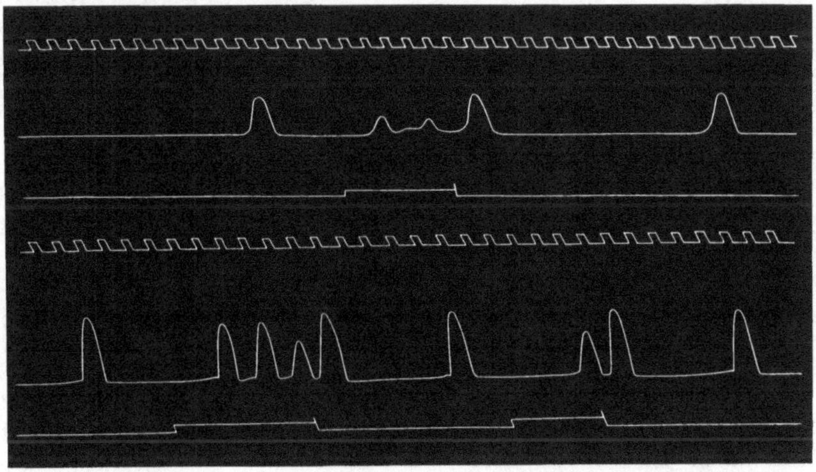

Fig. 6. Die Electroden am Venensinus. RA. die obere Reihe = 5 cm; die untere Reihe = 8 cm.

angegebenen Bedingungen, die doppelte Contraction sogleich bei den ersten Reizungen.

Die eben besprochene Thatsache macht es wenigstens in hohem Grade wahrscheinlich, dass die doppelte Contraction durch eine Thätigkeit der in der Vorhofs-Sinusgrenze befindlichen Remak'schen Ganglienzellenhaufen hervorgerufen wird. Leider gestattete die Versuchsmethode nicht eine genügend scharfe Localisation der Reizung, um vollkommen bestimmte Ergebnisse in dieser Hinsicht zu erhalten.

Der Herzmuskel unterscheidet sich, wie bekannt, von den willkürlichen Muskeln u. A. auch dadurch, dass bei ihm jeder Reiz, welcher den Schwellenwerth überschreitet, eine maximale Contraction. d. h. die kräftigste Contraction, welche das Herz unter den vorhandenen Verhältnissen überhaupt ausführen kann, hervorruft. Diese Eigenthümlichkeit tritt auch bei den hier untersuchten Extracontractionen hervor, obwohl es bei oberflächlicher Betrachtung anders aussehen möchte. Man findet freilich (siehe die mitgetheilten Curvenbeispiele), dass die Grösse dieser Contractionen, nach der Höhe der Curven beurtheilt, sehr viel wechselt. Bei näherer Prüfung der Versuchsergebnisse zeigt es sich aber, dass diese Verschiedenheit in keiner Weise von der Stärke des Reizes abhängt.

Schon oben habe ich nachgewiesen, dass die erste Extracontraction, welche hervorgerufen werden kann, verhältnissmässig niedrig ist, und ferner, dass, während der „kritischen" Periode, die erste der die doppelte Contraction zusammensetzenden einfachen Contractionen bei früher Reizung kleiner, bei späterer dagegen höher wird. Beim übrigen Theil der Vorhofsdiastole löst im Allgemeinen, wie schon oben bemerkt, jede genügende Reizung eine einfache Extracontraction aus. Auch hier ist, wenn die Reizung im Beginn der genannten Phase eintrifft, die Contraction niedrig; sie wird aber um so höher, je später die Reizung geschieht. [15] Die Contractionen, welche in der Mitte der Pause ausgelöst werden, haben meistens schon dieselbe Höhe, wie die spontanen, und behalten dieselbe Grösse, so lange sie überhaupt zu erhalten sind, bei.

Aus diesen Thatsachen geht bestimmt hervor, dass der Zeitabschnitt, wann die Reizung geschieht, für die Grösse der Contraction entscheidend ist. Wenn man nun andererseits im Allgemeinen berechtigt ist, aus der Stärke der Contractionen bei unveränderter Reizintensität auf die Erregbarkeit zu schliessen, so können wir den Satz umkehren und sagen, dass die Erregbarkeit der Vorhofsmusculatur während eines kurzen Zeitabschnittes, welcher den grössten Theil der Systole sowie, wie unten gezeigt werden soll, möglicher Weise einen ganz kleinen Theil am Ende der Diastole entspricht, Null ist, darnach allmählich nach einem noch nicht näher zu definirenden Gesetz steigt, und zwar solcher Art, dass sie ungefähr in der Mitte der Diastole der normalen Erregbarkeit entspricht.

Bei unserer Versuchsmethode war es nicht möglich, die Latenzdauer der Extracontractionen genau zu ermitteln. Die ziemlich groben Messungen, welche ausgeführt werden konnten, zeigten bei sehr erregbaren Präparaten eine Latenzdauer von 0·08″ bis 0·1″; bei weniger erregbaren Präparaten war sie etwas länger. Ob die Latenzdauer nach dem Zeitabschnitt, wann die Reizung stattfindet, in irgend einer regelmässigen Weise wechselt, darüber wage ich nichts Bestimmtes zu sagen, weil die zahlreichen Messungen in dieser Hinsicht keine eindeutigen Ergebnisse gegeben haben. Es scheint aber, dass die Latenzdauer nicht von der Stärke des Reizes abhängig ist.

Am Ende der Pause ist die Reizung nicht wirksam, wenn sie nicht genau die Vorhofs-Sinusgrenze trifft; es ist aber sehr schwierig, genau zu entscheiden, wo diese „refractäre“ Periode anfängt. Wenn die Reizung sehr spät geschieht, wird die dadurch ausgelöste Contraction (wenn eine solche überhaupt entsteht) ihrem zeitlichen Entstehen nach mehr oder weniger mit derjenigen Contraction zusammenfallen, welche ohne Reizung nach dem normalen Rhythmus spontan erschienen wäre. Es ist in vielen Fällen natürlich ausserordentlich schwierig zu entscheiden, ob eine vorhandene Contraction spontan oder durch die Reizung hervorgerufen [16] ist. Dennoch zeigt auch in solchen Fällen, wo beim ersten Anblick kein Unterschied merkbar ist, eine möglichst genaue Messung, dass die Contraction ein klein wenig früher, als es nach dem normalen Rhythmus zu erwarten gewesen, eingetreten ist, und noch kräftiger lehrt die nachfolgende verlängerte Pause, dass die Reizung nicht erfolglos gewesen ist. Aus allen unseren Erfahrungen in dieser Hinsicht wird es also am wahrscheinlichsten, dass ein einzelner Inductionsschlag zureichender Stärke beim Vorhof während der ganzen Diastole, einschliesslich der Pause, oder wenigstens bis zu demjenigen Punkte, wo die Latenzdauer der nächstfolgenden spontanen Contraction anfängt, im Stande ist, eine Contraction auszulösen.

Wie oben bemerkt, folgt auf jede Extracontraction eine verlängerte Pause. Von dieser Regel scheint aber diejenige Contraction abzuweichen, welche durch Reizung im ersten Beginn der wirksamen Periode, d. h. unmittelbar vor dem Zeitabschnitt, wann unter geeigneten Bedingungen die doppelte Contraction erhalten werden kann, hervorgerufen wird. Diese Contraction scheint nämlich vielmehr zwischen zwei spontanen, welche in ungefähr normaler Entfernung von einander sind, eingeschoben zu sein (siehe Fig. 3). Eine genaue Relation zwischen der Dauer der Pause und der Entfernung des Reizungsaugenblickes von nächst vorhergehender Systole haben wir freilich nicht nachweisen können; es scheint aber die Dauer der Pause im Allgemeinen länger zu werden nach den doppelten Contractionen, sowie nach denjenigen, welche am Ende der wirksamen Periode ausgelöst werden. Zuweilen ist nicht nur die nächste, sondern auch die zweite darnach folgende Pause ein wenig verlängert.

Wenn die Electroden eben an der Vorhofs-Sinusgrenze angelegt sind, ist eine Reizung mittels einzelner Inductionsschläge auch während der Vorhofssystole wirksam; der Verlauf gestaltet sich in solchem Falle aber ganz anders. Der Reiz löst nämlich dann nicht eine einfache Contraction, sondern eine Reihe von Contractionen aus, welche in ungleich schnellem Rhythmus, immer aber schneller als die spontanen Con-

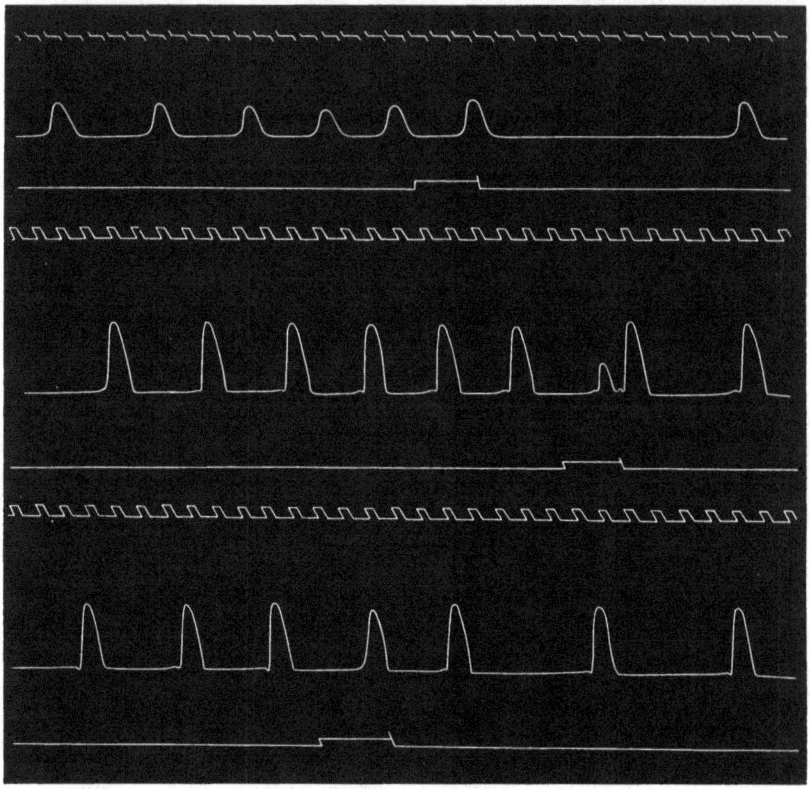

Fig. 7. Die Electroden an der Sinusgrenze. RA. = 5 cm.

tractionen nach einander folgen (Fig. 7). Die erste dieser Contractionen fängt nur nach einer relativ langen Latenzdauer nach dem Ende derjenigen spontanen Contraction, während welcher die Reizung stattgefunden hat, an. Die Zahl der [17] Contractionen und die Dauer der Pausen sind sogar bei einem und demselben Präparat sehr variirend; ein Mal werden nur 2 erhalten, ein anderes Mal steigt ihre Zahl bis auf 12 bis 13, zuweilen sogar bis auf 20; dabei folgen die früheren schneller nach einander als die späteren, und endlich nimmt der Vorhof wieder seinen normalen Rhythmus an. Diese Verschiedenheiten scheinen im wesentlichen Grade von der Stärke des Reizes abzuhängen, denn ein stärkerer Reiz ruft im Allgemeinen eine grössere Zahl von Contractionen hervor, und diese folgen schneller nacheinander.

Diese Wirkung ist aber nicht auf die Systole des Vorhofes beschränkt; auch während seiner Diastole kann sie erscheinen, wenn nur die Electroden gerade in der Vorhofs-Sinusgrenze angelegt sind.

[18] Aus allem, was über diese Erscheinung jetzt berichtet ist, dürfte hervorgehen, dass dieselbe als eine durch die Reizung hervorgerufene, vorübergehende Veränderung, eine Beschleunigung des Vorhofsrhythmus aufzufassen ist, und gar nicht mit den früher dargestellten Wirkungen eines Inductionsschlages, nämlich den einfachen oder doppelten Extracontractionen, zusammengeworfen werden darf. Für diese Auffassung sprechen bestimmt Versuche wie diejenigen, welche in den zwei niederen Curvenreihen Fig. 7 wiedergegeben sind; hier findet man nämlich neben der dauernden Acceleration auch die gewöhnlichen Extracontractionen.

Bei einer theoretischen Erklärung unserer Ergebnisse über die Wirkung einzelner Inductionsschläge auf den Vorhof ist es, betreffend die zuletzt besprochenen Erscheinungen, kaum zu umgehen, ihre Ursache in der Thätigkeit der Remak'schen Ganglienhaufen zu suchen. Dagegen ist die einfache Extracontraction im Allgemeinen als der Erfolg einer directen Muskelreizung aufzufassen, denn derselbe Erfolg wird ja auch bei Reizung der ganglienfreien Herzspitze beobachtet.

Die merkwürdige Eigenschaft der gesammten Herzmusculatur, sowohl der Kammer wie des Vorhofes, während einer bestimmten Phase eines Herzschlages unerregbar zu sein, macht die Anschauung in hohem Grade wahrscheinlich, dass die Ursache der rhythmischen Thätigkeit des Herzens nicht, wie früher allgemein angenommen, in einem mehr oder weniger complicirten Apparat excitirender und hemmender Nervencentren zu suchen ist, sondern gerade in dieser Eigenthümlichkeit der Erregbarkeit des Herzmuskels liegt. Denn es ist einleuchtend, dass in Folge dieser Eigenthümlichkeit jede stetige oder in schnell nach einander folgenden Schlägen wiederholte Reizung keine continuirliche oder von einzelnen Contractionen zusammengesetzte, summirte Contraction (Tetanus), sondern nur eine von ausgeprägten Pausen getrennte Reihe von Contractionen hervorrufen kann. Die hier mitgetheilten Versuchsergebnisse sind natürlicher Weise nicht genügend, um ein tieferes Eindringen in die theoretische Deutung des complicirten Innervationsmechanismus des Herzens zu ermöglichen. Ein Theil davon scheint aber einen [19] neuen Beweis abzugeben für die ziemlich allgemeine Anschauung, dass diejenige Reizung — einerlei ob sie stetig ist oder nicht —, welche von Anfang bis Ende des Lebens die unaufhörlich stattfindende rhythmische Bewegung der Herzmusculatur auslöst, wenigstens bei den vollständig entwickelten Wirbelthieren, von den im Herzen selbst liegenden Ganglien, und was speciell den Vorhof des Froschherzens betrifft, von den Remak'schen Ganglien in der Gegend der Vorhofs-Sinusgrenze ausgeht.

XV

Ueber die Gewebeflüssigkeit in ihrem Verhältniss zu den Blut- und Lymphgefässen

Akademische Antrittsrede, gehalten am 15. October 1874.

Hygiea, medicinsk och farmaceutisk Månadsskrift. XL. S. 121—129. 1875.

[121] Die Entwicklung der Wissenschaft schreitet selten gleichmässig fort. Oft scheint sie lange Zeit, bei oberflächlicher Betrachtung wenigstens, fast still zu stehen, trotzdem die wissenschaftliche Arbeit während einer solchen Periode ebenso intensiv wie während einer anderen sein kann. Ein immer grösseres Material von Thatsachen sammelt sich in einer solchen Zeit an, es nimmt sich aber wie ein ungeordneter Haufen aus, der für den Augenblick für die wissenschaftliche Bauarbeit scheinbar von wenig Nutzen ist. Da erscheint plötzlich ein reich begabter oder von den Umständen begünstigter Geist, welcher ein Stück des vermissten Bauplans wiederfindet, und schnell ordnen sich die zusammengehäuften Rohmaterialien zu Gewölben und Mauern, zu festem Grund für neue Arbeiten.

Ein solches Ereigniss war in der Geschichte unserer Wissenschaft Harvey's Entdeckung des Kreislaufes — eine Eroberung, welche sowohl ihrer eigenen Wichtigkeit wegen, wie nicht minder der Methode wegen, durch deren Anwendung sie gewonnen und festgelegt wurde, mit der Reformation in der religiösen und politischen Welt verglichen werden kann. Ein Fortschritt von kaum geringerer Bedeutung war auch Schwann's Lehre von der Zelle als der letzten anatomischen und physiologischen Einheit, dem Element im zusammengesetzten Bau des Thierkörpers. Unter der dann mit fieberhafter Lebhaftigkeit fortschreitenden Entwicklung der Wissenschaft hat allerdings die ursprüngliche Vorstellung von dem speciell anatomischen Charakter der Zelle eine so bedeutende Veränderung erfahren, dass dieser Name heutzutage als ganz unzutreffend angesehen werden muss und nur noch durch seine geschichtliche Bedeutung gerechtfertigt werden kann. [122] Diese Erscheinung lehrt uns, dass das, was in Schwann's Darstellung das Wesentliche war und der Wissenschaft eine neue Gestalt gegeben hat, nicht in der rein anatomischen Seite seiner Lehre, sondern in deren physiologischer und histogenetischer Bedeutung lag. Dass der thierische Organismus vorwiegend aus unzähligen kleinen Elementartheilchen aufgebaut wird, die mit Fähigkeiten, denen entsprechend, welche dem ganzen grossen Organismus zukommen, ausgerüstet sind, und dass alle diese Elementartheilchen in gerade absteigender Linie von dem aus dem Organismus der Mutter abgelösten Elementartheil abstammen, welchen wir als Eizelle bezeichnen, dies ist das Wesentliche, was unmittelbar oder mittelbar aus der Schwann'schen Zelllehre der Wissenschaft gewonnen worden ist.

Je mehr wir mit den uns nun zu Gebote stehenden Untersuchungsmethoden diesen kleinen Bestandtheilen unseres Körpers näher kommen, desto reicher finden wir sie ausgerüstet, einen desto höheren Grad von individueller Selbständigkeit müssen wir ihnen zuerkennen. Sie werden geboren, wachsen und entwickeln sich, sie nehmen ab und sterben; sie können ihr Geschlecht fortpflanzen, sie nähren sich, indem sie von aussen zugeführtes Material aufnehmen und assimiliren, ein immer grösserer Theil von ihnen erweist sich mit der Fähigkeit zu Bewegung und Reizbarkeit ausgerüstet — kurz, wir finden bei ihnen Eigenschaften, welche sonst selbständigen Organismen zukommen; auch hat bekanntlich ein Theil von ihnen unverkennbare Aehnlichkeit mit Wesen, über deren Selbständigkeit als Individuen kein Zweifel entstehen kann.

Die ältere Physiologie bestrebte sich bekanntlich, ein einheitliches Princip für alle die wechselnden Erscheinungen zu suchen, deren Zusammenfassung das bildet, was wir Leben nennen. Welchen Namen man diesem Princip auch geben will, *Archaeus, Anima inscia* oder, um ein moderneres Wort zu benutzen, „Lebenskraft" oder irgend ein anderes, immer ist eine gewisse Geneigtheit vorhanden, einen besonderen Ort zu suchen, wo es vorzugsweise seinen Sitz hat und von wo seine Einflüsse nach den verschiedenen Theilen des Körpers ausstrahlen. Die heutige Physiologie liebt solche Abstractionen nicht. Die grossartige Umwälzung, welche durch die Lehre von der Erhaltung der Kraft, von der Gleichartigkeit der Naturkräfte, von dem mechanischen Aequivalent der Wärme u. s. w. in der Physik herbeigeführt worden ist, hat nicht umhin gekonnt, auch auf die Physiologie ihren mächtigen Einfluss auszuüben, einen um so stärkeren, als der erste Impuls oder doch wichtige Beiträge zu diesen Conceptionen von Männern ausgegangen sind, welche sich die physiologische Forschung als Hauptaufgabe gewählt hatten. Ich brauche in dieser Hinsicht nur einen der Begründer [123] der neuen Wärmelehre, den Heilbronner Arzt J. R. Mayer, und Helmholtz, den berühmten Physiologen und Physiker, zu erwähnen.

Je mehr man in das Wesen der physiologischen Erscheinungen eingedrungen ist, um so mehr hat man sich davon überzeugt, dass die Kräfte, welche bei ihnen wirksam sind, und die Gesetze, welchen diese Kräfte gehorchen, dieselben sind wie die, welche ausserhalb der Organismen in der sogenannten unbelebten Natur herrschen. Die „Lebenskraft" hat daher immer mehr zurückweichen müssen, und dieses Wort hat, wo es noch benutzt wird, den grössten Theil seiner früheren, man kann wohl sagen, mystischen Bedeutung verloren. Zugleich hat auch die Lehre vom Sitz des Lebens ein ganz verändertes Aussehen erhalten. Bei der Erleuchtung, welche die Zelllehre oder, wenn man so will, die Lehre von der Zusammensetzung des Gesammtorganismus aus Elementarorganismen gewährt hat, ist es ja offenbar, dass die Fähigkeiten und Eigenschaften, welche das Leben charakterisiren, nicht dem einen oder andern oder gewissen besonderen, sondern allen diesen kleinen Bestandtheilen unseres Körpers zukommen. Wir können also den Sitz des Lebens nicht mehr vorzugsweise im Herzen, im Blute, im Gehirn oder in irgend einem anderen Theile des Körpers suchen, denn jede Zelle ist ein lebendes Wesen und als solches ein Sitz des Lebens.

Mancher dürfte hier vielleicht einwenden wollen, dass eine solche Ansicht wenig mit der streng abgeschlossenen Einheit übereinstimmt, welche ohne Zweifel die höher stehenden Thierorganismen kennzeichnet, ein solcher Einwand kann aber vor einer näheren Prüfung nicht bestehen, denn die Einheit, welche den organischen Wesen eigen ist, ist gerade eine Einheit von Vielfältigkeit, was ja auch in der Bezeichnung „Organismus" deutlich zum Ausdruck kommt. Es gibt thatsächlich nichts, womit der menschliche Körper in dieser Beziehung besser verglichen werden kann, als mit einem gut geordneten Staat, und seit der Zeit, wo Menenius Agrippa durch die Erzählung der Fabel vom Magen und den Gliedern die unruhige Bevölkerung Roms beruhigt hat, ist dieses Gleichniss unzählige Male angewandt worden. Man kann aber wohl sagen, dass es so lange nicht recht zutreffend gewesen ist, bis die Kenntniss von den Zellen uns gelehrt hat, in ihnen ebenso viele lebende Wesen zu sehen, welche sowohl einander als dem Ganzen gegenüber einen verhältnissmässig hohen Grad von Selbständigkeit besitzen. Es sind nicht die grösseren Glieder oder Organe, welche die wirklichen Bürger in diesem Staat bilden, sondern gerade diese Zellen oder Elementarorganismen. Wie viele Milliarden diese Bevölkerung auch repräsentirt, so wird dadurch doch die Einheit und der Zusammenhang des Ganzen nicht gestört, ebenso wenig wie dadurch, dass sie nicht alle ebenso lange fortleben, wie das Ganze. Generation [124] auf Generation folgen sie im Körperstaate nacheinander, ebenso wie dies der Fall im Staatskörper ist, dessen Glieder menschliche Individuen sind.

Es sind hauptsächlich zwei Umstände oder Einrichtungen, welche diese unzähligen Quasi-Individuen zu einem streng abgeschlossenen Ganzen zusammenhalten. Ein solches Vereinigungsband ist die Staatsregierung mit ihren verschiedenen Abtheilungen. Für den Staat, mit welchem wir uns nun beschäftigen, hat sie ihren Sitz in den Centraltheilen des Nervensystemes, insbesondere im Gehirn. Durch Nervenfasern empfängt sie, wie durch ebenso viele Telegraphendrähte, stete Nachrichten von der Aussenwelt oder von den verschiedenen Teilen des Körpers; durch andere Nervenfasern werden Befehle von ihr ausgesandt, Impulse zu vermehrter Thätigkeit oder hemmende Zügel, wenn die Thätigkeit irgendwo allzu heftig sein sollte. Das andere zusammenhaltende Band ist die innige Gemeinsamkeit der Interessen, die Solidarität zwischen Producenten und Consumenten. Diese Gemeinsamkeit wird in dem grossen Staate durch Einrichtungen für den Waarenaustausch und den Verkehr und in unserm Körper durch das Blut- und Lymphgefässsystem, mit allem was dazu gehört, sicher gestellt.

Es ist wohlbekannt, dass bei den höheren Thieren Organe, die von ihrem Zusammenhange mit dem übrigen Organismus getrennt sind, nicht längere Zeit fortleben können. Dies ist fast selbstverständlich. Mit unseren Elementarorganismen verhält es sich auf dieselbe Weise wie mit den grösseren zusammengesetzten Organismen. Jedes lebende Wesen braucht ja gewisse äussere Bedingungen, um fortleben zu können. Werden diese nicht erfüllt, geht es einem sicheren Untergang entgegen. So kann der Mensch im Grossen und Ganzen nicht ohne Luft von einer gewissen Zusammensetzung, ohne geeignete Nahrung, eine in nicht allzu weiten Grenzen schwankende Temperatur u. s. w. leben. In derselben Weise fordern unsere kleinen Zellen die Erfüllung gewisser Bedingungen, die für ihr Leben absolut nothwendig sind. Unter diesen ist in erster Linie ein Medium, d. h. eine Flüssigkeit von einer in recht engen Grenzen bestimmten chemischen Zusammensetzung und einer Temperatur, welche weder viel höher noch viel niedriger als $+ 37^{0}$ C. sein darf, zu erwähnen.

Diese Flüssigkeit, welche für unsere Elementarorganismen ebenso nöthig ist, wie Salzwasser für gewisse Fische, wie Zuckerlösung für den Hefepilz, wie Essig für den Essigaal u. s. w., muss in einer gewissen Quantität Wasser nebst verschiedenen anderen Stoffen eine gewisse Menge Eiweiss, Fett und Salze enthalten. Zweifelsohne ist ihre Zusammensetzung in den verschiedenen Geweben etwas verschieden, [125] eine bestimmte Erfahrung hierin haben wir indess noch nicht erlangen können. Aus dieser Flüssigkeit holen die Zellen das Nahrungsmaterial, welches sie brauchen, aus ihr entnehmen sie auch das Material für die chemischen Umsetzungen, welche die Quelle aller ihrer Kraft und Leistungsfähigkeit sind. Diese Flüssigkeit wird gewöhnlich Gewebesaft oder Parenchymflüssigkeit genannt. Sie ist zum Theil eingesogen, imbibirt in die Substanz der Gewebe und wird von dieser mit solcher Kraft festgehalten, dass sie nicht mit gewöhnlichen mechanischen Mitteln daraus herausgetrieben werden kann. Dieser „Imbibitionsflüssigkeit“ verdanken die organischen Gewebe mehrere ihrer wesentlichsten physikalischen Eigenschaften. Man vergleiche z. B. ein Stück Sehne, Knorpel, Bindegewebe oder dergleichen in ihrem natürlichen, feuchten Zustand, und dann nachdem sie durch Eintrocknen ihr Wasser verloren haben. Volumen, Farbe, Konsistenz, Elasticität — alles ist bis zur Unkenntlichkeit verändert. Man könnte gewissermaassen die in die unsichtbaren Zwischenräume dieser Substanzen aufgenommene Flüssigkeit mit dem Krystallwasser anorganischer Stoffe vergleichen, obwohl ein solcher Vergleich in so weit hinkt, als die Imbibition nicht an so bestimmte Proportionen gebunden ist, wie das Krystallwasser. Welche wichtige Rolle diese Flüssigkeit spielt, geht unter anderem daraus hervor, dass die allermeisten Gewebe des Körpers mehr als 75 % Wasser enthalten. Streng genommen ist es indess nicht diese Flüssigkeit, welche man meint, wenn man vom Gewebesafte spricht, denn damit bezeichnet man im Allgemeinen nur die Flüssigkeit, welche mit gewöhnlichen mechanischen Mitteln aus den Geweben herausgepresst werden kann. Die Grenze zwischen diesen beiden lässt sich jedoch nicht streng ziehen, und das ist auch nicht nöthig, denn man kann mit grosser Wahrscheinlichkeit annehmen, dass die Imbibitionsflüssigkeit ziemlich treu dem Gewebesafte bei dessen Veränderungen folgt, jedoch mit der Beschränkung, dass sie im Allgemeinen, wegen der grösseren Verwandtschaft der Gewebemoleküle mit Wasser als mit den darin gelösten Stoffen, mehr verdünnt ist als der letztere. Die Räume, in welche die Imbibitionsflüssigkeit eingeschlossen ist, entziehen sich, wie erwähnt, vollkommen der Beobachtung. Der Gewebesaft in beschränkterem Sinne dagegen ist in Cavitäten gesammelt, welche wenigstens beobachtet werden können, obschon sie nicht selten eine ziemlich bedeutende Vergrösserung verlangen, um gesehen zu werden. Solche Cavitäten durchziehen fast unsern ganzen Körper; ein Gewebe, das Bindegewebe, welches ihr eigentliches Substrat darstellt, hat, wie man sagen kann, als wichtigste Aufgabe die, Receptakeln, Vorrathsräume des Gewebesaftes zu bilden. Diese Räume, welche man Safträume in weiterem Sinne nennen kann, haben [126] übrigens eine ins Unendliche variirende Form, wie Spalten, Kanäle, Scheiden, Säcke u. s. w.; was ihre Grösse betrifft, so sind sie bald nur mikroskopisch sichtbar, bald wieder so gross, dass sie die mächtigsten Eingeweide des Körpers umschliessen können, denn die so genannten serösen Säcke, wie das Bauchfell, der Herzbeutel, das Brustfell und ebenso die Gelenkkapseln, wie die mächtigen serösen Cavitäten in und um die Centralorgane des Nervensystemes sind im Grunde nichts anderes als solche Safträume, welche zur Erfüllung ihrer speciellen Functionen eine colossale Entwicklung erhalten haben. Wie verschieden sie auch sein mögen, so hat deren Inhalt doch eine unverkennbare Aehnlichkeit, indem er sich seiner Zusammensetzung nach stets mehr oder weniger einem verdünnten Blutplasma oder Blutserum nähert. Ohne Zweifel stehen sie alle in offener Communication mit den kleineren Zwischenräumen zwischen den Gewebeelementen, welche in gewöhnlichem und beschränkterem Sinne Safträume genannt werden, und in denen der gewöhnliche Gewebesaft gesammelt ist.

Ich habe denselben im Vorhergehenden als das Medium bezeichnet, in dem die Zellen, die Elementarorganismen, leben. Da diese nun (so lange sie leben) in einer unaufhörlichen, wenn auch nach Stärke und Art wechselnden Thätigkeit begriffen sind, so ist es klar, dass, wenn keine besondere Einrichtung vorhanden wäre, die sie umgebende Flüssigkeit sehr bald eine solche Veränderung erleiden würde, dass ihre Existenz nicht mehr möglich wäre. Einerseits bedingt selbst die geringste Thätigkeit einen gewissen Verbrauch an Material, welches von der Flüssigkeit genommen wird, und anderseits wird dabei auch eine grössere oder kleinere Menge Abfallsproducte gebildet, welche der Flüssigkeit zugemischt werden. In Folge davon würde der Gewebesaft binnen Kurzem aller seiner zum Leben und zur Arbeit der Zellen nothwendigen Bestandtheile beraubt und an ihrer Stelle mit deren Abfallsproducten, man könnte sagen Excrementen, überladen werden; der Tod der Zellen würde die unvermeidliche Folge davon sein. Dieses zu verhindern, die Safträume der Gewebe in gehörigem Grade mit einem Gewebesaft gefüllt zu halten, der stets die für das Leben und die Gesundheit der verschiedenen Zellen nothwendige chemische Zusammensetzung besitzt — das ist die wichtigste Aufgabe des Blutgefässsystemes.

Zu diesem Zweck sind bekanntlich alle wirklich lebenden Gewebe des Körpers von einer unzähligen Menge feiner Röhren durchzogen, welche sehr dünne, aber in hohem Grade elastische Wände haben. Je nach der Grösse der Leistung, welche die verschiedenen Gewebe entwickeln, liegen diese Röhren mehr oder weniger dicht an einander, sie sind auf mannigfache Weise verzweigt mit in einander übergehenden Aesten, [127] so dass sie zusammenhängende Netzwerke von verschiedener Form und Dichtigkeit bilden. Sie werden „Capillargefässe" genannt und sind mit Blut gefüllt.

Damit das in den Capillargefässen eingeschlossene Blut einen Einfluss auf den Gewebesaft ausüben kann, müssen offenbar die Wände der Gefässe wenigstens für Flüssigkeiten durchlässig sein. Wenn man sagt, dass das Blutgefässsystem überall geschlossen ist, so hat dies, wie man leicht finden kann, nur relative Gültigkeit. Die Wände der Blutgefässe und vor allem die der Capillaren sind nicht in demselben Sinne wie Kautschukröhren dicht, sondern deren Wände haben ungefähr dieselbe Beschaffenheit, wie z. B. die Goldschlägerhaut, indess mit dem Unterschied, dass die Wandung der Capillaren noch viel dünner und also ohne Zweifel auch viel mehr durchlässig ist als die erwähnte Haut.

Um verstehen zu können, was bei dieser Einwirkung des Blutes auf den in den Safträumen eingeschlossenen Gewebesaft vorgeht, ist es nöthig, die in den Blutgefässen obwaltenden physikalischen Verhältnisse etwas näher zu betrachten. Wir wissen, dass die Capillargefässe einerseits ihren Ursprung aus den feinsten Zweigen der Arterien nehmen und anderseits sich zu Venen sammeln. Ebenso wissen wir, dass sich das Blut in den Capillargefässen in einer steten Strömung von den Arterien nach den Venen befindet. Nach allgemein bekannten hydraulischen Gesetzen können wir daraus schliessen, dass das Blut in den Arterien unter einem höheren Druck als in den Venen stehen muss, denn sonst könnte die Strömung nicht stattfinden. Für unsern Zweck ist dies jedoch nicht genügend und es ist nöthig, die betreffenden Druckverhältnisse näher zu erforschen. Es ist leicht, durch directe Messung zu zeigen, dass das Blut in den grösseren Arterien auf deren Wand einen verhältnissmässig sehr bedeutenden Druck ausübt. Man besitzt zwar keine ganz reinen Versuche am Menschen, aber durch Vergleich mit verschiedenen Säugethieren kann man mit der grössten Wahrscheinlichkeit behaupten, dass das Blut in den grösseren Arterien eines gesunden, erwachsenen Menschen, dank der steten Arbeit der Herzpumpe, mit einer Kraft drückt, welche einer Quecksilbersäule von etwa 150 bis 200^{mm} Höhe entspricht, was in Wasserdruck ungefähr 8 Fuss betragen würde. Mehrere Gründe, welche hier anzuführen zu weitläufig wäre, machen es ferner äusserst wahrscheinlich, dass dieser Druck während der Strömung des Blutes bis zu den feinsten Verzweigungen der Arterien keine sehr bedeutende Verminderung erleidet. Wir können also mit Gewissheit annehmen, dass das Blut bei seinem Eintritt [128] in die Capillargefässe normal einen im Verhältniss zur Dünne ihrer Wände höchst bedeutenden Druck ausübt. Was nun die Venen anbelangt, so hat man durch directe Messungen gefunden, dass der Druck in ihnen im Verhältniss zu dem in den Pulsadern viel geringer ist, ja dass er in den grösseren, nächst dem Brustkasten gelegenen, bei der Inspiration wenigstens, sogar unter Null sinkt, d. h. negativ wird. Mit der Kenntniss, die wir von der Anordnung der Capillargefässe haben, können wir nun auch mit Sicherheit behaupten, dass der steilste Druckfall, die schnellste Drucksenkung oder mit anderen Worten der hauptsächlichste Verbrauch der bedeutenden mechanischen Kraft, welche der arterielle Blutdruck repräsentirt, in den Capillargefässen stattfindet. Das Blut tritt unter einem sehr hohen Druck in sie ein und verlässt sie unter einem verhältnissmässig niedrigen, was natürlich darauf beruht, dass die Ueberwindung des bedeutenden Widerstandes, den die Feinheit und Verzweigung dieser Gefässe seiner Strömung entgegensetzen, einen sehr grossen Aufwand von Kraft erfordert hat.

Ich habe gesagt, dass es für das Leben und Gedeihen der Gewebeelemente nöthig ist, dass die Safträume bis zu einem gewissen Grade mit Gewebesaft gefüllt sind. Diese Füllung der Safträume und die damit zusammenhängende normale Imbibition der Gewebe mit Flüssigkeit verleiht in wesentlichem Grade den verschiedenen Theilen des Körpers die Rundung, Fülle und die eigenthümliche Elasticität oder „Turgor", welche, von einer grösseren oder geringeren Corpulenz ganz abgesehen, den gesunden Zustand auszeichnen. Sind sie zu wenig gefüllt, so sinkt der Körper zusammen, collabirt und zeigt dann das schauerliche vertrocknete Aussehen, welches einen so unheimlichen und charakteristischen Zug gegen Ende vieler zehrender Krankheiten bildet. Sind die Safträume dagegen zu sehr gespannt und die Gewebe übermässig wassergetränkt, so entsteht das gedunsene Aussehen und die Teigigkeit beim Anfühlen, die für Wassersucht oder Oedem so charakteristisch sind.

Diese Füllung der Safträume muss dem hohen Druck zugeschrieben werden, welcher in den Capillargefässen herrscht. Unter dessen Einfluss wird nämlich ein Theil von dem Plasma des Blutes herausgepresst; doch würde man sich sehr irren, wenn man glaubte, dass diese Auspressung eine einfache Durchseihung wäre, bei welcher die durchgegangene Flüssigkeit ihre procentische Zusammensetzung beibehält. Wir können zwar die Haut der Capillarwand nicht directen Versuchen unterwerfen, [129] indessen haben wir guten Grund anzunehmen, dass sie sich hierbei analog andern dünnen thierischen Häuten, z. B. der Goldschlägerhaut, der Harnblase u. s. w. verhält, und die Versuche, welche mit ihnen gemacht worden sind, haben ergeben, dass bei einer solchen Durchpressung gewisse Stoffe leichter hindurchgehen als andere. Am leichtesten gehen Wasser, Salze, Zuckerarten und dergl. hindurch, sehr schwer dagegen Eiweiss und andere damit verwandte Stoffe. Eine Folge hiervon ist, dass die aus den Capillargefässen herausgepresste Flüssigkeit reicher an Wasser und ärmer an Eiweisskörpern wird als das Plasma des Blutes. Ohne allen Zweifel verhalten sich verschiedene Capillargefässe in dieser Beziehung, je nach den verschiedenen Druckverhältnissen und der verschiedenen Beschaffenheit der Capillarwände, verschieden. So wissen wir z. B., dass aus den kleinen Gefässknäueln in den Nieren, welche den Namen *Glomeruli Malpighii* erhalten haben und die offenbar für eine starke Filtration besonders construirt sind, unter normalen Verhältnissen keine Spur von Eiweissstoffen herausgepresst wird, wogegen wir allen Grund haben anzunehmen, dass solches in den anderen Capillargebieten stattfindet. Um deutlich zu machen, dass die Flüssigkeit während ihres Durchganges durch die Capillarwände in ihrer Zusammensetzung eine gewisse Veränderung erleidet, ist es sicherlich richtig, den betreffenden Process nicht mit dem Namen Filtration zu benennen, sondern ihn als Transsudation, Durchschwitzung, zu bezeichnen.

Auf diese Weise bildet das Blut wegen des starken Druckes im Anfang der Capillargefässe die eigentliche Quelle des Gewebesaftes; es ist aber klar, dass sich der Einfluss des Blutes noch weiter erstrecken muss, wenn der Saft in einer für das Leben und die Arbeit der Zellen nöthigen Zusammensetzung erhalten werden soll. Zu diesem Zweck ist ein wirklicher Austausch zwischen dem Blute und dem Gewebesafte erforderlich; dafür aber ist der starke Druck in den Capillaren nicht günstig, denn durch ihn muss der Uebergang der Stoffe aus den Safträumen in die Blutgefässe in recht erheblichem Maasse verhindert werden; wohl aber eignen sich die in den kleinen Venen herrschenden Verhältnisse besonders dafür. Ihre Wände sind dünn, und der in ihnen herrschende Druck kann in keinem sehr bedeutenden Grade den im Parenchym selbst herrschenden übersteigen. Erwägt man dann noch, dass, wie die mikroskopischen Untersuchungen gezeigt haben, die Safträume, wenigstens sehr oft, diese Gefässe scheidenförmig umgeben, so ist leicht einzusehen, dass alle Umstände vorhanden sind, welche einen lebhaften Austausch zwischen den Bestandtheilen des Blutes und des Gewebesaftes befördern müssen. Der Process, welcher hierbei stattfindet, gehört zu den Erscheinungen, welche unter der Bezeichnung Osmose oder Diffusion durch poröse Häute [180] zusammengefasst werden und zuerst von Dutrochet entdeckt sind. Wenn auch diese Erscheinungen nicht in dem Grade, wie ihr Entdecker hoffte, zur Lösung des Lebensräthsels beigetragen haben, so müssen wir doch stets anerkennen, dass sie auf dem Gebiete der Ernährungsvorgänge eine ausserordentlich wichtige Rolle spielen. Es ist bekannt, dass zwei mit einander in Berührung stehende Flüssigkeiten von verschiedener Zusammensetzung, vorausgesetzt, dass sie sich mischen können, bestrebt sind, ihre Bestandtheile auszutauschen, so dass das Ganze nach einer gewissen Zeit eine homogene Lösung bildet. Sind die Flüssigkeiten durch eine für sie beide durchlässige Haut getrennt, so wird die Diffusion nicht gehindert, sie wird aber auf eine merkwürdige Weise modificirt. Um in wenig Worten ein Bild davon zu geben, was hierbei vorgeht, kann man hinsichtlich der Stoffe, welche in vorliegendem Falle in Frage kommen können, den Verlauf mit einem Tauschhandel vergleichen, bei dem Wasser das Ausgleichsmittel bildet. Bei diesem Austausch sind verschiedene Stoffe verhältnissmässig billig, sie wandern leicht durch die Haut und verlangen im Austausch nur mässige Quantitäten Wasser, andere dagegen sind sehr theuer und verlangen verhältnissmässig colossale Mengen Wasser als Bezahlung. Zu der ersteren Gruppe gehören die meisten im Organismus vorkommenden Salze, Zuckerarten und verschiedene Stoffe, in erster Linie Harnstoff, welche Abfallsprodukte beim Stoffwechsel der Gewebeelemente darstellen, zu der letzteren dagegen solche Stoffe wie Gummi, Leim, Eiweiss und Alkalien.

Durch die starke Transsudation im Anfang des Capillargebietes ist das Blut concentrirter geworden, besonders hinsichtlich seiner Eiweissstoffe, und zugleich haben die Safträume in ihrem grossen Wassergehalt ein Kapital erhalten, wofür sie grössere Mengen von den festen Bestandtheilen des Blutes kaufen können. Gleichzeitig gibt auch der Gewebesaft dem Blute die leicht diffusiblen Abfallsproducte ab, welche bei der Thätigkeit der Gewebeelemente entstehen.

Die bahnbrechenden Untersuchungen, welche von Ludwig und seinen Schülern ausgeführt worden sind, haben deutlich gezeigt, dass diese Weise, die Safträume mit einer Flüssigkeit von der wünschenswerthen Zusammensetzung gefüllt zu erhalten, in den Körpertheilen wenigstens, welche hauptsächlich aus Muskeln, Haut und Nervensubstanz bestehen, unter normalen Verhältnissen und wenn die Theile sich in Ruhe befinden nahezu hinreichend ist. Hierbei kann die Blutströmung in dem betreffenden Capillargefässgebiete innerhalb recht weiter Grenzen wechseln, vorausgesetzt, dass der Abfluss des Blutes durch die Venen frei und [131] unbehindert ist. Sowohl wenn der Körpertheil, welcher Gegenstand der Untersuchung ist, sich, wie man sagen könnte, in einem Zustande von physiologischer Ruhe, mit mehr oder weniger zusammengezogenen Arterien, mit verhältnissmässig langsamem Blutstrom und mässigem Druck in den Capillaren befindet, als auch wenn er in einen Zustand von activer Hyperämie mit stark erweiterten Arterien, beschleunigtem Blutstrom und gesteigertem Blutdruck versetzt ist, genügt der Druckunterschied, welcher sich zwischen dem Anfang der Capillaren und den Venen vorfindet, fast vollständig, um einerseits durch Transsudation und anderseits durch Endosmose die gehörige Regulirung der Füllung der Safträume zu besorgen. Ganz anders verhält es sich, wenn aus irgend einer Ursache der Ablauf des Blutes erschwert ist. Dann verlangsamt sich der Blutstrom, während gleichzeitig der Druckunterschied zwischen den Arterienenden und Venenwurzeln je nach der Grösse des Hindernisses immer geringer wird. Ist dieser absolut, d. h. ist der Abfluss durch die Venen ganz gehemmt, so wird natürlich der Druck in den geschlossenen Venen gleich dem in den Arterien und Capillaren. Die Folge hiervon muss ein Uebergewicht der Transsudation gegen die Endosmose sein: in den Safträumen häuft sich ein wasserreicher Gewebesaft und es erscheint Oedem.

Dann muss ein neues System von Abfuhrkanälen eingreifen, um das Gleichgewicht zu bewahren und die in den Safträumen überschüssig angehäufte Flüssigkeit wegzuschaffen. Diese Aufgabe kommt den Lymphgefässen zu. Wir wissen, dass diese Gefässe, welche zuerst von O. Rudbeck entdeckt wurden, in grosser Zahl in den meisten Organen vorkommen, dass sie sehr dünne Wände haben und in kurzen Entfernungen mit Klappen versehen sind, die nur das Strömen in der Richtung der Organe nach den grossen, in die Venen einmündenden Lymphstämme gestatten.

Die Frage nach dem wirklichen Ursprung der Lymphgefässe ist eine von denjenigen, welche die lebhaftesten Discussionen hervorgerufen haben, und es muss zugegeben werden, dass wir trotz aller darauf verwandten Arbeit noch keine völlig durchgeführte und befriedigende anatomische Darstellung dieses schweren Capitels besitzen. Im Allgemeinen kann man sagen, dass in dieser Hinsicht bis in die allerletzte Zeit ein scharf ausgesprochener Gegensatz unter den Vertretern der reinen Anatomie und den Physiologen geherrscht hat. Wenn wir von den älteren Ansichten in der Anatomie absehen, welche auf Darstellungsmethoden gegründet waren, die vor einer strengeren Kritik nicht Stand halten können, kann es als die bis in die letzte Zeit [132] vorherrschende Lehre unter den Anatomen betrachtet werden, dass die Lymphgefässe ihren Ursprung aus einem in verschiedenen Organen etwas verschieden beschaffenen Netzwerk von Kanälen, sogenannten Lymphcapillaren nehmen, welche vollkommen abgeschlossen sind und in keiner Verbindung mit den eigentlichen Safträumen stehen. Eine solche Lehre setzt einer Erklärung der Lymphströmung im Allgemeinen und der Regulation des Füllungsgrades der Safträume unüberwindliche Hindernisse entgegen und hat daher niemals von den Physiologen wirklich angenommen werden können. Auch sind während der letzten Jahre immer mehr Beobachtungen gemacht worden, welche unzweideutig darauf hinweisen, dass die sogenannten Lymphcapillaren nicht als die eigentlichen Wurzeln des Lymphsystemes angesehen werden können, indem ein Zusammenhang zwischen diesen Capillaren und den eigentlichen Safträumen, sowohl durch directe anatomische Untersuchung wie durch Injectionsversuche, für viele Organe wenigstens, über allen Zweifel gestellt ist.

Zugleich muss jedoch zugegeben werden, dass die näheren Details dieses Zusammenhanges in den meisten Organen noch auf die erforderliche Erklärung warten. Zahlreiche Beobachtungen deuten darauf hin, dass diese Communication von einer in gewissem Grade eigenthümlichen Beschaffenheit sein muss, und dass sie der Strömung gewisse Widerstände bieten muss, von deren Natur etwas Bestimmtes sagen zu wollen, indessen noch zu früh ist. In dieser Beziehung sei es hier genug, auf die durch in Ludwig's Laboratorium angestellte Untersuchungen erhaltenen Resultate hinzuweisen, dass auch bei einer bedeutenden activen Hyperämie, d. h. einer vermehrten Blutströmung in Folge Erweiterung der kleinen Arterien, keine oder fast keine Lymphe aus dem entsprechenden Lymphstamm ausströmt, trotzdem wir guten Grund haben anzunehmen, dass in solchem Falle der Druck in den Safträumen ziemlich bedeutend sein muss.

Damit eine erhebliche Lymphströmung in Gang kommen soll, ist, sofern die Beschaffenheit des Blutes normal ist, ein Hinderniss für den Abfluss des Blutes durch die Venen nöthig. Man sieht leicht ein, dass solche Hindernisse auch unter sonst normalen Verhältnissen partiell leicht sich einstellen können, und es ist dann die Aufgabe der Lymphgefässe, vicariirend für das Venensystem einzutreten.

Indessen zeigt die tägliche Erfahrung, dass diese ihre Aufgabe nur in ganz engen Grenzen erfüllt werden kann, denn sobald das Hinderniss etwas bedeutender ist und noch mehr, wenn es absolut ist, tritt Oedem ein. Hört das Hinderniss auf, so wird das Oedem durch die vereinigte Thätigkeit der Lymphgefässe und der Venen leicht beseitigt, andernfalls wird es andauernd, ebenso auch [133] in den Fällen, wo es von einer allzu wasserhaltigen Beschaffenheit des Blutes (Hydraemie) herrührt. Wir sehen also, dass die Fähigkeit der Lymphgefässe, allzu starke Transsudate zu entfernen und noch mehr, ihnen vorzubeugen, sehr begrenzt ist, wenn nicht besondere Momente hinzukommen, welche deren Arbeit erleichtern, dann aber ist deren Einfluss ausserordentlich mächtig. Zu allem Glück liegen diese Momente, wenn sie nicht, wie normal, von der Natur selbst benutzt werden, für einen grossen Theil des Körpers innerhalb des Gebietes der einfachsten medicinischen Kunst, und dieser Umstand trägt nicht wenig dazu bei, diesem Capitel ein grosses praktisches Interesse zu verleihen, das besonders in der allerletzten Zeit ausserordentlich lebhaft geworden ist.

Die Untersuchungen aus dem Leipziger Laboratorium — ich komme immer wieder zu diesen zurück, denn sie sind sowohl dem Plane wie der Ausführung nach unübertroffen — haben gezeigt, dass Bewegungen in den Körpertheilen, welche Gegenstand der Untersuchung sind, sei es, dass diese Bewegungen von den eignen Bewegungskräften (Muskeln) des Organismus ausgeführt werden, oder sei es, und dies merkwürdiger Weise in noch höherem Grade, dass sie durch von aussen einwirkende mechanische Mittel erzeugt werden, auf die Beförderung der Lymphströmung in den Lymphgefässen oder, was dasselbe ist, auf die Entleerung der Safträume und also auf eine schnelle Erneuerung ihres Inhaltes unter normalen Verhältnissen wie auf die Fortschaffung schädlicher Transsudate unter pathologischen einen ausserordentlich kräftigen Einfluss haben. So hat man z. B. gefunden, dass methodische passive Bewegungen der Hinterbeine eines Hundes — eine Manipulation, welche einer von der schwedischen Heilgymnastik vielfach angewandten Bewegungsform vollkommen entspricht — die Lymphmenge, welche in einer gegebenen Zeit aus dem durchschnittenen Brustgang strömt, ungeheuer vermehren, und weiter, dass Drücken und Kneten von den Körpertheilen, welchen nahezu Muskeln fehlen, die aber reich an Safträumen und Lymphgefässen sind, z. B. die Pfote eines Hundes, denselben mächtigen Einfluss haben. Selbst nachdem das Thier todt ist und der Blutdruck aufgehört hat, übt insbesondere die erstgenannte Manipulation ihren Einfluss aus, und wir müssen zur Erklärung dieses Einflusses beim Uebergang zwischen Safträumen und Lymphgefässen besondere Vorrichtungen annehmen, welche so beschaffen sind, dass durch die erwähnten Bewegungen eine Art Auspumpen des Inhaltes der Safträume bewirkt wird. Detaillirte anatomische Kenntnisse von solchen Vorrichtungen besitzen wir zwar nicht, aber Andeutungen davon, dass die Bildungen, welche vom Anatomen Fascien, Aponeurosen, Sehnenscheiden u. s. w. genannt werden, einen derartigen Zweck dienen, liegen jedenfalls vor. Nachdem [134] der Gewebesaft einmal die Grenze zwischen Safträumen und Lymphgefässen überschritten hat und also „Lymphe“ in eigentlicher Bedeutung geworden ist, sind keine bedeutenderen Kräfte zur weiteren Vorwärtstreibung der Flüssigkeit nöthig, denn durch die dicht stehenden Klappen der Lymphgefässe wird jegliches Zurückgehen verhindert, und ein Minimum von Kraft genügt, um den Strom vorwärts nach den grossen Venen hin zu treiben, in welchen der Druck bei jeder Einathmung nicht unbedeutend unter Null herabsinkt.

Die Nutzanwendung der so erhaltenen Resultate auf den in der praktischen Medicin stattfindenden Gebrauch von methodischen, activen oder passiven Bewegungen (Schul- und Heilgymnastik) oder von Kneten, Streichen und Drücken (Massage) liegt offen am Tage. Auch sind diese Manipulationen seit der frühesten Kindheit der Heilkunst zu verschiedenen Zeiten mit grösserer oder geringerer Vorliebe ausgeübt worden.

Dieser Umstand ist unter unzähligen anderen ein Beispiel dafür, wie manchmal in der Medicin die praktische Erfahrung, der Empirismus, gleichsam vorahnend der rein wissenschaftlichen Erforschung, welche die Aufgabe der Physiologie ist, vorauseilt. Für die Physiologie war in der hier erörterten Frage eine solche Erforschung unmöglich, bevor Harvey den Kreislauf entdeckt hatte und bevor dessen hydraulische Verhältnisse durch die experimentelle Methode analysirt worden waren. Dass die Physiologie mit ihrer wissenschaftlichen Erklärung der beobachteten Erscheinungen oft erst spät kommt, liegt also in der Natur der Sache; wenn auch spät, so ist die Erklärung dennoch nicht überflüssig oder unwichtig, denn sie allein legt den sicheren Grund für die praktische Anwendung, die sonst wie alle blinde Empirie tastend und ungewiss bleibt.

XVI

Nachruf

für

Claude Bernard

Hygiea, medicinsk och farmaceutisk Månadsskrift. XL. S. 121—129. 1878.

[121] Am Abend des 10. Februar 1878 verschied in Paris der grösste Physiologe der Gegenwart, Claude Bernard. Unmittelbar auf die Nachricht von seinem Tode beeilte sich die französische Regierung, durch ihren Cultusminister bei dem Senat und der Kammer den Antrag zu stellen, das Begräbniss des Verstorbenen auf öffentliche Kosten vorzunehmen, welcher Antrag einstimmig von den Vertretern der Nation angenommen wurde. Diese Thatsache — es ist das erste Mal, dass einem Gelehrten in Frankreich eine solche Ehrung erwiesen worden ist — und die beredten Worte, mit welchen dieser Antrag motivirt wurde, sind ein sprechender Beweis für das ausserordentliche Ansehen und die Verehrung, welche der Geschiedene in seinem Vaterlande im Allgemeinen genoss, und zugleich zeugen die von der wärmsten Verehrung und Bewunderung dictirten Nachrufe in den französischen medicinischen Zeitschriften von der tiefen Trauer seiner Collegen, der Vertreter der französischen Medicin. Und Frankreich hat allen Grund, den Verlust dieses Mannes zu betrauern, denn er war ohne allen Zweifel die grösste Zierde der modernen französischen medicinischen Wissenschaft. Ein solcher Verlust aber trifft nicht nur Frankreich, er trifft die ganze Menschheit, denn solche Männer und ihre Werke gehören der grossen Republik an, für welche es keine politischen Grenzen gibt.

Der Lebensgang Claude Bernard's ist ein neues Beispiel von der sich häufig wiederholenden Erscheinung, dass die ersten Entwicklungsperioden eines Genies nicht in der Richtung gehen, welche später die bestimmende wird. Die ausgesprochensten Anlagen schlummern gleichsam lange Zeit, [122] und es ist oft nur ein Zufall, welcher sie weckt; hat aber einmal der nöthige Impuls gewirkt, so ist die darauf folgende Entwicklung um so intensiver und überraschender. Claude Bernard wurde in Saint Julien in der Nähe von Ville-Franche (Dép. Rhône) am 12. Juli 1813 geboren, und wie für so viele andere grosse Männer war auch für ihn die Jugend ein Kampf mit Armuth und Entbehrung. Anfänglich scheint er sich der Pharmacie und später der Dramatik gewidmet zu haben, und ein Vaudeville von ihm soll auf einem kleinen Lyoner Theater aufgeführt worden sein. Nach Paris kam er im Jahre 1832 mit dem Manuskript zu einer Tragödie, die aber, wie es scheint, nicht ahnen liess, dass deren Verfasser eines Tages dem literarischen Areopag seines Landes, der Académie française, angehören würde, denn Saint-Marc Girardin, dessen Beurtheilung er dieselbe unterbreitete, rieth ihm bestimmt davon ab, die literarische Laufbahn zu wählen. Auf sein Anrathen widmete sich Claude Bernard anstatt dessen medicinischen Studien, die er mit solchem Ernst betrieb, dass er 1839 „Interne des hopitaux" wurde. Für die praktische Ausübung der Medicin scheint er bei seiner ausgesprochenen Begabung für exacte, wissenschaftliche Forschung keinen Beruf gefühlt zu haben; wenigstens wurde sie keine Goldgrube für ihn, und die ökonomischen Sorgen sollen in diesem Zeitpunkte seiner Laufbahn sehr drückend gewesen sein. Aus dieser Zeit rühren verschiedene elementare Lehrbücher und dergl. her, die er zur Hebung seiner geringen Einkünfte ausarbeitete, aber es wollte nicht reichen. Als Claude Bernard, ohne Hoffnung auf eine Zukunft in der Hauptstadt, gerade im Begriff war, sich in seinen Geburtsort zurückzuziehen, wurde er glücklicher Weise für die Wissenschaft durch den berühmten Rayer gerettet, welcher die Art der Begabung des jungen Mannes erkannte, ihm entschieden davon abrieth, sich als unbemerkten Landarzt zu vergraben, und ihm am Collège de France eine Anstellung als „Préparateur du cours" bei Magendie verschaffte. Dies geschah 1841. Nun war er in sein richtiges Element gekommen, und wie eine Pflanze, welche in ungeeigneter Erde dahinwelkt und erst nach der Umpflanzung in geeignete Erde Blumen und Früchte zeitigt, so entwickelte sich von diesem Augenblicke an das seltene Talent Claude Bernard's. 1843 wurde er Doctor der Medicin und 1853 Docteur ès-sciences. Im folgenden Jahre wurde er auf den eigens für ihn errichteten Lehrstuhl der allgemeinen Physiologie an der Sorbonne (Faculté des sciences) berufen und noch in demselben Jahre in die Académie des sciences gewählt. 1855 folgte er als Professor [123] der Medicin am Collège de France seinem Lehrer Magendie, dessen Vorlesungen er seit 1847 vorgestanden hatte, und 1868 wurde er zum Professor der allgemeinen Physiologie am Museum (Jardin des plantes) ernannt; den bisher an der Sorbonne von ihm bekleideten Lehrstuhl überliess er seinem Schüler Paul Bert. 1861 ward er Mitglied der Académie de médecine, 1867 beständiger Präsident in der Société de biologie (gestiftet von Rayer), 1869 trat er in die Académie française als Nachfolger eines anderen berühmten Physiologen, Flourens, ein. 1867 wurde er Commandeur der Ehrenlegion und endlich 1869 Senator. Claude Bernard hat sich von der Politik stets fern gehalten, und seine Wahl in den Senat bezweckte also ohne Zweifel nur, das Ansehen dieser Corporation durch den Glanz seines Namens zu erhöhen. In der letzten Zeit war Claude Bernard's Gesundheit oft schwankend, und mehrere Jahre lang war er durch Krankheit häufig verhindert, sein ihm so liebes Laboratorium zu besuchen. Im December 1877 erkrankte er in Folge einer Erkältung, die er sich in dem kalten, feuchten Laboratorium zugezogen hatte, an einer schweren Nierenentzündung, welche seinem Leben ein Ziel setzen sollte. An seinem Grabe auf dem Kirchhofe Père Lachaise war am 16. Februar alles versammelt, was Frankreich in Wissenschaft und Literatur Hervorragendes hat; als Redner traten Dumas im Auftrage des Unterrichtsministers, Mézières für die Académie française, Bouillaud und Vulpian für die Académie des sciences, Laboulaye für das Collège de France, Bert für die Faculté des sciences, Moreau für die Académie de médecine und de Mont-Pallier für die Societé de biologie auf.

Claude Bernard's Untersuchungen umfassen einen sehr grossen Theil von dem weiten Gebiete der Physiologie; ein nur einigermaassen vollständiger Bericht über seine Arbeiten würde Bände füllen. Vorzugsweise sind es jedoch die Verrichtungen der Absonderungsorgane und des Nerven- und Circulationssystems, wie die Einwirkung verschiedener Gifte auf den Organismus, welche Gegenstand seiner eifrigsten Forschungen gewesen sind. Seine erste bedeutendere Arbeit (1844 in Gazette médicale) beschäftigte sich mit dem Magensafte, darauf behandelte er in einer Reihe von Mittheilungen in der Societé de biologie den Speichel, den Darmsaft, den Einfluss der Nerven auf die Verdauung, wie auf die Respiration und die Circulation. Von seinen früheren Arbeiten war seine Untersuchung über die Verrichtungen der Bauchspeicheldrüse (1849), die ihm den grossen physiologischen Preis einbrachte, diejenige, welche die grösste Aufmerksamkeit erregte. Aus derselben Zeit datirt die epochemachende Entdeckung der Zuckerbildung in der Leber, wie der künstliche Diabetes (in Folge Punktion der Medulla [124] oblongata). Das Studium der Zuckerkrankheit wurde dann unausgesetzt von Claude Bernard betrieben, und die Angriffe der Gegner riefen niemals eine andere Antwort von ihm hervor als erneute, immer genauere Versuche, deren Ergebnisse er in einer Menge von Arbeiten veröffentlichte, und deren letzte die *Leçons sur le diabète et la glycogenèse animale* (1877) war.

Vom Jahre 1851 schreiben sich die ersten dieser merkwürdigen Untersuchungen über die vasomotorischen Nerven her, welche für sich genügen würden, ihm den wärmsten Dank von Seiten der medicinischen Welt für immer zu sichern. Der Einfluss, den sie sowohl auf die physiologische Forschung, welcher hier ein neues Feld eröffnet wurde, wie auch, und nicht zum mindesten, auf die Medicin ausgeübt haben, kann gegenwärtig kaum noch voll geschätzt werden. Bereits im Jahre vorher (1851) hatte er Untersuchungen über den Nervus accessorius veröffentlicht; später stellte er die Ergebnisse einer grossen Menge von Beobachtungen auf anderen Gebieten der Nervenphysiologie in *Leçons sur la physiologie et la pathologie du système nerveux* (2 Bände, 1858) zusammen. Durch diese Untersuchungen über die Verrichtungen des

Nervensystemes, besonders der Centralorgane, wurde er zu den Studien über die Wirkungen von Giften und Heilmitteln geführt (*Leçons sur les substances toxiques et médicamenteuses*, 1857), welche, wie man sagen kann, den Grund zu einem neuen Zweige der Physiologie, der experimentellen Pharmakodynamik, gelegt haben. Sie umfassen hauptsächlich Kohlenoxyd, Strychnin, Nicotin, Aether, Alkohol und vor allem Curare, welches uns nun fast unentbehrliche experimentelle Hilfsmittel die physiologische Forschung, wie man wohl sagen kann, seiner meisterhaften Darlegung von der eigenthümlichen Wirkung dieses Giftes zu verdanken hat.

In seiner wichtigen Arbeit: *Leçons sur les propriétés physiologiques et les altérations pathologiques des liquides de l'organisme* (1859, 2 Bände) und in *Leçons de physiologie expérimentale appliquée à la médecine* (1855 bis 1856, 2 Bände) gibt er kräftige Anregungen und Impulse und schafft neue Methoden für die physiologische und pathologische Chemie, welche in *Leçons de pathologie expérimentale* (1871) noch mehr entwickelt und vervollkommnet werden. Auch über die Temperaturvertheilung und Wärmeregulation im Thierorganismus hat er umfassende Untersuchungen angestellt, die als *Leçons sur la chaleur animale, sur les effets de la chaleur et sur la fièvre* (1876), wie über die Anaesthesie und Asphyxie, die als *Leçons sur les anesthésiques et sur l'asphyxie* (1875), erschienen sind; endlich hat er in einer Reihe erst nach seinem Tode vollständig veröffentlichter Vorlesungen die Resultate wichtiger Studien und Untersuchungen über die [125] den elementarsten Pflanzen und Thieren gemeinsamen Lebenserscheinungen niedergelegt (*Leçons sur les phénomènes de la vie communs aux animaux et aux végétaux*, 1878).

Das Angeführte möge genügen, um von der ungeheueren Ausdehnung von Claude Bernard's Arbeiten einen Begriff zu geben. Aber nicht genug damit, dass sie so umfassend sind; welchen Reichthum von glänzenden Entdeckungen, von sinnreichen Methoden, von befruchtenden Ideen enthalten nicht diese Bände, welche zusammen fast eine kleine Bibliothek bilden! Doch kann Claude Bernard's Bedeutung für die Physiologie und Pathologie kaum von uns schon richtig geschätzt werden, denn ausser den positiven Resultaten enthalten seine Werke noch so viel Samen zu künftigen Ernten, so viele Fermente zu künftiger Entwicklung, dass noch eine geraume Zeit vergehen dürfte, bevor dieser mächtige Geist in seinem rechten Lichte gesehen werden kann. Beide genannten Forschungzweige haben ihm unermesslich viel zu verdanken und gewiss nicht zum mindesten darum, dass er mehr als irgend ein Anderer vor ihm bestrebt gewesen ist, die Grenzen zwischen ihnen aufzuheben. Niemand hat kräftiger als er betont, dass die Pathologie als nichts Anderes als die Physiologie des kranken Organismus zu betrachten sei, und dass folglich dieselbe Methode, die experimentelle, für beide Wissenschaften gleich berechtigt sein müsse; ja, man kann ihn mit gutem Grunde als den Schöpfer der experimentellen Pathologie betrachten, die in letzter Zeit Gegenstand so eifriger Bearbeitung geworden ist. Wenn er auch nicht der Erste ist, welcher sich damit beschäftigt hat, so hat er doch ihre Methode ausgebildet und ihre Bedeutung erfasst, wie keiner vor ihm.

Als Forscher steht Claude Bernard ausserordentlich hoch. Mit der dem Franzosen eigenthümlichen Erfindungsgabe und dem Reichthum an Ideen verbindet er in hohem Grade den durchdringenden Scharfblick (Jemand hat von ihm gesagt, er habe auf allen Seiten des Kopfes Augen), welcher sich nicht die geringste Erscheinung entgehen lässt, und die unbestechliche Liebe zur Wahrheit wie die Selbstkritik, welche stets genau scheidet zwischen wirklichen, wissenschaftlichen Thatsachen und den Hypothesen oder Theorien, welche auf dieselben aufgebaut werden können. Nicht dass er die Hypothese verschmähte oder verwarf. Obwohl er in Magendie's Schule erzogen war — des ultraskeptischen Magendie, welcher sich rühmte, nur zu experimentiren, nie zu raisonniren — hielt er im Gegentheil die Hypothese, sofern sie die Frucht eines auf wirkliche Thatsachen gegründeten Schlusses ist, für ein nothwendiges und mächtiges Hilfsmittel für die Entwicklung der Wissenschaft. „La science se constitue par les faits, mais elle marche et s'édifie à l'aide des hypothèses", sagt er in seinem letzten Werk. [126] Dagegen kämpft er unablässig gegen die Form von Hypothesen, welche unter dem Namen von medicinischen Theorien oder Systemen eine so grosse Rolle gespielt und in der Medicin so viel Unheil gestiftet haben. Für ihn kann die Medicin noch keinen Anspruch darauf machen, eine wirkliche Wissenschaft zu sein, die klinische und die pathologisch-anatomische Beobachtung seien nicht genügend, um sie zu einer solchen zu machen. Darum aber verzagt er nicht; er sieht bereits die Morgendämmerung einer besseren Zeit. Wenn die experimentelle Physiologie, die noch in ihrer Kindheit ist, eine höhere Entwicklung erreicht hat, so dass der Physiologe mit ebenso grosser Sicherheit die vitalen Erscheinungen beherrschen kann, wie der Physiker und Chemiker schon jetzt die physischen und chemischen — dann und erst dann kann eine wirkliche wissenschaftliche Medicin entstehen, und eine solche ist nur die, in welcher die Praxis mit Sicherheit von der Theorie hergeleitet wird. „La médecine ne peut se constituer définitivement que par la physiologie, et le problème physiologique contient aujourd'hui le problème médical tout entier" (*Leçons sur le diabète* S. 33). Die Zukunft der Medicin ist daher aufs innigste mit der der Physiologie verbunden und von ihr abhängig. Mögen wir daher mit vereinten Kräften danach streben, letztere zu entwickeln und damit zugleich für die erstere einen festen Grund zu legen. Damit dies aber geschehen kann, ist es vor allem nothwendig, dass wir in der wichtigen Frage einig sind: Ist eine exacte Physiologie in demselben Sinne wie Physik und Chemie möglich? Sind die Lebenserscheinungen in ihrer Manifestation so vollkommen und ausschliesslich von physischen und chemischen Bedingungen bestimmt, dass wir hoffen können, die Gesetze für die Erscheinungen der organischen Natur ebenso gut, wie für die der anorganischen Natur zu finden? Im Anfang seiner Laufbahn, als seine Thätigkeit ausschliesslich darauf gerichtet war, durch neue Entdeckungen Thatsachen zu sammeln, nahm Claude Bernard in dieser wichtigen Principfrage keine bestimmt ausgesprochene Stellung ein, und man sieht ihn daher citirt sowohl von Vitalisten wie von Physico-Mechanisten als einen Anhänger ihrer Anschauungsweise. Erst während der langen Jahre von Krankheit, wo eine gezwungene Abwesenheit vom Laboratorium und der praktischen wissenschaftlichen Thätigkeit ihm Zeit gab, seine Gedanken gleichsam zu sammeln, begann er seinen Ansichten eine bestimmte Form zu geben. Die Frucht dieser Gedankenarbeit war ein Buch, welches 1865 erschien *(Introduction à l'étude de la médecine expérimentale)* und in seinem Vaterlande ein ausserordentliches Aufsehen erregte, ebenso wie mehrere später in *Revues des deux mondes* publicirte Essays, z. B. Le progrès dans les sciences physiologiques, 1. August 1865, [127] Le problème de la physiologie générale, 15. December 1867, Définition de la vie, 15. Mai 1875 (aufs Neue herausgegeben in *La science expérimentale*, Paris 1878). Er, dessen Schriften und Vorträge bisher nur kunstlose, oft ziemlich ungeordnete Berichte über die von ihm gemachten Versuche und über die unmittelbaren Eindrücke, die er dabei erhalten, gebildet hatten, erhob sich nun in einer originellen und beredten Sprache zu den höchsten Problemen des menschlichen Gedankens in diesen Versuchen, für die physiologische Forschung Gesetze zu stiften, ihre Berechtigung als experimentelle Wissenschaft zu sichern und ihre Grenzen zu ziehen. Auch wurde er von dem Redner, dem Kritiker Patin, welcher ihn bei seinem Eintritte in die Académie française begrüsste, mit dem schmeichelhaften Zurufe empfangen: „Sie haben einen Stil geschaffen."

Für Claude Bernard ist alles Speculiren über das eigentliche Wesen des Lebens ein unfruchtbares Gedankenspiel, welches nicht in das Gebiet der Wissenschaft gehört, denn das eigentliche Wesen der Erscheinungen, der physischen und chemischen nicht minder als der vitalen, oder deren „erste Ursachen" können niemals Gegenstand des wirklichen Wissens werden. Mit unserer Forschung können wir nur die nächsten Ursachen oder mit anderen Worten die Bedingungen umfassen, welche für das Auftreten der Erscheinungen bestimmend sind. „C'est une erreur profonde," sagt er, „de croire que dans les corps vivants nous ayons à nous préoccuper de l'essence même et du principe de la vie. Nous ne pouvons remonter au principe de rien, et le physiologiste n'a pas plus affaire avec le principe de la vie que le chimiste avec le principe de l'affinité des corps. Les causes premières nous échappent partout, et partout également nous ne pouvons atteindre que les causes immédiates des phénomènes. Or ces causes immédiates qui ne sont que les conditions mêmes des phénomènes, sont susceptibles d'un déterminisme aussi rigoureux dans les sciences des corps vivants que dans les sciences des corps bruts. Il n'y a aucune différence scientifique dans tous les phénomènes de la nature, si ce n'est la complexité ou la délicatesse des conditions de leur manifestation qui les rendent plus on moins difficiles à distinguer et à préciser" (*La science expérimentale* S. 182).

Die experimentelle Physiologie hat also dieselbe Berechtigung, einen ebenso sicheren Baugrund und dieselbe Methode wie die Physik und Chemie; ihre Aufgabe ist die, die materiellen Bedingungen für die Lebenserscheinungen kennen zu lernen, um sie dadurch beherrschen zu können; ihr Feld umfasst alle Erscheinungen bei den [128] lebenden Wesen und besonders bei dem Menschen, nicht nur die niederen oder gröberen, sondern auch die höchsten — die Manifestationen der Intelligenz, denn auch diese sind ebenso streng an bestimmte materielle (physico-chemische) Bedingungen gebunden, wie alle anderen, und es ist also nicht möglich, eine Grenze zwischen der Physiologie und Psychologie zu ziehen (*La science expérimentale* S. 147 und 431).

Als Lehrer hat Claude Bernard einen ungeheuren Einfluss auf die Entwicklung der Physiologie in allen Ländern durch die Menge von Schülern verschiedener Nationalitäten ausgeübt, die seinen Unterricht genossen haben, welcher frei von allem dogmatischen Zwang vorzugsweise darauf gerichtet war, den Sinn des Schülers für eigene Beobachtung zu schärfen, wie diese Neigung und Befähigung zu selbständiger Forschung — was er „spontanéité scientifique" nennt — ohne welche auf dem Gebiete des Unbekannten keine Eroberungen gemacht werden, zu wecken und auszubilden. Er warnt davor, den Schüler durch eine zu grosse Bürde von Detailkenntnissen niederzudrücken. „Il faut prendre garde, dans l'enseignement des sciences que les connaissances qui doivent armer l'intelligence ne l'accablent par leur poids et que les règles qui sont destinées à soutenir les côtés faibles de l'esprit n'en atrophient ou n'en étouffent les côtés puissants et féconds" (*La science experimentale* S. 95). Seine Vorlesungen waren zum grössten Theil nur der nothwendige Text zu den Versuchen, welche er mit unübertrefflicher Virtuosität vor seinen Zuhörern ausführte. Frei von allen rhetorischen Ausschmückungen waren sie ein einfaches und treues Bild in Worten von den Erscheinungen, auf welche er die Aufmerksamkeit der Zuhörer lenken wollte, oder ein unmittelbarer, oft naiver Ausdruck für die Ideen, welche ihn augenblicklich bewegten; gerade durch seine Einfachheit, Ehrlichkeit und Unmittelbarkeit wirken sie kräftiger, überzeugender, wirklich belehrender als die schönsten Reden.

So war Claude Bernard als Forscher und Lehrer. Was er in diesen beiden Eigenschaften geleistet hat, ist hinreichend, unsere lebhafteste Bewunderung zu erregen, diese aber muss noch mehr steigen, wenn wir bedenken, dass er bis in die letzten Jahre unter den ungünstigsten äusseren Verhältnissen arbeitete. Anfangs hatte er mit allen den Schwierigkeiten zu kämpfen, welche der Mangel an Geldmitteln und der Unwille eines vorurtheilsvollen Publicums der Untersuchung an lebenden Thieren — Vivisectionen, dieser Lebensbedingung für die experimentelle Physiologie — in den Weg legten, und noch viel später, als er sich bereits einen weit berühmten Namen erworben hatte, wurde seine Thätigkeit durch eine Beschränktheit des Raumes und den Mangel an nöthigen instrumentalen Hülfsmitteln in einer Weise gehemmt, [129] die einen weniger reich ausgerüsteten Geist gelähmt haben würde. Denn das ist eine für die Vertreter des höheren Unterrichts in seinem Vaterlande wenig ehrende Wahrheit, dass, obgleich die experimentelle Physiologie so zu sagen in Frankreich geboren ist, sie dennoch in diesem Lande bis in die allerletzte Zeit so gut wie obdachlos gewesen ist; das Laboratorium, welches Magendie im Collège de France einrichtete — ein enger, kalter und feuchter, fast kellerartiger Raum innerhalb des bekannten Vorlesungssaales — verdient kaum diesen Namen, besonders im Vergleich zu den prächtigen, mit allen Hülfsmitteln der Forschung reich ausgestatteten Instituten, welche schon lange in Ländern mit viel geringeren Mitteln, aber mit offenerem Blick bei den Mächtigen für die Forderungen der Wissenschaft bestehen.

Mit den besten Gaben des Forschers und Lehrers verbanden sich bei Claude Bernard die edelsten Eigenschaften des Menschen. Uneigennützig und aufopfernd widmete er sich voll und ganz seiner Wissenschaft und seinen Schülern („ma famille scientifique“, wie er sie auf seinem Todtenbette nannte); bescheiden und friedlich berief er sich in der wissenschaftlichen Discussion nur auf Thatsachen, niemals auf Persönlichkeiten; anspruchslos und wahr blieb er unveränderlich derselbe trotz aller schmeichelhaften Auszeichnungen — den höchsten, welche sein Land bieten konnte — die ihm gegen Ende seiner Lebensbahn in reichstem Maasse zu Theil wurden.

XVII

Gedächtnissrede auf Anders Retzius

bei der Feier seines 100jährigen Geburtstages am 13. October 1896

Hygiea, medicinsk och farmaceutisk Månadsskrift. LVIII. 2. S. 437—459. 1896.

Meine Herren!

[437] Als die schwedische Gesellschaft der Aerzte die ehrenvolle Aufforderung an mich richtete, vor Ihnen das Bild von Anders Retzius zu zeichnen, kam ich erst nach langem Schwanken und einem starken Conflict zwischen einander widerstreitenden Empfindungen zu dem Entschluss, derselben zu entsprechen. Das Gefühl des mangelnden Vermögens, das Bild in einer seinem Gegenstand würdigen Weise zu entwerfen, wie ich selbst nicht weniger als Sie das wünschen musste — ein Gefühl, das bei der Erinnerung an die vortrefflichen Schilderungen von der Persönlichkeit, dem Leben und der Thätigkeit des ungewöhnlichen Mannes seitens ausgezeichneter Vorgänger zu einer peinigenden Lebendigkeit sich steigerte — mahnte mich, mich dem Wunsche vorsichtig zu entziehen, anderseits aber drängte mich das überwältigende Gefühl der unauslöschlichen Schuld der Verpflichtungen dem unvergesslichen, unermüdlichen Lehrer und väterlichen Freund gegenüber dazu, den Versuch, von dem reichen, von den Vorgängern aber so gut geernteten Felde noch einige Aehren für den Ehrenkranz zu lesen, mit welchem die schwedische Gesellschaft der Aerzte am heutigen Abend das Gedächtniss eines ihrer glänzendsten, thätigsten und edelsten Mitglieder schmücken will, auch auf die Gefahr des Misslingens hin, zu wagen.

Anders Retzius' Persönlichkeit war so reich, seine Thätigkeit so vielseitig und umfassend, dass eine nur annähernd vollständige Schilderung weit mehr Zeit und Kraft in Anspruch nehmen würde, als mir zur Verfügung stehen. Meine Darstellung muss sich daher darauf beschränken, nur gewisse Gebiete des grossen Feldes zu berühren. Ueber deren Auswahl habe ich nicht in Zweifel sein können, da sie, wie mir scheint, auf geeignete und natürliche Weise durch die Inschrift auf der Rückseite der Gedenkmünze vorgezeichnet sind, welche dazu bestimmt [438] ist, die Säculärfeier, die wir heute begehen, dem Gedächtniss zu bewahren. In Uebereinstimmung damit wird daher meine einfache Zeichnung hauptsächlich als Gegenstand haben: Anders Retzius als Naturforscher, als Lehrer und als Mitglied der schwedischen Gesellschaft der Aerzte.

Die Familie, in welcher Anders Adolf Retzius heute vor 100 Jahren geboren wurde, war in hohem Grade geeignet, sowohl

Charakterfestigkeit und Willenskraft auszubilden als auch die reichen Anlagen für naturwissenschaftliche Forschung, die in seinem reiferen Alter eine so glänzende Anwendung erfuhren, zu wecken und ihnen Nahrung zu geben. Sein Vater, der Professor der Naturgeschichte und Oekonomie an der Universität zu Lund, Anders Jahan Retzius, war ein Mann von grosser Gelehrsamkeit, der seinen Namen als Forscher und Autor auf mehreren der zahlreichen Gebiete — thatsächlich fast alles das, was wir jetzt unter dem Namen Naturwissenschaft nebst deren Anwendung innerhalb der Landwirthschaft verstehen — welche zu seiner Professur gehörten, hochgeachtet gemacht hat. Er wird als ein ernster, in seinem Hause sogar rauher Mann geschildert, der seine Kinder in der strengsten Zucht hielt und sich nicht scheute, auch nachdem die Söhne schon erwachsen waren, die Disciplin handgreiflich aufrecht zu erhalten. Wenn diese strenge Zucht in der Jugend gewiss mit dazu beitrug, Charakter und Willen zu stählen, so waren anderseits die vom Vater mit grossem Fleiss zusammengebrachten, zu der Zeit ungewöhnlich reichen Sammlungen von Naturgegenständen, wie physikalischen und chemischen Instrumenten, welche den jungen Retzius im Hause umgaben, dazu geeignet, seine Neigung frühzeitig auf die Naturwissenschaften zu richten. Von dem Schulunterricht mit seinem mechanischen Auswendiglernen und dem fast ausschliesslichen Studium der classischen Sprachen war er nicht sonderlich eingenommen, und er soll sich sogar, als er 13 bis 14 Jahre alt war, von seinem gestrengen Vater die Erlaubniss ausgewirkt haben, von der Schule abzugehen. War er, wie so mancher andere grosse Mann auf dem Gebiet der Naturforschung, auch nur ein schwacher Schüler, so arbeitete er dafür um so mehr auf eigene Hand und dies mit solchem Erfolg, dass er schon 1812 im Alter von 16 Jahren Student wurde. Er widmete sich nun mit aller Kraft den vorbereitenden Studien für den medicinischen Cursus, legte 1814 das medico-philosophische Examen ab und machte 1815 das Examen als Studiosus der Chirurgie.

[439] Es war ein wahres goldenes Zeitalter für das naturgeschichtliche Studium in Lund, als der junge Student die dortige Universität bezog. Unter den älteren und jüngeren akademischen Lehrern und Studenten glänzten ausser dem Namen seines Vaters solche wie Carl Adolf Agardh, Elias Fries, Sven Nilsson und Arvid Henrik Florman. Von diesen hat gewiss keiner auf die Ausbildung der Forscher- und Lehrereigenschaften, die Retzius auszeichneten, einen grösseren Einfluss ausgeübt als der letztere. Schüler von Abildgaard, dem berühmten Vorsteher des Veterinärinstitutes in Kopenhagen, der nicht nur als Forscher und Lehrer, sondern auch als

Arzt und edler Menschenfreund von Allen hochgeschätzt war, wurde Florman der eigentliche Schöpfer des anatomischen Studiums in Lund, wo er mit dem von ihm eingerichteten Secirsaale eine Schule bildete, die — und zwar in erster Linie durch seinen berühmten Alumnus Anders Retzius — einen bestimmenden Einfluss auf die Gestaltung der späteren Entwicklung des anatomischen Unterrichtes in unserem Lande ausübte.

Retzius begnügte sich indess nicht mit den Gelegenheiten zur Erwerbung von Kenntnissen, die ihm in Lund zu Gebote standen. Sein Wissensdrang — möglicher Weise auch das Vorbild Florman's, seines Lehrers — trieb ihn dazu, sich einen weiteren Blick über sein künftiges Arbeitsfeld zu verschaffen. Zu diesem Zweck hielt er sich während der Vorbereitungen zum medicinischen Candidatenexamen im Jahre 1816 in Kopenhagen auf, wo er unter dem genialen Jacobson comparative Anatomie, unter Reichardt Zoologie und unter Oersted Chemie studirte. Nach der Rückkehr legte er 1817 das medicinische Candidatenexamen ab und wurde bereits im folgenden Jahre in Lund Licentiat der Medicin und in Stockholm Chirurgiae Magister, und 1819, nachdem er unter Florman's Präsidium seine Inaugural-Dissertation verteidigt hatte, Doctor medicinae.

Während seiner Studienzeit hatte Retzius theils als stellvertretender, theils als Ordinarius verschiedene Anstellungen als Arzt, besonders als Militärarzt, welche er nach Aussage seiner Zeitgenossen mit vorzüglichem Geschick und mit Eifer ausfüllte. Doch war es nicht die praktische Medicin, wozu er sich berufen fühlte. Schon in der Weise, wie er seine Studien für die medicinischen Examina betrieb, und noch mehr in dem Fach, welches er für [440] seine Inaugural-Dissertation gewählt hatte, lag ein deutlicher Hinweis, dass es die Anatomie war — dieses Wort in seiner weitesten Bedeutung —, welche seine Liebe gewonnen hatte, eine Liebe, welcher er mit der warmen Hingabe eines Jünglings bis ans Ende treu blieb. Zwei Jahre nach seiner Promotion erhielt Retzius eine Anstellung, welche ihn sofort auf den rechten Weg zu dem Berufe brachte, für welchen er, von der Natur reich ausgerüstet, sich durch seine vorangegangenen Studien so gut vorbereitet hatte. Er wurde nämlich im Mai 1821 als Lehrer an der im Jahre vorher gegründeten Thierarzneischule in Stockholm angestellt, was ihm Veranlassung gab, daselbst sofort ein anatomisches Museum zu gründen. Zwei Jahre später, am 27. December 1823, wurde er zum Theoreticus oder zweiten Professor an derselben Institution ernannt. Vorher, im Sommer 1822, hatte er als vicariirender Regimentsarzt beim Jemtländischen Regiment gedient und alsdann eine Reise durch Norwegen gemacht. Kurz nach seiner Ernennung zum

Professor an der Thierarzneischule, in welchem Amte er bis 1830 verblieb, wurde er im Februar 1824 von der königl. Regierung beauftragt wegen einer unter den Pferden ausgebrochenen Seuche (Pferdepocken oder Rotz) nach Dalarne zu reisen. Ueber seine hierbei gemachten Beobachtungen stattete er dem Gesundheitscollegium einen Bericht ab, der erst 1867, d. h. 43 Jahre nach der Abfassung und 7 Jahre nach dem Tode des Verfassers, im Druck veröffentlicht wurde.

Den 16. August desselben Jahres, 1824, wurde Retzius stellvertretender Professor der Anatomie am Carolinischen Institut und begann damit die 36jährige, erst durch den Tod abgebrochene Lehrthätigkeit, durch welche er so viel Glanz über dies Institut verbreitet und sich unsterbliches Verdienst um die Entwicklung der schwedischen Medicin erworben hat. In demselben Jahre wurde er beauftragt, als Lehrer an der höheren Artillerieschule in Marieberg in den Theilen der Hippologie zu unterrichten, welche für Soldaten zu wissen nöthig sind. 1830 nach dem Tode des Generaldirectors Hagströmer zum stellvertretenden Inspector des Institutes ernannt, erhielt er 1835 den Auftrag, dort ein anatomisch-physiologisches und pathologisches Museum einzurichten. 1836 wurde er stellvertretender und 1839 ordentlicher Professor der Maler- und Bildhaueranatomie an der Kunstakademie, [441] und endlich wurde er 1840 zum ordentlichen Professor der Anatomie und Inspector am Carolinischen Institut ernannt, aus welchem Amt er am 18. April 1860 im Alter von $63^1/_2$ Jahr nach kurzer Krankheit durch den Tod abberufen wurde.

Das Leben, welches in diesen Conturen eingeschlossen ist, war reich an strebsamer, rastloser, ausserordentlich glücklicher und fruchtbringender Arbeit auf vielen Gebieten, besonders auf dem der biologischen Forschung. Seine erste Schrift, die eben erwähnte Inaugural-Dissertation von 1819, die er, dankbar für genossene Anleitung, seinem berühmten dänischen Lehrer Jacobson widmete, behandelte den inneren Bau der Knorpelfische, besonders der Haie und Rochen; sie war zwar die Arbeit eines dreiundzwanzigjährigen Jünglings, aber von solchem Gehalt, dass, wie ein sachkundiger Biograph 1867 davon sagte, „die vor bald 60 Jahren mitgetheilten Beobachtungen mit solcher Sicherheit gemacht sind, dass sie noch heute bestehen und citirt werden“. Zu den Untersuchungen über die genannte merkwürdige Thiergruppe kam er später noch mehrere Male zurück. So theilte er 1822 und 1824 die Ergebnisse seiner Beobachtungen über die Anatomie des Ader- und Nervensystemes beim Molenaal (Myxine glutinosa) mit; 1841 machte er, nachdem er zwei Jahre vorher eine Mittheilung über den Bau des nicht lange vorher entdeckten Lanzettfisches (Amphioxus lanceolatus) geliefert hatte, gemeinschaftlich mit seinem Freunde, dem berühmten Berliner Physiologen Johannes Müller eine genaue Untersuchung über diesen merkwürdigen Fisch, das am niedrigsten stehende Wirbelthier, deren Resultate in einem grossen, unter Müller's. Namen herausgegebenen Werke mitgetheilt wurden, und 1845 veröffentlichte er seine Beobachtungen in Betreff der vermuteten electrischen Organe bei den nicht-electrischen Rochen. Aber auch Arten von anderen Gruppen aus der Klasse der Fische wurden Gegenstand seiner Forschung und gaben Veranlassung zu werthvollen comparativ-anatomischen Mittheilungen, so auch die Schlangen, wie in seiner gründlichen anatomischen Untersuchung von verschiedenen Organen bei Python bivittatus, dessen Dissection ihm übrigens zur Beschreibung einiger für die Wissenschaft neuer Eingeweidewürmer Gelegenheit gab. Bei den Vögeln studirte er den Bau der Lungen und zeigte, wie sie mehr denen der Reptilien als denen der Säugethiere gleichen; [442] bei mehreren Arten von ihnen erforschte er das sogenannte Ligamentum jugomaxillare mit den darin eingeschlossenen Knochenbildungen; einigen Muskeln der vorderen Extremitäten gab er eine neue und richtige Deutung und von dem Bau und den Functionen des Magens lieferte er genaue Schilderungen. Unter den zahlreichen Abhandlungen, welche die Frucht seiner fleissigen comparativ-anatomischen Untersuchungen waren, behandelten mehrere auch den Bau und die richtige Deutung von Organen bei den Säugethieren, so unter Anderem seine Aufsätze über den Bau des Magens bei den in Schweden vorkommenden Arten von dem Geschlecht Lemmus und über die richtige Deutung der Seitenfortsätze an den Rücken- und Lendenwirbeln bei dem Menschen und den Säugethieren; letztere Abhandlung ist eine seiner besten Arbeiten auf diesem Gebiete.

Als zu Anfang der 1830er Jahre die bedeutende Verbesserung des zusammengesetzten Mikroskopes den Naturforschern eine mächtige Waffe in die Hand gab und ein tieferes Eindringen in die Structurverhältnisse der lebenden Wesen ermöglichte, als bis dahin hatte geschehen können, entstand überall das lebhafteste Verlangen, das neue Instrument als Mittel zur Lösung einer Menge von Fragen anzuwenden, von deren Beantwortung man sich bislang in Folge der Unzulässigkeit des natürlichen oder nur mit den älteren unvollkommenen Mikroskopen bewaffneten Gesichtssinnes ausgeschlossen gesehen hatte. Retzius, welcher stets mit jugendlicher Lebhaftigkeit und Begeisterung in erster Reihe stand, wenn sich eine Gelegenheit bot, neues Terrain auf dem Gebiete der biologischen Forschung zu gewinnen, zögerte nicht, an diesem Wettbewerb theilzunehmen. Sobald daher ein zu seiner Zeit vortreffliches, grosses Mikroskop aus Plössl's

Werkstätte in Wien 1835 im Carolinischen Institut angekommen war, beeilte er sich, dasselbe zur Erforschung einer Frage zu benutzen, die ihn schon lange interessirt hatte. Es handelt sich um den feineren Bau der Knochensubstanz und besonders der Zähne, und er arbeitete mit solchem Eifer, dass er bereits zu Anfang des folgenden Jahres, 1836, der Akademie der Wissenschaften eine für jene Zeit epochemachende, vortreffliche Abhandlung: „Mikroskopische Untersuchungen über die Structur der Zähne, insbesondere des Zahnbeines“ einreichen konnte, die auf zahlreiche, genaue Untersuchungen von diesen Organen bei einer grossen Anzahl von Thieren aus allen Klassen der Wirbelthiere gegründet [443] und mit vortrefflichen, von dem vorzüglichen Zeichner Wilhelm von Wright angefertigten Abbildungen versehen war.

Leider hatte die anstrengende Arbeit mit dem Mikroskop, die für diese umfassende Untersuchung nöthig war, für Retzius sehr ernste Folgen. Seine Augen wurden nämlich dabei so angegriffen, dass er, wie er selbst in einer späteren Abhandlung klagt, längere Arbeit mit diesem Instrument nicht mehr aushalten konnte, gewiss zum grossen Schaden für die schwedische Wissenschaft, wenn man nach den glänzenden Proben urtheilen darf, die er in der Untersuchung über die Zähne von seiner Fähigkeit gegeben hat, das Mikroskop in dem Dienst der Forschung anzuwenden.

Die Mehrzahl seiner Arbeiten, meistens von geringem Umfange, aber kernvoll und inhaltreich, behandelt die Anatomie des Menschen. Dies ist jedoch nicht so zu verstehen, als ob darin das comparativ-anatomische Element völlig ausgeschlossen gewesen wäre, denn sowohl durch die Schulung, die er in seiner Jugend genossen hatte, als auch durch seine eigenartige Begabung war er von der Überzeugung tief durchdrungen, dass die Structur- und Formverhältnisse des menschlichen Körpers nur dann richtig gedeutet werden können, wenn sie von dem Standpunkte der vergleichenden Anatomie aus beleuchtet werden. In den betreffenden Abhandlungen theilt er bald zahlreiche eigene Entdeckungen von neuen Thatsachen mit, bald gibt er eine neue und richtige Deutung bereits bekannter, aber mehr oder weniger falsch aufgefasster, bald wieder bestätigt er auf Grund eigener Beobachtungen solche Angaben anderer Forscher, welche bezweifelt worden sind oder sich nicht die verdiente Aufmerksamkeit hatten erringen können. Zu den wichtigsten von diesen Arbeiten dürften seine Darstellungen über Verbindungen zwischen dem Nervus sympathicus und den Wurzeln der Spinalnerven zu rechnen sein, worin er gegen den berühmten Anatomen Scarpa die Existenz solcher Verbindungen nicht nur mit den Spinalganglien und den hinteren sensiblen Wurzeln, sondern auch mit den vorderen motorischen darthut; ferner über die Entwicklung der

Hirnhemisphären und die wichtige Entdeckung von grauen Windungen auf der unteren Seite des Gewölbes und des Balkens im Gehirn bei Menschen und Thieren; über den feineren Bau der Leber und über Anastomosen ausserhalb der Leber zwischen dem Pfort- und Hohladersystem; über die Scheidewand der Herzvorhöfe mit besonderer Hinsicht auf das sogen. *tuberculum Loweri,* worin er eine [444] meisterhafte Darstellung der Form und Lage der Vorhöfe des Herzens und besonders des Verhaltens des *septum atriorum* zu den Venae cavae gibt und eine neue vortreffliche Methode vorführt, das Herz für Demonstrations- und Museumszwecke zu präpariren; über den Mechanismus der Schliessung der Semilunarvalveln; über das *antrum pylori;* über die Schlüsselbeinmuskeln; über zwei bis dahin unbenannte und von den Autoren übersehene Muskeln, *musculi transversales colli anteriores,* am Halse des Menschen und der Säugethiere; über die Befestigung des Urogenitalapparates an der unteren Beckenöffnung bei dem Manne *(ligamentum pelvio-prostaticum);* über die *fascia endogastrica;* über die Blasenpforte (von Hyrtl *cavum praeperitoneale Retzii* genannt); über das schlingenförmige Band *(ligamentum fundiforme)* im Sinus tarsi bei dem Menschen und verschiedenen Thieren u. s. w.

Auch auf dem embryologischen, teratologischen und pathologisch-anatomischen Gebiet war er unermüdlich thätig, und besonders sind die Publicationen unserer Gesellschaft ausserordentlich reich an Mittheilungen und Aufsätzen in dahin gehörigen Fragen.

Die grossen Verdienste, die sich Retzius durch diese anhaltende und erfolgreiche Forscherarbeit um die anatomische Wissenschaft erwarb, mussten die lebhafteste Anerkennung innerhalb und ausserhalb der Grenzen des Vaterlandes finden, und in demselben Maasse, wie die Gelegenheiten, auf dem so gründlich durchforschten Felde der rein descriptiven Anatomie des Menschen neue Entdeckungen zu machen, immer seltener wurden, steigerte sich die Bewunderung der Sachkundigen über den Reichthum der bisher übersehenen Thatsachen, welche Retzius mit dem Scharfblick seines Forschergeistes ans Licht brachte. Er genoss auch überall unter den Fachleuten ein sehr grosses Ansehen. Durch oft wiederholte Reisen ins Ausland mit einer grossen Zahl der bedeutendsten Anatomen seiner Zeit persönlich bekannt, stand er mit mehreren in lebhaftem Briefwechsel und mit einigen, besonders mit Johannes Müller in Berlin und Ernst Heinrich Weber in Leipzig, in wärmster freundschaftlicher Beziehung. Ihnen sandte er dann und wann Mittheilungen über seine neuen Entdeckungen, häufig mit Empfehlungsbriefen für einen ins Ausland reisenden Schüler. Wer das Glück hatte, so ausgerüstet zu sein, konnte sich überzeugt halten, gut aufgenommen zu werden, und empfand bald, wie hoch der schwedische Meister [445] von diesen Ebenbürtigen geschätzt ward, eine Hochschätzung, die oft auch im Druck ausgesprochen wurde.

Sein Ruf stieg noch mehr und drang in immer weitere Kreise durch den bahnbrechenden und umgestaltenden Einfluss, den er auf eine andere Wissenschaft, die ethnographische Anthropologie ausübte, die während der letzten zwanzig Jahre seines Lebens neben den anatomischen Forschungen der Gegenstand seines lebhaftesten Interesses war, und die ihm den stolzen Namen des Linné dieser Wissenschaft eingebracht hat.

Wie es scheint, hat er schon früh im Zusammenhang mit seinen Studien über die Entwicklung des Gehirnes und die davon abhängige Form des Schädels begonnen, im Carolinischen Institut eine Sammlung von Menschenschädeln anzulegen, die unaufhörlich wuchs und zuletzt, wie bekannt, äusserst reich wurde. Die Annahme ist nicht ganz unbegründet, dass schon von Anfang an einer von seinen Zwecken mit dieser Sammlung der war, dadurch ein reiches Material zusammen zu bringen, um mit dessen Unterstützung den Werth der sich als Wissenschaft bezeichnenden Phrenologie, die Ende des vorigen und Anfang dieses Jahrhunderts mit so ausserordentlichem Erfolg von Gall und dessen Schüler Spurzheim gepredigt wurde, so genau wie möglich kennen zu lernen. Noch gegen Mitte dieses Jahrhunderts wurde diese Lehre, von deren Urheber Flourens so treffend gesagt hat, dass er damit begonnen habe, eine Hypothese zu erfinden, und dass er dann für diese Hypothese eine Anatomie erfand, von Vielen, auch in unserem Lande, mit einer Begeisterung aufgenommen, die beinahe an Fanatismus grenzte. Retzius selbst scheint Anfangs nicht ganz abgeneigt gewesen zu sein, der Phrenologie wenigstens einige Berechtigung zuzugestehen, er konnte aber, seiner Natur getreu, sich nicht dazu verstehen, nur auf die Autorität Anderer ohne eigene Prüfung etwas anzunehmen, und diese Prüfung war ebenso gründlich wie langwierig. Ihr Resultat gab er nämlich erst im Jahre 1847 in einem Vortrage auf der skandinavischen Naturforscherversammlung in Kopenhagen bekannt unter dem Titel: „Die Phrenologie vom anatomischen Standpunkt aus beurtheilt“; es ist eine vernichtende Kritik, worin Retzius mit dem ganzen Rüstzeug seines anatomischen Wissens die vermeintlichen anatomischen und physiologischen Gründe, auf welche das phrenologische Lehrgebäude aufgebaut war, vollständig erdrückt.

[446] Unter den Argumenten, mit welchen er in diesem Vortrag die phrenologischen Irrungen bekämpft, waren verschiedene, und zwar nicht die unwichtigsten, aus der Erfahrung geholt, die er bei seinen ethnographisch-anthropologischen Studien gesammelt hatte. Diese dürfte

er Ende der 1830er Jahre begonnen haben. Sie wurden nämlich seiner eigenen Angabe nach zunächst von Professor Sven Nilsson's epochemachenden Untersuchungen über die Natur und Lebensweise der ältesten Bewohner des Nordens veranlasst, deren Resultat in dem berühmten Werke: „*Skandinavska Nordens urinnevånare*" (Die Ureinwohner des skandinavischen Nordens) veröffentlicht ist. Das erste Heft dieser Arbeit erschien im Jahre 1838. Diese Untersuchungen regten ganz natürlich die Frage an, ob die Schädel, welche in prähistorischen schwedischen Gräbern gefunden worden waren, derselben Rasse wie die jetzigen Schweden oder einem anderen Volk angehört hätten. Auf Nilsson's Aufforderung nahm Retzius die Frage auf, und bereits im Jahre 1840 legte er der Akademie der Wissenschaften die ersten Ergebnisse seiner Arbeit auf diesem Gebiete in einer kurzen Mittheilung vor, auf welche zwei Jahre später auf der skandinavischen Naturforscherversammlung in Stockholm 1842 eine ausführlichere Darstellung folgte: „*Om formen af Nordboernes kranier*" (Ueber die Form der Schädel der Nordbewohner). Es galt in erster Linie festzustellen, was bei der Schädelform für die grosse Menge der in Frage kommenden besonderen Völker, die Schweden und ihre nächsten Nachbarn, Slaven, Finnländer und Lappländer, typisch ist. Retzius aber blieb nicht hierbei stehen. Schon in diesen ersten Mittheilungen theilte er die sämmtlichen, ihm damals bekannten Völker in zwei grossen Hauptgruppen ein, Dolichocephalen und Brachycephalen, mit je zwei Unterabtheilungen, Orthognathen und Prognathen, welche Eintheilung ein ausserordentlich grosses Aufsehen erregte und seinen Ruf als ethnologischer Forscher in die weitesten Kreise in Europa wie in Amerika trug.

Er selbst bezeichnete diese Aufstellung, dieses craniologische System, nur als einen Vorschlag, eigens gemacht, um Einwürfe und Ergänzungen hervorzurufen. Er leugnete keineswegs, dass sein Vorschlag noch mehr entwickelt werden müsste, besonders in Anbetracht etwa vorhandener Zwischenformen zwischen den äussersten Typen des Systems. Er war auch stets bis zu seinem Tode eifrig damit beschäftigt, durch genaue Untersuchung [447] von neuen, für seine eigene Sammlung erworbenen oder in fremden Museen verwahrten Schädeln, wie von lebenden Menschen innerhalb der verschiedenen Völkerschaften, mit welchen er auf mehreren ausländischen Reisen in Berührung kam, die Lücken auszufüllen, welche ganz natürlich in einem solchen ersten Versuch vorhanden sein müssen.

Vor Retzius berücksichtigte man bei der Aufstellung der Menschenrassen im Allgemeinen solche Eigenschaften wie Farbe, Haare, Gesichtszüge, Statur und Sprache. Es ist leicht einzusehen, wie schwer, ja nahezu unmöglich es sein muss, genaue Vergleiche zwischen den verschiedenen Rassen in allen diesen Beziehungen anzustellen, besonders da die Objecte nicht zum Vergleich und zur Untersuchung gesammelt und in Museen aufgestellt und verwahrt werden können; was besonders die Sprache anbelangt, so hat die Erfahrung genugsam gezeigt, dass sie nicht als ein beständiger Charakter betrachtet werden kann. Im Gegensatz hierzu sind die Charaktere, welche bei Retzius' Classification als hauptsächlich bestimmend angewandt werden, einfach, dem Studium und dem Vergleich leicht zugängig; sie gehen von solchen Skeletttheilen, in denen sozusagen das spezifisch Menschliche am stärksten ausgedrückt ist, nämlich in erster Linie vom Schädel, welcher die Form und Entwicklung des Gehirns, des Seelenorgans, widerspiegelt, und in zweiter vom Kieferapparat, d. h. von dem Knochengerüst, welches die Bildung des Gesichts bestimmt, aus.

Retzius' craniologische Arbeiten und die Grundsätze für eine Classification der Menschenrassen, die er auf Grund derselben aufstellte, bezeichnen sicherlich einen ganz ausserordentlichen Fortschritt. Sie wirkten auch als ein kräftiges Ferment, überall Leben und fruchtbringende Arbeit in der anthropologischen Forschung hervorrufend, die, wie man mit vollem Recht sagen kann, erst durch sie einen wirklich wissenschaftlichen Grund erhalten hat. Und wohl dürfte man behaupten können, dass, wie grosse Fortschritte diese Forschung seit Retzius' Zeit auch in Einzelheiten gemacht hat, und wie viele Zwischenformen zwischen den von ihm hervorgehobenen äussersten Typen auch entdeckt worden sind, dieselbe doch noch am sichersten auf dem Grunde baut, dessen Eckstein er legte.

Eine Prüfung von Anders Retzius' wissenschaftlicher Thätigkeit muss ihm ohne Widerrede eine sehr hohe Stelle [448] unter den grossen Männern auf dem Gebiete der Naturforschung zuerkennen, deren Namen unser schwedisches Pantheon schmücken. Die Eigenschaften, welche ihn als Forscher auszeichneten, können ganz gewiss weder besser noch treffender als in den Worten geschildert werden, womit ihn einer seiner Biographen, selbst ein hervorragender Biolog und mit Retzius' in langjähriger Freundschaft nahe verbunden, im Jahre 1867 in einer Gedächtnissrede bei der Festsitzung der Akademie der Wissenschaften charakterisirte. „In allen seinen Arbeiten," sagt er, „tritt bei Retzius die glückliche Vereinigung der besten Eigenschaften des Naturforschers zu Tage: die Wahrheitsliebe, welche sich nicht mit irgend welcher Autorität begnügt; ein sehr hochgetriebenes, schnelles und sicheres Beobachtungsvermögen, welches unbeirrt das Bild des Zusammenhanges festhält, das die Untersuchung selbst zerstört; die grosse Geschicklichkeit oder, wie der berühmte Anatom Tiedemann einmal lobend von ihm sagte: „die schöne Hand“; die Gabe, neue Arbeitsmethoden zu ersinnen oder, bei der ersten Kunde von einer solchen, ihre Anwendung und richtige Vervollkommnung zu erkennen; der Reichthum an Kenntnissen, erworben durch langjähriges Selbststudium, zugleich aber die Belesenheit, welche die Richtungen in der Literatur der Wissenschaft kennt und in dem neuen Buche schnell den neuen Inhalt findet; der Enthusiasmus, der von jeder Andeutung von Gewinn für die Forschung belebt wird, aber mit einer schnellen Unterscheidungsgabe verbunden ist, die leicht die Unbedeutendheit des stark Betonten und den Werth des nur schwach Angedeuteten erkennt.“

Bei der Darstellung seiner Untersuchungsresultate war Retzius selten umständlich; seine Schriften sind daher im Allgemeinen sehr kurz, stark concentrirt. Der Gegenstand wird stets rein sachlich, anspruchslos und ohne rhetorischen Schmuck, Abschwenkungen oder weitläufige allgemeine Betrachtungen, aber mit überzeugender Ehrlichkeit behandelt, und was er gesagt haben will, kommt mit einer Klarheit hervor, die für ein Missverstehen keinen Raum lässt. Im Verhältniss zu der grossen Mannigfaltigkeit von Gegenständen, welche Retzius behandelt hat, und zu dem Reichthum von Thatsachen, welche seine Forschung an den Tag gebracht hat, ist daher der Umfang seiner literarischen Production, der Bogenzahl nach, erstaunlich gering. Er liebte aber keine grossen, dicken Bücher, und der breite Stil mit seiner Häufung von mehr oder [449] weniger inhaltslosen Phrasen, Wiederkauung und Wiederholungen von bekannten Sachen, welcher die naturwissenschaftliche Literatur unserer Zeit zu einem fast nicht zu bewältigenden Umfang anschwellen lässt, war ihm in hohem Grade zuwider.

Die wesentliche Ursache des geringen Umfanges seiner Arbeiten dürfte indess wahrscheinlich tiefer zu suchen sein, in seiner Natur, in der eigenthümlichen Art seiner Begabung. Seine grosse geistige Beweglichkeit, welche es ihm so leicht und verlockend machte, die Gegenstände seiner Untersuchungen häufig und schnell zu wechseln, der Reichthum an Ideen, welche, von seiner nie ruhenden, stets nach allen Richtungen spähenden Beobachtungsgabe ins Leben gerufen, sich ihm in schneller Folge aufdrängten, die grosse Mannigfaltigkeit der verschiedenartigen Gebiete, auf denen er gleichzeitig energisch thätig war, dies alles machte ihn offenbar weniger geneigt, sich die nöthige Ruhe zu dem ruhigen Stillsitzen, der ausdauernden, einseitigen Concentration der Aufmerksamkeit zu gönnen, die eine weitläufigere Schriftstellerei verlangt. Ohne Zweifel war es diese Abgeneigtheit, die ihn bewog, anstatt seine grosse anatomische Erfahrung auf die Ausarbeitung eines eigenen Hand- oder Lehrbuches zu verwenden, Notizen über seine Beobachtungen an Erasmus Wilson in London zu senden, um dort für neue Auflagen von dessen Lehrbuch „*The anatomists vademecum*" verwendet zu werden, welches Lehrbuch Retzius mit Vorliebe seinen Schülern zum Gebrauch bei den Dissectionsübungen empfahl.

Mit der eben angedeuteten Anspruchslosigkeit in seiner Darstellung hängt auch die schöne Seite bei ihm zusammen, dass er sich niemals in einen Prioritätsstreit einliess, auch wenn er zuweilen Veranlassung dazu gehabt hätte, wie z. B. hinsichtlich der wichtigen Entdeckung von der wirklichen Natur der sogenannten Knochenkörperchen und der von ihnen ausgehenden *canaliculi ossium.* Dagegen lag ihm stets sehr daran, die Verdienste der Vorgänger hervorzuheben, und es bereitete ihm offenbar eine grosse Befriedigung, wenn er aus der alten Literatur eine von allen Anderen übersehene Stelle herausfinden konnte, welche zeigte, dass die Thatsache, die er entdeckt zu haben glaubte, schon ein oder mehrere Jahrhunderte vorher einem vollständig vergessenen Forscher bekannt gewesen war. So in der Abhandlung [450] vom Bau der Zähne, wo er mit nicht zu verkennender Freude nachweist, dass die Zusammensetzung des Zahnbeines aus Röhrchen bereits im 17. Jahrhundert von dem alten holländischen, als Forscher lange unterschätzten Mikroskopverfertiger Leeuwenhoek gesehen worden war.

Durch seine wissenschaftliche Forschung hat Anders Retzius die Ehre und das Ansehen unseres Landes unter den Culturvölkern in glänzender Weise behauptet. Unter allen den vielen Gebieten, auf denen er thätig gewesen, ist jedoch keines, um welches er sich mehr verdient gemacht hat, keines, wo er sich so rechtmässige Ansprüche auf die Dankbarkeit der schwedischen Gegenwart und Nachwelt erworben hat, wie das des medicinischen Unterrichtes. 36 Jahre lang als Lehrer und 30 davon auch als Inspector (Rector) der medicinischen Lehranstalt, welche aus kleinen und unansehnlichen Anfängen heraus sich nunmehr und zwar hauptsächlich durch seine Thätigkeit die Stelle als die erste im Lande errungen, hat er eine wirkliche Mission erfüllt und eine Arbeit ausgeführt, von deren Mühen wir, die wir jetzt deren Früchte geniessen, uns kaum eine richtige Vorstellung machen können. Denn wenn es auch eigentlich Berzelius war, welcher, besonders in den früheren Perioden, mit der Feder die Interessen des Carolinischen Institutes während des in der Geschichte unserer schwedischen Medicin epochemachenden Streites über die Stellung dieser Lehranstalt in dem medicinischen Unterrichte vertrat, so war es doch Retzius, der dabei die grösste Wirksamkeit entfaltete und auch in erster Linie die Mühseligkeiten des Kampfes trug. Berzelius hatte als Lehrer am Institut hauptsächlich nur die künftigen Pharmaceuten zu unterrichten und konnte daher keinen directen Einfluss auf die jungen Aerzte ausüben. In erster Linie war es Retzius, welcher durch Forschung und Lehre den dort betriebenen medicinischen Studien das Gepräge eines wirklichen naturwissenschaftlichen Studiums gab, er war es, der gleichzeitig mit Berzelius durch seinen wissenschaftlichen Ruhm Glanz über diese Lehranstalt verbreitete und ihr zu hohem Ansehen innerhalb wie ausserhalb des Landes verhalf, der durch seine unwiderstehlich fesselnde, interesseweckende Persönlichkeit, sein ausserordentliches Lehrtalent und den unermüdlichen Fleiss, mit welchem er es verstand, hinreichendes Dissectionsmaterial zu beschaffen, [451] Scharen von Alumnen der Universitäten in seinen Secirsaal zog, von welchem sie dann zu den Facultäten zurückkehrten, den Ruhm ihres Lehrers noch weiter verbreitend und andere veranlassend, ihrem Beispiele zu folgen. Mit einem Wort, er war es, der mehr als irgend ein Anderer praktisch zeigte, was das Institut auch auf theoretischem Gebiete für den medicinischen Unterricht leisten konnte.

Zu dem Erfolge seiner Anstrengungen, dem Institut grösseren Einfluss auf diesen Unterricht zu verschaffen und besonders die öffentliche Meinung, nicht zum wenigsten die geldbewilligende Behörde, für diese Lehranstalt günstig zu stimmen, trug ohne Zweifel in einem nicht geringen Grade auch der unermüdliche Eifer bei, mit welchem Retzius jede sich darbietende Gelegenheit benutzte, bei einflussreichen Männern oder Corporationen Interesse für dieselbe zu erwecken und sie populär zu machen. So z. B. versäumte er es nicht, während der Reichstage hervorragende Repräsentanten, besonders aus dem Bauernstande, zum Besuch des Institutes einzuladen; und er verstand es ganz vortrefflich bei solchen Gelegenheiten die Honneurs auf so verbindliche Weise zu machen, dass es den ehrenwerthen Abgeordneten schmeicheln und sie geneigt machen musste, seinen Zwecken zu dienen. Man sah damals auch recht häufig in seinen Vorlesungen Reichstagsabgeordnete aus dem Bauernstande, besonders Mitglieder des Staatsausschusses und Staatsrevisoren, die mit sichtlichem Vergnügen seinem Vortrag zuhörten, der in solchen Fällen stets mit der grössten Virtuosität so eingerichtet wurde, dass er auch für diese Extraschüler geniessbar und interessant war. In gewissen Kreisen sah man diese seine eifrige Agitation, gewöhnlich nannte man sie Intriguenspinnerei, für sein liebes Institut mit nicht geringem Unwillen, er aber liess dies ganz ruhig in dem Bewusstsein über sich ergehen, dass er nur that, was er als Vertreter des Institutes für seine Pflicht hielt, und dass er in dieser seiner Eigenschaft die Interessen desselben, die in seinen Augen mit denen der schwedischen Medicin eins waren, wahren und fördern musste.

Wer, gewohnt an die akademische Beredsamkeit jener Zeit, zum ersten Male Retzius in dem der älteren Generation von Aerzten so wohl bekannten Auditorium neben dem alten [452] Secirsaal vortragen hörte, war zumeist nicht wenig überrascht. So etwas war ihm noch nicht vorgekommen. In rein formeller Hinsicht konnte sich der Vortrag im Allgemeinen nicht mit dem messen, was andere Lehrer boten. Die harmonische Disposition des Gegenstandes, die strenge Ordnung und der logische Zusammenhang unter seinen verschiedenen Abschnitten, die der gewöhnlichen Forderung nach eine akademische Vorlesung auszeichnen sollen, davon war gewöhnlich nicht viel zu merken, nichts desto weniger aber wirkten Retzius' meist ganz unvorbereitete Vorträge in ihrer frischen Unmittelbarkeit unwiderstehlich anregend, ja begeisternd; die Zuhörer wurden fortgerissen, und auch der Gleichgültigste unter ihnen konnte nicht umhin, der Darstellung mit Aufmerksamkeit zu folgen.

Der eigenartige, tiefe Eindruck, den man erfuhr, wurde nicht ausschliesslich, vielleicht nicht einmal zunächst, durch das gesprochene Wort hervorgerufen. Die ganze Persönlichkeit des Vortragenden, die ausserordentlich lebhaften mimischen Bewegungen in seinem ausdrucksvollen Gesicht, die oft geradezu dramatischen Gesten, die in raschen Zügen hingeworfenen erläuternden Zeichnungen auf der „schwarzen Tafel", die vielen vortrefflichen Präparate, deren Demonstration einen so wesentlichen Theil der Darstellung — man könnte fast versucht sein zu sagen: Vorstellung — bildete, alles vereinte sich, das Ganze unbeschreiblich wirkungsvoll und instructiv zu machen; nimmt man die häufigen, oft ganz unvermutheten, gewöhnlich piquanten Abschwenkungen von dem eigentlichen Gegenstande auf andere nahe oder fern liegende Gebiete, welche einen gelegentlichen Beitrag zur Aufklärung des zu Behandelnden darbieten konnten, und ferner der frische, unnachahmbare Humor, womit der Vortrag nicht selten gewürzt war, hinzu, so sieht man leicht ein, dass Anders Retzius' Vorlesungen, weit entfernt davon, langweilig und ermüdend zu wirken, im Gegentheil zu genussreichen Feststunden für die Hörer wurden.

Bei seinem Unterricht war jedoch die Vorlesung keineswegs die Hauptsache, nein, das war die Tag für Tag stattfindende Arbeit im Secirsaal. Dort war seine eigentliche Walstatt, von der er selten wich. Dort sah man ihn fast unaufhörlich zwischen den um die Dissectionstische dicht geschaarten Studenten — in dem alten engen

Locale waren nicht selten deren. sechzig und mehr anwesend — überwachend und leitend umherwandern, [453] bald freundlich ermunternd, wenn er Jemand des Lobes würdig hielt, bald wieder tadelnd, oft mit scherzhafter, aber blutiger Satire, wenn er Gleichgültigkeit und Nachlässigkeit antraf, immer aber mit Lust und Liebe an der Arbeit theilnehmend und die reichen Schätze seines Wissens freigebig um sich streuend, selbst stets auf der Suche, sie mit neuen Beobachtungen, neuen Gesichtspunkten zu bereichern.

Was sich wie ein rother Faden durch seinen ganzen Unterricht zog, war das Bestreben, bei den jungen angehenden Aerzten Gewöhnung und Sinn für selbständige, voraussetzungslose Beobachtung auszubilden. Er betonte stets die Wichtigkeit, in erster Linie die Natur selbst und erst in zweiter Linie, und zwar so wenig wie möglich, das Buch zu studiren, oder mit anderen Worten erst zu sehen und dann zu lesen; ja, er konnte leicht heftig aufbrausen, wenn er Jemanden diese Ordnung in allzu hohem Grade umwerfen sah, oder wenn bei den Examinatorien allzu deutliche Spuren von Auswendiglernen sich kundgaben. Welche ausserordentliche Bedeutung diese seine Schulung für den ganzen medicinischen Unterricht hatte, ist leicht einzusehen, wenn man sich daran erinnert, wie wenig Platz in dem damaligen Gymnasialunterricht der Entwicklung der Beobachtungsgabe eingeräumt war und eine wie ausserordentlich schwache Vorbildung in der angedeuteten Richtung die meisten der Alumnen hatten, welche in seinen Secirsaal kamen.

Es war ein wirkliches Zusammenarbeiten, was dort zwischen ihm und den Schülern herrschte; ihr Eifer konnte durch nichts Anderes mehr als durch das Gefühl angespornt werden, gleichsam an den Mühen seiner Forschung wie an seinen Siegesfreuden Theil zu haben, wenn eine Schwierigkeit glücklich überwunden, eine neue Eroberung gemacht war.

Bei Retzius waren nämlich Forscher und Lehrer unauflöslich verschmolzen. Ein sehr grosser Theil seiner Arbeiten in der Anatomie des Menschen kann gewissermaassen als Nebenproduct seiner Lehrthätigkeit betrachtet werden. Mit dem ersten Beginn der Entdeckung einer bisher unbeachteten oder der richtigeren Deutung einer schon bekannten anatomischen Thatsache wurde sie unmittelbar auch das Eigenthum seiner Schüler, denn Retzius gehörte nicht zu der Art von Forschern, die aus Furcht vor Concurrenz jeden Fund so lange geheim halten, bis er in [454] völlig ausgearbeiteter Form der Oeffentlichkeit übergeben werden kann. Er, der seine höchste Lust und Freude in der Arbeit fand, wollte auch frohe Arbeiter um sich haben; er trug selbst nicht wenig dazu bei, die Stimmung unter den im Secirsaal arbeitenden Studenten durch scherzhafte Einfälle und lustige Geschichten, welche die Lachmuskeln um so mehr erregten, wenn sie mit seiner unübertrefflichen Komik erzählt wurden, zu erhöhen.

Eines der Geheimnisse seiner grossen Erfolge beim Unterricht war jedenfalls in der innigen Gemeinschaft zwischen ihm und den Schülern zu suchen, ein anderes, nicht weniger bedeutungsvolles lag darin, dass seine Schüler stets eine deutliche Empfindung hatten, dass das, was er ihnen gab, nicht nur ein knappes Erfüllen der Forderungen war, die seine Professur officiell an ihn stellte, sondern ein wahres Liebeswerk, in dem er seine wichtigste Lebensaufgabe sah und für das er mit Lust und Hingabe seine besten Kräfte einsetzte.

Bei den grossen Forderungen, die Retzius an sich selbst als Lehrer stellte, konnte er sich nicht damit begnügen, seinen Schülern nur Kenntnisse zu vermitteln; er wollte in allem ihr väterlicher Freund und Berather sein. Menschenfreundlich und im höchsten Grade dienstbereit, scheute er keine Mühe; er konnte weite Wege gehen und sein ganzes ausserordentliches Agitationsvermögen aufbieten, um dem Schüler, der vertrauensvoll seine Hülfe in Anspruch nahm, einen Vortheil, eine Ersparniss von Ausgaben oder ein Einkommen zur Erleichterung eines öconomischen Druckes zu verschaffen. Wohl konnte es zuweilen geschehen, dass er in seinem patriarchalischen Eifer, für seine Schützlinge zu schalten und zu walten, etwas weiter ging, als es die Objecte seiner Fürsorge mit ihrer Auffassung von dem akademischen Selbstbestimmungsrecht vereinbar fanden, und dass dadurch hitzige Conflicte entstanden, die jedoch meist nur vorübergehender Natur waren; einem Jeden aber, der ihn kannte, war es völlig klar, dass das, was er in solchen Fällen that, ausschliesslich von einem überfliessenden Wohlwollen und einem unwiderstehlichen Verlangen, hülfreich zu sein, dictirt war. Und diejenigen seiner Schüler, welche als seine Assistenten oder als im Institute wohnend ihm näher standen, und die sich sein Vertrauen hatten erwerben können, waren seiner väterlichen [455] Liebe sicher, die nicht selten, besonders bei Krankheit oder dergleichen, in ihrer geschäftigen Sorge geradezu rührend war.

In die schwedischen Gesellschaft der Aerzte wurde Anders Retzius schon im Jahre 1819 aufgenommen; er gehörte derselben also 41 Jahre an, davon viele Jahre als Mitglied des Vorstandes. Zwei Mal, 1838 bis 1839 und 1848 bis 1849, war er Vorsitzender der Gesellschaft. Selten fehlte er bei einer ihrer Sitzungen, und besonders in denjenigen, welche der Behandlung von anatomischen, physiologischen und pathologisch-anatomischen Fragen gewidmet waren, hatte er fast immer etwas vorzutragen, bald Berichte über eigene Untersuchungen, bald Demonstrationen von Präparaten, bald ein Referat über eine eben erschienene Arbeit von grösserem Interesse. Häufig aber betheiligte er sich auch an der Discussion über andere Gegenstände, wo er von seinem Standpunkte aus irgend wie zur Beleuchtung der Sache beitragen konnte. In allen diesen Fällen äusserte er sich stets auf seine eigenthümliche Weise, kurz, klar, sachgemäss, ohne sonderliche Rücksicht auf eine schöne Form, aber mit einer Lebhaftigkeit, welche unbedingt die Aufmerksamkeit fesselte. Er war auch hier immer der Lehrer, der zunächst bestrebt war, zu erklären und Lust und Interesse für eigenes selbständiges Studium der Natur zu erwecken, aber auch das allzu gewöhnliche kritiklose Schwören auf Autoritäten zu bekämpfen.

Für Retzius scheint in der That seine Arbeit und sein Wirken in der Gesellschaft der Aerzte in gewissem Maasse ein integrirender Theil seiner grossen Aufgabe als Lehrer gewesen zu sein, deren anderer Theil in seiner Thätigkeit am Carolinischen Institut bestand. Man könnte sagen, dass er in dieser Hinsicht jene gewissermaassen als eine Fortsetzungsschule betrachtete. Am Institute hatte er die angehenden Aerzte in das auf wahre, umfassende Naturforschung gegründete medicinische Studium einzuführen, zu dessen Begründung er in unserem Lande mehr als irgend ein Anderer beigetragen hat; in der Gesellschaft der Aerzte dagegen galt es, bei den ins praktische Leben hinausgegangenen fertigen Aerzten die gesunden Grundsätze, für welche er im Institute kämpfte, zu befestigen und weiter zu entwickeln. Das Demonstrationsmaterial, welches er [456] in der Gesellschaft benutzte, stammte auch zum allergrössten Theil aus dem Secirsaal des Institutes.

In seinem warmen und thatkräftigen Interesse waren die beiden Institutionen innig verbunden, und er bemühte sich auch zu betonen, dass diese Zusammengehörigkeit mehr als eine persönliche Gefühlssache bei ihm sei, mit anderen Worten, dass sie einen geschichtlichen Hintergrund habe, in der Weise, wie die beiden entstanden sind und sich entwickelt haben. So sucht er in seiner in mehreren Hinsichten wichtigen Rede bei der Abgabe des Präsidiums am 2. October 1849 darzuthun, „dass die medicinischen Institutionen in Stockholm von einer einzigen, von einzelnen aufgeklärten Männern gebildeten Corporation ausgegangen sind; dass das frühere Collegium medicorum, später Collegium medicum, die Mutterstiftung war, aus welcher sowohl das Gesundheitscollegium und das Carolinische Institut, als die Gesellschaft der Aerzte sich gebildet haben, und dass dieselben auch als besondere Stiftungen stets in nahem Zusammenhang mit einander gestanden hatten.“ Retzius hielt streng auf diesen Zusammenhang, und so lange er der Gesellschaft der Aerzte angehörte, wurde derselbe auch niemals gelöst.

Retzius' Thätigkeit in der schwedischen Gesellschaft der Aerzte war indess nicht auf die theoretischen Disciplinen beschränkt, die er in Folge seiner Stellung als Professor der Anatomie zunächst zu repräsentiren hatte. In diesem wie in anderen Fällen kann man sagen, dass ihm nichts Menschliches fremd oder gleichgültig war. Ueberall wo er sah, dass etwas nothwendig war, gleichviel ob es galt, etwas Altes zu verbessern oder die Entwicklung von etwas Neuem zu befördern, griff er mit demselben Eifer, dem gleichem Vermögen zu wecken und zu agitiren ein. „Er war," sagt Anderson, „wie ein Salz, geeignet, mit wissenschaftlicher Schärfe die Discussionen und Arbeiten der Gesellschaft zu durchdringen, er war eine treibende Kraft, stets bereit, die Initiative zu ergreifen, um die Bedeutung der Gesellschaft im staatlichen Leben dadurch zu erhöhen, dass medicinisch-wissenschaftliche Grundsätze in allen zur allgemeinen Gesundheitspflege gehörenden Fragen zur Anwendung kamen und immer mehr zur Geltung gelangten." Die Gesundheitspflege war stets Gegenstand seines lebhaften, aufgeklärten Interesses. In der soeben erwähnten Rede betont er, wie der theoretische Theil der Gesundheitslehre zwar den Aerzten wohl bekannt sei, dass sie aber [457] in der praktischen Anwendung bisher wenig ermuntert worden seien, indem ihnen dabei alle die Hindernisse entgegengetreten seien, welche ihren Grund in alten Gewohnheiten, in Gleichgültigkeit, mangelnder Einsicht und in Unverstand haben. Er zeigt auch, dass eine ernstliche Verbesserung des schlechten Zustandes, der in Bezug auf die öffentliche Gesundheitspflege in unserem ganzen Lande und am allermeisten in unserer Hauptstadt herrsche, von den städtischen Behörden, in deren Händen diese Angelegenheiten zum grössten Theile lägen, nicht eher zu erwarten wäre, bis diese „kundigen Aerzten, Architecten und Civilingenieuren einen aufgeklärten Einfluss gestatteten, ohne welchen von einer ersten Morgendämmerung in Betreff dieser wichtigen Angelegenheit, nämlich von der Ueberzeugung, dass specielle Einsicht in jeder Sache erforderlich ist, um dieselbe richtig handhaben zu können, nicht die Rede sein könne." Besonders schildert er die Mängel in der Hygiene der Hauptstadt und gibt die wichtigsten Maassnahmen zu deren Verbesserung mit einer Sachkenntniss an, dass man glauben könnte, einen ersten Stadtphysikus zu hören, und mit einem praktischen Ausblick in die Zukunft, der unser Erstaunen und unsere Bewunderung um so mehr erregen muss, wenn man bedenkt, dass die Zeit, wo diese Gedanken ausgesprochen wurden, nahezu ein halbes Jahrhundert zurückliegt. Er betonte hierbei zugleich, dass es die schwedische Gesellschaft der Aerzte wäre, welche in diesen Angelegenheiten hauptsächlich Licht und Aufklärung verbreiten könnte, und erklärte, die Ueberzeugung zu hegen, „dass der Einfluss und die Thätigkeit der Gesellschaft hierin in bedeutendem Maasse durch eine etwas veränderte Organisation, durch Zuwegebringen eines näheren organischen Zusammenhanges zwischen der Gesellschaft und dem Staatsorganismus selbst befördert werden würden.“ Wie er sich diese Organisation gedacht hat, wird freilich nicht deutlich gesagt, aus der übrigen Darstellung aber scheint es, als ob ihm hierbei vorzugsweise die medicinischen Akademien in Frankreich und Belgien als Vorbilder vorgeschwebt hätten.

Wie dem nun auch sei, so viel ist gewiss, dass Niemand höher als er über die Aufgabe unserer Gesellschaft und die Ziele gedacht hat, nach welchen sie streben müsste. Niemand hat sie mit wärmerer, thätigerer Hingabe umfasst. Dass die Liebe hier wie sonst Gegenliebe erweckt hat, und dass seine Zeitgenossen in der Gesellschaft die Bedeutung dessen, [458] was er für diese wie für die ganze schwedische Medicin gethan hat, zu schätzen wussten, davon zeugen unverkennbar die Gefühle wirklicher Trauer, aufrichtiger Bewunderung und Dankbarkeit, die so warm zum Ausdruck kamen in dem Beileidsschreiben, das die Gesellschaft, welche unmittelbar nach der Trauerbotschaft von seinem unerwarteten Hinscheiden zu einer ausserordentlichen Sitzung einberufen wurde, an die Witwe des Verschiedenen ergehen liess, wie auch in den an seiner Bahre im Namen der Gesellschaft öffentlich ausgesprochenen Abschiedsworten; davon zeugt das ebenso würdige wie nützliche, zu seinem Gedächtniss gestiftete „Anders Retzius-Stipendium“ am Carolinischen Institut, zu welchem die Mittel von der Gesellschaft durch Subscription gesammelt sind; davon zeugt endlich die grossartige Huldigung, welche seinem Andenken drei Jahre nach seinem Tode gebracht wurde, als während der neunten Versammlung der skandinavischen Naturforscher in Stockholm am 13. Juli 1863 der Vorsitzende der Gesellschaft in ihrem Namen die Büste von Anders Retzius im Park des Carolinischen Institutes enthüllte.

Anders Retzius war eine scharf gemeisselte Persönlichkeit. Der bei ihm hervortretende Zug war eine ausserordentliche Lebhaftigkeit und Beweglichkeit, gepaart mit klarer Intelligenz, starkem, festem Willen und zäher Ausdauer bei der Verfolgung einmal gestellter Ziele. Stillstand und Ruhe waren ihm durchaus fremd, Bewegung und Thätigkeit dagegen seine Natur. Er war wie eine gespannte Feder, eine Triebkraft, stets bereit, bei jeder sich bietenden Veranlassung mit Eifer und mit einer Energie einzugreifen, welche etwas von einer elementaren Naturkraft an sich hatten. Es war unvermeidlich, dass eine solche Persönlichkeit bisweilen bald hier bald dort anstossen musste, und dass viele, welche in ihrer behaglichen Ruhe nicht gestört sein wollten, mit der

„Quälerei“, die er verursachte, wenig zufrieden waren. Und die Intensität seiner Agitation, wenn es galt, etwas, was ihm am Herzen lag, durchzusetzen, war bisweilen derartig, dass es nicht so verwunderlich ist, wenn sie von solchen, die ihre Interessen dadurch beeinträchtigt sahen oder die ihn nicht näher kannten und seine Motive daher nicht beurtheilen konnten, als Intrigue aufgefasst wurde. Wenn er aber in Folge solchen Missverstehens den einen oder anderen Widersacher hatte, so waren [459] doch die ihm treu ergebenen Freunde um so zahlreicher, und auch die erbittertsten unter jenen mussten bekennen, dass in seiner Agitation niemals die geringste Spur von Eigennutz zu entdecken war, wohl aber das lebhafte Verlangen, der Wissenschaft, seiner Lehranstalt, dem medicinischen Unterricht im Allgemeinen oder seinen Schülern und Freunden zu dienen.

Ein anderer bei Retzius hervortretender Zug war seine grosse Anspruchslosigkeit. Er freute sich darüber, wenn er etwas hatte ausrichten können, aber er wollte dabei nicht selbst hervortreten; niemals hob er seine eigenen Verdienste hervor, wohl aber war ihm ausserordentlich daran gelegen, diejenigen Anderer, besonders die seiner Freunde bekannt zu machen. Für Prunk, in welcher Form er auch auftreten mochte, hatte er gar keinen Sinn. Die vielen Auszeichnungen, welche ihm zu Theil wurden, die lebhafte Anerkennung, die er fast in der ganzen civilisirten Welt fand, liessen ihn, soviel von aussen beurtheilt werden kann, völlig unberührt. Sie wurden nicht von ihm gesucht; er war es, der von ihnen aufgesucht wurde. Was er während eines Lebens voll rastloser Arbeit und treuer Pflichterfüllung gewirkt hat, that er aus Liebe zur Sache und nahm dabei ebenso wenig Rücksicht auf eigenen Ruhm, wie auf eigenen Vortheil; er war nicht neidisch, wenn Andere die Ehre ernteten für das, was er ausgeführt hatte.

Er war in hohem Grade eine originelle, mit anderen Worten, eine ursprüngliche, unmittelbare Persönlichkeit. Dies in Verbindung mit seiner lebhaften Intelligenz, seinen ausgedehnten Kenntnissen und seiner grossen Liebenswürdigkeit machte den Umgang mit ihm ausserordentlich genussreich und voll von Anregungen. In dem Gedächtniss derer, welche das Glück hatten, ihm nahe zu stehen, hat sich sein Bild noch heute nach mehr als 36 Jahren in wunderbarer Frische und Lebendigkeit erhalten. In der Geschichte der schwedischen Wissenschaft und besonders der schwedischen Medicin steht sein Name unauslöschlich eingeschrieben.

Tafel I—VIII

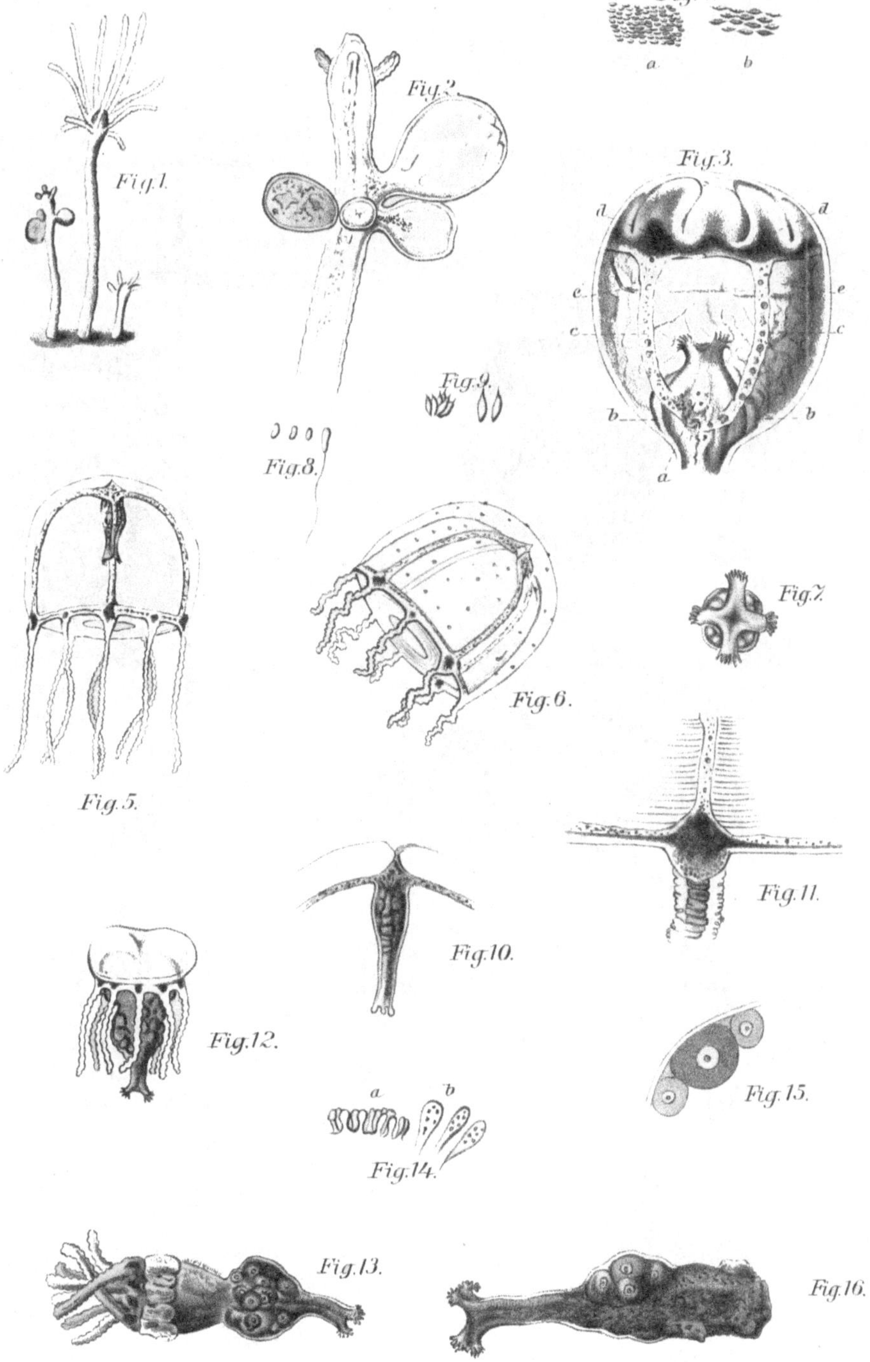

Verlag Veit & Comp. Leipzig

Lith. Anst. v. E. A. Funke, Leipzig.

Fig. 1.

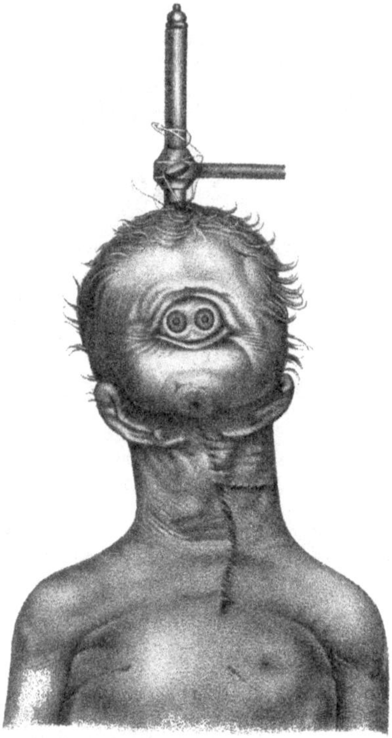

Fig. 2.

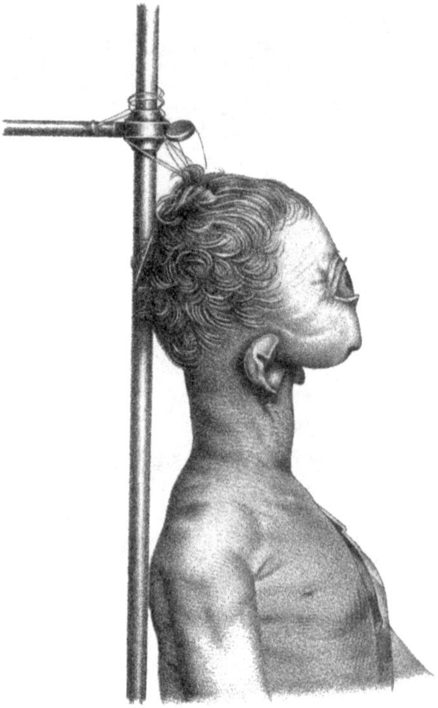

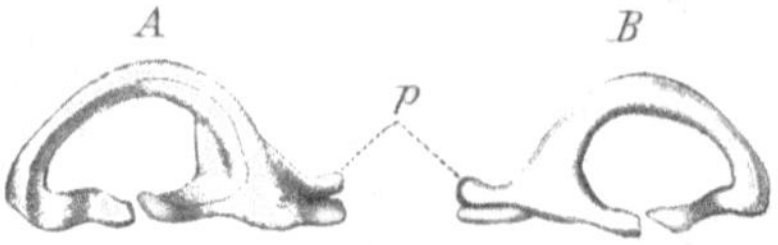

Fig. 5.

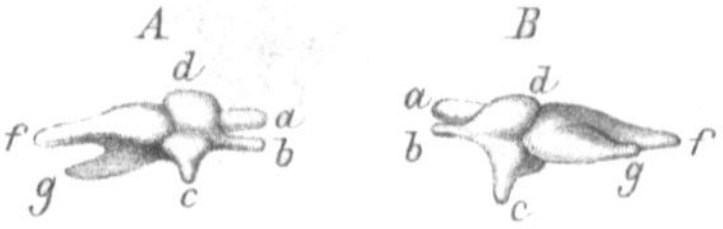

Fig. 6.

Fig. 3.

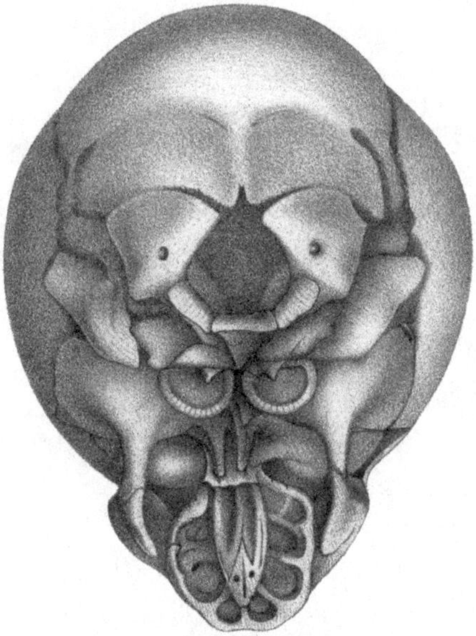

Fig. 4.

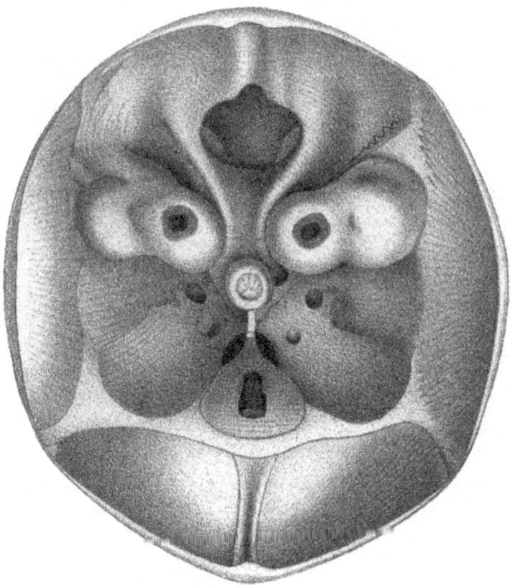

p. Leipzig.

Lith. Anst. v. E. A. Funke, Leipzig.

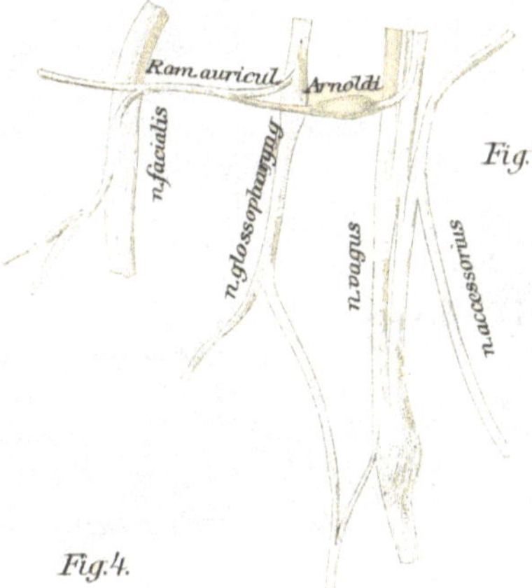

Fig. 1.

Fig. 2.

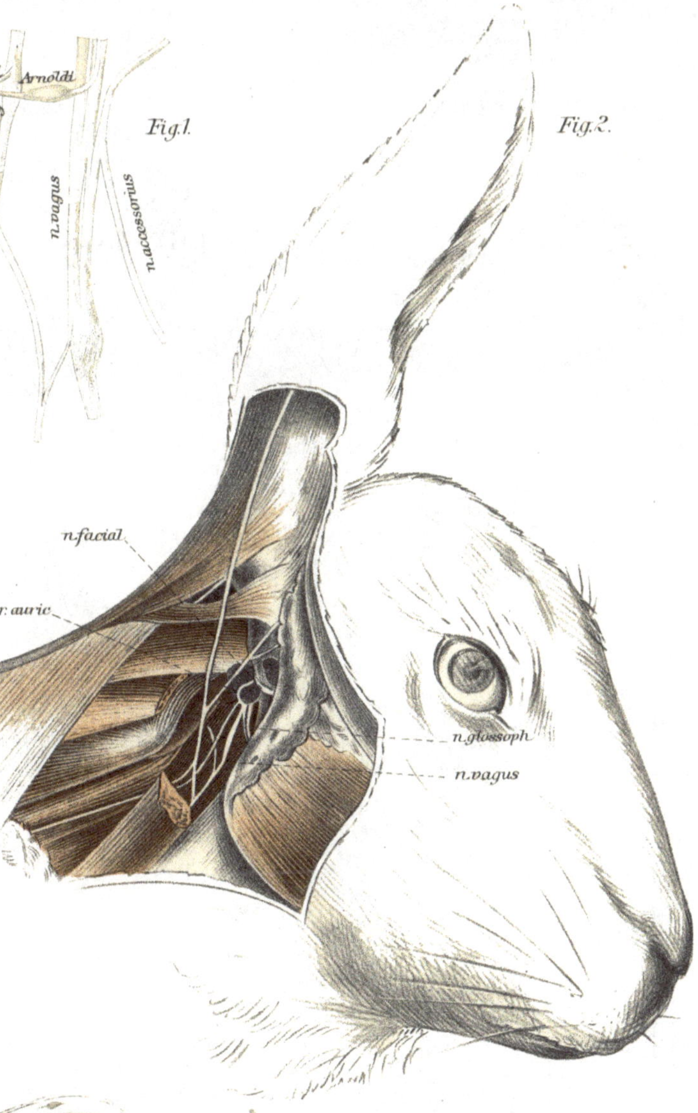

Fig. 4.

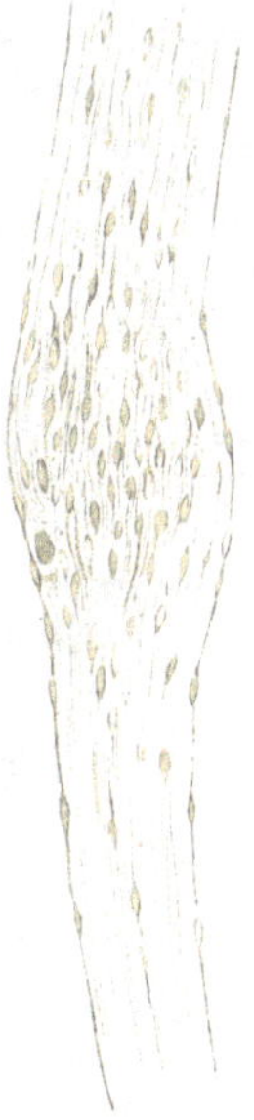

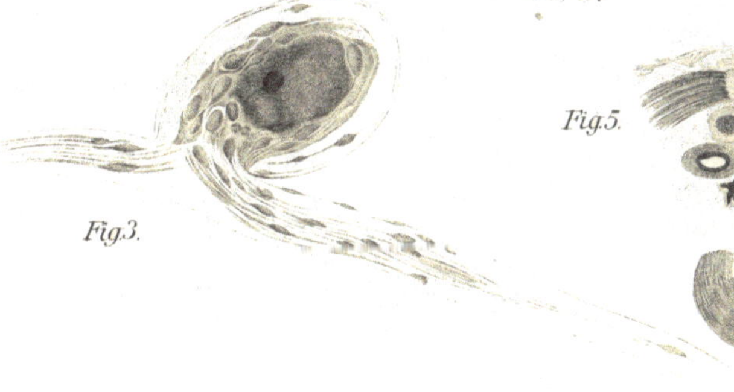

Fig. 3.

Fig. 5.

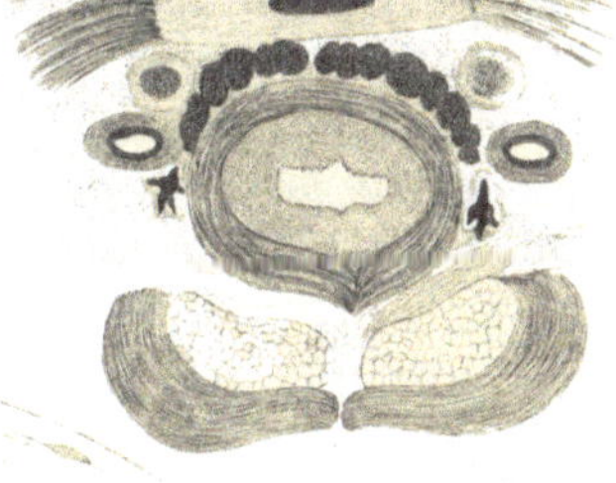

Verlag Veit & Comp. Leipzig.

Lith. Anst. v. E. A. Funke, Leipzig.

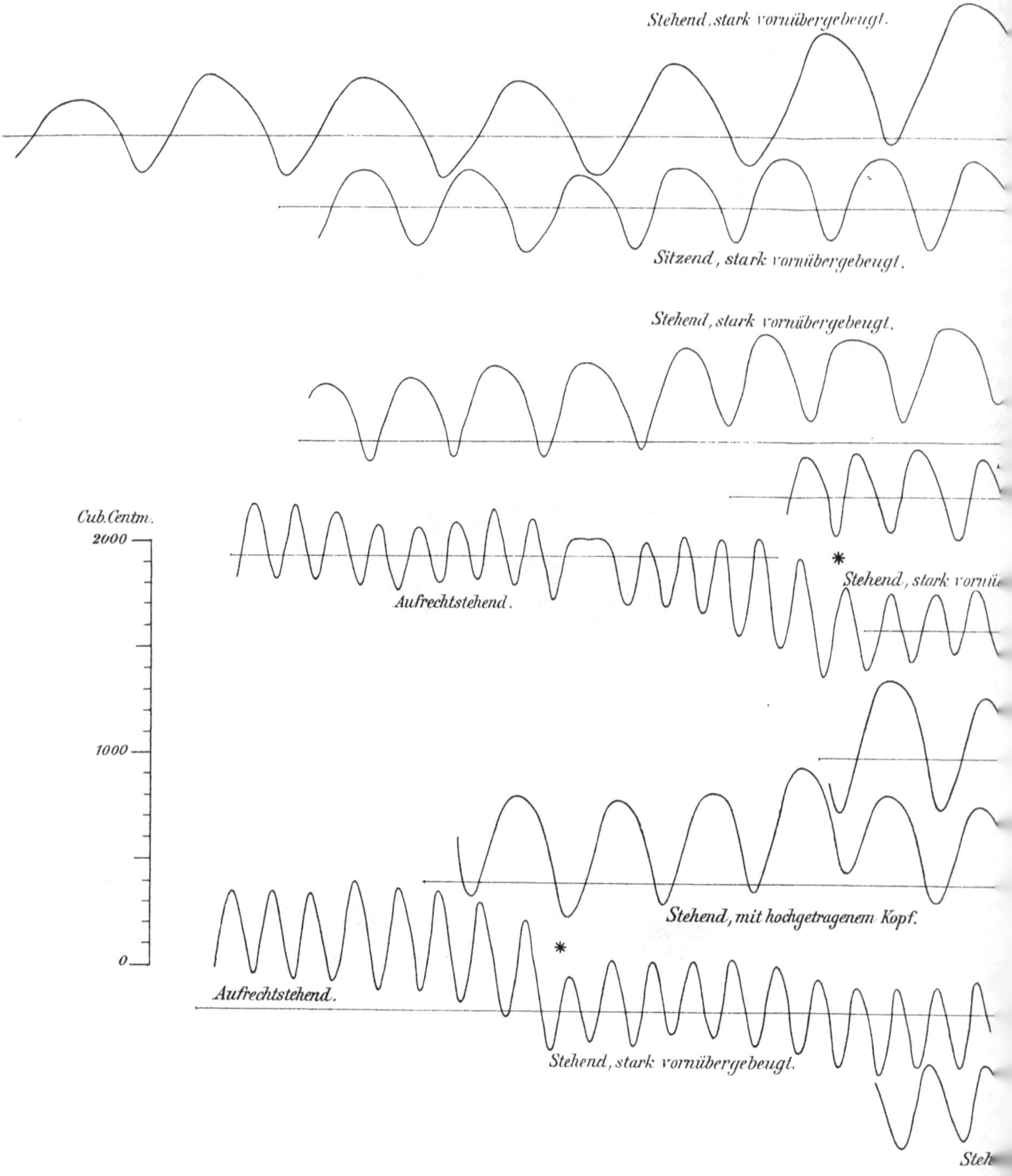
Stehend, stark vornübergebeugt.
Sitzend, stark vornübergebeugt.
Stehend, stark vornübergebeugt.
Cub.Centm.
2000
1000
0
Aufrechtstehend.
*
Stehend, stark vornü
Stehend, mit hochgetragenem Kopf.
*
Aufrechtstehend.
Stehend, stark vornübergebeugt.
Steh

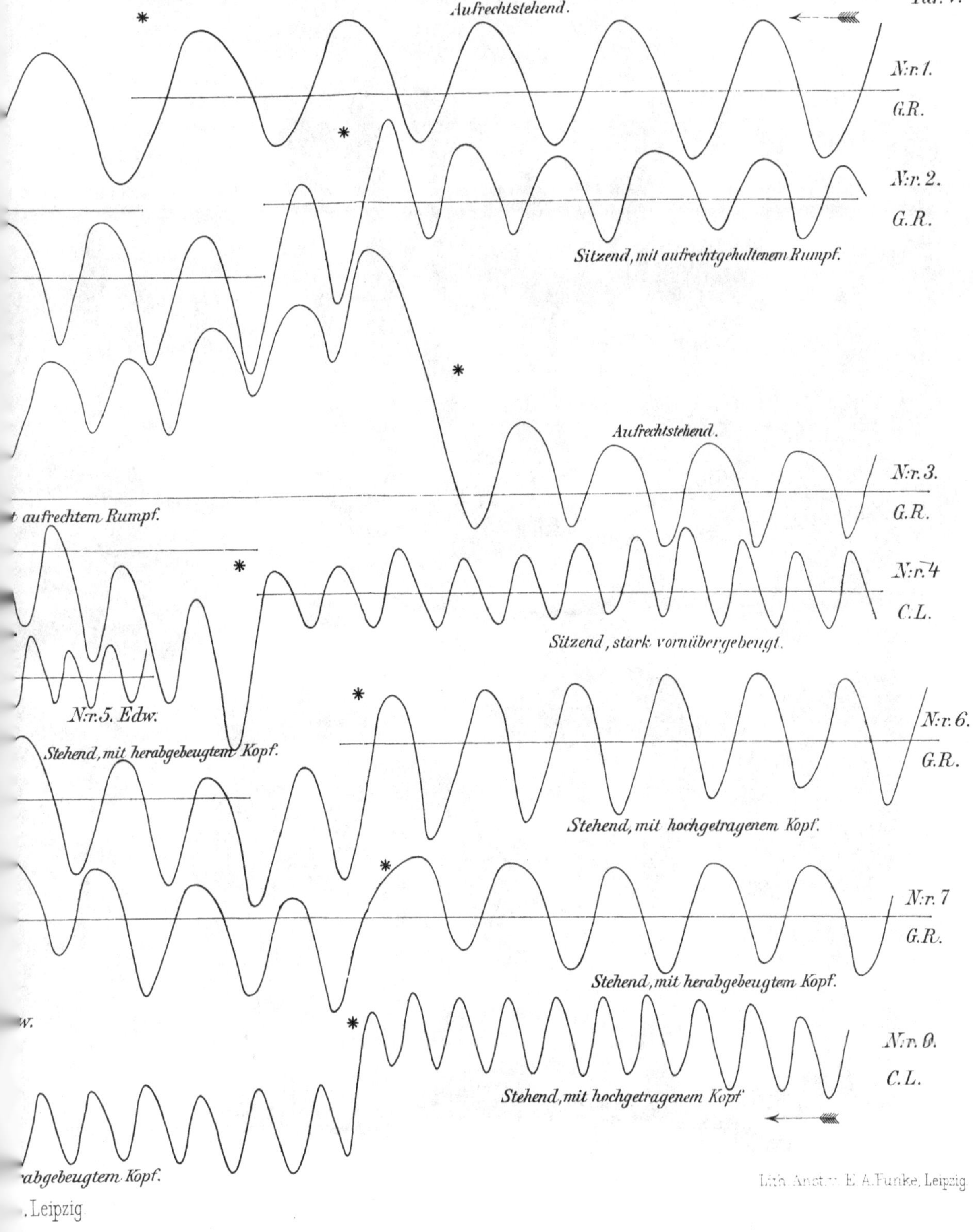

Lith. Anst. v. E. A. Funke, Leipzig.

. Leipzig.

Fig. 1.

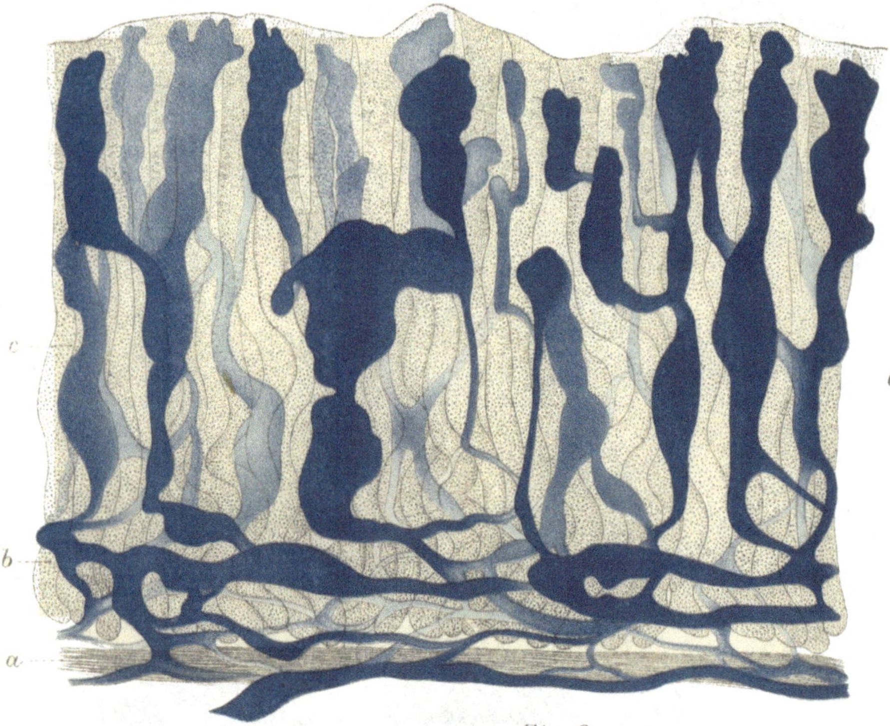

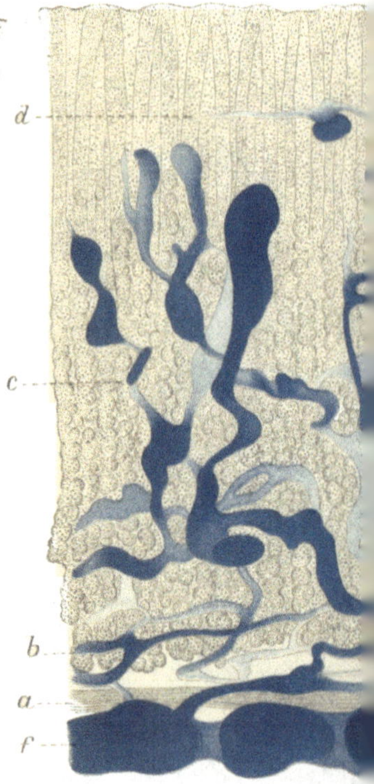

Fig. 2.

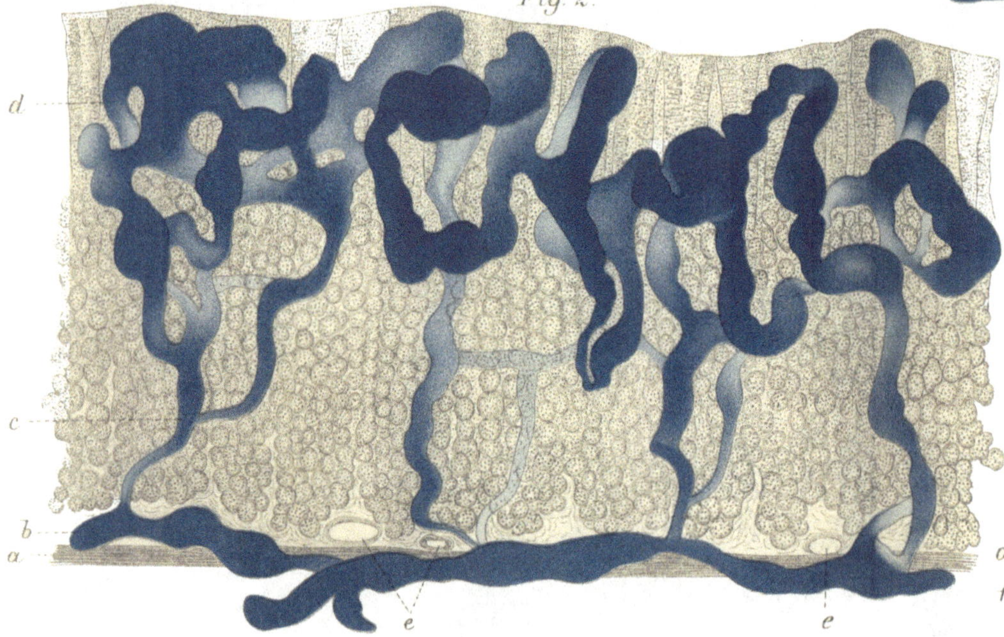

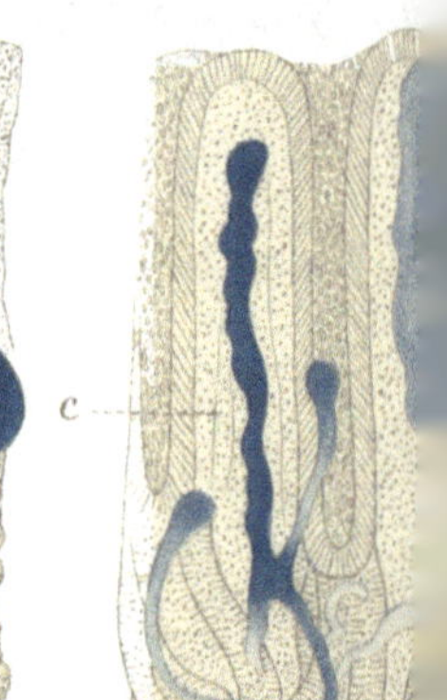

Gez. von N. O. Björkman.

Verlag V

Fig. 3.

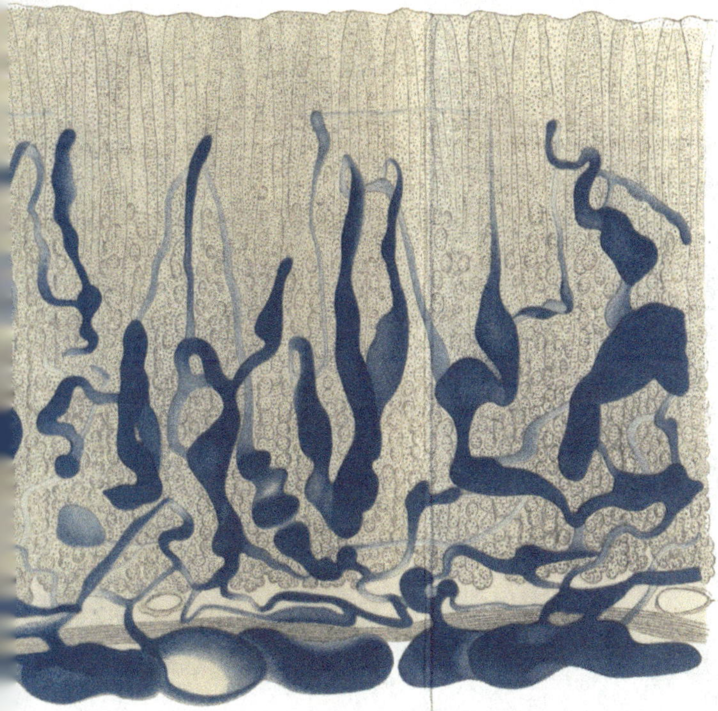

Fig. 4.

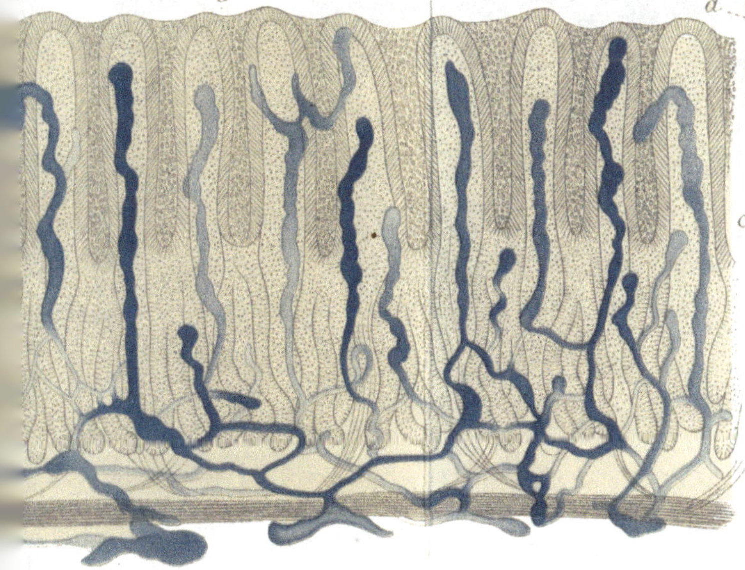

Fig. 5.

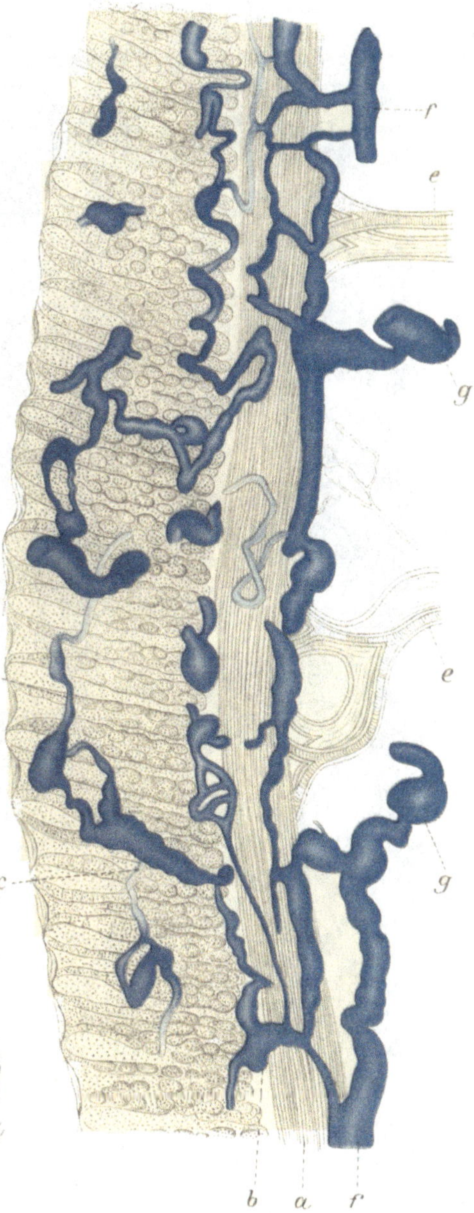

Lith. Anst. v. E. A. Funke, Leipzig.

Fig. 6

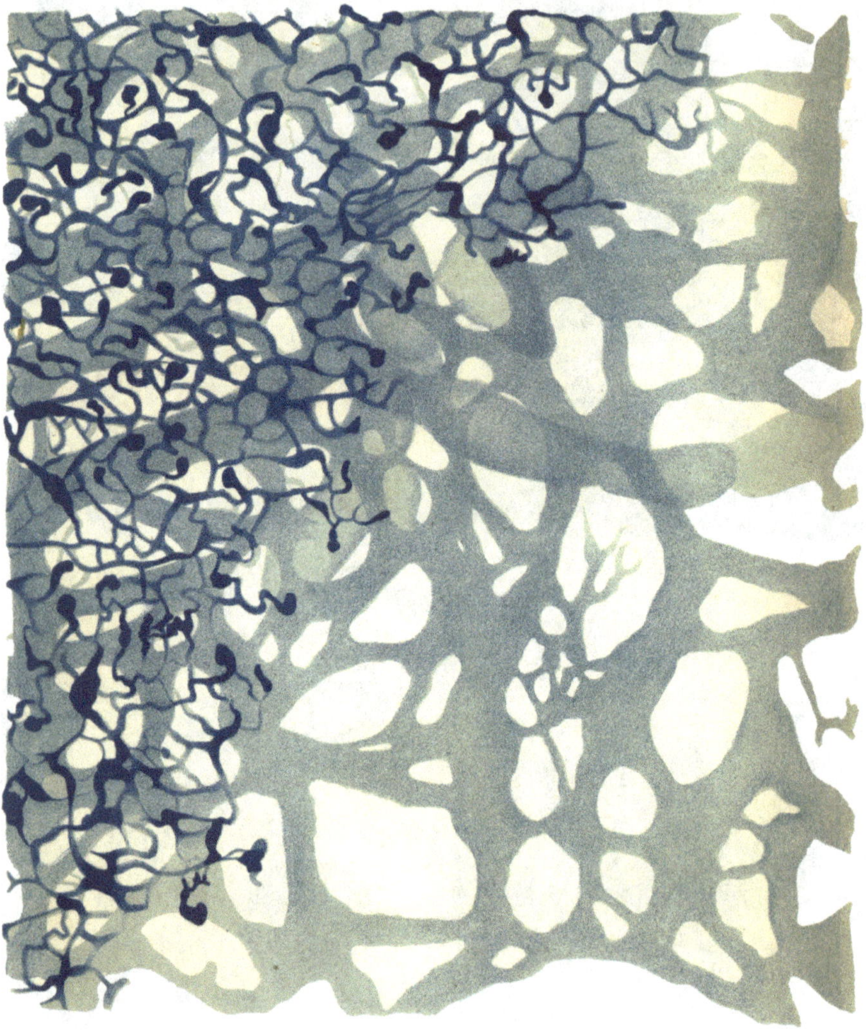

a

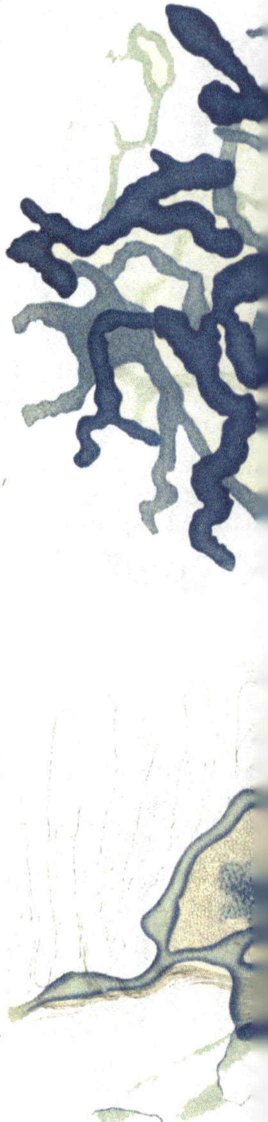

a

Gez. von N. C. Björkman.

Verlag

Fig. 2.

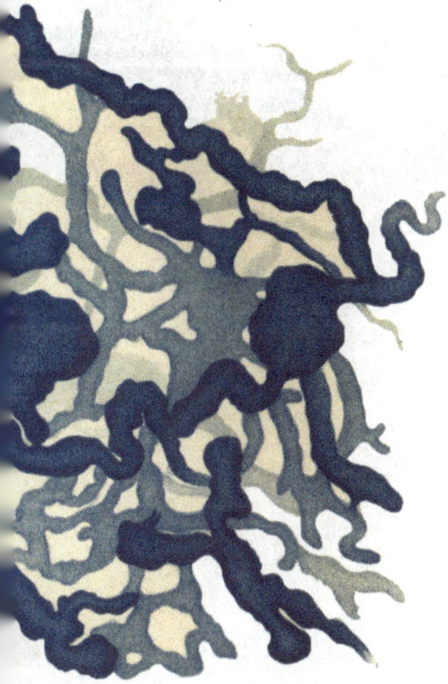

Fig. 9.

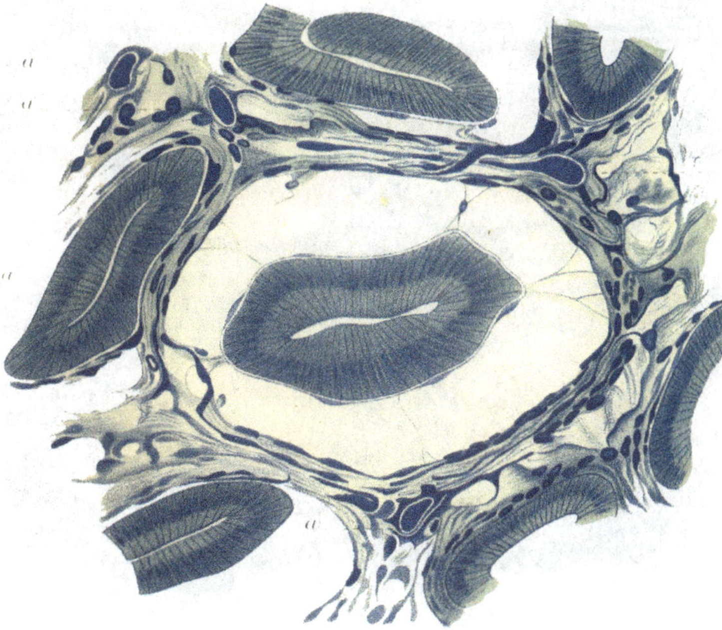

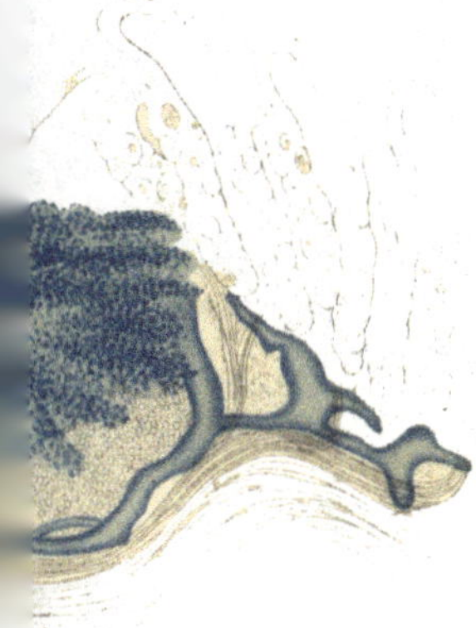

Fig. 10.

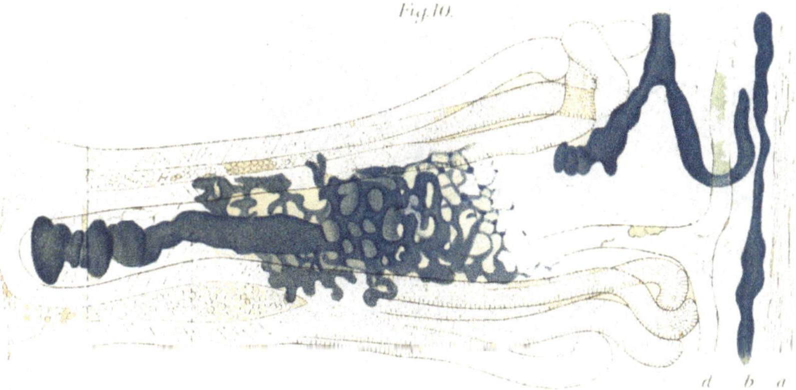

Leipzig

Lith. Anst. v E. A. Funke, Leipzig.

Fig. 11.

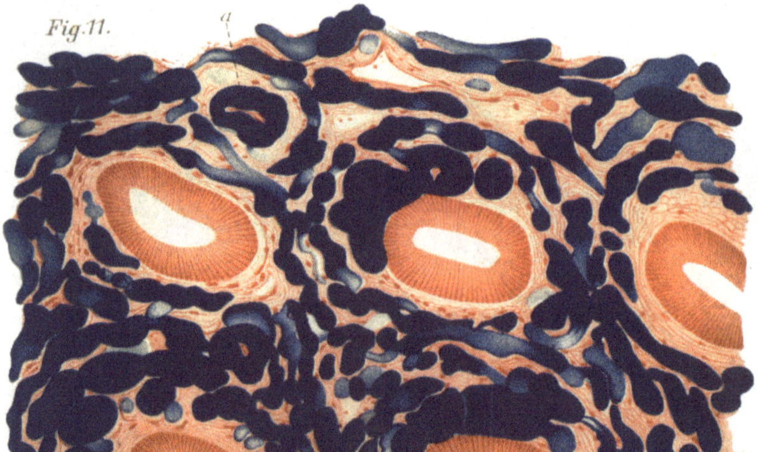

Fig. 13.

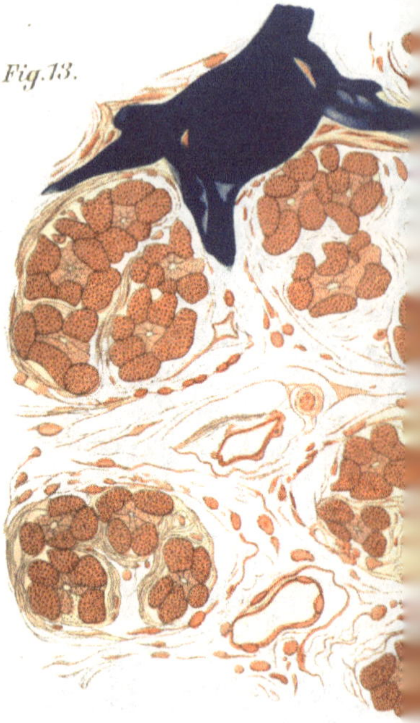

Fig. 12.

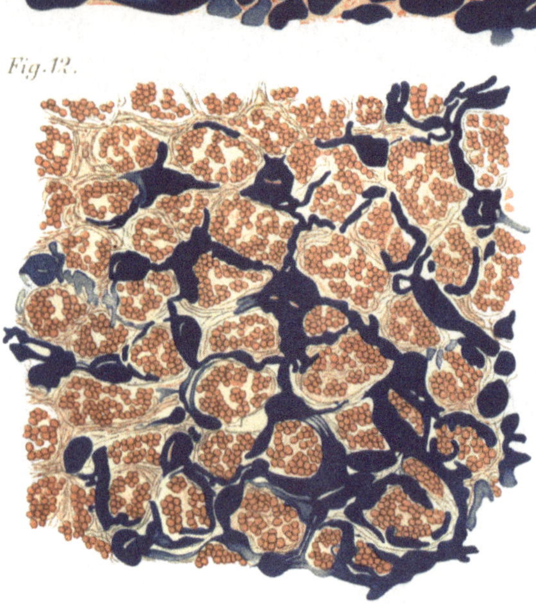

Fig. 14.

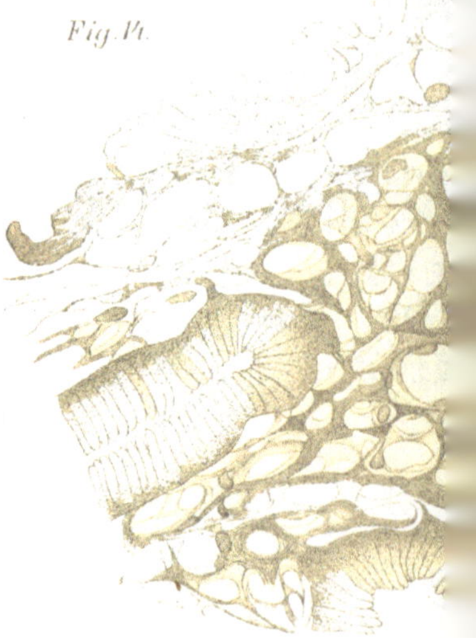

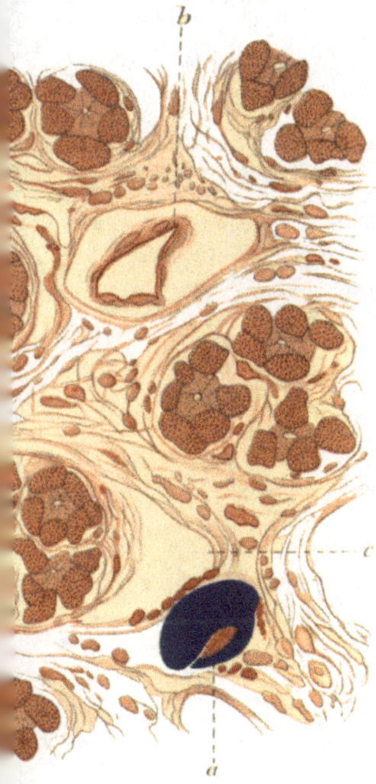

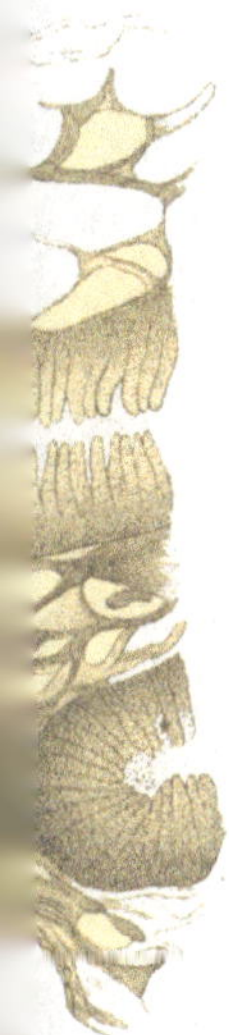

Fig. 15.

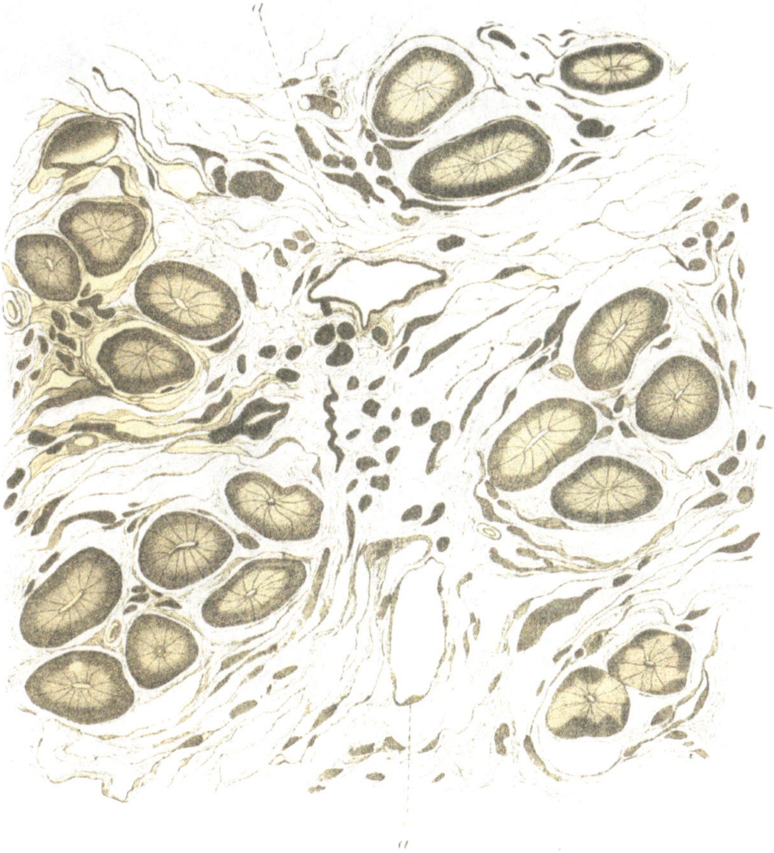

Leipzig

Lith. Anst. v. F. A. Funke, Leipzig

Kolibri 360 GmbH
Ferdinand-Jühlke-Straße 7
99095 Erfurt, Deutschland
produktsicherheit@kolibri360.de